患者抄録で究める 循環器病シリーズ 3

心不全
Heart failure

筒井裕之 編
北海道大学大学院医学研究科循環病態内科学

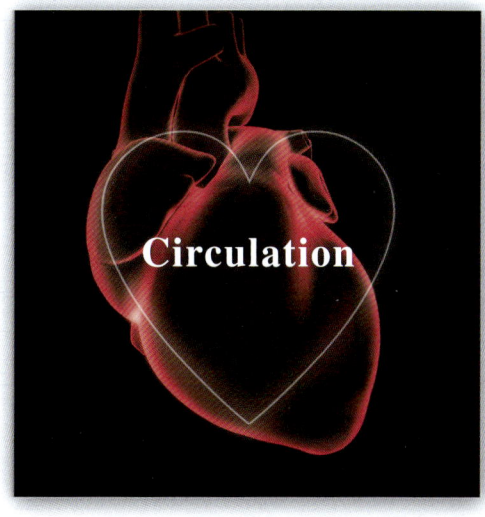

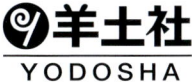

謹告

本書に記載されている診断法・治療法に関しては，発行時点における最新の情報に基づき，正確を期するよう，著者ならびに出版社はそれぞれ最善の努力を払っております．しかし，医学，医療の進歩により，記載された内容が正確かつ完全ではなくなる場合もございます．

したがって，実際の診断法・治療法で，熟知していない，あるいは汎用されていない新薬をはじめとする医薬品の使用，検査の実施および判読にあたっては，まず医薬品添付文書や機器および試薬の説明書で確認され，また診療技術に関しては十分考慮されたうえで，常に細心の注意を払われるようお願いいたします．

本書記載の診断法・治療法・医薬品・検査法・疾患への適応などが，その後の医学研究ならびに医療の進歩により本書発行後に変更された場合，その診断法・治療法・医薬品・検査法・疾患への適応などによる不測の事故に対して，著者ならびに出版社はその責を負いかねますのでご了承ください．

序

　人口の高齢化や高血圧，糖尿病，脂質異常症など生活習慣病の増加により心不全患者は増加の一途を辿っているが，今後さらに増加していくと予想される．心不全患者の増加は医療コストの増大にもつながることから，欧米では社会問題として捉えられている．超高齢化社会を迎えつつあるわが国こそ，心不全患者のQOLそして予後の改善を目指して，エビデンスに基づく有効な治療法を実践していくことが求められている．

　近年，大規模臨床試験によって得られたエビデンスをもとに心不全の標準的治療が確立してきたが，その反面，エビデンスの根拠となった大規模臨床試験の対象患者は，実際の患者"real world"のごく一部しか反映していないという限界も指摘されている．これを克服し，患者にとって最適の治療を実践するためには"臨床の現場で学ぶ"ことが必要である．

　本書では「第1章 心不全を識る」「第2章 心不全を診る」から始め，疫学と病態，診断法を解説した．そして，「第3章 心不全を治す」で治療についてガイドラインを解説するとともに，薬物療法と非薬物療法を網羅し，最近重要視されている疾病管理も加えた．症例の呈示・考察を充実させ，"臨床の現場で学ぶ"ことを目指しているのが本書の最大の特徴である．具体的には，「第4章 患者に学ぶ心不全の診断と治療」で，できるだけ多くの基礎疾患を取り上げ，実際の診療と同様の形式で患者抄録を呈示し文献とともに解説を加えた．最後に，標準的心不全治療を理解し実践する上で知っておきたい大規模臨床試験によるエビデンスをまとめた．

　本書が，循環器専門医を目指す先生はもちろんのこと，循環器を初めて学ぶ先生，さらには循環器専門医として活躍しておられる先生にとっても，より実践的に現時点での知識の整理に役立つことを願っている．

2010年8月

筒井裕之

患者抄録で究める 循環器病シリーズ 3

心不全

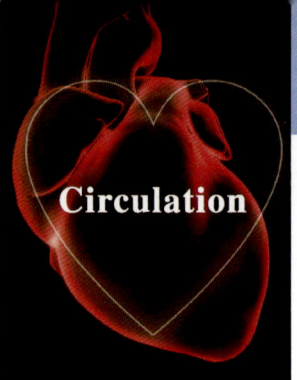

- 序 .... 筒井裕之
- Color Atlas 8
- 本書の見方 13

第1章　心不全を識る

1．急性心不全の疫学 .... 佐藤直樹　18
2．慢性心不全の疫学 .... 眞茅みゆき・筒井裕之　21
3．心不全の病態と分子機序 .... 岡　亨・小室一成　24

第2章　心不全を診る

1．症状・身体所見 .... 室生　卓　30
2．心エコー .... 山田　聡・横山しのぶ　35
3．核医学 .... 納谷昌直　39
4．BNP，NT-proBNT .... 斎藤能彦　43
5．血行動態 .... 平敷安希博・室原豊明　48

第3章　心不全を治す

§1 ガイドライン

1．急性心不全治療ガイドライン .... 佐々木典子・安村良男　54
2．慢性心不全治療ガイドライン .... 大草知子・松﨑益德　59

§2 薬物療法

1. ACE阻害薬とARB ……………………………………… 野堀　潔・伊藤　宏　**62**
2. β遮断薬 ………………………………………………………………… 吉川　勉　**66**
3. 利尿薬 ……………………………………………………… 藤野貴行・長谷部直幸　**69**
4. 強心薬 ……………………………………………………… 肥後太基・砂川賢二　**74**

§3 非薬物療法

1. 心臓再同期療法，植込み型除細動器 ……………………… 吉田健太郎・青沼和隆　**81**
2. 運動療法 …………………………………………………… 上野敦子・伊東春樹　**85**
3. 心不全の呼吸補助療法 ……………………………………… 内藤　亮・百村伸一　**89**
4. 補助人工心臓治療 …………………………………………… 西中知博・山崎健二　**93**
5. 外科療法 …………………………………………………………………… 小野　稔　**97**
6. 自己筋芽細胞シートによる心筋症治療 ……………………………………… 澤　芳樹　**101**

§4 管理

1. 疾病管理 ………………………………………………………………… 池亀俊美　**107**
2. セルフケア ………………………………………………… 加藤尚子・絹川弘一郎　**111**

第4章　患者に学ぶ心不全の診断と治療

§1 虚血および高血圧

1. 急性心筋梗塞 ……………………………………… 市川　誠・高山忠輝・平山篤志　**116**
   　患者抄録 急性心筋梗塞に合併した急性心不全
2. 虚血性心筋症 ……………………………………………… 柴　信行・下川宏明　**124**
   　患者抄録 虚血性心筋症を背景とする心不全
3. 高血圧性心疾患 …………………………………………………………… 山本一博　**133**
   　患者抄録 高血圧性心疾患による拡張不全

§2 特発性心筋症

1. 拡張型心筋症 ……………………………………………… 朝倉正紀・北風政史　**141**
   　患者抄録 拡張型心筋症

2．肥大型心筋症 …………………… 今野哲雄・藤野　陽・林　研至・井野秀一・山岸正和　150
　　　📄患者抄録 肥大型心筋症

3．拘束型心筋症 ………………………………………… 伊藤隆英・寺崎文生・石坂信和　158
　　　📄患者抄録 拘束型心筋症

§3 特定心筋症

1．急性心筋炎 ………………………………………………………… 栁澤智義・和泉　徹　165
　　　📄患者抄録 急性心筋炎（劇症型心筋炎）

2．心臓サルコイドーシス ……………………………………… 加藤靖周・森本紳一郎　175
　　　📄患者抄録 完全房室ブロックで発症した心臓サルコイドーシス

3．心アミロイドーシス ……………………………………………………… 木原康樹　186
　　　📄患者抄録 多発性骨髄腫に合併した心アミロイドーシス

4．心ファブリー病 ………………………………………………… 竹中俊宏・鄭　忠和　193
　　　📄患者抄録 心不全で発症した心ファブリー病

5．ミトコンドリア心筋症 …………………………………………………… 石川和信　200
　　　📄患者抄録 糖尿病と難聴を合併した拡張相肥大型心筋症

6．薬剤性心筋症（アドリアマイシン） …………………………………… 倉林正彦　208
　　　📄患者抄録 乳癌の化学療法後に発症した重症アドリアマイシン心筋症

7．アルコール性心筋症 …………………………………………… 川井　真・吉村道博　215
　　　📄患者抄録 アルコール性心筋症

8．産褥性心筋症 …………………………………………………… 大内田昌直・今泉　勉　222
　　　📄患者抄録 出産を契機に突然発症した急性心不全

9．不整脈源性右室心筋症 …………………………………………………… 堀江　稔　230
　　　📄患者抄録 動悸・眼前暗黒感により発症した不整脈源性右室心筋症

10．頻脈誘発性心筋症 ……………………………………………… 佐々木真吾・奥村　謙　238
　　　📄患者抄録 頻脈誘発性心筋症

11．たこつぼ（型）心筋障害ないし心筋症 ……………………… 土橋和文・長谷　守　247
　　　📄患者抄録 たこつぼ型心筋症様の空間的・時間的多発性の一過性心筋障害を呈した褐色細胞腫

§4 弁膜症

1．急性僧帽弁閉鎖不全（虚血） ………………………………… 大野正和・磯部光章　254
　　　📄患者抄録 急性僧帽房弁閉鎖不全症により心原性ショックに陥った急性心筋梗塞

2. 慢性僧帽弁閉鎖不全症 …………………………………… 齋藤　顕・吉田　清 **262**
　　患者抄録　僧帽弁逸脱による重症僧帽弁逆流
3. 大動脈弁狭窄症 …………………………………………… 兒玉和久・野出孝一 **270**
　　患者抄録　大動脈弁狭窄症に伴う心不全
4. 急性大動脈弁閉鎖不全（感染性心内膜炎） …………… 山室　惠・小川久雄 **278**
　　患者抄録　感染性心内膜炎による急性大動脈弁閉鎖不全症
5. 慢性大動脈弁閉鎖不全 …………………………………………… 田中俊行 **284**
　　患者抄録　慢性大動脈閉鎖不全症

§5 心膜炎

1. 収縮性心膜炎 ……………………………………………… 川端正明・増山　理 **291**
　　患者抄録　収縮性心膜炎

知っておきたい心不全治療のエビデンス

1. CONSENSUS ……………………………………………………… 絹川弘一郎 **298**
2. SOLVD-treatment ………………………………………………… 絹川弘一郎 **298**
3. RALES ……………………………………………………………… 絹川弘一郎 **299**
4. DIG-main trial …………………………………………………… 絹川弘一郎 **300**
5. ELITE Ⅱ …………………………………………………… 松本研三・浦田秀則 **301**
6. Val-HeFT ………………………………………………… 角　俊一郎・浦田秀則 **302**
7. CHARM …………………………………………………… 福田佑介・浦田秀則 **303**
8. ARCH-J Study …………………………………………… 久保田和充・浦田秀則 **304**
9. CIBIS-Ⅱ ………………………………………………… 絹川真太郎・筒井裕之 **305**
10. MERIT-HF ……………………………………………… 絹川真太郎・筒井裕之 **306**
11. COPERNICUS ………………………………………… 絹川真太郎・筒井裕之 **306**
12. MUCHA ………………………………………………… 絹川真太郎・筒井裕之 **307**
13. MIRACLE ……………………………………………… 横山光樹・鎌倉史郎 **308**
14. COMPANION …………………………………………… 横山光樹・鎌倉史郎 **309**
15. CARE-HF ………………………………………………… 横山光樹・鎌倉史郎 **310**

● 略語一覧 ………………………………………………………………………… **312**
● 索　引 …………………………………………………………………………… **315**

Color Atlas

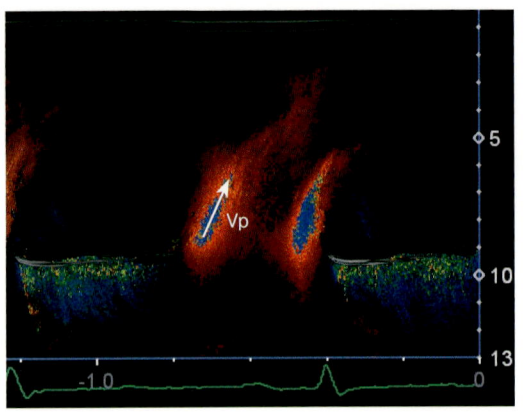

❶ カラーMモード法による左室流入血流伝播速度（Vp）の計測（p.38, 図6参照）

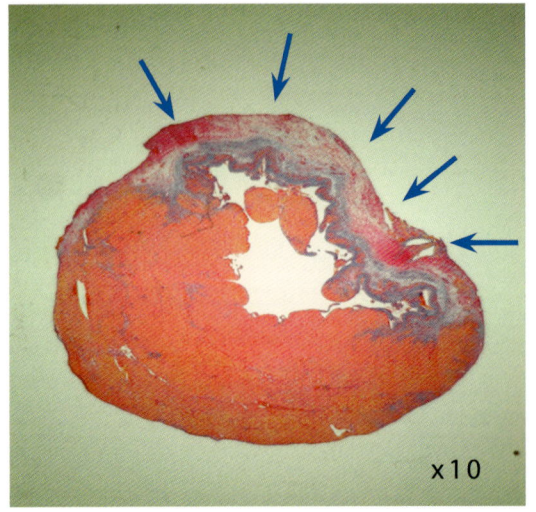

❷ 筋芽細胞シートによるラット心筋梗塞モデルのリバースリモデリング効果（p.103, 図2参照）

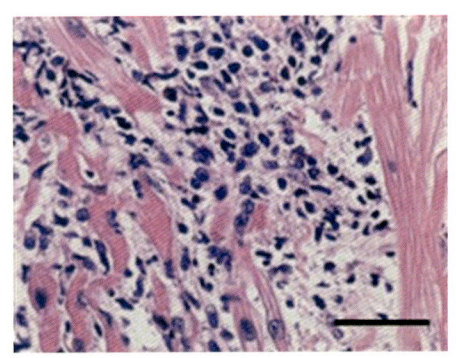

❸ 左室後壁心内膜心筋生検　急性リンパ球性心筋炎組織像（p.169, 図1参照）

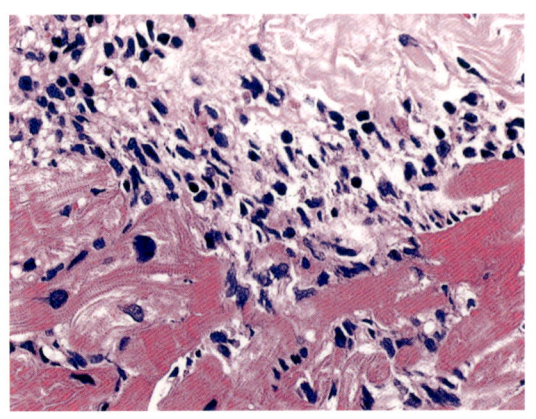

❹ 心内膜心筋生検 HE染色像（200倍）（p.173, 図3参照）

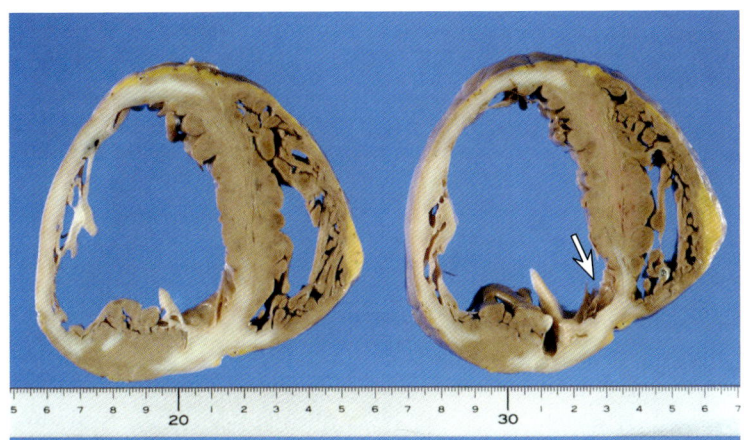

❺ 心臓サルコイドーシス剖検心（p.177, 図3参照）

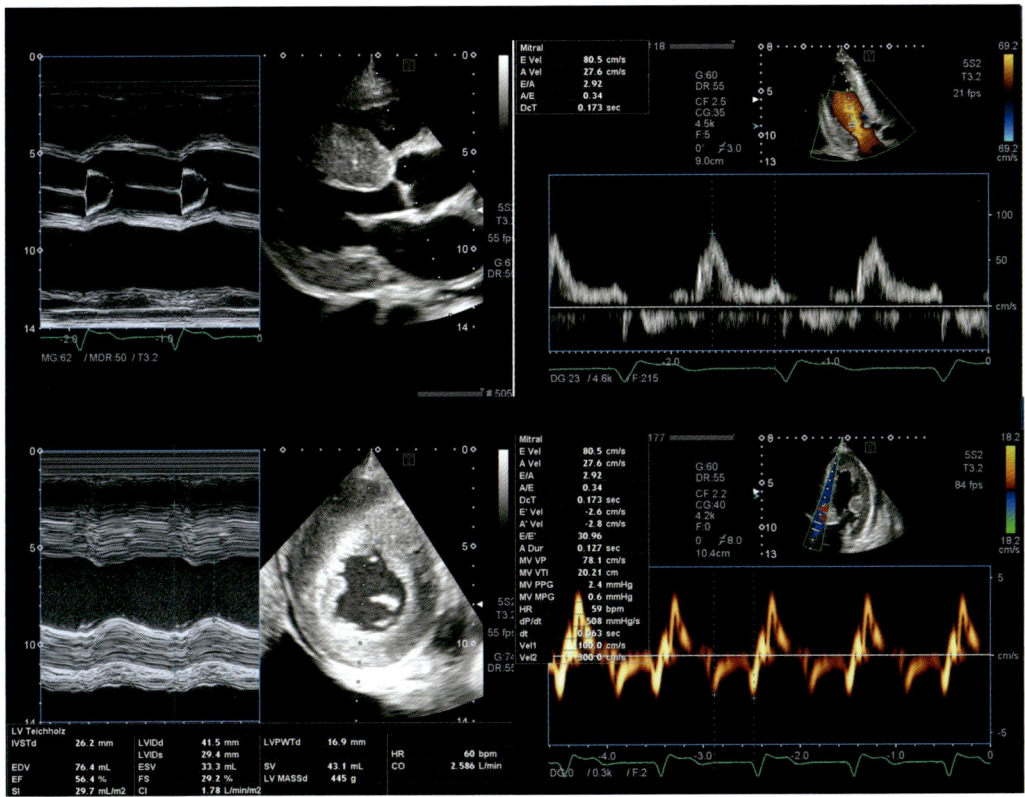

❻ 進行したAL型心アミロイドーシスの心エコー図（p.187, 図1参照）

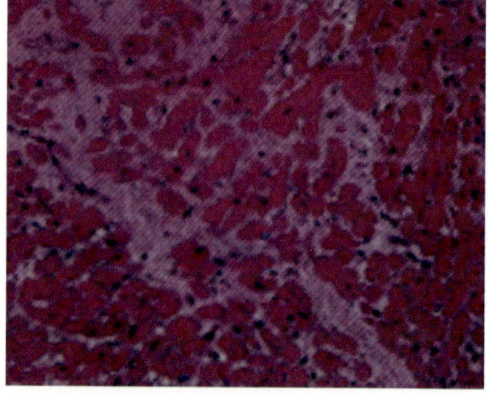

A) HE染色（×400）

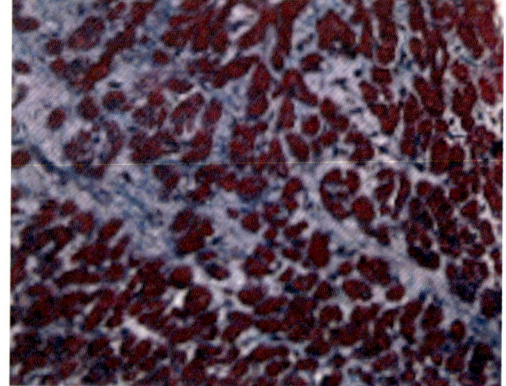

B) Masson染色（×400）青色：膠原線維

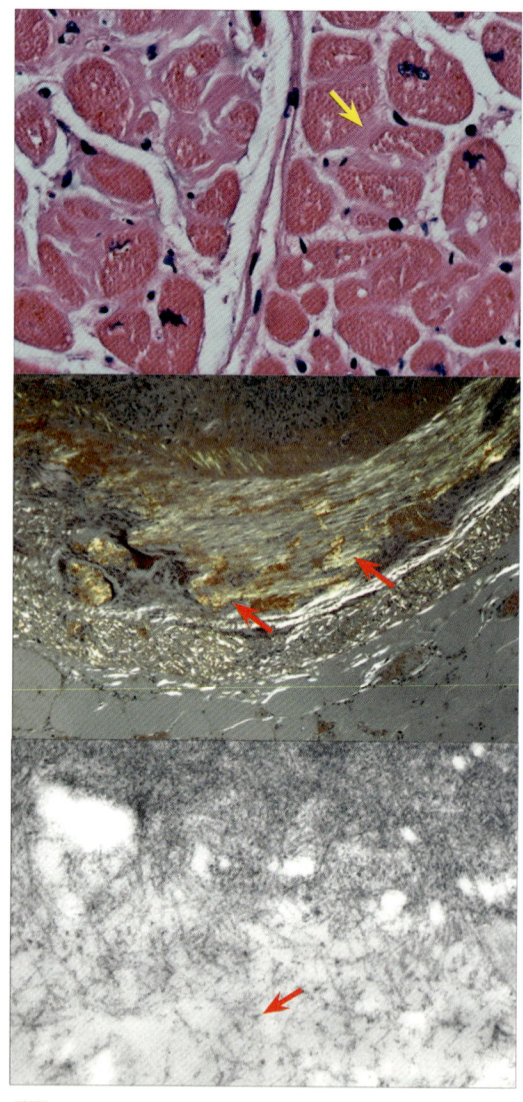

❼ 心アミロイドーシスの組織所見
上段より，コンゴレッド染色，コンゴレッド染色の偏光顕微鏡所見，アミロイド沈着部位の電子顕微鏡所見（p.188，図2参照）

❽ 心筋生検組織像（p.209，図1参照）

A) HE染色（×40）

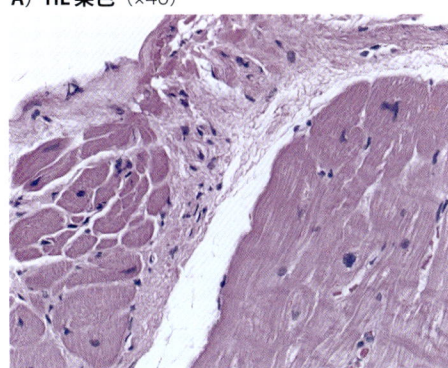

B) マッソントリクローム染色（×40）

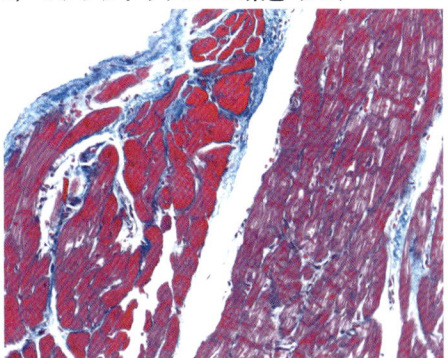

C) エラスチカ・ワンギーソン染色（×40）

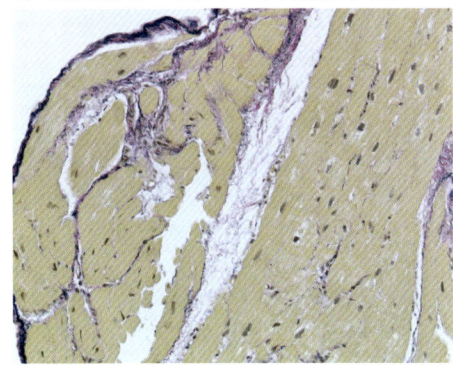

❾ 左室心内膜下心筋生検像
（p.220, 図3参照）

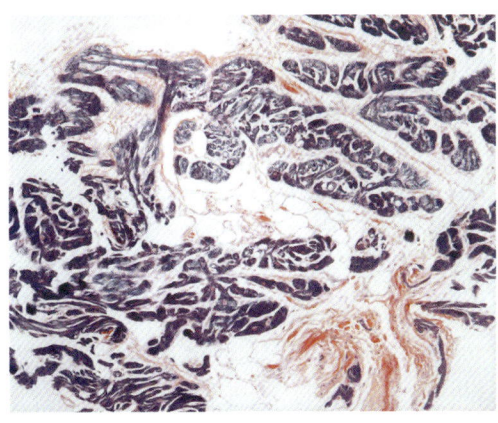

❿ 右室心筋生検所見（p.236, 図3参照）

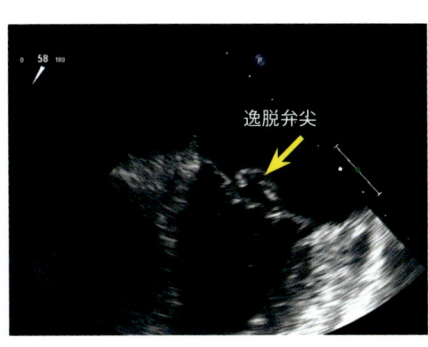
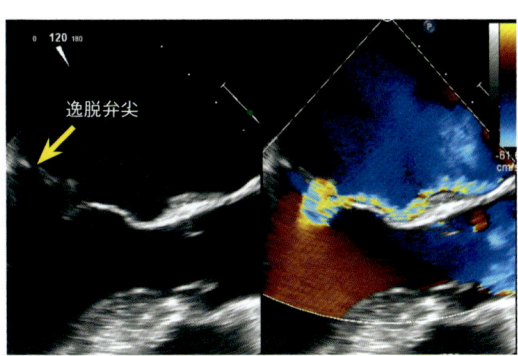

⓫ 経食道心エコー図（p.268, 図参照）

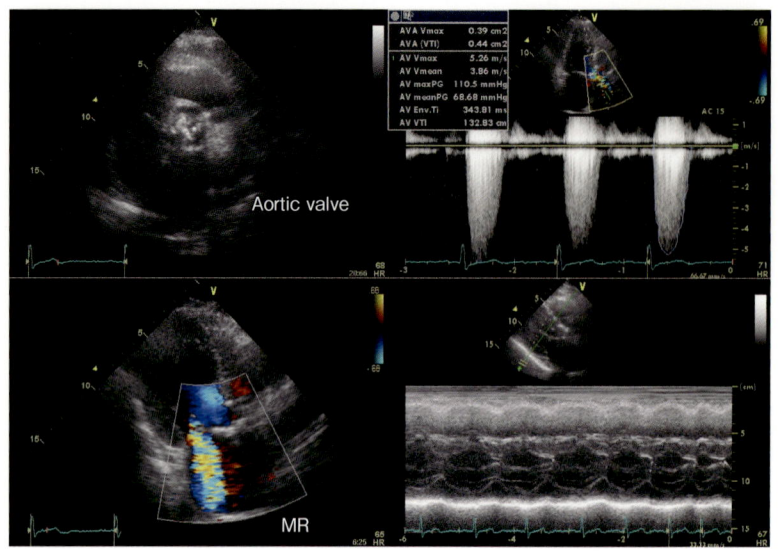

⑫ 入院時経胸心エコー図
（p.276，図3参照）

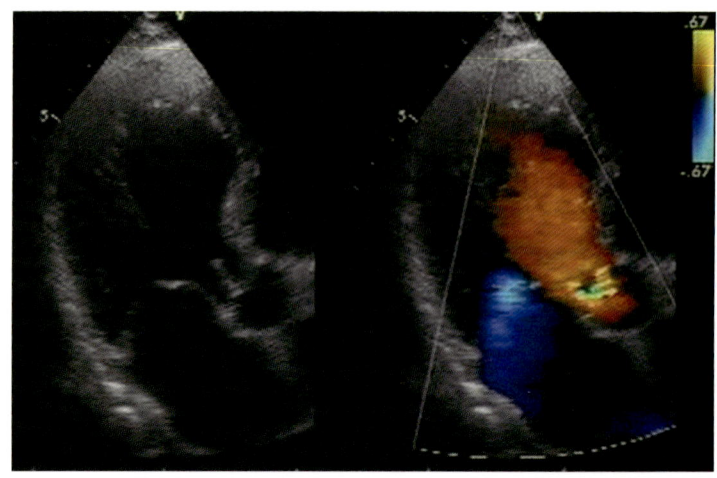

⑬ 重度の大動脈弁閉鎖不全症
（四腔断面像）
（p.282，図1参照）

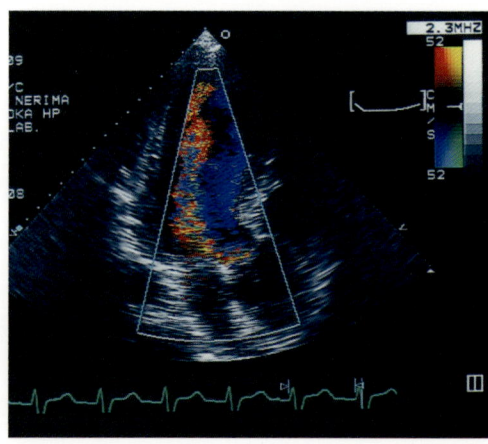

⑭ 入院時経胸壁心エコー図
（p.289，図2参照）

本書の見方

本書では,心不全診療の基礎知識,治療選択と基本方針の立て方,病態ごとの実際の治療法を以下の構成で掲載しています.日常診療をはじめ,症例検討や書類作成の際にもご活用下さい.

- 「項目解説」(下記A):日常診療に必要な知識を集約.
- 「患者抄録+Advice from Professional」(下記B):循環器専門医申請書類と同形式の患者抄録を収載.
  Advice from Professionalでは,患者抄録での考察の考え方・書き方,押さえておくべき論文を解説.

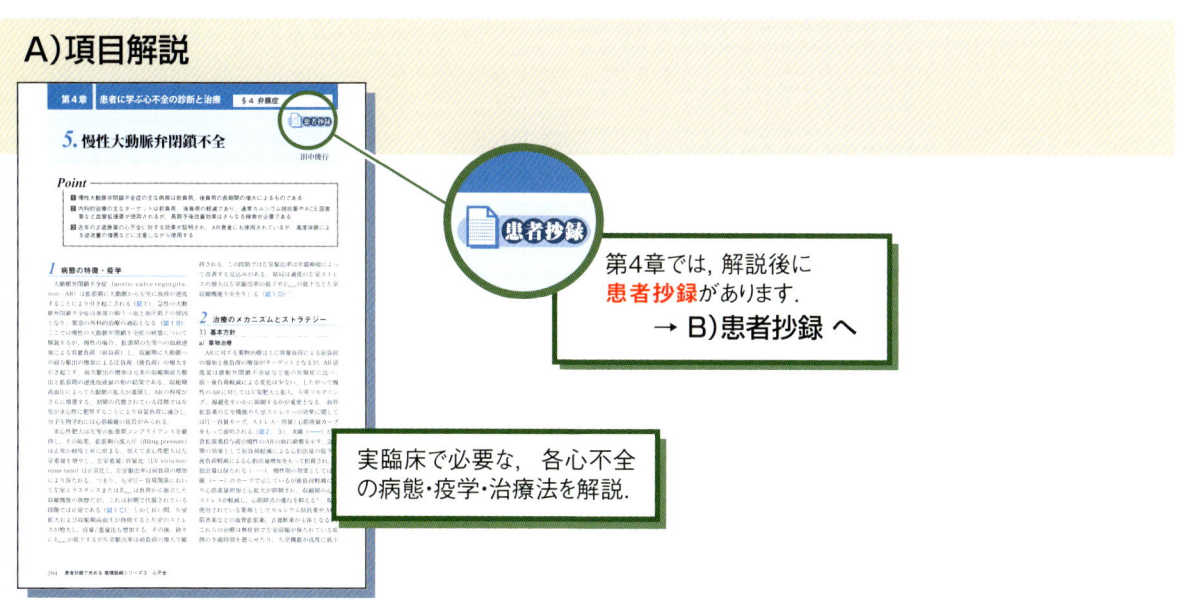

A) 項目解説

第4章では,解説後に**患者抄録**があります.
→ B) 患者抄録 へ

実臨床で必要な,各心不全の病態・疫学・治療法を解説.

B) 患者抄録

循環器専門医申請書類と同形式で記載.

BNP 2,210.0pg/mL
注目すべき所見に下線をつけています.

Advice from Professional

患者抄録と対応

考察のポイント:治療の考え方,患者抄録の考察を書く上でのポイントを解説.
押さえておきたい論文:重要な論文の概要・意義を紹介.

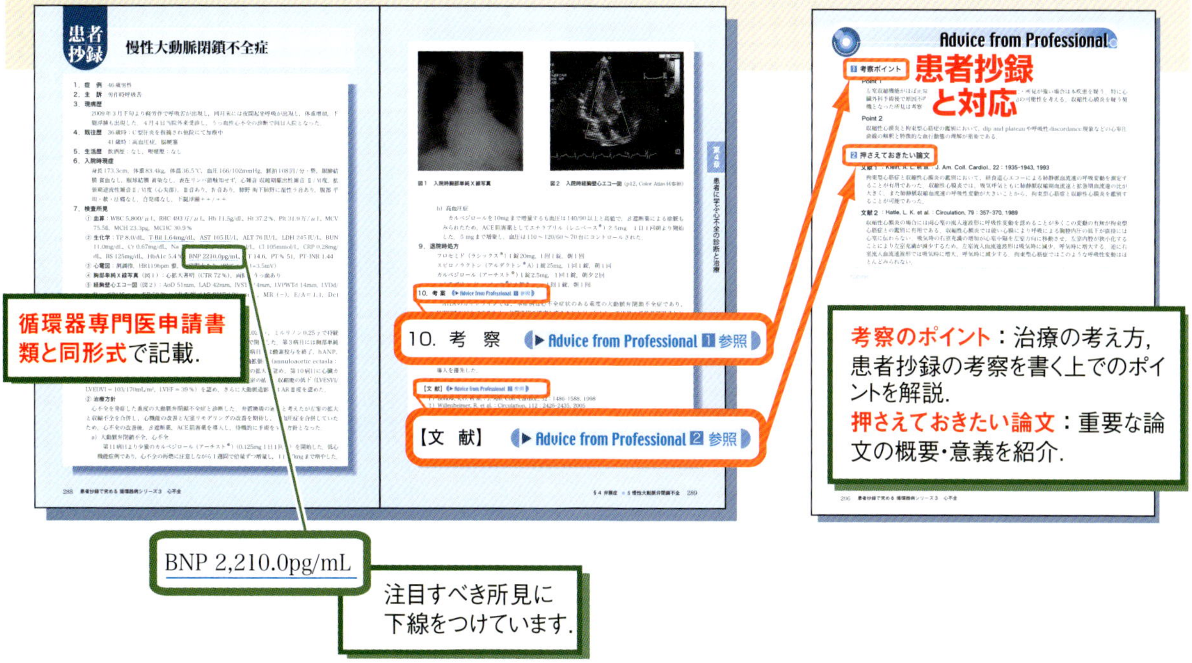

執筆者一覧

■編　者
筒井　裕之　北海道大学大学院医学研究科循環病態内科学

■執筆者 (掲載順)

佐藤　直樹	日本医科大学集中治療室・内科	肥後　太基	九州大学大学院医学研究院循環器内科学
眞茅みゆき	北海道大学大学院医学研究科循環病態内科学	砂川　賢二	九州大学大学院医学研究院循環器内科学
筒井　裕之	北海道大学大学院医学研究科循環病態内科学	吉田健太郎	筑波大学大学院人間総合科学研究科病態制御医学専攻循環器内科
岡　　亨	大阪大学大学院医学系研究科循環器内科学	青沼　和隆	筑波大学大学院人間総合科学研究科病態制御医学専攻循環器内科
小室　一成	大阪大学大学院医学系研究科循環器内科学 / 千葉大学大学院医学研究院循環病態医科学	上野　敦子	東京女子医科大学循環器内科
室生　卓	大阪市立大学大学院医学研究科循環器病態内科学	伊東　春樹	榊原記念病院
山田　聡	北海道大学大学院医学研究科循環病態内科学	内藤　亮	自治医科大学附属さいたま医療センター循環器科
横山しのぶ	北海道大学病院 検査・輸血部	百村　伸一	自治医科大学附属さいたま医療センター循環器科
納谷　昌直	Non-invasive Cardiovascular Imaging, Department of Radiology, Brigham and Women's Hospital, Harvard Medical School	西中　知博	東京女子医科大学心臓血管外科
斎藤　能彦	奈良県立医科大学附属病院第一内科	山崎　健二	東京女子医科大学心臓血管外科
平敷安希博	名古屋大学大学院医学系研究科循環器内科学	小野　稔	東京大学医学部附属病院心臓外科
室原　豊明	名古屋大学大学院医学系研究科循環器内科学	澤　　芳樹	大阪大学大学院医学系研究科外科学講座心臓血管外科
佐々木典子	独立行政法人国立病院機構大阪医療センター循環器科	池亀　俊美	聖路加国際病院看護管理室
安村　良男	独立行政法人国立病院機構大阪医療センター循環器科	加藤　尚子	東京大学医学部附属病院循環器内科
大草　知子	山口大学大学院医学系研究科器官病態内科学	絹川弘一郎	東京大学大学院医学系研究科循環器内科学
松﨑　益德	山口大学大学院医学系研究科器官病態内科学	市川　誠	日本大学医学部内科学系循環器内科学分野
野堀　潔	秋田大学大学院医学系研究科循環器内科学	高山　忠輝	日本大学医学部内科学系循環器内科学分野
伊藤　宏	秋田大学大学院医学系研究科循環器内科学	平山　篤志	日本大学医学部内科学系循環器内科学分野
吉川　勉	慶應義塾大学医学部循環器内科	柴　　信行	東北大学大学院循環器病態学分野 /EBM開発学寄附講座
藤野　貴行	旭川医科大学・循環・呼吸・神経・病態内科	下川　宏明	東北大学大学院循環器病態学分野 /EBM開発学寄附講座
長谷部直幸	旭川医科大学・循環・呼吸・神経・病態内科	山本　一博	大阪大学臨床医工学融合研究教育センター

朝倉　正紀	国立循環器病センター臨床研究部／心臓血管内科
北風　政史	国立循環器病センター臨床研究部／心臓血管内科
今野　哲雄	金沢大学循環器内科
藤野　　陽	金沢大学循環器内科
林　　研至	金沢大学循環器内科
井野　秀一	金沢大学循環器内科
山岸　正和	金沢大学循環器内科
伊藤　隆英	大阪医科大学内科学Ⅲ
寺崎　文生	大阪医科大学内科学Ⅲ
石坂　信和	大阪医科大学内科学Ⅲ
栁澤　智義	北里大学医学部循環器内科学
和泉　　徹	北里大学医学部循環器内科学
加藤　靖周	藤田保健衛生大学循環器内科
森本紳一郎	藤田保健衛生大学循環器内科
木原　康樹	広島大学大学院医歯薬学総合研究科循環器内科学
竹中　俊宏	鹿児島大学大学院医歯学総合研究科心筋症病態制御講座
鄭　　忠和	鹿児島大学大学院医歯学総合研究科心筋症病態制御講座／循環器・呼吸器・代謝内科学
石川　和信	福島県立医科大学附属病院循環器内科
倉林　正彦	群馬大学大学院医学系研究科臓器病態内科学
川井　　真	東京慈恵会医科大学内科学講座循環器内科
吉村　道博	東京慈恵会医科大学内科学講座循環器内科
大内田昌直	久留米大学医学部内科学講座心臓・血管内科部門
今泉　　勉	久留米大学医学部内科学講座心臓・血管内科部門
堀江　　稔	滋賀医科大学呼吸循環器内科
佐々木真吾	弘前大学大学院医学研究科循環呼吸腎臓内科学講座
奥村　　謙	弘前大学大学院医学研究科循環呼吸腎臓内科学講座
土橋　和文	札幌医科大学医学部第二内科学
長谷　　守	札幌医科大学医学部第二内科学
大野　正和	亀田総合病院循環器内科，東京医科歯科大学大学院循環制御内科学
磯部　光章	東京医科歯科大学大学院循環制御内科学
齋藤　　顕	川崎医科大学循環器内科
吉田　　清	川崎医科大学循環器内科
兒玉　和久	佐賀大学循環器・腎臓内科
野出　孝一	佐賀大学循環器・腎臓内科
山室　　惠	熊本大学大学院生命科学研究部循環器病態学
小川　久雄	熊本大学大学院生命科学研究部循環器病態学
田中　俊行	日本大学医学部付属練馬光が丘病院循環器科
川端　正明	兵庫医科大学循環器内科
増山　　理	兵庫医科大学循環器内科
松本　研三	福岡大学筑紫病院循環器科
浦田　秀則	福岡大学筑紫病院循環器科
角　俊一郎	福岡大学筑紫病院循環器科
福田　佑介	福岡大学筑紫病院循環器科
久保田和充	福岡大学筑紫病院循環器科
絹川真太郎	北海道大学大学院医学研究科循環病態内科学
横山　光樹	国立循環器病研究センター心臓血管内科不整脈部門
鎌倉　史郎	国立循環器病研究センター心臓血管内科不整脈部門

第1章
心不全を識る

1. 急性心不全の疫学　　　　　　　　　　18
2. 慢性心不全の疫学　　　　　　　　　　21
3. 心不全の病態と分子機序　　　　　　　24

第1章 心不全を識る

1. 急性心不全の疫学

佐藤直樹

> **Point**
> 1. 急性心不全患者は年々増加傾向にある
> 2. 急性心不全において高血圧は重要な危険因子である
> 3. わが国における急性心不全による症状として起坐呼吸が多い
> 4. 退院時アンジオテンシンⅡ受容体拮抗薬の選択には今後の検証が必要である
> 5. 入院期間は欧米に比して長く，その長所・短所の検証は今後の課題である

1 はじめに

　急性心不全は，何らかの原因による心機能障害と心関連臓器障害のために組織への血流および酸素供給が十分に行われない病態（心不全）が新規発症あるいは急性増悪をした状態と定義され，多くの場合，入院加療を要する．わが国での急性心不全患者数は十分に把握されていないが，厚生労働省の報告によれば，心不全患者数は2005年度で24万人であったと報告されている[1]．しかし，実際の現場で診療に当たっているなかで感覚的な患者数はきわめて多く，循環器科以外に一般内科あるいは救命救急センターなどにも多く搬送されている現状を考慮するともっと患者数が多いと考えられる．東京都CCUネットワークのデータによれば，急性冠症候群を含まない急性心不全患者は，2007年度で4,911人収容されており，これは急性心筋梗塞患者数より多く，過去数年，増加傾向にある[2]．このことは，図に示すように厚生労働省の心不全入院患者推定数の推移よりも明らかである[1]．

　一方で，急性心不全発症の危険因子である高血圧や糖尿病患者数は，'06年国民健康・栄養調査結果によれば，高血圧患者は3,970万人，糖尿病は予備群を含めて1,870万人もいると推定されている[1]．このような背景から，急性心不全患者は，急性冠症候群の診断治療の進歩や植込み型除細動器の普及なども加味され，確実に増加傾向を示すであろう．したがって，急性心不全患者のマネージメントは今後，ます

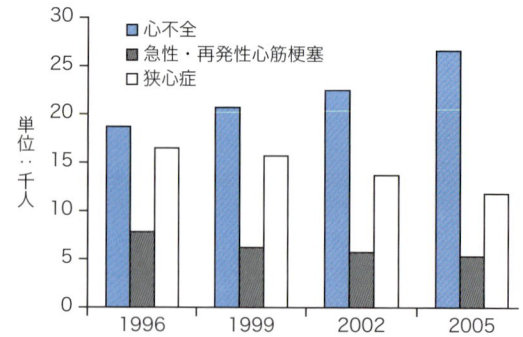

● 図　推計心不全入院患者数の年次推移
（2005年度厚生労働省 傷病別年次推移表より作製）

ます重要視されるべきである．そこで，どのようにマネージメントすべきかを検討する前に，わが国における急性心不全患者像を明確にしておくことは非常に重要である．現在，わが国で進行中であるATTEND (acute decompensated heart failure syndromes) レジストリーのプレリミナリーデータが最近報告された[3]．この結果を中心に患者背景および現状の治療内容を概説する．

2 患者背景

　ATTENDレジストリーの最近の報告によれば，急性心不全患者1,110例の平均年齢は73歳で，男性が約6割であった．併存症として，71％に高血圧，

34％に糖尿病を認め，心房細動/粗動が40％，慢性閉塞性肺疾患が9％に合併している．心不全を引き起こした主な心疾患は，虚血性が33％，高血圧性が18％を占めていた．このように，**虚血性心疾患と高血圧は，急性心不全においてきわめて重要な因子であることがわかる．**

入院時所見としては，起坐呼吸と末梢浮腫が約7割の患者に認められた．平均収縮期血圧は147mmHg，平均心拍数は99/分，B型ナトリウムペプチド平均値は1,063pg/mLであり，左室収縮障害（左室駆出率＜40％）が約6割を占める．また，平均血清クレアチニン値は1.4mg/dLで多くの患者が入院時腎機能障害を有している．

3 欧米疫学調査との比較

欧米の急性心不全疫学調査とATTENDの比較を表に示す．この比較のなかで，注目すべきは，①起坐呼吸を有する患者，新規発症がわが国では多いこと，②定義の差があるとはいえ虚血性がやや少なめであること，③入院日数が中央値で21日ときわめて長期である点である．疫学調査のこのような比較は，登録施設により大きく左右されるためその解釈には十分な注意が必要であるが，上記以外の他の点について，患者背景はほぼ共通しているとことがわかる．

この結果より，**わが国においては特に高血圧を背景にもつ心原性肺水腫によるいわゆるクリニカルシナリオ1**※ 4)**に属する急性心不全が多くを占める傾向にあることが示唆される．**実際に，別解析してクリニカルシナリオの分布を検討すると，約5割がクリニカルシナリオ1に属することがわかった．一方で，末梢低灌流所見として捉えられるいわゆる"cold"の患者は17％を占めていた．

4 急性期治療

急性期の静脈内投与として，約7割がいわゆる"warm & wet"の患者であることを反映して，利尿薬が80％，カルペリチド（ハンプ®）が70％，硝酸薬が35％の患者に投与されている．一方，強心薬は13％に投与されている．非薬物療法としては，非侵襲的陽圧人工呼吸法（NIPPV）が35％に行われている．Swan-Ganzカテーテルの挿入は20％に行われていた．

以上の結果より，病態把握法に応じてほぼ適確な治療選択が総じて行われているようであるが，わが国に多いと考えられるクリニカルシナリオ1の症例に対して利尿薬の使用が多いことや，NIPPVの導入率の低さについては今後の検討を要すると考えられる．

5 退院時治療

退院時に経口薬については，アンジオテンシンⅡ受容体拮抗薬（ARB）とアンジオテンシン変換酵素阻害薬と合わせると約8割の患者にレニン・アンジオテンシン系抑制薬が導入されており，欧米とほぼ同様であるが，欧米に比してARBの処方率（心不全患者のほぼ50％）がきわめて高いという特徴がある．利尿薬，β遮断薬，ジゴキシンの処方率は欧米とほぼ同等で，各々約85％，60％，30％である．このように，ARBに関しては，心不全に関する有用性をわが国独自に検証する必要性があると考えられる．

6 転帰

表に示されているように，入院期間は中央値で3週間と欧米に比してきわめて長期である．医療保険制度の相違も大いに関わっているが，それ以外に併存症に対する教育等の長所の部分と長期入院による活動性の低下等の短所の部分があり，今後の検証を要する．ATTENDレジストリーの中期予後（6カ月）のデータも含めて詳細に検討されるべき重要な課題である．

※ **クリニカルシナリオ**
クリニカルシナリオ（CS）は，2008年に提唱された病態把握法である[5]．5つのカテゴリーに分類され，CS4は急性冠症候群，CS5は右心不全で，それ以外の急性心不全を最初に測定した収縮期血圧（SBP）で分類する．CS1はSBP＞140mmHgで肺水腫，CS2はSBP 100～140mmHgで浮腫，CS3はSBP＜100mmHgで低灌流を主病態とする．これにより患者背景も十分に把握しきれていない超急性期に迅速に適確な治療を開始することをCSは目的とする．

● 表 ATTENDと欧米の主な急性心不全疫学研究との比較

	ATTEND n = 1,110	ADHERE n = 187,565	OPTIMIZE-HF n = 48,612	EHFS Ⅱ n = 3,580
患者背景				
年齢（平均±SD，歳）	73±14	72±14	73±14	70±13
男性（％）	59	49	48	61
併存症（％）				
高血圧	71	74	71	63
糖尿病	34	44	42	33
心房細動/粗動	40	31	31	39
慢性閉塞性肺疾患	9	29	28	19
原因心疾患				
虚血性（％）	33	57	46	30
高血圧性（％）	18	N/A	23	11
入院時臨床像				
新規心不全入院（％）	63	24	13	37
起坐呼吸（％）	69	34	27	N/A
末梢浮腫（％）	68	65	65	N/A
血清クレアチニン（平均±SD，mg/dL）	1.4±1.5	1.8±1.6	1.8±1.8	N/A
B型利尿ペプチド 　　（平均±SD・中央値，pg/mL）	1063±1158	中央値 843	1273±1330	N/A
心拍数（平均±SD・中央値，/分）	99±30	N/A	87±22	中央値 95
収縮期血圧（平均±SD，mmHg）	147±38	144±33	143±33	N/A
（中央値，mmHg）	141	N/A	N/A	135
左室駆出率＜40％	57	47	48.8	46
転帰				
入院日数（中央値，日）	21	4.3	N/A	9
（平均，日）	31	N/A	6.4	N/A
院内死亡率（％）	7.7	3.8	3.8	6.7

検査値は％，平均±SD，あるいは中央値で示してある．N/A＝記載なし（文献3より引用）

7 結語

わが国における急性心不全患者は，新規発症で，高血圧を背景にもつ心原性肺水腫による起坐呼吸を有する患者が多い傾向にある．急性期治療薬として利尿薬およびカルペリチドが汎用され，退院時処方してARBが高率に投与されている．患者背景の概要は欧米と相違ないようであるが，上記の相違点を参考にわが国独自の病態把握や治療方法の検証をしていくことがよりよい急性心不全診療に不可欠であると考えられる．

＜文　献＞
1）厚生労働省ホームページ
　http://www.mhlw.go.jp/index.shtml
2）佐藤直樹 ほか：ICUとCCU，33：841-843，2009
3）Sato, N. et al.：Am. Heart J., 159：949-955, 2010
4）Mebazaa, A. et al.：Cirt. Care Med., 36（Suppl）：S129-S139, 2008
5）Mebazaa, A. et al.：Crit. Care Med., 36（Suppl）：S129-S139, 2008

第1章 心不全を識る

2. 慢性心不全の疫学

眞茅みゆき，筒井裕之

Point

1. わが国における慢性心不全患者の多くは高齢であり，基礎心疾患として虚血，高血圧，弁膜症の割合が高い
2. 合併疾患として，高血圧，糖尿病，慢性腎臓病，貧血，心房細動を有する割合が高い．基礎疾患の治療とともに，合併疾患の治療，管理も重要である
3. 心不全増悪による再入院率は高く，再入院の予防は，心不全治療，管理の重要な課題である
4. 左室駆出率の保たれた心不全患者は，高齢者，女性の割合が高い．死亡率，再入院率は，収縮不全同等である

1 はじめに

人口の高齢化・生活習慣の欧米化に伴う虚血性心疾患の増加により，慢性心不全患者は今後さらに増加していくと予想される．近年，数多くの大規模臨床試験によりACE阻害薬やβ遮断薬が慢性心不全患者の予後を改善することが明らかにされてきた．このような薬物治療の進歩は慢性心不全の治療効果の向上に寄与してきたと考えられる一方で，慢性心不全患者の予後の改善は十分ではないことも報告されている．その理由の1つとして，大規模臨床試験の患者は，年齢や基礎疾患などが実際の患者と大きく異なっており，一部の患者しか反映していないことが指摘されている．大規模臨床試験の結果から得られたエビデンスを実際の診療に役立てるためには，大規模な臨床データを解析する登録研究により患者の実態（real world）を知ることがきわめて重要である．

そこで，われわれは**慢性心不全患者を対象とした全国規模の登録観察研究として，「慢性心不全の増悪のため入院治療を要する患者を対象とした調査研究（Japanese Cardiac Registry of CHF in Cardiology：JCARE-CARD研究）」を実施した**[1]．JCARE-CARDでは，2004年1月から'05年6月の登録期間中，全国164の医療機関で入院治療を受けた2,675例の心不全患者が登録され，約90％の症例において平均2.3年の追跡調査が実施された．本項では，わが国における慢性心不全患者を対象とした登録研究の結果をもとに，わが国の心不全患者の特徴について概説する．

2 日本における慢性心不全患者の特徴

入院治療中の慢性心不全患者の平均年齢は71歳と，高齢であった（表1）．原因疾患は，**虚血性心疾患が32％を占め**，この数値は最近の欧米での観察研究の結果と同等であるが，大規模臨床試験の対象患者における虚血性心臓病の占める割合（60〜75％）に比し低値である．弁膜症を原因とする心不全は28％，高血圧は25％を占めた．**合併症としては，高血圧（53％），糖尿病（30％），慢性腎臓病（chronic kidney disease：CKD）（71％），貧血（21％），心房細動（35％），が高率に認められた**．このなかでも，CKDが長期予後に与える影響について解析した結果，推定糸球体濾過量（eGFR：estimated glomerular filtration rate）が30mL/分/1.73m²未満あるいは透析中，eGFRが60mL/分/1.73m²以上の患者と比較し，全死亡あるいは心不全増悪による再入院のリスクが2.57倍に上昇することが明らかとなった[2]．また，貧血が慢性心不全患者の予後に及ぼす影響について，JCARE-CARD登録患者で解析した結果，ヘモグロビン値13.7g/dL以上の患者と比較し，ヘモグロビン値10.1g/dL未満の患者の全死亡あるいは心不全増悪による再入院のリスクは，

● 表1 JCARE-CARD患者背景

平均年齢（平均±標準偏差），歳	71±13
男性（％）	60
基礎心疾患（％）	
虚血性心疾患	32
弁膜症	28
高血圧	25
拡張型心筋症	18
合併疾患（％）	
高血圧	53
糖尿病	30
慢性腎臓病*	71
貧血	21
心房細動	35

*eGFR＜60 mL/分/1.73m^2

● 表2 JCARE-CARD退院時薬物治療

	投与されている患者の割合（％）
ACE阻害薬	37
ARB	44
ACE阻害薬またはARB	76
ACE阻害薬とARB	5
β遮断薬	49
利尿薬	88
ジギタリス製剤	31
カルシウム拮抗薬	25

ARB：アンジオテンシンⅡ受容体拮抗薬

1.83倍上昇することが示され，生命予後の重要な規定因子であることが明らかとなった[3]．心不全患者の治療においては，基礎疾患の治療とともに合併疾患の治療，コントロールがきわめて重要である．

3 慢性心不全患者に対する薬物治療

JCARE-CARD研究における退院時の投薬状況をみると，ACE阻害薬37％，アンジオテンシンⅡ受容体拮抗薬（ARB）44％，ACE阻害薬あるいはARB 76％，β遮断薬49％，利尿薬88％であった（表2）．RA系阻害薬やβ遮断薬の慢性心不全患者の生命予後に対する効果は，多くの臨床試験により確認されており，退院後も継続的な投与が推奨される[4, 5]．

4 慢性心不全患者の予後

JCARE-CARDにおける慢性心不全患者の退院1年後死亡率は10.5％であり，欧米の疫学研究で報告されている死亡率と比較し，低率であった．一方で，**心不全増悪による再入院は，退院後6カ月以内で16％，1年後は26％と，欧米の報告と同様に高率で**あり，死亡率とともに，再入院率を減らすことは，慢性心不全治療，管理の重要な課題である．また，心不全による入院の誘因として，塩分・水分制限の不徹底が25％と最も多く，また過労，治療薬服用の不徹底，精神的または身体的ストレスなどの予防可能な因子が上位を占め，感染症・不整脈・心筋虚血・高血圧などの医学的要因よりむしろ多かった．欧米では，**症状モニタリングの徹底や治療アドヒアランスの向上を目指し，患者教育や退院後フォローアップの強化などで構成される疾病管理プログラムが，心不全患者の死亡率や再入院率の低減に効果を示すことが報告されている**[6]．日本においても，わが国の実情にあった疾病管理プログラムの構築が求められる．

5 拡張不全と収縮不全

近年，左室駆出率（left ventricular ejection fraction：LVEF）が50％以上と正常に保たれた心不全として拡張不全がクローズアップされており，JCARE-CARDにおける拡張不全の割合は25％であった（図1）[7]．JCARE-CARDでは収縮不全と拡張不全の65歳以上の割合はそれぞれ61％，81％であり，拡張不全は収縮不全と比較しより高齢であった．また，拡張不全では女性の占める割合（47％）が高かった．拡張不全では原因疾患として高血圧が44％と多数を占め，合併疾患として，心房細動（38％），貧血（27％）を有する割合が高かった．さらに，収縮不全患者と拡張不全患者との予後を比較した結果，全死亡あるいは心不全増悪による再入院率は，収縮不全が40％，拡張不全では45％で，両者に統計学的な有意差を認めず，**拡張不全は，収縮不全と同様，予後不良であることが示された**（図2）．

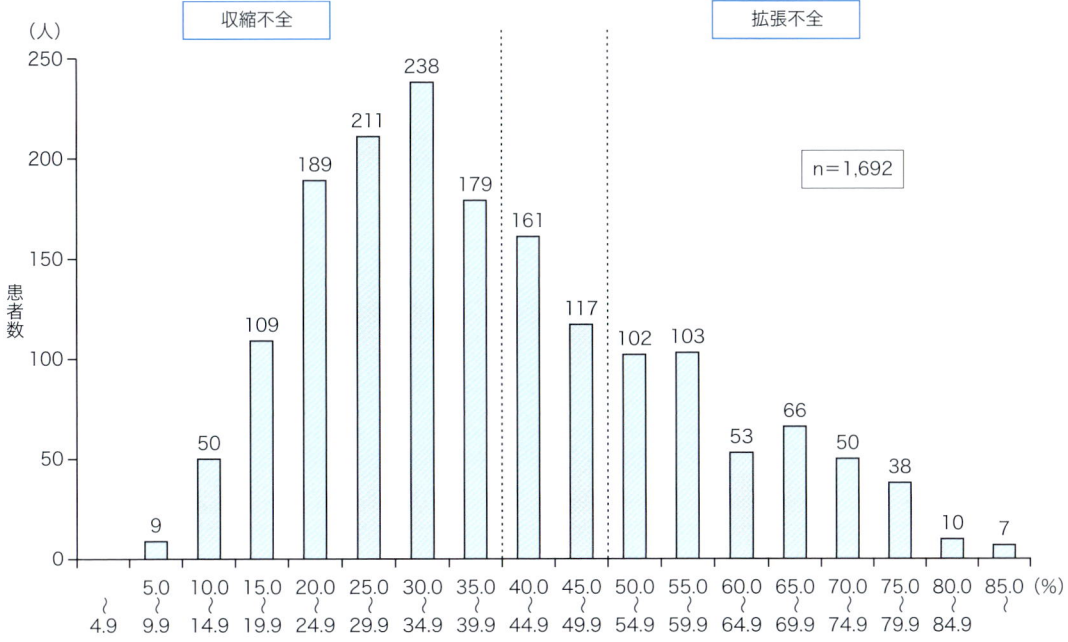

● 図1　JCARE-CARD研究における左室駆出率（LVEF）の分布
（文献7より引用）

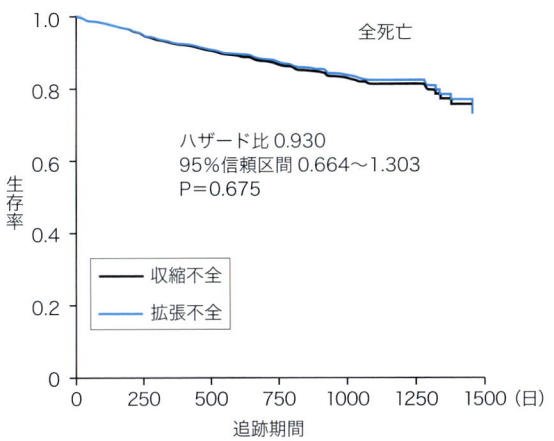

● 図2　収縮不全と拡張不全の死亡率の比較
（文献7より引用）

6 まとめ

慢性心不全患者の予後およびQOLの改善には，疫学研究により明らかとなったわが国における慢性心不全患者の特徴をふまえ，大規模臨床試験により得られたエビデンスに基づきながら，患者の実態に即した効果的かつ効率的な治療法を確立していくことが必要である．

<文　献>
1) Tsutsui, H. et al.：Circ. J., 70：1617-1623, 2006
2) Hamaguchi, S. et al.：Circ. J., 73：1442-1447, 2009
3) Hamaguchi, S. et al.；Circ. J., 73：1901-1908, 2009
4) Lancet, 353：9-13, 1999
5) N. Engl. J. Med., 316：1429-1435, 1987
6) McAlister, F.A. et al：J.Am. Coll. Cardiol., 44：810-819, 2004
7) Tsuchihashi-Makaya, M. et al.：Circ. J., 73：1893-1900, 2009

第1章 心不全を識る

3. 心不全の病態と分子機序

岡 亨, 小室一成

Point

1. 心不全は心血管疾患の終末像であり, 心筋細胞のみならず, 細小血管や細胞外マトリックスにも細胞・分子レベルで複雑な変化が生じている
2. 代償機構として活性化される交感神経系やレニン・アンジオテンシン系は, 慢性的に持続すると心不全の増悪因子として働く
3. 心筋間質の線維化は心機能低下のひとつの要因であり, 交感神経系やレニン・アンジオテンシン系は心筋線維化を助長する

1 はじめに

心不全の病態に関与する分子機序は多岐にわたり, 非常に複雑である[1]. 心筋は心血管疾患による病的負荷により細胞レベル, 分子レベルにおいて構造的, 機能的にさまざまな変化を受けている. 例えば, 心筋虚血や心筋症による収縮単位としての心筋細胞の脱落は心筋の量的な減少をもたらし, 収縮機能が低下する. また, 高血圧や弁膜症による左室への血行力学的負荷（メカニカルストレス）の増大は, 心筋細胞のタンパク質合成亢進による肥大を引き起こす. 心肥大は代償的な適応反応である一方で, 慢性的な負荷による遷延する心肥大は心不全の危険因子であり, 心不全へと移行する病態として重要である[2,3]. さらに, 心収縮力の低下には, 成体型遺伝子群の発現減少と胎児型遺伝子群の再発現[4], 興奮収縮連関 (excitation-contraction coupling: E-C 連関) や Ca^{2+} ハンドリングにかかわるタンパク質の発現や機能の異常[3], アポトーシスやオートファジー, ネクローシスを含む細胞死, 心筋細胞周囲の血管新生抑制による心筋低酸素状態[5], 細胞外マトリックス (extracellular matrix: ECM) 蓄積による線維化[2]などが関与している可能性が示唆されている（図1）. 代償性の心肥大から非代償性の心不全へと心筋障害が進展する過程において, 交感神経系やレニン・アンジオテンシン系 (renin-angiotensin system: RA系), エンドセリンといった神経・液性因子, 炎症性サイトカイン, 酸化ストレスの過剰な活性化も心筋細胞肥大や間質の線維化, 左室腔の拡大など心筋リモデリングをもたらし, 心不全の進行に悪影響を与える（図1）[1].

2 心不全における神経・液性因子の役割

交感神経系やRA系は, 心機能の低下にともない全身的, 局所的に活性化され, 循環動態や心機能を維持するように働く. しかし, 交感神経系の過度な興奮は頻脈（致死性不整脈）, 血管抵抗増大, 心筋酸素消費量増加, $β_1$ 受容体の発現低下を招き, 心機能に悪影響を及ぼす. また長期的な組織RA系の活性化は収縮・拡張能の低下や心筋間質の線維化, 左室腔の拡大をきたして心不全を進展させる[6]. 交感神経終末から分泌されるノルアドレナリン刺激は, 主にGタンパク質共役型受容体 (G-protein coupled receptor: GPCR) である $β_1$ 受容体を介して細胞内に伝達されるが, 不全心筋では心筋局所のノルアドレナリンが高濃度となり, $β_1$ 受容体の発現低下（産生低下, 分解亢進）や, $β_1$ 受容体をリン酸化し不活性化する β-アドレナリン受容体キナーゼ (β-adrenergic receptor kinase: βARK) の活性化によって β 受容体の感受性が低下することで細胞内シグナル伝達効率が低下する. β遮断薬はこのようなノルアドレナリンによる心毒性的な作用を遮断すると同時に, βARKの活性化を抑制して β 受容体の感受性の低下を抑制し, 結果的にシグナル伝達効率を改善する[7]. 心臓局所で産生されたアンジオテンシン

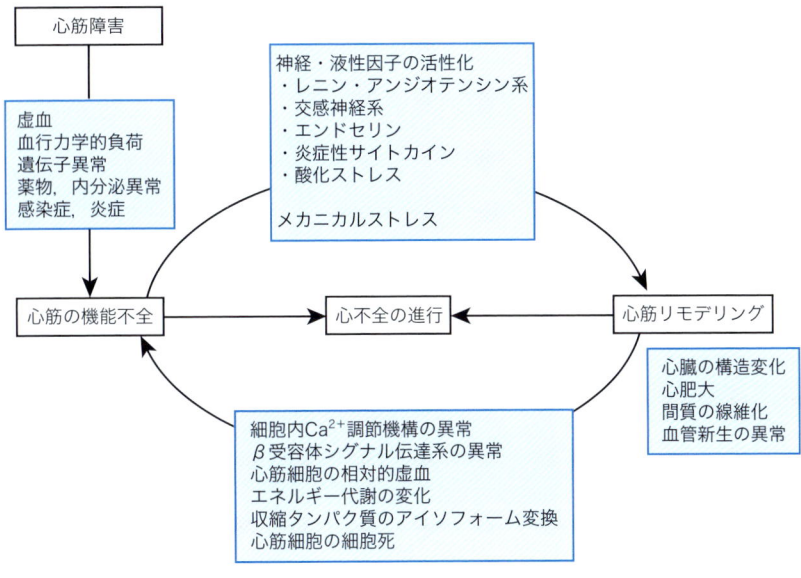

● 図1　心不全の進行と分子機序
（文献1をもとに作製）

Ⅱ（AⅡ）の主な受容体はGPCRであるAT1受容体であり，AⅡの作用はこのAT1受容体の活性化を介した細胞内シグナル伝達系の活性化，タンパク質合成亢進，心筋細胞肥大に重要であるとされてきた．最近，新たにAT1受容体にはメカニカルストレスによって直接活性化されるという分子機序が明らかになった（図2）[8]．つまり，AT1受容体はAⅡ非存在下で細胞の伸展刺激（メカニカルストレス）によって活性化されることから，AT1受容体は伸展という物理的変化を感知する一種のメカノセンサーということがいえる．さらに，ARBの中にはAT1受容体の自律活性を抑制し（インバースアゴニスト※），AⅡ非依存的AT1受容体活性化作用を抑制する作用を示す薬剤があることが明らかになった．メカニカルストレスを抑制するという点において，心肥大退縮効果を示すARBの薬理的指標となる可能性が示唆されている[9]．このように心筋，心筋細胞にとって持続的な交感神経系やRA系の活性化状態は心肥大や心筋障害をもたらし，心筋リモデリングや心機能低下，心不全を進行させる要因となることから，これらの抑制が現在の心不全治療の標的となっている．

3　不全心筋における心筋線維化

不全心において交感神経系やRA系が大きな影響を及ぼしているものに線維化がある．心臓のECMは心臓線維芽細胞によって産生され，心機能と密接な関連がある．ECMは，組織の細胞成分の間隙を充填している物質であり，コラーゲンやエラスチンなどの線維成分，プロテオグリカンなどの糖鎖タンパク質，フィブロネクチンやラミニン，ビトロネクチンのような細胞接着因子からなり，組織や細胞成分の支持と形態の維持に重要であると同時に，心臓では心筋細胞の収縮・弛緩をスムーズに伝達し，ポンプ機能や恒常性の維持に非常に重要な役割を果たしている[10]．ECM代謝の恒常性は合成と分解のバランスによって厳密に保たれている[11, 12]（図3）．ECMの主成分であるコラーゲン線維の合成は，線維芽細胞におけるプロコラーゲンの転写調節によって行われているが，その調節にTGFβ（transforming growth factor

---

※ インバースアゴニストとは
AT1受容体のようなある種のGPCRは，AⅡなどのアゴニストが存在しない状態でも自律的活性を示す．インバースアゴニストとは，このようなアゴニスト非依存的な受容体の自律的活性を抑制する薬剤または機構のことである．インバースアゴニストは受容体に作用して不活性型の構造に維持することで，受容体の自律的活性やアゴニストに依存しない受容体の活性化に加え，アゴニストによる受容体の活性化も抑制する．

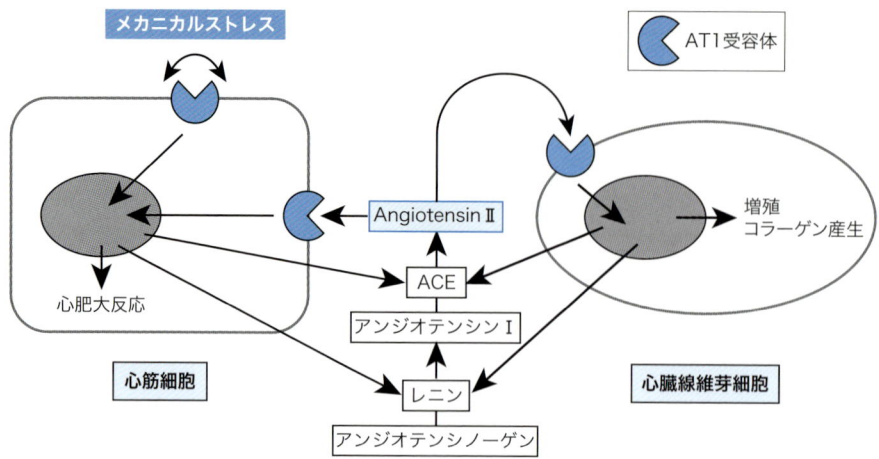

● 図2　心臓の組織レニン・アンジオテンシン系

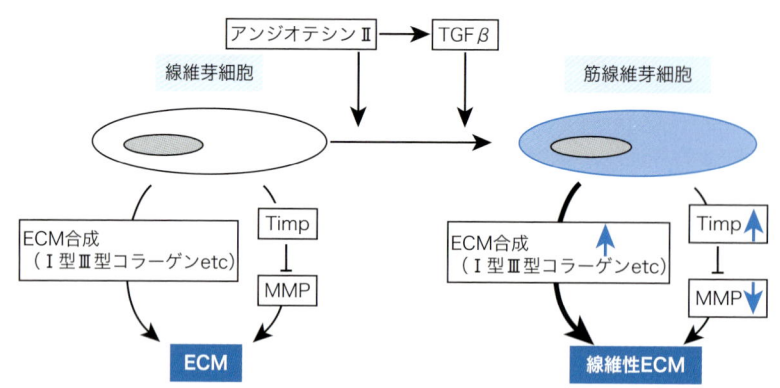

● 図3　線維化の機序と神経・液性因子
（文献2をもとに作製）

β）などの線維化促進因子が重要な役割を果たしている．正常な心筋におけるコラーゲン線維の半減期は約100日といわれ，非常に安定である．

一方，分解はコラーゲン分解酵素であるMMP（matrix metalloproteinase）によって行われるが，そのMMPはTimp（tissue inhibitor metalloproteinase）による抑制的な制御も受けている[11, 12]（図3）．心臓への病的刺激は心臓線維芽細胞を筋線維芽細胞へと活性化し，コラーゲン合成が亢進するが，この線維芽細胞の形質の変化は他の細胞や線維芽細胞自身が放出するサイトカインや成長因子によるものと考えられ，AⅡやTGFβもこの作用を有している．また，心臓線維芽細胞は免疫細胞や心筋細胞の細胞間シグナルのセンサーであり，増幅装置としての役割も果たしていると考えられている．心筋梗塞後の左室リモデリングや[13]，高血圧などの慢性的な圧負荷による心筋内の線維成分の増加[2]は左室コンプライアンスの低下をもたらし，拡張機能や収縮機能は低下し心不全へと進展する[10, 14]．心臓線維芽細胞を活性化する伸展刺激や，AⅡやTGFβなどの液性因子は心筋線維化を促進する要因である（図3）[15, 16]．心臓において産生されたAⅡは直接線維芽細胞に作用して酸化型NADPH活性化や線維芽細胞の増殖，筋線維芽細胞への転換を促すのみならず，TGFβ産生を刺激して悪循環を生み出す（図3）[2]．TGFβは血流中の単核球や組織中のマクロファージが主な産生細胞と考えられている．TGFβは線維芽細胞の細胞膜にある受容体に結合し，smadタンパク質を介す

る細胞内シグナル伝達系を活性化し，collagen type IやtypeⅢなどの線維化に重要な遺伝子の発現を活性化する．さらに，マクロファージ由来のTGFβは上皮細胞のような間葉系細胞を直接活性化し，上皮間葉転換（epithelial/endothelial-mesenchymal transition：EMT）によるコラーゲン産生型の筋線維芽細胞への転換によって，さらに線維化を誘導するともいわれている[2]．このような心筋線維化，コラーゲン線維の代謝を標的とした治療法は左室コンプライアンスを改善し，心不全の新たな治療法になるかもしれない．

4 おわりに

近年，交感神経系やRA系を標的とした心不全治療法が確立されてきた．特にRA系抑制薬は心肥大抑制だけではなく心筋線維化の抑制にも有効である可能性が示唆される．しかし，心不全の予後は依然として不良である．不明な点は多く残されているが，心不全の発症機序を細胞・分子レベルで理解し，新たな心不全治療法を開発することが急務である．

<文　献>

1) Mann, D.L. & Bristow, M.R. : Circulation, 111:2837-2849, 2005
2) Berk, B.C. et al.: J. Clin. Invest., 117：568-575, 2007
3) Heineke, J. and Molkentin, J.D.: Nat. Rev. Mol. Cell Biol., 7：589-600, 2006
4) Oka, T. et al.: Semin. Cell Dev. Biol., 18：117-131, 2007
5) Shiojima, I. & Walsh, K.: Genes Dev., 20：3347-3365, 2006
6) Rockman, H.A. et al.: Nature, 415：206-212, 2002
7) Bristow, M.R. et al.: Lancet, 352：SⅠ8-14, 1998
8) Zou, Y. et al.: Nat. Cell Biol., 6：499-506, 2004
9) Yasuda N. et al.: EMBO Rep., 9：179-186, 2008
10) Spinale, F.G.: Physiol. Rev., 87：1285-1342, 2007
11) Lijnen P. J. & Petrov, V.V.: Methods Find. Exp. Clin. Pharmacol., 25：541-564, 2003
12) Jugdutt, B.I.: Curr. Drug Targets Cardiovasc. Haematol. Disord., 3:1-30, 2003
13) Lindsey, M.L., et al.: Ann. Med., 35:316-326, 2003
14) Burlew, B. S. & Weber, K.T.: Herz, 27:92-98, 2002
15) Brown R.D. et al.: Annu. Rev. Pharmacol. Toxicol., 45：657-687, 2005
16) Baudino, T.A.: Am. J. Physiol. Heart Circ. Physiol., 291：H1015-1026, 2006

第2章

心不全を診る

1．症状・身体所見	30
2．心エコー	35
3．核医学	39
4．BNP，NT-proBNT	43
5．血行動態	48

第2章 心不全を診る

1. 症状・身体所見

室生 卓

Point

1. 心不全の診断，病態把握にはNohriaの分類を意識することが肝要である
2. Nohriaの分類は心不全の病態をうっ血の有無（wet or dry），灌流障害の有無（warm or cold）で4分類するものである
3. うっ血（wet）を表す症状としては呼吸困難，身体所見として頸静脈の怒張，Ⅲ音などが重要である
4. 灌流低下（cold）を示唆する症状は易疲労感，無力感などであり，身体所見としては脈圧の低下，四肢の冷感などがあげられる
5. 身体所見はベッドサイドで所見がとれ，即座に病態把握や治療に反映することができる有用な診断ツールである

1 はじめに

　心不全に限らず，身体所見には原因疾患や，心機能や血行動態などを反映して多彩な情報が含まれているが，同時にそれらは混在する．したがって，身体所見をとる際には，1つ1つの所見を意識してとる必要がある．本項では心不全の病態の評価のために把握すべき所見，症状について概説したい．

2 心不全の診断と病態評価

　臨床の現場で心不全の病態を評価する方法にはこれまでにもNYHA，Forrester分類，Killip分類などが提唱されておりそれぞれ臨床で利用されている．最近，Nohriaらは臨床像から心不全の病態をうっ血（congestion）と灌流（perfusion）の観点から患者を4群に分類することを提唱している（図1）[1]．Norhiaらの分類はForrester分類の亜型ともいえるが慢性心不全でも利用でき，かつきわめて実践的である．

　Norhiaらはうっ血のあるものを'wet'，ないものを'dry'と表現している．wetを示唆する症状は**呼吸困難**，特に**起坐呼吸**，身体所見としては**頸静脈の怒張**，**Ⅲ音**，**浮腫**，**湿性ラ音**など（表1）があげられる．一方，灌流に障害のないものを"warm"，あるものを"cold"と表現している．灌流障害"cold"

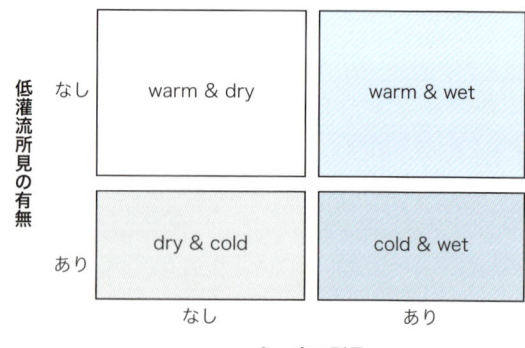

● 図1　Nohriaらの分類
　Nohriaらの分類は心不全患者を低灌流所見の有無，うっ血の有無から4群に分類するものである

を示唆する症状は**易疲労感**，**倦怠感**，**無力感**などであり，身体所見としては**脈圧の低下**，**四肢の冷感**，**意識レベルの低下**，**低血圧**，**交互脈**などである（表2）．

3 うっ血（Wet）を示す症状，所見

1）呼吸困難

　呼吸困難は心不全のもっともありふれた症状であり，Nohriaの分類では'wet'を示唆する重要な症状である．心不全における呼吸困難の主因は左心系への血流のうっ滞と考えられ，左室拡張期圧，左房圧，

● 表1　うっ血（congestion, "wet"）を示唆する所見

起坐呼吸（夜間発作性呼吸困難を含む）
頸静脈怒張（abdominal compression test陽性を含む）
Ⅲ音
浮腫（腹水，胸水）
湿性ラ音
Ⅱ音肺動脈成分の亢進

● 表2　低灌流（low perfusion, "cold"）を示唆する所見

脈圧（proportional pulse pressure）の低下
四肢の冷感
意識レベルの低下
低血圧
交互脈

肺静脈圧，肺毛細管圧の上昇を示唆する．肺うっ血が高度になると血管内の水分が肺胞へ漏出し（肺水腫），呼吸困難に咳嗽，喘鳴，痰などを伴い，喘息様の症状を呈する．起坐呼吸や夜間発作性呼吸困難（paroxysmal nocturnal dyspnea：PND）※は左心不全に特徴的な呼吸困難であり，呼吸困難を訴える患者では意図的にその有無を明らかにするべきである．

起坐呼吸は臥位になると出現し坐位を取ることで改善する呼吸困難である．起坐呼吸の発現にはさまざまな要因が関与しているが，臥位による静脈還流の増加が主たる役割を果たしていると考えられる．すなわち，臥位をとると下肢，腹部からの静脈還流が増加し，それらは右心系，肺を経由して左心系の前負荷となる．Frank-Starlingの機序から考えると，健常者では臥位によって増加した前負荷は心拍出量の増加という形で対処されうるが，不全心では前負荷の増加に対し，それに見合った心拍出量の増加が得られず，臥位による容量負荷を代償しきれない．このため左房，肺静脈に血液のうっ滞が生じ，肺うっ血をきたす．重症例ではわずかな静脈還流の増加により肺うっ血をきたし，呼吸困難を呈するようになる．

2）頸静脈の怒張

頸静脈の怒張（図2）は中心静脈圧ないし右房圧の上昇を示すが，左心不全では左房圧の上昇を示す所見として重要である[2〜4]．頸静脈の評価に際しては可能であれば内頸静脈が望ましいが，外頸静脈でも心周期による拍動が認められる場合や呼吸性変動が明らかな場合は評価に用いてよいと考えられる．

頸静脈の評価で最も重要なのはその拍動の同定である．頸静脈拍動の同定は慣れればそれほど困難ではないが初心者にはなかなか難しい．観察に際しては心周期変動，呼吸による変化，体位による変化に注目すると同定しやすい．

頸静脈の視診による中心静脈圧の評価は厳密には半起坐位45°で行うが[5]，頸静脈を右房に立てた水柱と考えれば，その拍動の中心点までの右房からの高さが中心静脈圧といえる（図3）．

> **memo　頸静脈の同定法**
> 頸静脈拍動は動脈拍動と異なり陥凹が目立つ拍動として観察できることが多い．これは頸静脈波形のX脚やY脚を反映している．なかでもX脚が目立つことが多く，拍動を観察しながら動脈拍動を触診すると逆相になることが確認できる．頸静脈拍動は呼吸により変動する．これは呼吸による胸腔内圧の変化が頸静脈圧に影響を及ぼすためで吸気では胸腔内圧が低下するため頸部，腹部の静脈血は胸腔内に吸い込まれるため頸静脈拍動の位置は低下し陥凹が顕著になることが多い．呼気では逆に上昇し，陥凹が目立たなくなる．姿勢によっても頸静脈拍動の位置は変化し，通常臥位では観察できるが坐位，立位では観察できない．

※**夜間発作性呼吸困難（paroxysmal nocturnal dyspnea：PND）**
夜間発作性呼吸困難（paroxysmal nocturnal dyspnea：PND）は夜間就寝後に突然起こる呼吸困難である．呼吸困難はしばしば咳嗽や喀痰を伴い，患者は起坐位をとることにより症状の改善を得る．PNDは通常，夜間就寝数時間後に起こり，患者は起坐位をとり，ベッドで寝ている場合は必ず下肢を垂らす．呼吸困難が改善するのに起坐位をとってから10分以上を要する．心不全における呼吸困難は咳嗽や喘鳴をしばしば伴うが，ときにピンク色の泡沫状喀痰をともなう．ピンク色の泡沫状喀痰は肺内微小血管の破綻を示唆するもので，より重症の肺水腫と考えるべきである．

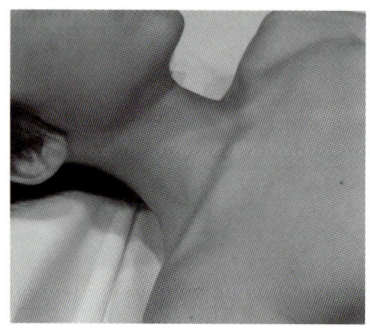
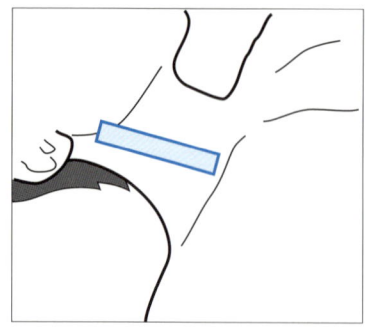

● 図2　頸静脈の観察

外頸静脈は観察が簡単であるが，内頸静脈（▭）の視認は経験を要する

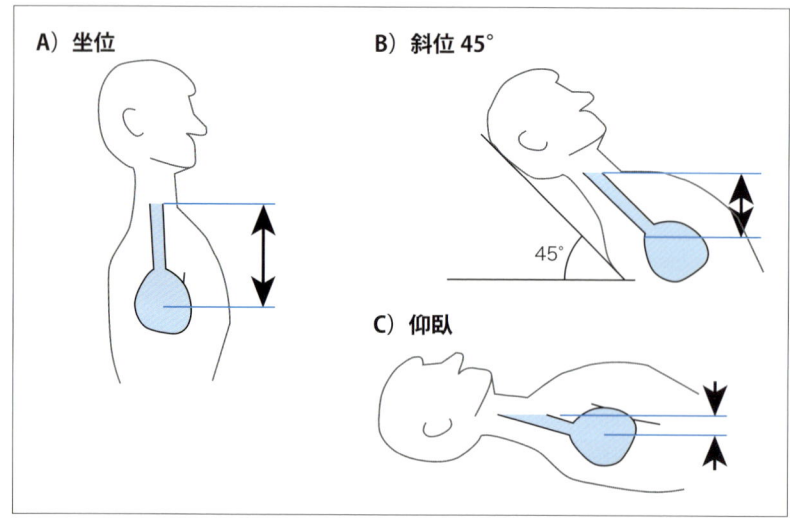

● 図3　頸静脈の位置による頸静脈圧の推定

頸静脈を右房に立てた水柱と考えれば，その拍動の中心点までの右房からの高さが中心静脈圧といえる．坐位で頸静脈拍動が観察される場合，中心静脈圧は心臓の中心点から鎖骨上窩までの距離（15ないし20cmH₂O以上）に相当して上昇していると考えられる（A）．斜位45°程度で頸部に拍動が観察できる場合，中心静脈圧は中程度に上昇していると考えられる（B）．体位が仰臥に近い場合は頸部に拍動が明瞭に観察できても中心静脈圧が高いとはいえない（C）．

3）Ⅲ音

Ⅲ音はⅡ音の0.1ないし0.2秒後に心尖部で聴取される低調な心音で（図4），左側臥位でより聴取しやすい．Ⅲ音の成因には拡張早期流入血流の急速な減衰が関係しており[6]，心不全における心室の拡張障害を反映している．Ⅲ音は心不全の血行動態の変化により消長し，治療とともに消失，心不全の再燃で再び聴取することが稀でない．

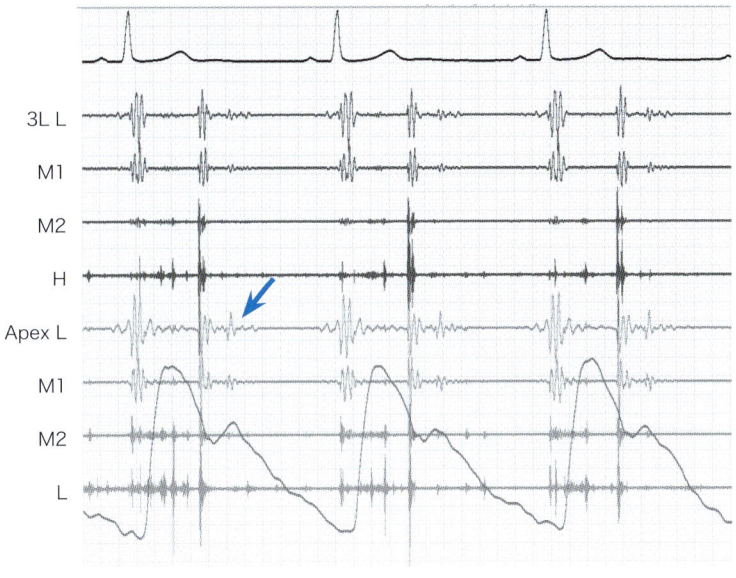

● 図4　60歳の患者の拡張型心筋症におけるⅢ音
Ⅲ音（→）はⅡ音の0.1ないし0.2秒後に心尖部で聴取される低調な心音で左側臥位でより聴取しやすい（3L：第3肋間胸骨左縁）

4）浮腫，腹水

浮腫は間質（third space）の水分量の異常な増加と定義できるが，心不全においては右心系のうっ血所見と考えられる．浮腫をきたす疾患，病態はさまざまであるが，一般に表面の膨張と緊満，および圧迫した後しばらく続く皮膚陥凹として認められる

体内の水分の約3分の1は細胞外液で，血漿と細胞間液で構成される．血漿は細胞外液の約25％であり，残りは細胞間液である．この2腔の間の水分移動は毛細管の透過性が一定であるならば，静脈圧と血漿膠質浸透圧（血漿タンパク濃度）の相対的関係によって決定される．すなわち静脈圧が高いほど，また，血漿タンパク濃度が低いほど，浮腫が生じやすい．心不全で発生する浮腫は静脈圧の上昇によるものであり，頸静脈の怒張など，静脈圧の上昇を示唆する所見を伴う．留意すべきは，浮腫は確かに'wet'な状態を反映しているが左心系のうっ血を直接反映するものでないという点である．すなわち，急性の左心不全では肺うっ血でもしばしば浮腫を欠く．したがって浮腫がないからといって肺うっ血を否定してはならない．また，肺うっ血がなくても浮腫が出現することも同時に留意する必要がある．

5）Ⅱ音肺動脈成分（Ⅱp）の亢進

肺高血圧は種々の疾患，病態で認められるが臨床的に最も頻度が高いのは左心不全である．肺高血圧を示唆する所見の1つにⅡpの亢進があげられる．Ⅱ音は大動脈成分Ⅱaと肺動脈成分ⅡpからなるがこのうちⅡpは胸骨左縁第3肋間付近でのみ聴取可能でありかつその音量はⅡaより小さい．したがってⅡpの亢進の診断は心尖部でⅡpが聴取される，あるいは胸骨左縁第3肋間でⅡaよりも大きいときになされる．

6）湿性ラ音

肺野に聴取される湿性ラ音は肺静脈圧，左房圧上昇の有力な所見である．うっ血性心不全における湿性ラ音は肺胞への水分の漏出の結果生じ，肺静脈圧の中等度以上の上昇を示唆する．しかし，一方，湿性ラ音がないからといって肺うっ血がないとはいい切れず，特に慢性心不全では相当な肺静脈圧の上昇があるにもかかわらず，湿性ラ音を欠くことは稀でない．これはリンパ系のドレナージなど肺静脈圧上昇に対する代償機構が作動しているためと考えられる．反対に湿性ラ音を聴取しても肺うっ血があるとは限らず，多くの肺疾患を鑑別しなければならない．

4 灌流障害（cold）を示す症状，所見

1）倦怠感，易疲労感

倦怠感や易疲労感はときに心拍出量低下を示唆する．しかし，それ以外にも多くの疾患でみられるきわめて非特異的な症状であり，症状のみから低心拍出量を診断することは困難なことが多い．

2）脈圧（proportional pulse pressure）の低下

心拍出量が低下すると一般に**収縮期圧が低下**，**拡張期圧が相対的に上昇**し，**脈圧は小さくなる**．収縮期圧に対する脈圧の比（proportional pulse pressure）は心拍出量とよく相関し，この比が25％以下のときには心拍出量の低下（心係数 2.2L/分/m² 以下）が示唆される[2]．

3）四肢の冷感

末梢の皮膚温の低下は心拍出量の低下を示唆する重要な所見である（図5）．すなわち心拍出量が低下すると血流の再配分が起こり，主要臓器の血流を維持するために末梢血管が収縮し，四肢の皮膚温が低下する．したがって，心不全が疑われる患者では必ず手足を触れるべきである．注意しておくべきことは四肢の皮膚温の低下は低心拍出量状態を示唆するが，必ずそれを意味するわけではなく，興奮や緊張など交感神経の緊張，甲状腺機能低下，閉塞性動脈硬化症，Raynaud現象などのさまざまな状態でみられる点である．

5 おわりに

心不全患者のNohria分類を中心に概説した．

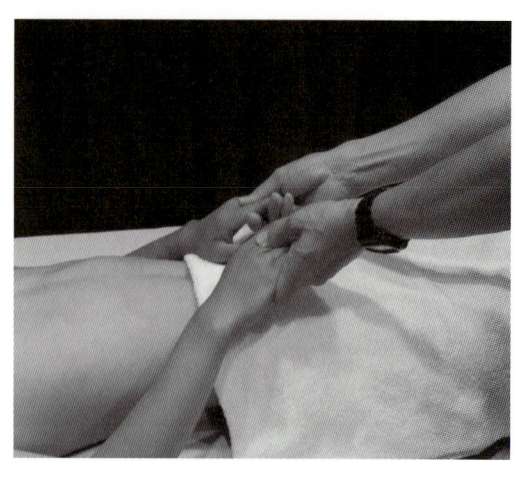

● 図5　手足の触診

手足の触診は心不全診療に不可欠である．触診に際しては特に指先の冷感に注意する．下肢のみ，片側のみの冷感はASOなどを疑う

Nohriaの分類は実践的かつ簡便であり，ベッドサイドで毎日利用できるものである．救急で搬入された症例はもちろん，同じ症例の日々変化する病態変化の把握にもきわめて有用である．

＜文　献＞

1) Nohria, A. et al. : J. Am. Coll. Cardiol., 41 : 1797-1804, 2003
2) Stevenson, L. W. and Perloff, J. K. : JAMA., 261 : 884-888, 1989
3) Harlan, W. R. et al. : Ann. Intern. Med., 86 : 133-138, 1977
4) Butman, S. M. et al. : J. Am. Coll. Cardiol., 22 : 968-974, 1993
5) Constant, J. : Bedside Cardiology 5th ed, Little, Brown and Co., 1994
6) Manson, A. L. et al. : Circulation, 92 : 388-394, 1995

第2章 心不全を診る

2. 心エコー

山田　聡，横山しのぶ

Point

1. 心機能障害と心不全状態とは異なる点に留意する
2. 左室収縮機能は駆出率で，拍出状態はパルスドプラ法による一回拍出量で評価する
3. 左室流入血流を基本として，肺静脈血流，拡張早期僧帽弁輪運動速度などを用いて，左室拡張機能と充満圧を評価する

1 心機能と心不全の評価

心不全の診断においては，①**心機能**と②**血行動態**としての心不全状態とを区別して考える必要がある．心機能は負荷条件に左右されない心臓固有の特性を指すのに対し，血行動態は循環血液量や血圧などにより変化する循環の状態を指し，左室充満圧や心拍出量を含む．心エコー法を用いて心機能と血行動態とを厳密に分けて評価することは不可能であるが，両者をできるだけ区別して考えることも重要である．

左心不全とは，以下の状態である．
① 心臓が組織の需要に見合うだけの血液量を駆出できない．
② 十分な血液量を駆出するために心室充満圧（平均左房圧）が上昇している．

臨床では，**左室充満圧と心拍出量を用いて左室の血行動態を判断し，左心不全を評価する**．収縮機能の代理指標である**左室駆出率**（left ventricular ejection fraction：LVEF）が低いほど心不全を発症する頻度は高いが，収縮障害があっても左心不全の状態ではないことも多い．逆に**LVEFの低下で定義される収縮障害がなくても心不全を呈する場合がある**（diastolic heart failure，あるいは，heart failure with preserved ejection fraction：HFPEF）．この場合には，拡張機能が必ず障害されていると考えられている．最近では，LVEFが正常であっても収縮機能が障害されている場合があり，HFPEFでは拡張機能と連動して収縮機能も低下していると考えられている．

2 左室収縮機能と心拍出量の評価

1) 収縮機能の評価

２断面ディスク法により左室容積を計測し，左室拡張末期容積（left ventricular end-diastolic volume：LVEDV）と収縮末期容積（left ventricular end-systolic volume：LVESV）から**LVEF**を次式で求める．

$$LVEF = \frac{LVEDV - LVESV}{LVEDV} \times 100 \, (\%)$$

LVEFは左室固有の収縮性のみならず，左室前負荷・後負荷の影響を受けて若干変化する．特に，高度の僧帽弁逆流により後負荷が低下すると収縮性を過大評価し，異常な血圧上昇などで後負荷不適合をきたすと収縮性を過小評価する．

その他の左室収縮機能評価法として，僧帽弁逆流の速度波形を用いたmax dP/dtの推定※がある．

2) 心拍出量の評価

パルスドプラ法による左室駆出血流の速度時間積分値と流出路断面積との積として算出される左室の一回拍出量は，左室固有の収縮性以外に，前負荷，後

※ **僧帽弁逆流速波形を用いたmax dP/dtの推定**
僧帽弁逆流のある患者では，逆流速波形を用いて，比較的負荷条件に依存しない左室収縮性の指標であるmax dP/dtを推定することができる．等容収縮期の逆流量は少なく逆流速波形が

左室圧を反映すると考え，連続波ドプラ法による逆流速波形の立ち上がりの２点（通常は１ m/秒と３ m/秒の２点）の圧較差を２点の時間差で除してmax dP/dtを算出する．

負荷の影響を受けて大きく変化する．収縮性が低下しても，前負荷（LVEDV）が増大するFrank-Starling機序により一回拍出量は代償されている場合がある．このような場合でもLVEFは低下することが多く，一回拍出量よりもLVEFの方が収縮機能をよく反映する．

3) 組織ドプラ法による収縮機能評価

組織ドプラ法の臨床応用により，左室長軸方向の心室機能が評価されるようになった（図1）．HFPEFの患者では，長軸方向の軽微な収縮障害が存在していることが明らかにされている．最近，**HFPEFにおいて，長軸機能はLVEFよりも優れた予後予測因子であること**が報告された[1]．新たな方法としての組織ドプラ法やスペックルトラッキング法を用いたストレイン・ストレインレートイメージングの応用にも期待できる．

3 左室拡張機能と充満圧の評価

1) 左室流入血流速波形（図2）

パルスドプラ法により僧帽弁口で左室流入血流速波形を記録する[2, 3]．

① 正常型：E波がA波より高く，DTが正常範囲内（160〜240ミリ秒）である（図2A）．
② 弛緩障害型：拡張早期の左室圧低下が緩徐になり左房−左室圧較差が低下するため，E波が減高しDTが延長する．心房収縮前の左房容積が増大しA波が増高するため，E/A＜1となる（図2B）．
③ 偽正常型：左房圧が上昇し拡張早期の左房−左室圧較差が増大するためにE波が増高し，E/Aが偽正常化する．左室スティフネスが増大し流入血流が速やかに減速するために，DTも正常化する（図2C）．
④ 拘束型：左房圧がさらに上昇しE波はさらに増高する．スティフネスの著しい増大を反映してDTはさらに短縮する（図2D）．

E波高やE/Aは，拡張能（弛緩能）と左室充満圧の

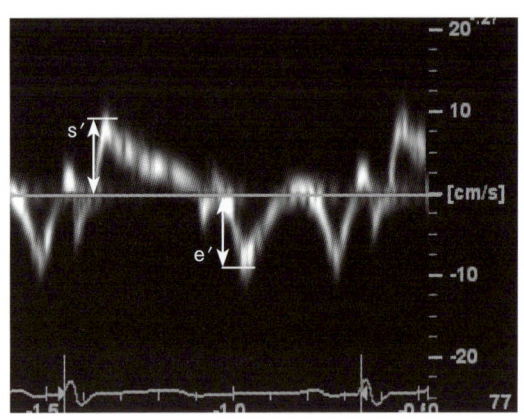

● 図1　組織ドプラ法による僧帽弁輪運動速度の計測
　　　組織ドプラ法で，心尖部四腔断面上の僧帽弁輪運動速度波形を描出する．詳細は本文参照
　　　s'：収縮期僧帽弁輪運動速度，e'：拡張早期僧帽弁輪運動速度

A) 正常型　　　　　B) 弛緩障害型　　　　C) 偽正常型　　　D) 拘束型

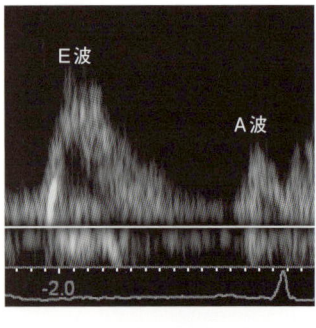 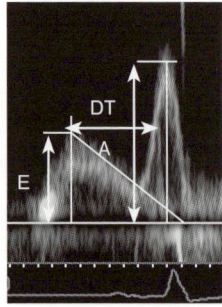 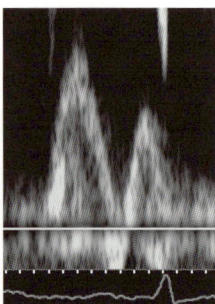 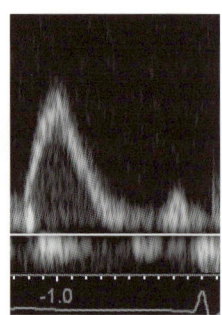

● 図2　左室流入血流速波形
　　　心尖部長軸像または四腔像で，パルスドプラ法により僧帽弁接合部における血流速波形を描出する．詳細は本文参照
　　　E：拡張早期ピーク流速，A：心房収縮期ピーク流速，DT：拡張早期波の減速時間

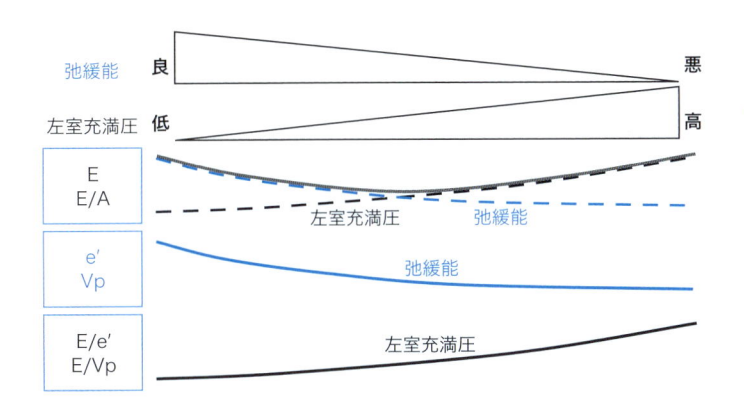

● 図3 左室弛緩能，充満圧と拡張能指標との関係

左から右に向かって左室弛緩能が悪化し，左室充満圧が上昇すると仮定する．弛緩能と充満圧の両方の影響を受けるEやE/Aは二相性に変化する．一方，e'やVpは弛緩能を反映するため，Eをこれらで除したE/e'やE/Vpは左室充満圧と相関する

両方を反映するために二相性に変化する（図3）．DTも同様に二相性に変化する．

2）肺静脈血流速波形（図4）

左室流入血流が弛緩障害型を呈する症例では，肺静脈血流速波形のS波はD波よりも高い．**左室充満圧が上昇した状態**では，心室収縮期の左房圧が肺静脈圧を凌駕して上昇するためにS波は減高し，D波は増高する．左室流入血流の偽正常型ではS/D＜1となるが，正常でもS/D＜1となることもある．

左室充満圧が上昇して左心不全に至る前段階で，平均左房圧は高くないが左室拡張末期圧が上昇する時期がある．このとき，肺静脈血流のAR波の持続時間（ARd）は左室流入血流のA波の持続時間（Ad）よりも長くなる．（ARd－Ad）＞0～30ミリ秒をもって拡張末期圧上昇を推定する．

3）拡張早期僧帽弁輪運動速度（e'）

組織ドプラ法により心尖部から僧帽弁輪中隔側および側壁側の運動速度を記録し，拡張早期波高（e'）を計測する（図1）．e'は左室弛緩能の侵襲的指標である時定数τと逆相関し偽正常化をきたしにくいとされ，E/e'は左室充満圧と正相関すると報告されている[4]（図3，5）．しかし，臨床における幅広い対象ではE/e'と左室充満圧との相関は緩く，両者が乖離する例もしばしばみられる．

> **memo** e'の正常値
> e'は計測部位によって値が異なる．60歳以上における正常値は中隔側で10.4±2.1cm/秒，側壁側で12.9±3.5cm/秒である[5]．したがって，側壁側のe'を用いた場合のE/e'は，中隔側の場合よりも小さい値となる．

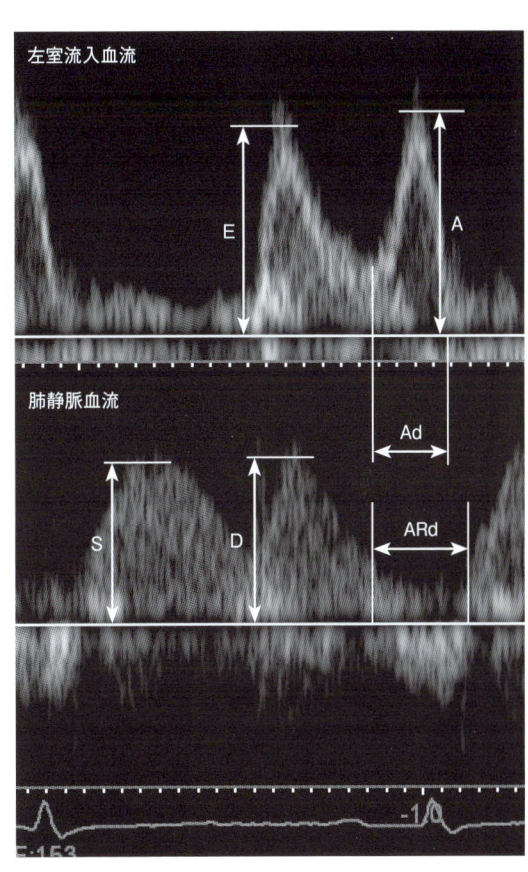

● 図4 左室流入血流速波形(上)と肺静脈血流速波形(下)

肺静脈血流は，心尖部四腔断面カラードプラ像で心房中隔に平行に走行する右上肺静脈の血流を描出し，開口部から1～2cmの肺静脈内の血流速波形を記録する．詳細は本文参照
Ad：左室流入血流の心房収縮期持続時間，ARd：心房収縮期逆行波持続時間，S：収縮期順行波ピーク流速，D：拡張期順行波ピーク流速

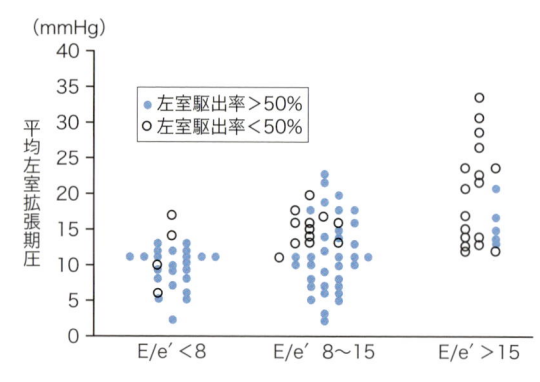

● 図5 僧帽弁輪中隔側の拡張早期運動速度（e'）から求めたE/e'と平均左室拡張期圧との関係

E/e'は左室充満圧とある程度相関する．E/e'＜8であれば充満圧は正常で，E/e'＞15であれば充満圧は高い．しかし，境界域が8～15と広いことが欠点である
（文献4をもとに作製）

● 図7 左室流入血流伝播速度（Vp）から求めたE/Vpと肺動脈楔入圧の関係

E/Vpは左室充満圧と相関する
（文献6をもとに作製）

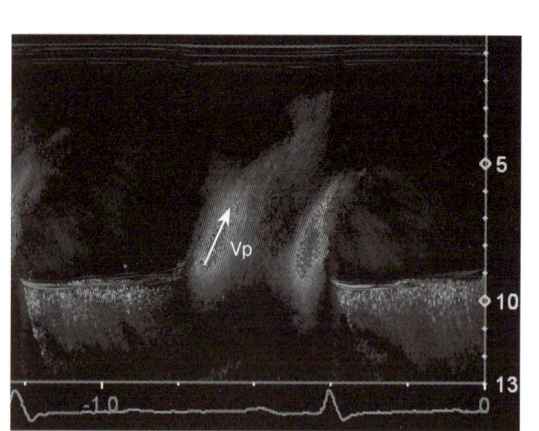

● 図6 カラーMモード法による左室流入血流伝播速度（Vp）の計測（p.8, Color Atlas①参照）

心尖部長軸像でカラーMモード法を用いて，流入血流が心基部から心尖部に向かう血流速分布の経時的変化を表示する．カラーベースラインシフトを利用して，拡張早期血流の折り返し領域の傾きを計測する

4）左室流入血流伝播速度（Vp）

カラーMモード法を用いて，拡張早期左室流入血流の心尖方向への伝播速度すなわち左室流入血流伝播速度（Vp）を計測する（図6）．**Vpは偽正常化をきたしにくい左室弛緩能の指標**であり，左室圧下行脚の時定数τと逆相関する．**E/Vpは左室充満圧と正相関する**[6]（図3，7）．

＜文　献＞
1) Sveälv, B. G. et al.：Heart, 94：284–289, 2008
2) Oh, J. K. et al.：The echo manual, 3rd edition. pp. 120–142, (Lippincott Williams & Wilkins, Philadelphia), 2006
3) Appleton, C. P.：Diastology, clinical approach to diastolic heart failure, pp. 115–143, (Saunders, Philadelphia), 2008
4) Ommen, S. R. et al.：Circulation, 102：1788–1794, 2000
5) Nagueh, S. F. et al.：J. Am. Soc. Echocardiogr., 22：107–133, 2009
6) Garcia, M. J. et al.：J. Am. Coll. Cardiol., 29：448–454, 1997

第2章 心不全を診る

3. 核医学

納谷昌直

Point

1. 負荷・安静心筋血流イメージにより心筋虚血の領域と重症度の評価ができる
2. 心電図同期心筋血流SPECTによる拡張末期および収縮末期イメージより心機能評価ができる
3. 心筋糖代謝が残存している部位は心筋バイアビリティがあると判定できる
4. 心臓交感神経分布の低下および活性亢進により心不全の予後不良患者を検出できる．さらには，β遮断薬治療のレスポンダーを予測する可能性がある
5. 心不全患者では外向きの仕事量と心筋酸素代謝の比より求めた心効率が低下する

1 心筋血流と心筋糖代謝イメージング

収縮不全による心不全の約3分の2は冠動脈疾患が原因であり，心不全の進行にも影響する．心筋血流SPECT（single photon emission computed tomography）およびPET（positron emission tomography）を用いることにより虚血の重症度と局在，さらには心機能を同時に評価することができる．負荷・安静心筋血流イメージングによる50%以上の冠動脈狭窄の診断能は ^{99m}Tc-SPECTでは感度87%，特異度73%．また，ルビジウム-82 PETではそれぞれ91%（83〜100%），89%（73〜100%）である[1]．高感度γ線カメラと吸収補正を有するPET装置および高エネルギーのルビジウム-82トレーサによる空間分解能改善が ^{99m}Tc SPECTに比べ，より高い診断能に寄与する．また，両検査とも心電図同期収集により拡張末期と収縮末期容量，および左室駆出率を求められる．

虚血性心疾患による心不全の代表的症例を提示する（図1〜3）．日本循環器学会のガイドラインでは**虚血性心疾患の診断においては心筋血流シンチグラフィはクラスIの適応**である．本例ではアデノシン負荷による最大充血時の心筋血流イメージにて前壁および下壁の広範囲に集積低下を認め，安静時に一部集積が改善する．さらに，安静時に比べ負荷時で一過性左室内腔拡大することから左前下行枝と右冠動脈を含む重度の虚血所見と判定される（図1）．安静時血流にて心尖部および前壁の集積が高度から欠損している同部位は線維化もしくは冬眠心筋の状態である．インスリンクランプ ^{18}F-FDG（fluorodeoxyglucose）PETでは心尖部以外の心筋の糖代謝は保たれておりバイアビリティのある冬眠心筋と評価できる（図2）．血行再建後の壁運動改善が期待され，冠動脈バイパス術を選択した（日本循環器学会ガイドライン，クラスI）．術後はSPECT検査にて一部後壁に中等度の虚血を認めグラフト不全と考えられるが他の領域の血流改善と左室の縮小を認めた（図3）．また，心電図同期SPECTから求めた左室収縮末期容積と左室駆出率は術後にそれぞれ127→68mL，29%→34%と心機能の改善が得られた．

2 心臓交感神経イメージング

心駆出率35〜40%未満と高度左室収縮能が低下した心不全患者の予後を ^{123}I-MIBG（metaiodobenzylguanidine）SPECTによる交感神経機能にて層別化できる．心/縦隔比により交感神経の分布が推定されるが，Merletらは早期心縦隔比1.2未満と交感神経分布が高度低下した心不全患者は予後が悪いことを報告した[2]．さらに中田らは414例の症例において遅延心縦隔比1.74以下が年齢，低心駆出率に加え心臓死の予測因子と報告した．これらの研究から ^{123}I-MIBG SPECTは日本循環器学会のガイドラインでは**心不全の重症度評価としてクラスI**とされている．また，致死的な心室頻拍および細動のイベントを予測できると思われる[3]．大規模な検査でこの結果が確か

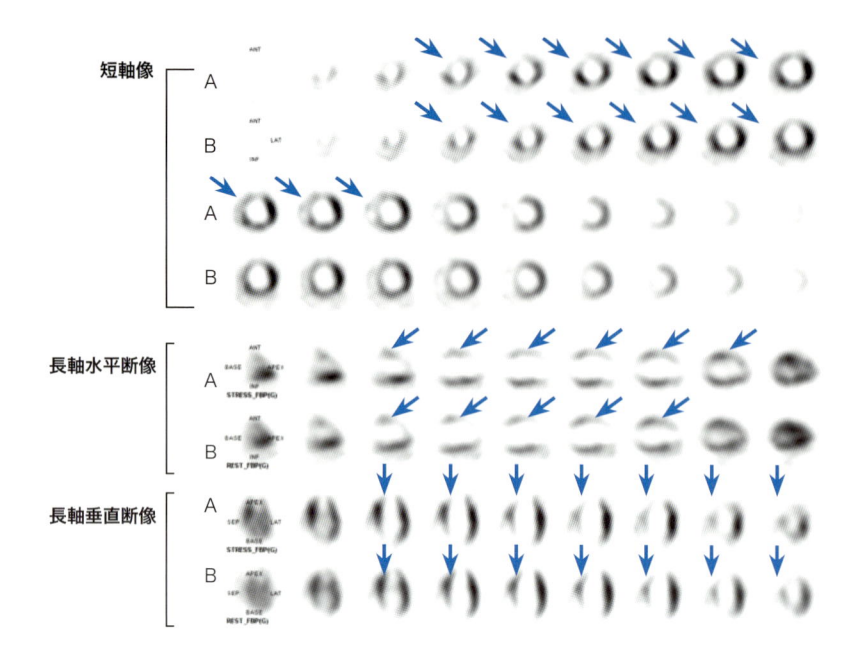

● 図1　負荷心筋血流SPECTによる虚血評価（術前）
　　　A：アデノシン負荷，B：安静
　　　アデノシン負荷による最大充血時の心筋血流イメージにて前壁および下壁の広範囲に集積低下を認め，安静時に一部集積が改善する．さらに，安静時と比べ負荷時で一過性左室内腔拡大する

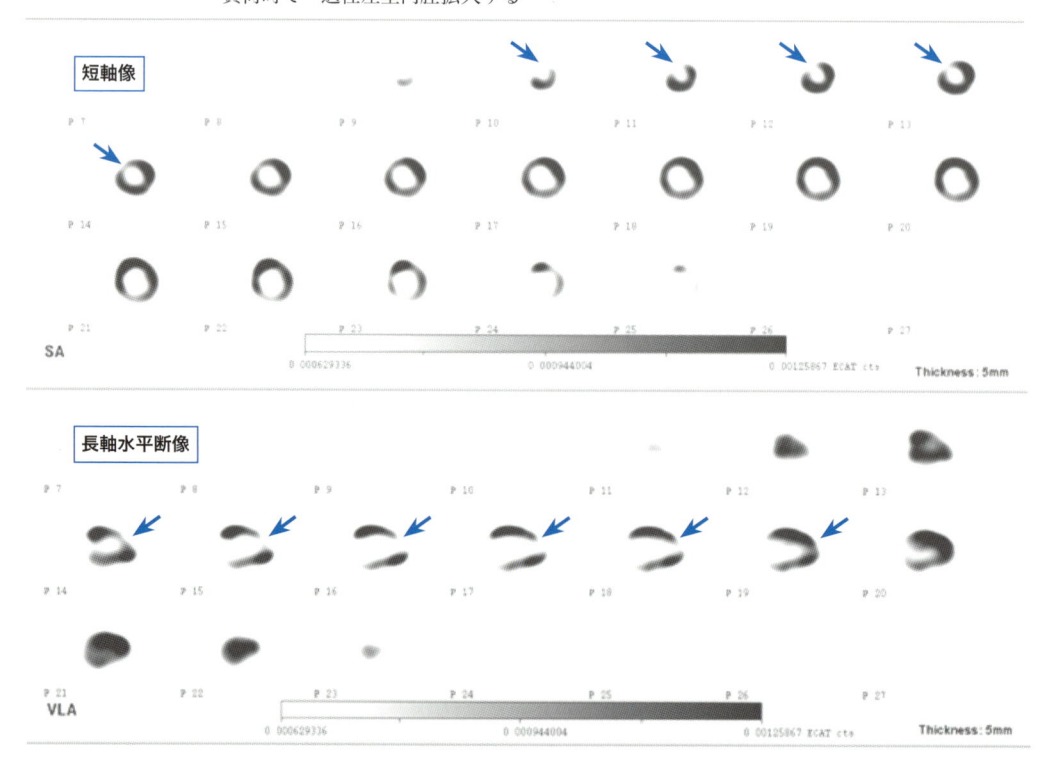

● 図2　インスリンクランプ負荷時の^{18}F-FDG PETによる心筋バイアビリティ評価
　　　心尖部以外の心筋の糖代謝は保たれておりバイアビリティのある冬眠心筋と評価できる

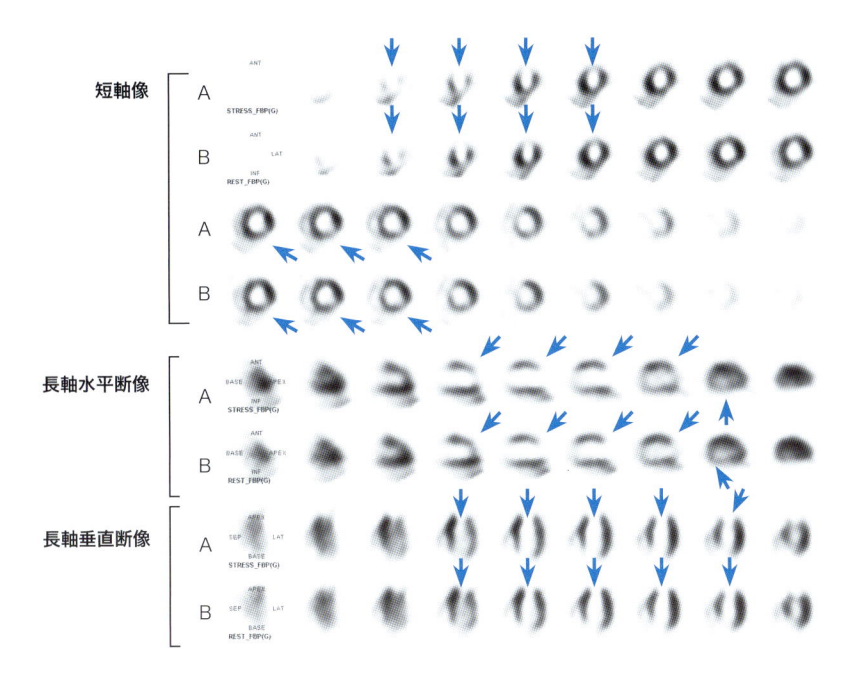

●図3　負荷心筋血流SPECT（術後）
A：アデノシン負荷，B：安静
一部後壁に中等度の虚血を認めグラフト不全と考えられるが他の領域の血流改善と左室の縮小を認めた

められればMIBG検査により不整脈死のハイリスク患者を同定し，植込み型除細動器治療のよい適応患者を検出する可能性がある．

さらに，MIBG集積の早期像と遅延像から求めた洗い出し率は心臓交感神経活性を反映し，心筋のβ受容体のダウンレギュレーションとよく相関する[4]．近年，交感神経活性が高い心不全患者ほどβ遮断薬による治療を受ける恩恵があることが示されている[5,6]．

3 心筋酸素代謝イメージング

PETにより心筋に取り込まれた^{11}C-酢酸がアセチルCoAとしてTCA回路に入り消費される速度を定量化でき，この値は心筋酸素消費量とよく相関する[7]．心エコーで求めた一回心拍出量，脈拍数および収縮期血圧の積から外向きの心仕事量を推定し，心筋酸素代謝あたりの心仕事量から心効率が算出される．Beanlandsらは心不全患者では心効率が低下しているがβ遮断薬は酸素代謝を変えずに外向きの心仕事量を増加させることにより心効率を上昇させると報告した（図4A）[8]．また，左脚ブロックを伴う重症心不全において心臓再同期療法は心効率を有意に改善させる（図4B）[9]．心効率は非侵襲的かつ定量的な指標であり，心不全治療効果のエンドポイントとして有用であると思われる．今後，左室形成術や補助人工心臓においても心効率を改善させ心不全の予後改善に寄与するかについての検討が待たれる．

4 心臓核医学の今後の展望

近年，^{18}F-FDG PETにより心サルコイドーシスや心筋炎等の炎症性心疾患の存在診断および重症度評価が試みられている．また，^{18}F-BMS-747158-02といった新たなPET用心筋血流トレーサの治験がアメリカにて始まっている．これは心筋へのエクトラクションが高く，ルビジウム-82に比べ血流分布をより正確に描出し，心筋虚血の診断能を改善すると考えられる．さらには半減期が110分と長いためサイクロトロンを有しない施設においてもデリバリーにて心筋血流PETが可能になると期待されている．さ

A）β遮断薬

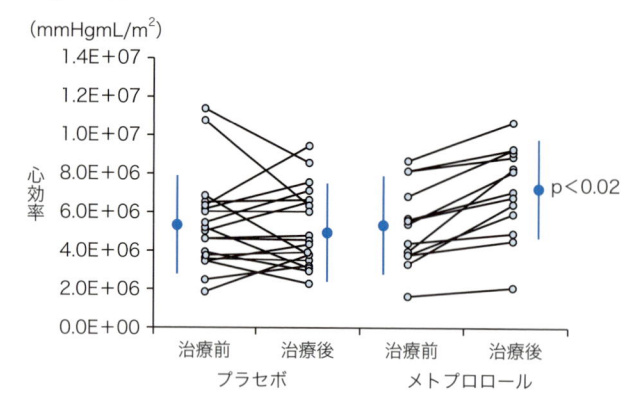

（縦軸）心効率（mmHgmL/m²）

治療前 治療後 プラセボ
治療前 治療後 メトプロロール p<0.02

B）心臓再同期療法

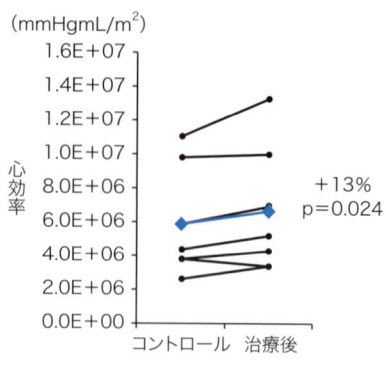

（縦軸）心効率（mmHgmL/m²）

コントロール 治療後 +13% p=0.024

●図4　心効率と治療効果メトプロロール：β遮断薬
　A）心不全患者では心効率が低下しているがβ遮断薬は酸素代謝を変えずに外向きの心仕事量を増加させることにより心効率を上昇させる
　B）左脚ブロックを伴う重症心不全において心臓再同期療法は心効率を有意に改善させる
　（A：文献8，B：文献9より引用）

らに，近年発展が著しい再生医療分野においても核医学に対する非侵襲的かつ定量的役割が期待されている．特に，重症心不全患者においては核医学の非侵襲的な方法は患者に与える負担が少なく，心筋血流，心機能および代謝に対する治療効果を早期より繰り返し観察することが可能である．一方で，最新のPETカメラは空間分解能が改善し，動物モデルにおいても各種トレーサを用いることにより屠殺せずに連続して再生やアポトーシスをきたす心筋を描出することができ，臨床への早期新薬実用化に貢献している．

> **memo　虚血と狭窄度**
> 冠血流予備能は50％以上の冠動脈狭窄で低下し始め，70％を超えると有意に低下することが知られているが，心臓カテテルやCT検査で評価した器質的な狭窄度とは必ずしも一致しない[10]．狭窄度に加えその病変長や形態，複数の狭窄病変の存在，血管リモデリング，側副血行路の存在，見ための狭窄度の誤評価，末梢病変や微小循環障害の存在がその原因と考えられる．心筋血流イメージによる虚血の機能的重症度はそれらの総合的な評価であり，虚血性心疾患患者においては血流イメージの重症度に応じて心臓死亡のリスク層別化を行うことができる．ただし，多枝病変においてはびまん性に血流が低下するため血流イメージによる相対的な評価では過少評価する可能性があり，一過性左室拡大やカルシウムスコア高値（100以上）など心筋虚血の存在が疑われる場合には冠動脈造影の考慮も必要である．

＜文　献＞

1) Di Carli, M. F. et al. : J. Nucl. Med., 48 : 783-793, 2007
2) Merlet, P. et al. : J. Nucl. Med., 40 : 917-923, 1999
3) Arora, R. et al. : J. Nucl. Cardiol., 10 : 121-131, 2003
4) Tsukamoto, T. et al. : J. Nucl. Med., 48 : 1777-1782, 2007
5) Naya, M. et al. : J. Nucl. Med., 50 : 220-225, 2009
6) Fujimoto, S. et al. : Eur. J. Nucl. Med. Mol. Imaging, 31 : 1356-1361, 2004
7) Knaapen, P. et al. : Circulation, 115 : 918-927, 2007
8) Beanlands, R. S. et al. : Circulation, 102 : 2070-2075, 2000
9) Ukkonen, H. et al. : Circulation, 107 : 28-31, 2003
10) Gould, K.L. : JACC. Cardiovascular Imaging, 2 : 1009-1023, 2009

第2章 心不全を診る

4. BNP，NT-proBNP

斎藤能彦

> **Point**
> 1. BNP，NT-proBNPは同じ *BNP* 遺伝子産物であり，心不全診療において最もよく利用されているバイオマーカーである
> 2. BNP，NT-proBNPは，心不全の存在診断，特に急性呼吸困難症例の鑑別，代償期心不全の診断，心不全の重症度診断，予後診断に有用である
> 3. 最近はBNPガイド治療が注目を浴びている．心不全の治療目標としてのBNP値は，低ければ低いほどよいが，200 pg/mL前後まで低下させることができると予後がよい
> 4. 重症心不全例では，腎機能の悪化あるいは低血圧などのために，目標値まで低下させることのできない症例もあるが，各症例での目標値を設定することが循環器医に求められる

1 BNPとNT-proBNPの基礎

心不全の診断に，今やバイオマーカー特にBNP，NT-proBNPを利用することは，もはや常識化してきている．国内外の多くの論文により，BNPやNT-proBNPの値がいろいろ報告されている．本項の読者は後期研修医の先生を対象にしているが，いかに値を理解し，どのような点に気をつけて解釈するかを概説したい．また，最近わが国でも使用可能となったNT-proBNPとBNPの異同にも言及したい．また過去に発表された優れた総説も参考にしていただきたい[1〜3]．

2 BNP，NT-proBNPの生合成過程と測定系

BNPとNT-proBNPは同じ *BNP* 遺伝子から産生されるペプチドである．ANPファミリーは*ANP*，*BNP*，*CNP*の3つのリガンドから構成されているが，これらの遺伝子群は先祖遺伝子である*CNP*より*ANP*，*BNP*と登場したと考えられている．これら3つの遺伝子のエクソン-イントロン構造は同じである（図1）．*BNP*遺伝子の体内分布は心臓がほとんどすべてであり，心臓以外の臓器での遺伝子発現量は心臓に比べると2桁以上少ない．しかも，ヒトでは特に心室での遺伝子発現が80%であり，心房では20%ほどである[4, 5]．これがANPと大きく異なる点である．BNPはBNPmRNAによりアミノ酸134残基よりなるpreproBNPが翻訳されN端のシグナルペプチドが切断されproBNPが生成されたのち，分泌の過程で成熟し，図1のようにN端76残基のペプチドと成熟体で活性のあるC端32残基のペプチドにプロセシングを受ける．このC端の32残基のペプチドがいわゆるBNPであり，N端の76残基のペプチドがNT-proBNPである．成熟体のBNP，NT-proBNP，そして，プロセシングを受けなかったproBNPの3種類のBNP関連ペプチドが血中を循環している．

BNPとNT-proBNPに対し，わが国で現在，よく使用されている測定系は，BNP，NT-proBNP双方とも抗体を2つ使用したサンドイッチ・エンザイム・イムノアッセイである．

図2のように，BNPに対する測定系はBNPとproBNPを，NT-proBNPに対する測定系はNT-proBNPとproBNPの双方を認識している．現在，BNPの値とNT-proBNPの意味合いは同じか？ BNP 1pgはNT-proBNPの何pgに相当するのか？ といった点が不明である．われわれの検討では，腎機能の正常（eGFR60mL/min/1.73m²以上）ではNT-proBNPはBNPの約6倍である．

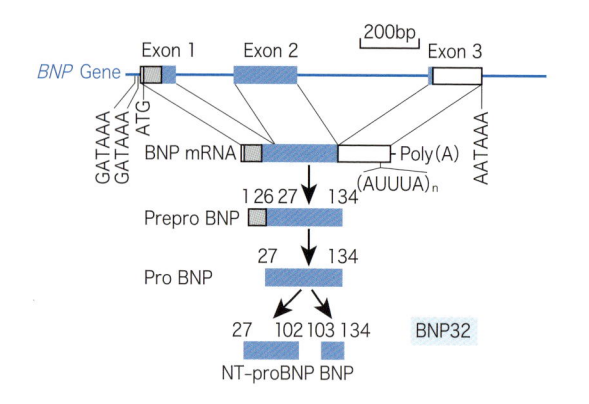

● 図1　BNP，NT-proBNPの生成

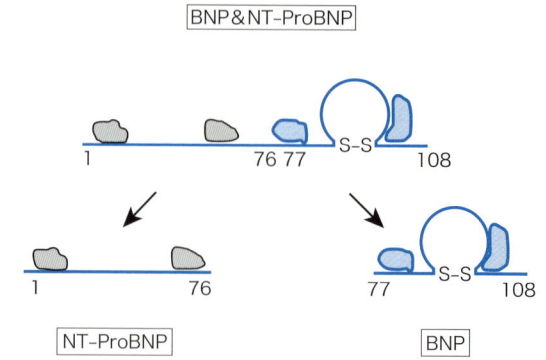

● 図2　BNP，NT-proBNPに対するサンドイッチイムノアッセイ

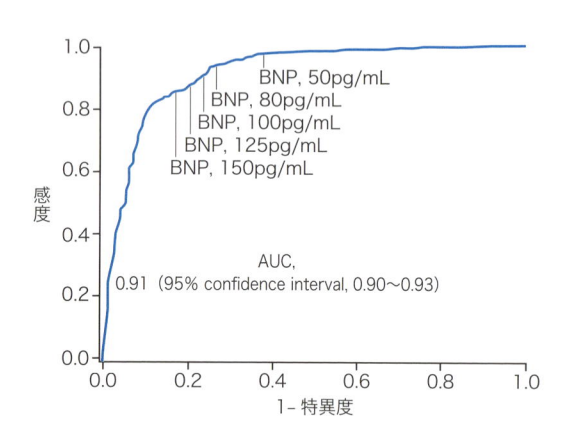

● 図3　BNPによる急性心不全診断の有用性
　　　（文献6より引用）

● 表　BNPの心不全医療における有用性

1. 心不全の診断
   ─ 急性心不全の存在診断
   ・呼吸困難の鑑別
   ・ARDSとCHFの鑑別
   ─ 無症候性慢性心不全の存在診断
   ─ 慢性心不全の重症度診断
2. 心不全の予後診断
3. 心不全の管理（BNPガイド治療）

ARDS：acute respiratory distress syndrome（急性呼吸促迫症候群）
CHF：conge stive heart faifui（うっ血性心不全）

3　BNPとNT-proBNPの代謝

BNPとNT-proBNPは1つの遺伝子より等モル生成されるので，両ペプチドの血中での代謝が同じであれば，血中には等モル存在していることになる．しかし実際は，BNPは代謝経路が複雑で，①受容体（ANP-A受容体）による内部化，②クリアランス受容体による代謝，③中性エンドペプチダーゼによる特異的な分解，④非特異的な分解（主には腎臓尿細管の刷子縁）が存在する．一方，プロセシングされた切断端であるNT-proBNPは，受容体に結合することも，中性エンドペプチダーゼにも結合することもできないために，①〜③の経路はなく，腎臓尿細管の刷子縁の非特異的な分解が主と考えられる．したがって，NT-proBNPの代謝速度はBNPより遅い．

4　BNP，NT-proBNPの上昇機序

血中BNP，NT-proBNP濃度の上昇は，BNP遺伝子発現の亢進と代謝で規定される[5]．上記のようにBNPの方が，代謝系は複雑である．

BNP遺伝子発現は，個体レベルでは，左室でも右室でも，前負荷でも後負荷でも，心室に負荷が加わったときに増加する．結局は壁ストレスを感知して増加していると思われる．細胞レベルで考えると，Gq，gp130系の活性化が重要な刺激経路と思われる．

5　心不全の診断（表）

血中BNP濃度，NT-proBNP濃度の測定は，心不全の診断に有用である．BNPやNT-proBNPの測定が特に有用である病態は，急性心不全特に呼吸困難

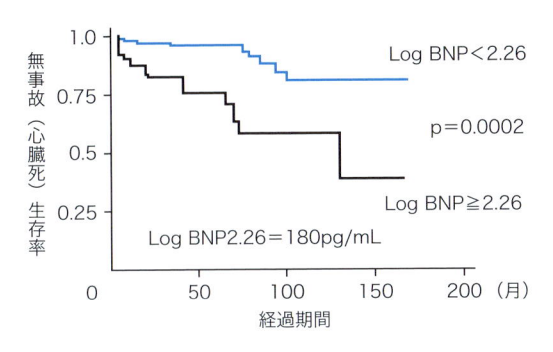

● 図4 BNP値による急性心筋梗塞症例の予後診断
（文献8より引用）

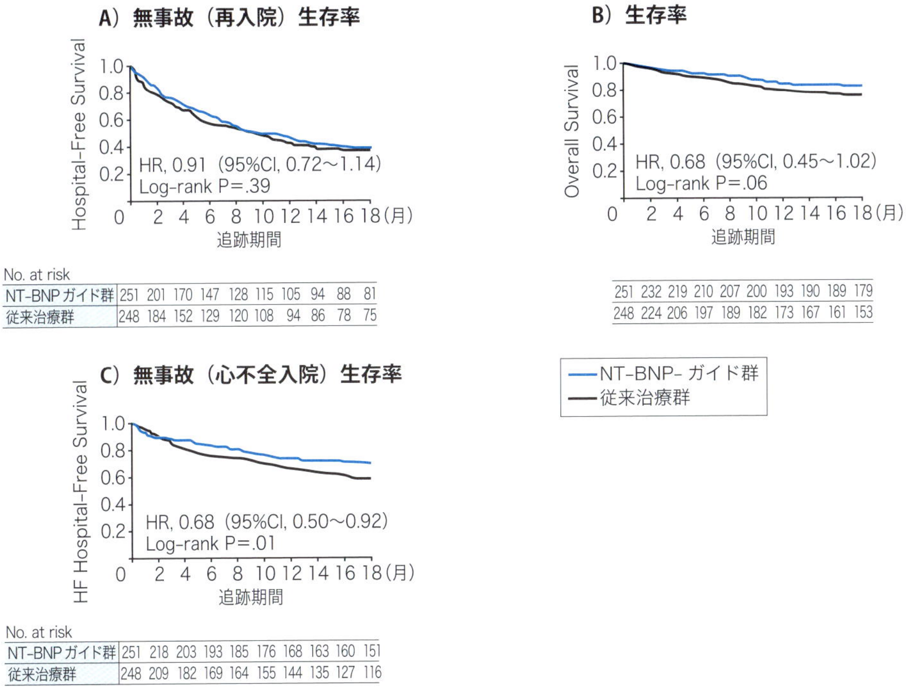

● 図5 NT-proBNPガイド治療の有用性
（文献9より引用）

が主訴の症例であり，その主たる原因が心原性あるいは，肺性であるかの鑑別に有用である．心原性であることのカットオフは測定系の違いもあるが，BNPで50〜400pg/mL，NT-proBNPで250〜4,500pg/mLと，かなり報告間でばらつきがある[1,2]．迅速測定系を用いて救急室で実施された研究ではBiositeの測定系でBNP値のカットオフ値が100pg/mLで感度90%，特異度76%，150pg/mLで感度85%，特異度83%である[6]（図3）．この値をわが国でよく使用されているシオノギのキットに換算すると，おおよそ，70pg/mLと100pg/mLに相当すると思われる．

また，慢性心不全では，特に無症候性，あるいは代償期心不全の診断に有用である．その根拠は，心臓におけるBNP遺伝子発現は代償期にすでに亢進しているからである．慢性心不全の存在診断においてもシオノギキットでBNP100pg/mLぐらいを目途に，

A) 複合イベント率

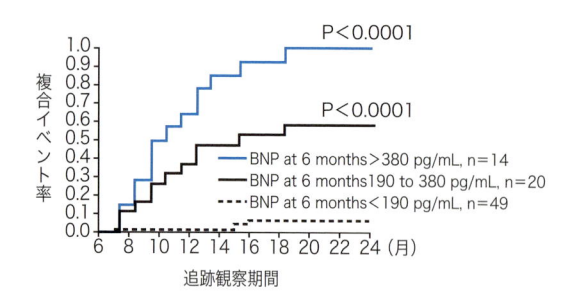

グラフ: 複合イベント率
- BNP at 6 months > 380 pg/mL, n=14 (P<0.0001)
- BNP at 6 months 190 to 380 pg/mL, n=20 (P<0.0001)
- BNP at 6 months < 190 pg/mL, n=49
追跡観察期間（月）

B) 再入院率

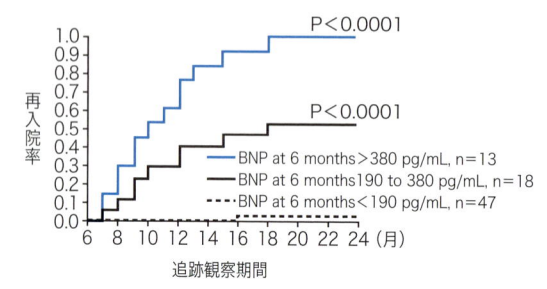

グラフ: 再入院率
- BNP at 6 months > 380 pg/mL, n=13 (P<0.0001)
- BNP at 6 months 190 to 380 pg/mL, n=18 (P<0.0001)
- BNP at 6 months < 190 pg/mL, n=47
追跡観察期間（月）

● 図6　退院時BNP値による再入院率の層別化
（文献10より引用）

心エコーなどで心機能を確かめる指標とするのがコンセンサスと思わる．もちろん，BNP，NT-proBNPとも値が高いほど重症であり，予後が悪い．わが国からのデータでは蔦本らが，心不全症例を対象にいろいろな因子を入れて検討した結果，多変量解析ではBNPとPCWPのみが予後の規定因子であり，そのときのカットオフ値は中央値である73pg/mLであった[7]．Val-HeFT研究のサブ解析でのBNPの4分位値で予後を検討すると予後はきれいに層別化され，また急性心筋梗塞後の退院時のBNPの値も重要な予後規定因子であり，そのときのカットオフ値は180pg/mLであった[8]（図4）．

> **memo　BNPの測定系**
> BNPがわが国発見されたこともあり，わが国でよく使用されているBNPのキットはシオノギにより開発された．これは，抗体を2つ使用したものである．現在は迅速キットが，シオノギ，三菱化学，東ソーより発売されている．これらのキットで使用されている抗体は同一であり，特異性はほぼ同じと考えてよい．欧米ではBiosite，アボットが発売している．NT-proBNPに関しては欧米を中心にロシュが当初より発売してい

た．論文の値を解釈するときに，どの測定系で測定されているかを確認することが必要である．しかし，一番大きな問題はこれらの測定キット間での換算式が十分に検討されていないことである．その理由は，企業サイドの理由であることが多いが，今後臨床での使用をふまえた検討が行われることを期待する．

6 BNP（NT-proBNP）ガイド治療

最近BNPガイド治療という言葉が使われるようになった．これは，心不全を治療する際に，身体所見に加えて，BNPをあるいはNT-proBNPの値を参考にし薬物を増減し，目標値まで低下させるように努力する治療法である．

最近のBNPガイド治療と従来治療とを比較したいくつかの報告では，BNPガイド治療のほうが総じて再入院率が低いことが報告されている．最近JAMAに報告された研究では，60歳から75歳の症例においてはBNPガイド治療群のほうが予後や全死亡が従来群と比べて少ないことも明らかになった[9]（図5）．また，再入院を繰り返す慢性心不全症例においては退院後6カ月のBNP値が190pg/mL以下の症例は再入院率がきわめて低いことが報告されている[10]（図6）．

7 BNPとNT-proBNPどちらが優れているか？

BNPとNT-proBNPのどちらがより優れた心不全のマーカーであるか？という点に関しては，基本的に大きな差はない．しかし，最近の2～3の報告では予後との関係においてNT-proBNPの方がBNPよりやや優れているとの報告が出てきている[11, 12]．筆者らの検討でも，これは予想に反していたことであるが，腎機能の悪い症例では，左室駆出率とはNT-proBNPの方がBNPより強い相関を示していた．この問題に関してはさらに検討が必要である．

＜文　献＞
1) Balion, C. et al. : Evidence Report/Technology Assessment. No. 142, AHRQ Publication No. 06-E014, 1-142, 2006
2) Christenson, R. : Clin. Chem. Lab. Med., 46 : 1523-1532, 2008
3) 斎藤能彦　循環器専門医　印刷中
4) Nakao, K. et al. : J. Hypertens., 10 : 907-912, 1992
5) Mukoyama, M. et al. : J. Clin. Invest., 87 : 1402-1412, 1991

6) Maisel, A.S. et al. : New Engl. J. Med. 347 : 161-167, 2002
7) Tsutamoto, T. : Ciruculation, 96 : 509-516, 1997
8) Suzuki, S. et al. : Circulation, 110 : 1387-1391, 2004
9) Pfisterer, M. et al. : JAMA., 301 : 383-392, 2009
10) Nishii, M. : J. Am.Coll.cardiol., 51 : 2329-2335, 2008
11) Takayoshi, T. : Circ. J., 71 : 1873-1878, 2007
12) Masson, S. : Clin. Chem., 52 : 1528-1538, 2006

第2章 心不全を診る

5. 血行動態

平敷安希博，室原豊明

Point

1. 詳細な血行動態の評価を行うツールとして，心臓カテーテル検査の担う役割は大きい
2. 心ポンプ機能の決定因子には，心筋収縮性のほか，心拍数，前負荷，後負荷，交感神経刺激などが含まれる
3. 症状，各種検査結果と合わせて，心臓カテーテル検査から血行動態を把握し，心不全の原因，病態，重症度を正確に評価し，治療を行う

1 血行動態評価における心臓カテーテル検査の意義

これまで，心臓カテーテル検査による心機能や血行動態の評価は，心不全の病態解明に大きな役割を果たしてきた．心エコーやCT，MRI等の画像診断機器が進歩しても，限界は存在し，リアルタイムに心内圧や心拍出量を知るために心臓カテーテル検査は不可欠である．重症心不全における血行動態管理，手術適応の決定や確定診断としても用いられ，高精度のカテーテルを用いた収縮・弛緩特性など，詳細な評価も可能である．多面的な心機能評価は，最適な治療戦略を可能とする．本項では，心臓カテーテル検査による心機能評価につき概説する．

2 右心カテーテル検査

1）意義

右心カテーテル検査の意義は，鑑別診断と血行動態の評価を行うことである．ときに，ベッドサイドで血行動態のモニタリングを行い，重症心不全，心臓外科術後などの病態把握や，治療効果判定に用いられる．健常人の心内圧の圧波形を示す[1]（図1）．

2）肺動脈楔入圧

肺動脈楔入圧は肺静脈に閉塞性病変がなければ，左室拡張末期圧（left ventricular end-diastolic volume：LVEDP）を反映する．v波の増高は，重症の僧房弁閉鎖不全症や，左室拡張末期圧の上昇を示唆する．

3）肺動脈圧

肺動脈圧が高値のとき肺動脈楔入圧が高ければ，左心不全に伴う肺高血圧，すなわち肺静脈性肺高血圧と診断できる．肺動脈楔入圧が正常であるにもかかわらず，肺動脈圧が高ければ，シャント疾患もしくは，肺動脈性肺高血圧と考える．それらの鑑別は，肺血管抵抗を計算することで可能となる．肺血管抵抗は以下の式により導く．

肺血管抵抗（pulmonary vascular resistance：PVR）
＝（平均肺動脈圧－平均肺動脈楔入圧）/心拍出量
 （Wood単位）
＝（平均肺動脈圧－平均肺動脈楔入圧）×80/心拍出量
 （dynes・sec・cm^{-5}）

4）心拍出量

心拍出量の測定は，Forrester分類の判定や，肺血管抵抗および末梢血管抵抗の算出により，治療方針の決定に役立つ．心ポンプ機能の指標である心拍出量は，一回拍出量と心拍数の積で表され，さらに一回拍出量は，前負荷，後負荷および収縮性により決定される．したがって心ポンプ機能の決定因子には，心筋収縮性，心拍数，前負荷，後負荷，交感神経刺激などが含まれる[2]（図2）．

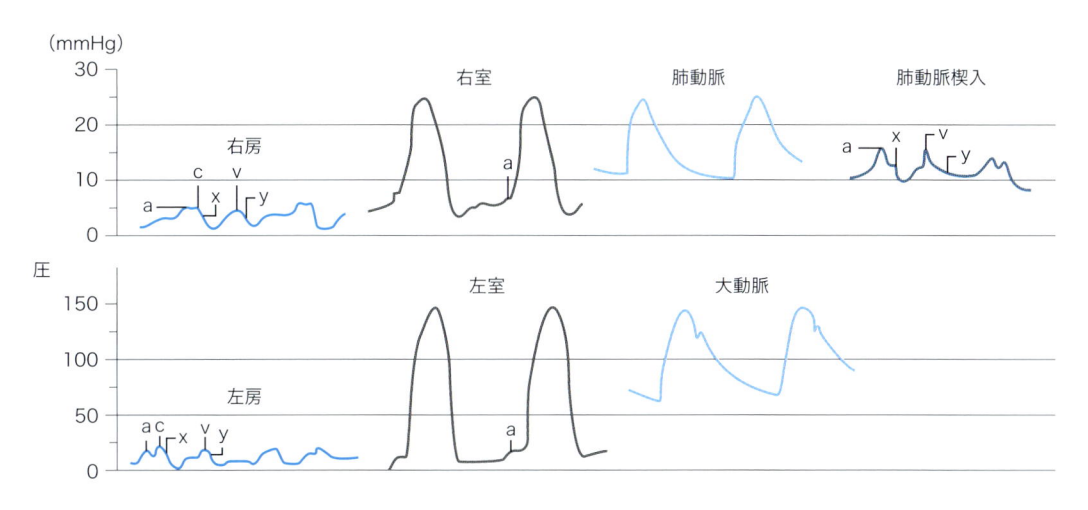

● 図1　健常人における右心系，左心系の圧波形記録

　　a, c, v波の3つの陽性波がみられる．通常，左房圧のほうが右房圧よりも高い
　　a波：心房収縮．心房収縮能と右室充満への抵抗に依存
　　c波：三尖弁閉鎖に伴う右房への突出
　　v波：右室収縮．心房コンプライアンスと末梢からの心房への血液流入量に依存
　　x波：心房弛緩と右室収縮による三尖弁の下方牽引に影響
　　y波：三尖弁開放と右房から右室への血液流出に影響

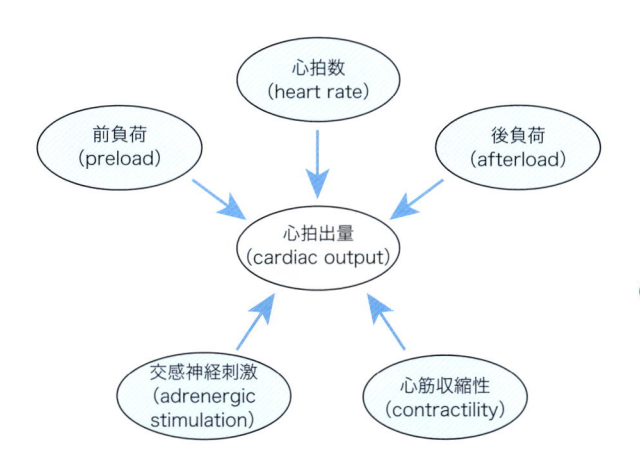

● 図2　左室ポンプ機能の決定因子

　　ポンプ機能の決定因子には，心筋収縮性，前負荷，後負荷，交感神経刺激，心拍数などの因子が含まれる．また，これら決定因子自体も互いに影響を及ぼしあっている

3　左心カテーテル検査

1）前負荷・後負荷

　心臓カテーテル検査により収縮機能，拡張機能を評価する際，以前よりコンダクタンスカテーテルを用いた左室の圧−容積関係の解析が行われ，詳細な心機能の生理学的現象が説明されてきた（図2）．しかしながら，いずれの指標も，前負荷，後負荷の影響を完全にぬぐいさることができない．心筋は収縮開始時の筋の長さにより発生張力が変化する．この収縮開始時の筋の長さが前負荷となる．臨床では左室拡張末期容積が前負荷の指標となる．一方，後負荷とは心筋細胞が収縮しているときに負荷される荷重である．臨床における後負荷の定義は，多くの因子が相互に影響しており容易でないが，左室収縮期圧や，体血管抵抗（systemic vascular resistance：SVR）が後負荷の指標としてよく用いられる．SVRは以下の式から求められる．

SVR $(dyne \cdot sec \cdot cm^{-5})$
＝80×（平均血圧−平均右房圧）/心拍出量（L/秒）

● 5　血行動態

2) 収縮機能

心臓カテーテル検査から求められる指標について概説する．収縮特性の評価として長所と短所を有するため，その特徴を知り，収縮機能を評価する必要がある．

a) 左室駆出率

左室駆出率は，現在最も広く用いられている収縮機能の指標であるが，収縮性そのものを表す指標ではない．長所は，心室のサイズに影響されないことである．拡張末期容積と，収縮末期容積の差を拡張末期容積で割ることにより，測定法上のバイアスが相殺されるという利点がある．短所は，前負荷と後負荷の両方に影響されることである．例えば，僧帽弁閉鎖不全症では，左房へ血液が駆出され，後負荷が低いため，駆出率は，実際の心筋収縮性に比し過大となる．

b) $LVdP/dt_{max}$

$LVdP/dt_{max}$は左室圧一次微分の最大値である．左室圧はカテ先マイクロマノメーター付きピッグテールカテーテルの左室内への挿入により計測できる．$LVdP/dt_{max}$は同一固体内での収縮性の変化を鋭敏に反映する長所がある．しかし，心室負荷条件，特に前負荷の影響を受けるという短所がある．

c) E_{max}（心室最大弾性率）

E_{max}は収縮性を鋭敏に反映し，前負荷・後負荷の影響を受けにくい点が，他の指標と比べて長所である．また，圧−容積関係を解析することにより，心臓のエネルギー効率に関する情報を得ることができるという利点もある（図3）．しかし，手技，評価法が煩雑であること，心臓のサイズの影響を受けることが短所であり，最近は臨床において用いられているところは少ない．

3) 拡張機能

左室拡張機能は，拡張期における左房から左室への血液の流入動態を規定する機能の総称であり，主たるものは左室弛緩と左室スティフネスである．左室拡張期は，等容性拡張期と流入期の2つに分けられる．等容性拡張期は大動脈弁閉鎖から僧帽弁開口までの左房から左室への血液流入のない時期である．この左室容積に変化がない等容性拡張期の左室圧波形から得られる指標が，左室弛緩のゴールデンスタンダードとして用いられている．

一方，流入期は僧帽弁が開口して左房から左室へ血液の流入が行われる時期である．心臓カテーテル検査においても拡張機能の正確な評価が容易でない理由は，複数の要因で拡張機能が規定されているからである．Brutsaertらは，"triple control of relaxation"なる概念を提案し，左室弛緩は，①負荷 (load) ②非活性化 (inactivation) ③不均一性 (heterogeneity) の3つの要因により制御されると説明した[3]．以下に代表的な拡張機能の指標を述べる．

a) $LVdP/dt_{min}$

$LVdP/dt_{min}$は，左室圧を微分して得られるdP/dtの最小値である．左室弛緩障害により左室圧の下降速度が低下すると，$LVdPdt_{min}$の絶対値は低下する．ただし，左室収縮期圧，心拍数，左室容積など左室弛緩以外の影響を受けることが多い．

b) Tau

現在最も広く用いられている左室弛緩の指標のゴールデンスタンダードとして左室圧下降脚の時定数 (Tau) が用いられている．Tauの概念にはいくつもの考え方があるが，ここではnonzero asymptote法を紹介する．

$$P(t) = [P(0) - Pb]e^{-t/Tau} + Pb$$

P(t)：左室圧，t：peak−dP/dtからの時間，P(0)：peak−dP/dt時の左室圧，Pb：左室が収縮末期容積のまま完全に弛緩した際の左室圧，Tau：時定数

この式から，時定数Tauとは左室圧が$LVdP/dt_{min}$時の値の1/eとなるまでの時間である．左室弛緩障害が起こると，左室圧の下降速度が遅くなるため，Tauは延長する．なお，Tauも左室収縮能，前負荷，後負荷，左室収縮末期容積など左室弛緩能以外の影響も受ける．しかし，Tauに代わりうる左室弛緩指標はないため，広く用いられている．

---

memo $T_{1/2}$

われわれの施設では，Tauの代わりに$T_{1/2}$を用いている．$T_{1/2}$はTau同様，左室等容弛緩の評価に用いられる指標であり[4]，左室圧下降脚の圧半減期である．$T_{1/2}$は，LV dP/dtの最小値$LVdP/dt_{min}$のときの左室圧の値が1/eではなく，1/2になるまでに要する時間を意味する（図4）．指数関数的な評価と異なり，比較的簡便な指標である．Tau同様，$T_{1/2}$が大きければ弛緩は延長し$T_{1/2}$が小さければ弛緩が短縮していることを表す．

A) コンダクタンスカテーテル

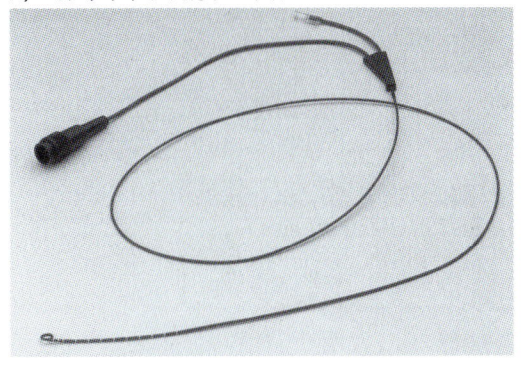

B) 左室圧 – 容積曲線

C) 左室圧 – 容積曲線による血行動態指標

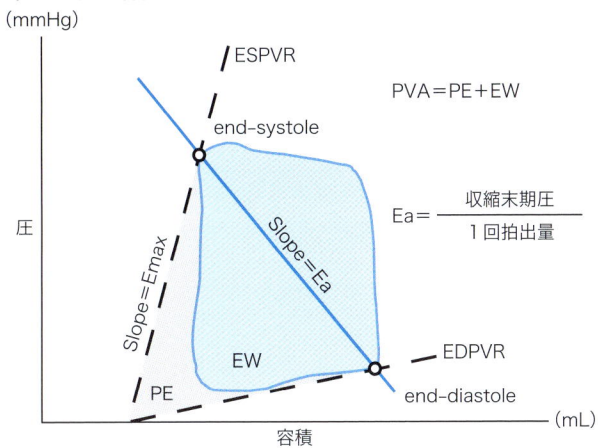

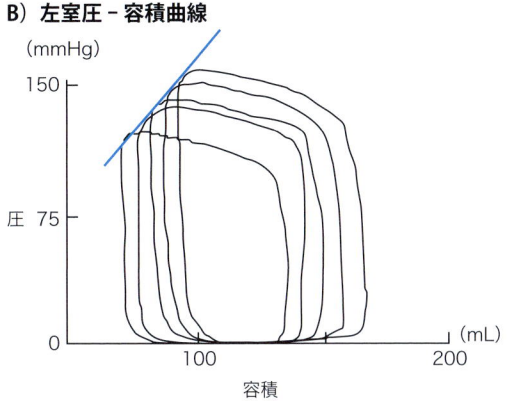

PVA＝PE＋EW

$Ea = \dfrac{収縮末期圧}{1回拍出量}$

● 図3　コンダクタンスカテーテルによる血行動態評価法

圧－容積関係の解析に用い，心筋特性の詳細な評価が可能である

PVA：systolic pressure volume area（収縮期圧容積面積）
PE：potential energy（内的仕事）
EW：external work（外的仕事）
EDPVR：end-diastolic pressure-volume relation（拡張末期圧・容積関係）
ESPVR：end-systoric pressure-volume relation（収縮末期圧・容積関係）
Ea：effective arterial elastan（実効動脈弾性率）

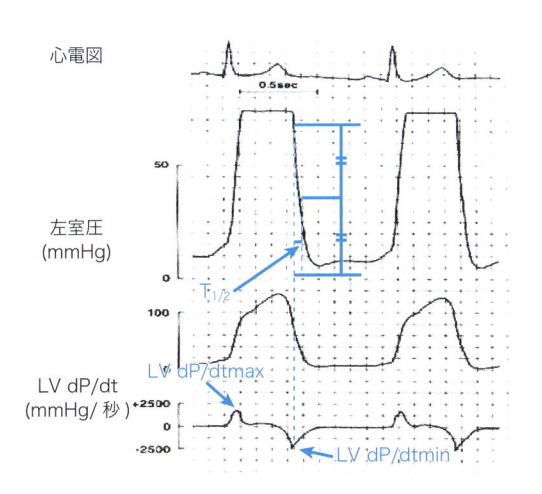

● 図4　左室弛緩特性 $T_{1/2}$

$T_{1/2}$ は，LVdP/dtの最小値LVdP/dt$_{min}$ の時の左室圧の値が1/2になるまでに要する時間である

c）左室スティフネス

　左室スティフネスは，左室容積の変化に対する左室圧の変化（dP/dV）で表され，左室の「硬さ」の指標である．ただし，拡張期の左室圧—容積曲線は直線ではないため，各症例における左室の特性を示す際，拡張期圧の低い点では低くなり，高い点では高くなる．すなわち，左室スティフネスは，左室の持つ特性と血行動態の両方に規定される．左室スティフネスは，能動的な左室拡張である左室弛緩に引き続いた時相の左室拡張機能を規定する．通常は，左室弛緩障害が生じた後に左室スティフネス上昇が出現するとされている．

4　おわりに

　心臓カテーテル検査に基づく血行動態の評価につき概説した．重症心不全管理の際，Swan-Ganzカテーテルから得られた情報で，治療方針を決定する

ことも多い．また左心カテーテル検査から正確な血行動態を把握し，心不全管理をすることは重要である．身体所見からwet/dry, warm/coldを分類し，BNPを中心としたバイオマーカー，心エコー，心臓核医学検査，心臓CT, MRIなどの評価が先行されるべきである．しかしながら，特に難治性心不全症例，原因不明の心不全などにおいて，心臓カテーテル検査による血行動態の把握における役割は依然として大きいと思われる．必要に応じ，心臓カテーテル検査を行うことにより，多面的な心機能評価を心がけたいものである．

<文　献>
1) Pepine, C. : Diagnostic and Therapeutic Cardiac Catheterization. : 451, 1998
2) Braunwald, E. : Heart Disease : 479-533, 2001
3) Brutsaert, D. L et al. : Circulation, 69 : 190-196, 1984
4) Mirsky, I. : Circulation, 69 : 836-841, 1984

第3章

心不全を治す

§1 ガイドライン	54
§2 薬物療法	62
§3 非薬物療法	81
§4 管理	107

第3章 心不全を治す　　§1 ガイドライン

1. 急性心不全治療ガイドライン

佐々木典子，安村良男

Point

1. 急性心不全はうっ血所見を共通項とするが組織低灌流所見は認めないこともある
2. 急性非代償性心不全，高血圧性急性心不全，急性肺水腫など6つに大別される
3. 予後やQOLの改善をめざした治療を心がける
4. 発症機序・病態の分類にはクリニカルシナリオが，血行動態の分類はNohria-Stevensonの分類が簡便かつ有用である

1 日本の急性心不全のガイドラインの特徴

わが国の急性心不全のガイドラインは2000年に日本循環器学会から"急性重症心不全ガイドライン"として発表された．'06年には改訂版が発表され，今日に至っている．前者では血行動態の改善に重点がおかれていた．その後，急性心不全の診断と治療法が進歩し，心臓，腎臓など臓器保護に基づいた治療を行い，QOLや予後の改善も期待する治療をめざすようになった．しかし，どのような治療が有効か，まだ臨床のエビデンスは不十分であった．このような流れのなかで，わが国の改訂版はESCのAcute Heart Failure Task Forceが作成した急性心不全の診断と治療のガイドライン[1]を規範として作成された．"日本"のガイドラインに特徴的なものとしては救急処置としてのACLS，拡張性心不全の治療戦略，両心不全の治療戦略をガイドラインのなかに組み込んだことである．本項ではわが国のガイドラインの要点をまとめる．

2 急性心不全の定義

急性心不全とは「心臓に器質的および/あるいは機能的異常が生じて急速に心ポンプ機能の代償機転が破綻し，心室充満圧の上昇や場合により主要臓器への灌流不全をきたし，それに基づく症状や徴候が急速に出現した状態」と定義されている．

3 急性心不全の誘因および増悪因子

急性心不全は急性冠症候群や心筋炎など，新たな心機能不全に伴って発生することもあるが，一般的には**高血圧性心疾患や陳旧性心筋梗塞あるいは弁膜症などの基礎心疾患に誘因と増悪因子が重なって発症することが多い**．誘因（initiator）としては過労，感染，貧血，内服の中断などがある．増悪因子（activator）としては頻脈や血圧上昇がある．急性心不全の誘因と増悪因子を明確に分離することは困難である．入院時に頻脈性心房細動を認めた場合，頻脈が急性心不全の誘因であると即断すべきではない．例えば，内服を中断した高血圧性心疾患（基礎疾患）患者が感冒（initiator）をきっかけに徐々に心不全が悪化し，頻脈性心房細動（activator）が出現し，この心房細動がさらに心不全を悪化させることもある．入院時の著しい血圧上昇も同様である．高血圧性心疾患（基礎疾患）患者が過労（initiator）により，少し体重が増加し，夜間に急性心不全を発症することがある．このとき，急性心不全の結果，血圧が上昇し（activator），上昇した血圧がさらに急性心不全を悪化させる．何の誘因もなく突然，頻脈性心房細動や著明な高血圧となり，その結果，急性心不全を発症することは稀である．

4 急性心不全の病態分類

急性心不全の発症機序はいくつかのグループに分

● 表　急性心不全の各病態の血行動態的特徴

臨床病型 ＼ 臨床所見	心拍数 (/分)	収縮期血圧 (mmHg)	心係数	平均肺動脈楔入圧	Killip 分類	Forrester 分類	利尿	末梢循環不全	脳など重要臓器の血流低下
①急性非代償性心不全	上昇/低下	低下, 正常/上昇	低下, 正常/上昇	軽度上昇	II	II	あり/低下	あり/なし	なし
②高血圧性急性心不全	通常は上昇	上昇	上昇/低下	上昇	II〜IV	II〜III	あり/低下	あり/なし	あり 中枢神経症状を伴う*
③急性肺水腫	上昇	低下, 正常/上昇	低下	上昇	III	II/IV	あり	あり/なし	なし/あり
④心原性ショック (1)低心拍出量症候群	上昇	低下, 正常	低下	上昇	III〜IV	III〜IV	低下	あり	あり
(2)重症心原性ショック	>90	<90	低下	上昇	IV	IV	乏尿	著明	あり
⑤高拍出性心不全	上昇	上昇/低下	上昇	上昇あり/上昇なし	II	I〜II	あり	なし	なし
⑥急性右心不全	低下が多い	低下	低下	低下	I	I, III	あり/低下	あり/なし	あり/なし

平均肺動脈楔入圧：上昇は18mmHg以上を目安とする　　＊：高血圧性緊急症がある場合に認められる
(文献7より転載)

けることができ，病態ごとに治療方針は異なる．急性心不全の病態は以下に示すように6つの臨床病型に分類される（表）．

1）急性非代償性心不全

　急性心不全では最も一般的で，**慢性心不全の急性増悪として発症することが多い**．症状の悪化からくらかの時間を経過して入院に至ることが多い．この間にレニン・アンジオテンシン（RA）系や交感神経系活性はさらに亢進する．したがって，循環血液量は増加し，体重増加や四肢浮腫を伴うことが多い．症状はそれほど強くないことも多く，心原性ショック，肺水腫，高血圧性急性心不全の基準を満たさないものと定義される．

2）高血圧性急性心不全

　高血圧と拡張不全を基礎病態としている．左室駆出率は正常か，低下していてもその程度は小さいことが多い．症状の出現から入院までの期間が比較的短く，体重の増加が少ないことも多い．
　Cotterらは急性心不全を代表的な2つの病型に分類している[2]．基本的には，急性非代償性心不全では心機能低下を基盤に，水分を貯留して発症することが多く（cardiac failure），高血圧性急性心不全では全身の水分貯留は少ない場合もあり，肺うっ血や肺水腫は水分の全身から心臓や肺へのシフトによってきたされるものと考えられる（vascular failure）．cardiac failureでは貯留した水分の除去，vascular failureでは血管拡張薬が治療の中心となる．
　急性心不全では**急性心不全そのものが血圧を上昇させる病態を含んでいる**．すなわち，急性心不全の結果，血圧が上昇し，さらなる心不全の悪化という悪循環に陥ることが多い．したがって，入院時に高度な血圧上昇を認めるからといって高血圧性急性心不全と即断することはできない．急性心不全の結果，血圧が上昇している場合は血管拡張薬などの初期治療で比較的速やかに血圧が低下する場合が多い．

3）肺水腫を伴う急性心不全

　基本的にはKillip II〜III型で，起座呼吸を呈している．酸素飽和度は90％未満であることが多い．このグループの心機能は低下していることが多く，末梢

血管抵抗は高度に上昇している．虚血性心疾患で遭遇することが多い．肺水腫があっても持続する高血圧が急性心不全の原因であれば高血圧性急性心不全として分類される．

4）心原性ショック

心原性ショックは少なくとも30分以上血圧が90mmHg未満か基礎血圧より30 mmHg以上低下しており，血行動態の測定が可能な場合は肺動脈楔入圧（PCWP）＞15mmHgでCI＜2.2L/分の条件を満たすものとされる．一般的なベットサイドの臨床診断においては上記の血圧低下，組織低灌流の所見で診断される．しかし，二次的に心原性ショックの血行動態を呈する状態が存在するので，その診断に重要なのは組織灌流や心機能を低下させる心外性因子（脱水，不整脈，低酸素，アシドーシス）を補正してもこれらの臨床所見が持続することである．

5）高拍出性心不全

心機能が保たれた，またはむしろ亢進した急性心不全に遭遇した場合はこの病態の存在を疑わなければならない．高度の貧血，甲状腺機能亢進症，体内シャントの存在，肝硬変，敗血症などが原因となる．

6）急性右心不全

原発性肺高血圧症患者の急性増悪，肺血栓塞栓症，右室梗塞などが原因となって発症する．cardiac failureの一表現型として，両心室機能が低下している場合は左心不全に右心不全を合併することがあり，ときに右心不全と低心拍出量による症状が前面に出る症例もあるが，この場合は急性非代償性心不全にはいる．このような症例ではほとんどKillip I型かつPCWPは上昇している．

5 診断手順と治療へのトリアージ

1）発症様式や病態の分類：クリニカルシナリオ

2006年改訂版以降に，臨床症状や所見から簡便に急性心不全の病型分類をする方法が提唱された[3]．この分類は，単に入院時の血圧（BP）を用いて分類する方法であるが，急性心不全の発症機序や病態を簡便に把握する方法として有用である．クリニカルシナリオ1（BP＞140mmHg）では比較的急速な発症が多く，afterload mismatchやcentral volume shiftがその病態に関与していることが多い．クリニカルシナリオ2（140＞BP＞100mmHg）では緩徐かつ顕著な全身への水分貯留が特徴で，心腎連関が関与している．クリニカルシナリオ3（BP＜100mmHg）では組織低灌流が主体と考えられる．

> **memo afterload mismatch**
> 後負荷増大時に左室拡張末期圧（EDP）を上げずに前負荷を増やす能力，すなわち前負荷予備力が低下している．したがって，拡張不全心に対して，急速かつ大きな後負荷がかかると，EDPが上昇し，心拍出量の低下が起こる．
>
> **memo central volume shift**
> 全身の水分量は動脈系に約2割，静脈系に約8割が分布して，静脈系は水分のリザーバーの役割をはたしている．動静脈の収縮が起こると，心肺へ水分の再分布が起こり，肺はうっ血をきたしやすくなる．

2）血行動態の分類：Nohria-Stevensonの分類

急性心不全の血行動態の特徴はうっ血と組織低灌流である．個々の症例ではどちらがどれほど優位であるかが異なる．図に4つの病型を示す．基本的には急性心不全ではうっ血所見があり，多くの場合はwetに分類される．また，組織低灌流所見の有無でwarmとcoldに分類する．例えば，うっ血所見があり，組織低灌流所見を呈する症例はcold & wetに分類され，強心薬を必要とする可能性が高い．

6 治療のポイント

基礎心疾患の病態と急性心不全発症の引き金となった増悪因子を理解したうえで，現在の血行動態の異常を改善させるべく治療薬を選択する．

急性心不全の治療目標はまず症状の改善（酸素化と血行動態の改善）である．血行動態の改善においては，呼吸困難感などのうっ血症状をとり，組織低灌流所見（尿量減少，四肢冷感など）を改善することを目標とする．大部分の症例ではうっ血の改善が治療の主目標である[4]．また，症例ごとに入院時の過剰な水分量は異なるので，血管内脱水にならないように循環血液量を意識しながら利尿をつけるように心がける．うっ血や組織低灌流の改善の結果，RA系

● 図 Nohria-Stevenson の分類
（文献 8 より引用）

うっ血所見
- 起坐呼吸
- 頸静脈圧の上昇
- 浮腫
- 腹水
- 肝頸静脈逆流

低灌流所見
- 低い脈圧
- 四肢冷感
- 傾眠傾向
- 低 Na 血症
- 腎機能悪化

や交感神経系の亢進が鎮静化され，急性心不全から離脱可能となる．

7 急性心不全治療の実際

急性心不全患者に対する治療は超急性期治療と維持治療に分けられる．超急性期には座位やセミファウラー位をとらせたうえで，酸素化とうっ血の改善をはかる．まず，適切な量の酸素を投与する．クリニカルシナリオ 1, 2 で起座呼吸の症例では NIPPV の併用が有用なことが多い．うっ血の改善には利尿薬の投与と血管拡張薬の投与があるが，硝酸薬のスプレー（または硝酸薬の静脈内投与）が簡便かつ即効性である．利尿薬はクリニカルシナリオ 1 ではファーストラインの治療ではない．肺水腫を伴う急性心不全患者では利尿薬の反復投与よりも，少量の利尿薬後に血圧に注意しながら高用量の血管拡張薬を使用するほうが効果的であることが報告されている[5]．

初期治療後，または NYHA Ⅲ以下であれば心エコーなどで病態を十分評価して維持治療に入る．血管拡張薬と利尿薬で症状や血行動態の改善が不十分なときは強心薬を追加する．カテコラミンを中心とした強心薬による治療は血管拡張薬を中心とした治療に比し，予後が悪いことが示唆されている[6]．ビリルビン値の上昇など右心不全症状が強いときは強心薬が必要となることが多い．

症状や血行動態の改善が持続すれば静注用の血管拡張薬や強心薬を漸減し，経口薬に切り替えていく．経口利尿薬のみで十分の尿量が維持できるようになれば静注治療薬の中止を試みる．

8 カルペリチドの位置付け

カルペリチドなど，ナトリウム利尿ペプチド系のペプチドは血管拡張や利尿効果によりうっ血を改善するのみならず RA 系や交感神経系を抑制し，かつ抗炎症，抗酸化作用をもつため急性心不全の病態に則した治療薬といえる．

9 少量ドブタミン・ミルリノン併用療法

右心不全が前面にでるような急性心不全では基本的には低心拍出量であり，強心薬が必要である．ドブタミンやドーパミンの増量では強心作用の増加よりも血管収縮作用が増強され血行動態はむしろ悪化することが多い．強心薬が必要と判断した場合は早期よりドブタミン・ミルリノン併用療法を始めると有効なことがある．このとき，ドブタミン（ドブトレックス®）は 1.5〜2 μg/kg/分（多くても 3 μg/kg/分まで），ミルリノン（ミルリーラ®）は 0.125

（不十分であれば0.25μg/kg/分，多くても0.5μg/kg/分まで）から開始する．血中クレアチニン値が2～2.5 ng/dL以下であること，不整脈の新たな出現では中止することなどに留意しておく必要がある．

<文　献>
1) Task Force Members. : Eur. Heart J., 26 : 384-416, 2005
2) Cotter, G. et al. : Eur. J. Heart Fail., 10 : 165-169, 2008
3) Mebazaa, A. et al. : Crit. Care Med., 36 (suppl) : S129-S139, 2008
4) Stevenson, L.W. et al. : Am. Heart J., 135 : S293-S309, 1998
5) Cotter, G.et al. : Lancet, 351 : 389-393, 1998
6) Abraham, W.T. et al. : J. Am. Coll. Cardiol., 46 : 57-64, 2005
7) 「急性心不全治療ガイドライン（2006年改訂版）」（日本循環器学会）
http//www.j-circ.or.jp/guideline/pdf/JCS2006_maruyama_h.pdf
8) Nohria, A. et al. : JAMA, 287 : 628-640, 2002

第3章 心不全を治す

§1 ガイドライン

2. 慢性心不全治療ガイドライン

大草知子, 松﨑益德

Point

1. 慢性心不全を単に心疾患とする概念から, 神経体液因子を含む広範な異常により生じる症候群であるとする考えが確立された
2. ガイドライン作成の基盤となる, 日本人を対象とした慢性心不全患者の治療に関する信頼できるEBMは少ない
3. 日本人の慢性心不全患者を対象とした3つの薬物を用いた多施設臨床試験の結果が報告され, それらの有効性が示された. アンジオテンシンⅡ受容体拮抗薬（カンデサルタン）を用いたARCH-J試験, β受容体遮断薬（カルベジロール）を用いたMUCHA試験, そして経口強心薬（ピモベンダン）を用いたEPOCH試験である
4. β遮断薬とアンジオテンシンⅡ受容体拮抗薬の一部が心不全治療薬としてわが国で承認され, 慢性心不全患者の重要な治療薬の1つとして広く用いられている

1 はじめに

この20年間における慢性心不全の病態解析の進歩は著しく, 慢性心不全を単に心疾患とする概念から神経体液因子を含む広範な異常により生じる症候群であるとする考えが確立してきた. また, 近年報告されてきた膨大な大規模臨床試験の結果は, 単に経験からの知識に頼り行われた治療法を大きく変えてきたが, このevidence based medicine（EBM）に基づき治療法を選択する傾向は今後さらに強くなると思われる.

2000年には, わが国においても日本循環器学会により"慢性心不全治療ガイドライン"が作られ[1], '05年にその改訂版が作成され, また, さらなる改訂版が'10年度に作成される予定である. その過程での問題点は, ガイドライン作成の基盤となる日本人を対象とした慢性心不全患者の治療に関する信頼できるEBMが非常に少ないということであった. 近年, β遮断薬とアンジオテンシンⅡ受容体拮抗薬の一部が心不全治療薬としてわが国で承認され, 慢性心不全患者の重要な治療薬の1つとして広く用いられている. 過去5年間で日本人の慢性心不全患者を対象とした3つの薬物を用いた多施設臨床試験の結果が報告され, それらの有効性が示された.

2 ガイドラインの概説

1) 内容とエッセンス

本ガイドラインは慢性心不全の「病態と診断」と「治療」の2項目に大別されている.

「病態と診断」では, 心機能不全（収縮機能不全および拡張機能不全）の診断の実際, 神経体液因子, 末梢循環障害, 活動能力の評価が細目別に記載されている.

「治療」では, 一般管理, 薬物療法, 非薬物療法の細目別に分類している. 薬物療法では, 不整脈治療, 合併症（高血圧, 狭心症）を有する患者の治療, 薬物療法の将来展望, 高齢者の慢性心不全治療, 胎児, 乳幼児, 小児の慢性心不全治療について記載され, 非薬物療法では, 補助循環装置や手術療法について記されている.

2) ガイドラインの特徴

本ガイドラインでは前述した既存のガイドラインにならって, 病態の評価法, 診断検査法, および治療法, 治療薬の適応基準のクラス分けが行われている.

Class Ⅰ：通常適応され, 常に容認される
Class Ⅱ：容認されるが有用性はまだ不確実で異論もありえる

Class Ⅲ：一般に適応とならない，あるいは禁忌である

また，このガイドラインでは，一般成人に対する治療ガイドラインとは別に，高齢者と幼児・小児の慢性心不全に対する治療ガイドラインとを分けて記述している．内容的には臨床の場での実践的な面を重視し，一般臨床医師だけでなく循環器専門医にも役立つ内容である．記載した治療法や治療薬のなかには，まだわが国では保険適用となっていないものが含まれているが，日常の臨床現場で診察に従事する医師への最近の医療情報の提供，学習教材としての利用も本ガイドライン作成の趣旨の1つであるため，世界的にコンセンサスの得られている治療法，治療薬については保険適用外であっても記述している．また，治療法の項では，非薬物療法として，心臓外科領域の専門家により補助循環，人工心臓，左室容積減少術および心臓移植についてその適応ガイドラインが示されている．

3）問題点と今後の課題

このガイドラインはあくまでも作成時点までの情報に基づき作成されたものであり，今後，病態の新しい評価法や治療薬，治療法の開発により，将来改定される可能性がある．その意味も含め，治療の項では，「薬物療法の将来展望」についても記述されている．初版を出版して5年が経過した'05年秋，班員の一部を刷新してその改訂版が作成された．

作成後約10年間が経過した現在でも，ガイドライン作成の基盤となる日本人を対象とした慢性心不全患者の治療に関する信頼できるEBMが少ないという傾向はあまり変化していないが，大きな違いはβ遮断薬の一部が心不全治療薬として承認され，多くの心不全患者の重要な治療薬の1つとして広く用いられていることである．また最近の5年間で日本人の慢性心不全患者を対象とした3つの薬物を用いた多施設臨床試験の結果が報告され，それらの有効性が示された．アンジオテンシンⅡ受容体拮抗薬（カンデサルタン）を用いたARCH-J試験（p.304，エビデンス8参照），β受容体遮断薬（カルベジロール）を用いたMUCHA試験（p.307，エビデンス12参照），そして経口強心薬（ピモベンダン）を用いたEPOCH試験である．詳細は省略するが，いずれも欧米で用いられている投与量よりも低容量で報告されている

結果と同様かさらに優れた結果が得られた．

3 慢性心不全の薬物治療指針

心不全の大半は左室収縮機能不全に基づく心不全である．特にその原因としてはいわゆる虚血性心疾患と非虚血性の心筋疾患とに大別できる．これらの疾患においては交感神経系，レニン・アンジオテンシン系が賦活され，左室の進行性の拡大と収縮の低下，すなわちリモデリングが起き，死亡や心不全悪化などのイベントにつながると考えられている．，慢性心不全治療では，神経内分泌系を阻害することにより左室リモデリングを抑制し心不全の予後を改善することが最近の治療の中心となっている．以下に慢性心不全治療ガイドライン（2005年改訂版）に基づき薬物治療の概略を述べる．各薬物の詳細は専門書を参照していただきたい．

1）重症度からみた薬物治療（図）[1]

a）NYHAⅠ度（無症状の左室収縮機能不全）

まずアンジオテンシン変換酵素阻害薬が適応となる．アンジオテンシン変換酵素阻害薬の投与が副作用などで不可能な症例では，アンジオテンシンⅡ受容体拮抗薬を投与する．心筋梗塞後の左室収縮機能不全であればβ遮断薬の導入も考慮する．心房細動による頻脈を伴う症例ではジギタリス製剤を用いる．

b）NYHAⅡ度

アンジオテンシン変換酵素阻害薬に加えてβ遮断薬導入を行う．肺うっ血所見や全身浮腫など体液貯留による症状が明らかである場合にはループ利尿薬，サイアザイド系利尿薬を用いる．洞調律で重症心室性不整脈を伴わない非虚血性心筋症には低用量ジゴキシンを追加する．Ⅱm以上の心不全については他の薬剤で症状の改善が得られない場合，ピモベンダンを追加してもよい．

c）NYHAⅢ度

NYHAⅡ度と同様，アンジオテンシン変換酵素阻害薬，β遮断薬，ループ利尿薬，サイアザイド系利尿薬，ジゴキシンを用いる．抗アルドステロン薬（スピロノラクトン）を併用する．QOL改善，さらなる心血管イベントを目的としたピモベンダンの追加を行ってもよい．

NYHA クラス	無症候性 I	軽症 II	中等症～重症 III	難治性 IV
アンジオテンシン変換酵素阻害薬	←	→		
		アンジオテンシンII受容体拮抗薬	→	
	β遮断薬	→		
			抗アルドステロン薬	→
	利尿薬	→		
	ジギタリス	→		
			経口強心薬	→
				静注強心薬, h-ANP

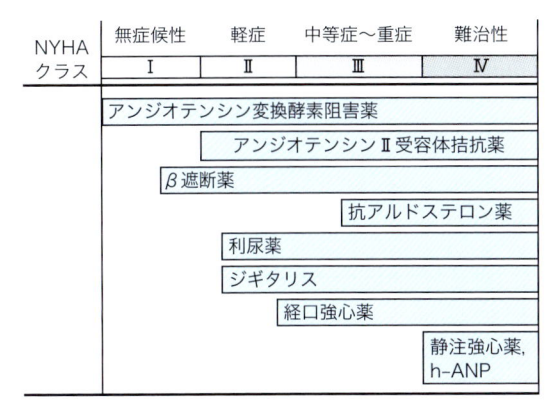

● 図　心不全の重症度からみた薬物治療指針
（文献2より転載）

d）NYHA IV度

入院とする．カテコラミン，ホスホジエステラーゼ阻害薬，利尿薬，h-ANP〔カルペリチド（ハンプ®）〕などの非経口投与を行い状態の安定化を図る．状態の安定化が得られたならアンジオテンシン変換酵素阻害薬，スピロノラクトンを含む利尿薬，ジギタリス製剤などの経口心不全治療薬への切り替えを行い，さらにβ遮断薬導入を試みる．

2）経口心不全治療薬の選択

Class I：通常適応され，常に容認される

- 禁忌を除きすべての患者に対するアンジオテンシン変換酵素阻害薬投与（無症状の患者も含む）．
- アンジオテンシン変換酵素阻害薬に認容性のない患者に対するアンジオテンシンII受容体拮抗薬の投与．
- 頻脈性心房細動を有する患者にレートコントロールを目的としたジゴキシン投与．
- 有症状の患者に対し予後の改善を目的としたβ遮断薬の導入．
- うっ血に基づく症状を有する患者に対するループ利尿薬，サイアザイド系利尿薬投与．
- ループ利尿薬，アンジオテンシン変換酵素阻害薬が既に投与されているNYHA III度以上の重症患者に対する抗アルドステロン薬投与．

Class II：容認されるが有用性はまだ不確実で異論もありえる

- 洞調律の患者に対するジギタリス投与（血中濃度 0.8 ng/L以下で維持）．
- アンジオテンシンII受容体拮抗薬：アンジオテンシン変換酵素阻害薬との併用投与．
- QOLの改善，経静脈的強心薬からの離脱を目的とした経口強心薬短期投与．
- アンジオテンシン変換酵素阻害薬，あるいはアンジオテンシンII受容体拮抗薬の代用としての硝酸イソソルビドとヒドララジンの両者の投与．
- 無症状の左室収縮機能不全患者におけるβ遮断薬の導入．
- 重症心室性不整脈とそれに基づく心停止の既往のある患者におけるアミオダロン投与．
- β遮断薬導入の際の経口強心薬併用．
- ループ利尿薬，サイアザイド系利尿薬，抗アルドステロン薬以外の利尿薬投与．

Class III：一般に適応とならない，あるいは禁忌である

- 無症状の患者に対する経口強心薬の長期投与．
- 狭心症，高血圧を合併していない患者に対するカルシウム拮抗薬投与．
- Class I抗不整脈薬長期経口投与．

4　おわりに

日本循環器学会の「慢性心不全治療ガイドライン（2005年改訂版）」について要約した．今後の高齢化社会と食習慣や生活の欧米化から，さらに心不全患者が急増すると考えられる．特に慢性心不全患者には，症例に応じたQOLや合併症も考慮した治療が必要となってくることが予測され，わが国においても日本人を対象とした慢性心不全治療の大規模臨床試験が必要となり，それに基づいた良質な治療ガイドラインを確立することが重要と思われる．

＜文　献＞
1) 循環器病の診断と治療に関するガイドライン（1998-1999年度合同研究班報告）：Jpn. Circ. J., 64 (Suppl) IV：1023-1079, 2000
2)「慢性心不全治療ガイドライン（2005年改訂版）」（日本循環器学会）
http://www.j-circ.or.jp/guideline/pdf/JCS2005_matsuzaki_n.pdf

第3章 心不全を治す　§2 薬物療法

1. ACE阻害薬とARB

野堀　潔，伊藤　宏

Point

1. 心不全では，RAA系が亢進している
2. ACE阻害薬（ACEI），ARB，アルドステロン受容体拮抗薬の投与により，RAA系を阻害することが心不全治療に重要である
3. ACEI投与は，重症心不全から，高血圧などの心不全リスクをもった症例への予防的投与まで幅広く，推奨されている
4. 腎機能低下症例では，ACEI，ARB，アルドステロン受容体拮抗薬により，高カリウム血症，腎機能増悪の可能性があり，注意を要する

1 はじめに

慢性心不全の治療目標は予後とQOLの改善である．水分貯留およびポンプ機能低下による血行動態的異常という心不全の概念は，分子生物学的解析の進歩に伴い，レニン・アンジオテンシン・アルドステロン系（renin-angiotensin-aldosterone系：RAA系）や交感神経系などの神経体液性因子の過剰による心室リモデリングへと広がった．アンジオテンシン変換酵素阻害薬（angiotensin converting enzyme inhibitor：ACEI），アンジオテンシンⅡ（AngⅡ）タイプ1（AT1）受容体拮抗薬（ARB），アルドステロン受容体拮抗薬の投与による，心不全の改善効果が大規模臨床試験CONSENSUS，SOLVD，Val-HeFT，CHARM，ARCH-J，RALES，EPHESUS[1]（p.298，エビデンス1〜3，6〜8参照）などで証明された．このことから，心不全には，RAA系の亢進が重要な役割を果たしていることが臨床的にも証明された．RAA系には，水分，Naの貯留，血圧調整に関与する循環RAA系と，各組織局所で作用しリモデリングに関与する組織RAA系とがあり，両者が心不全増悪を引き起こす．以下に，RAA系抑制薬による心不全治療について概説する．

2 RAA系

主に腎臓の傍糸球体細胞で，プロレニンが生合成され，その後切断されてレニンとなる．レニンは血中に放出され，肝臓で生合成される基質アンジオテンシノーゲン（angiotensinogen：AGT）に作用して，10個のペプチドであるAngⅠを遊離する（図1）．AngⅠは，主に肺でACEによって，8個のペプチドからなるAngⅡに変換され，血中を循環し，標的細胞の細胞膜受容体に結合し，細胞内へシグナルを伝える．受容体には，AT1およびAT2受容体があり，AT1受容体は，生涯を通じて発現はほぼ一定である．AT2受容体は胎生期に多くみられ生後は減少するが，肥大心・不全心・心筋梗塞心などで，再び発現が亢進する．AngⅡと結合したAT1受容体は各種のキナーゼを活性化するのに対して，AT2受容体は各種のホスファターゼを活性化することから，AT2受容体は，AT1受容体によるシグナルに対して，抑制的に作用すると考えられている．ARBはAT1受容体に対する親和性が高い．AT1受容体に結合できないAngⅡは，AT2受容体に結合することから，ARBはAT1受容体拮抗薬として作用するだけでなく，間接的なAT2受容体刺激効果も有すると考えられる．

3 循環RAA系による血圧，Na，体液調節

AngⅡは血中を循環し，抵抗血管である細動脈の平滑筋細胞膜表面に存在するAT1受容体に結合することにより，血圧が上昇する．高血圧は，心肥大，動脈硬化，虚血性心疾患，腎機能障害などをもたらし，

```
  1   2   3   4   5   6   7   8   9   10  11 12  13  14
NH₂-Asp-Arg-Val-Tyr-Ile-His-Pro-Phe-His-Leu-Val-Ile-His-Asn-COOH
```

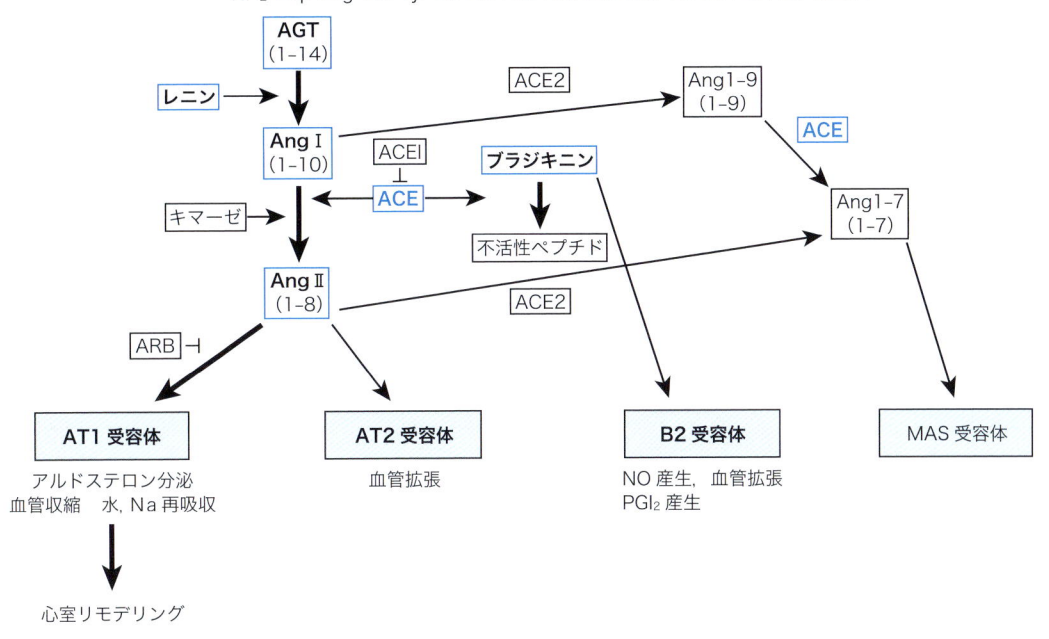

● 図1　レニン・アンジオテンシン・アルドステロン（RAA）系

心不全発症に関与する．心不全による心拍出量低下は，腎動脈血流量を減少させることにより，腎傍糸球体細胞からのレニン分泌を亢進させ，さらにRAA系が賦活化するという悪循環へと陥る．AngⅡは，輸出細動脈のみならず輸入細動脈にも働き，腎血流量をさらに減らす．糸球体にも作用して糸球体濾過量が減少し，Na，水排泄が低下する．腎臓の近位尿細管に働きNa再吸収を促進する．副腎皮質球状層に作用し，アルドステロンの分泌を促進させ，腎臓の遠位尿細管および接合集合管に作用して，ミネラルコルチコイド受容体を介して，Na，水の再吸収と，Kの排泄を促進する．このように，血圧上昇による後負荷増加に加えて，循環血漿量増加による前負荷増加により，心不全が増悪する．**RAA系抑制薬による減負荷療法で，慢性心不全の急性増悪リスクを減らすことが重要**である．

系だけでなく組織RAA系の心不全発症への関与が証明された．組織RAA系とは，心臓，腎臓，血管などの組織局所においてRAA系の各構成要素（AGT，レニン，ACE，アルドステロンなど）が生成され，オートクライン，パラクラインとして作用するシステムであり，RAA系構成要素は不全心や肥大心で誘導される．AngⅡやアルドステロンは，心筋細胞肥大，線維芽細胞の増殖，コラーゲンの増生により，心室リモデリングを起こし，心不全を増悪させる（図2）．NADPHオキシダーゼによる活性酸素種（reactive oxygen spieces：ROS）の産生などを介して，血管平滑筋細胞の増殖，内皮障害による血管リモデリング，炎症，マトリックスメタロプロテアーゼ活性化などが生じ，動脈硬化増悪による冠動脈疾患，腎硬化症，心房細動，糖尿病，などの多彩な疾患を引き起こし，最終的に，心不全増悪に寄与する．

4　組織RAA系による臓器障害

循環RAA系が亢進していない病態においても，RAA系抑制薬により心不全が抑制されることが，基礎実験および臨床試験で示されたことから，循環RAA

5　RAA系抑制薬の作用機序の特徴

心不全治療におけるRAA系抑制薬として，ACEI，ARB，アルドステロン受容体拮抗薬がある．ACEIは，ACEを阻害することにより，AngⅡ生成を抑制する

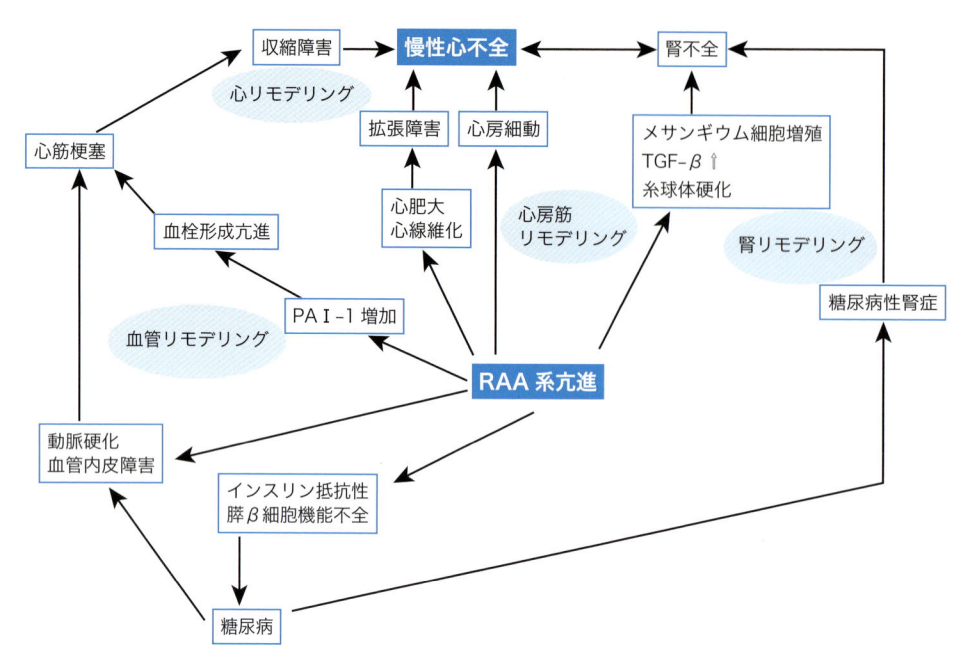

● 図2 RAA系亢進による慢性心不全進行

だけでなく，ブラジキニン分解を阻害する特徴がある（図1）．上昇したブラジキニンは，血管内皮細胞に作用し，一酸化窒素（NO）やプロスタグランジンI_2（PGI_2）産生を介して，血管保護的に働く．Ang IからAng IIへの変換は，ACEのみでなくキマーゼによっても行われるため，ACEIでは，Ang IIの生成を完全には阻害できない．その一方で，ARBは，ACEおよびキマーゼ両酵素により生成されたAng IIを阻害することが可能である．しかし，ACEIやARBにより，RAA系の上流を阻害しても，他の経路から，アルドステロンが生成されることが知られており（アルドステロンブレイクスルー），これを阻害するためには，アルドステロン受容体拮抗薬を併用する．

6 ガイドラインによるRAA系抑制薬の適応，使用方法

慢性心不全患者に対するRAA系抑制薬の投与については，ACC/AHA2005[2]，ESC2008[3]，日本循環器学会2005[4]のガイドラインなどを参照し，重症患者では循環器専門医またはその指導の下で治療されるのが望ましい．上記ガイドラインで推奨されており，わが国で使用可能なRAA系抑制薬には，カプトプリル（カプトリル®），エナラプリル（レニベース®），リシノプリル（ロンゲス®，ゼストリル®），トランドラプリル（プレラン®，オドリック®），キナプリル（コナン®），ロサルタン（ニューロタン®），カンデサルタン（ブロプレス®），バルサルタン（ディオパン®），スピロノラクトン（アルダクトン®A），エプレレノン（セララ®）などがある．ACC/AHAガイドラインでは，症状がある心不全症例（stageC, D）だけでなく，無症状の心収縮能低下症例や，心肥大症例，心収縮能正常の陳旧性心筋梗塞症例（stageB），さらには高血圧，糖尿病などの心不全リスクをもった症例（stageA）への予防的投与が推奨されている．ACEIに忍容性がない場合にはARB投与を，重症例にはアルドステロン受容体拮抗薬を併用する．ESCガイドラインでは，症状の有無にかかわらずEF40％以下，または，心不全症状のある冠動脈疾患症例へのACEI投与を推奨している．ARBは，ACEIに忍容性がない症例への投与，あるいは，ACEI，β遮断薬併用にて症状が改善しない症例への追加投与が推奨されている．アルドステロン受容体拮抗薬は，LVEF35％以下，NYHA III～IVで，β遮断薬とACEI（または，ARB）を使用している症例へ追加投与する．

7 投与時における注意点および対処法

　ACEI，ARBの投与開始前に，血圧，腎機能，血清カリウム値を評価する．低血圧，腎機能低下症例，カリウム高値症例への投与時は，少量より投与開始し徐々に増量する．投与開始や増量の1～2週間後には，血圧，クレアチニン（Cr）値，カリウム（K）値の評価が必要である．Crの30％以内の上昇であれば慎重に経過観察とし，さらに増悪した場合，減量または中止を検討する．K値上昇に対しては，カリウム摂取制限，利尿薬併用，イオン交換樹脂剤の併用も検討する．ESCガイドラインでは下記のように推奨されている．Cr 2.5mg/dL以下，K5.0以下の症例へ投与．Crが投与前の1.5倍，および3.0mg/dLを超えなければ経過観察を，3.0～3.5の場合半量投与に変更．3.5を超えたら中止．K値が，5.5超えたら半量，6.0を超えたら中止．血圧低下時は，併用降圧薬があれば，減量にて対処する．**ACEIにて，乾性咳嗽が出現する症例もあり，経過観察にて改善しない場合はARBへ変更**する．スピロノラクトン（アルダクトン®A）は，高カリウム血症，**および女性化乳房への注意が必要**である．エプレレノン（セララ®）は，選択的アルドステロン受容体拮抗薬であることから，女性化乳房の頻度が低い．CHARM added[5]などで，ACEIとARBの併用効果が報告されているが，**併用**による低血圧，腎機能増悪，高カリウム血症に対して，注意を要する．

8 おわりに

　ACEI，ARB，アルドステロン受容体拮抗薬の適切な投与が，心不全の治療において重要であるが，重症心不全の進行を完全に防ぐことはできない．直接的レニン阻害薬〔アリスキレン（ラジレス®）〕による心不全抑制効果を検討したATMOSPHEREとASTRONAUTが進行中である．今後，ACE2などの，新たなRAA系構成因子をターゲットとした，新規治療薬の開発が待たれる．

＜文　献＞

1) Pitt, B. et al., for the eprelenone post-acute myocardial infarction heart failure efficacy and survival study investigators : N. Engl. J. Med., 348 : 1309-1321, 2003
2) Hunt, S. A. et al. : Circulation, 119 : e391-479, 2009
3) Dickstein, K. : Eur. Heart J., 29 : 2388-442, 2008
4)「慢性心不全治療ガイドライン（2005年改訂版）」（日本循環器学会）
http://www.j.circ.or.jp/guideline/pdf/JCS 2005_matsuzaki_h.pdf
5) McMurray, J. J. et al., for the CHARM investigators and committees : Lancet, 362 : 767-771, 2003

第3章　心不全を治す　　　　　　　§2　薬物療法

2. β遮断薬

吉川　勉

Point

1. β遮断薬は心不全急性増悪からの回復期に導入するのが望ましい
2. 開始に当たっては，水分バランスがコントロールされていることを再確認する
3. 通常量の8分の1程度から徐々に増量する
4. β遮断薬投与中に心不全増悪をきたした場合に使用する強心薬としては，ホスホジエステラーゼ阻害薬が望ましい

1 はじめに

β遮断薬は今や心不全診療には欠かせない最も有効な治療薬の1つであることはいうまでもない．β遮断薬の使用経験の蓄積に伴い，導入のタイミングは益々早まりつつある．本項では，変貌しつつあるβ遮断薬の使用法を中心に概説する．

2 いつはじめるか

β遮断薬は慢性心不全の安定期に入院して開始するのが原則とされてきた．しかし，安定期の慢性心不全患者にβ遮断薬を開始するというだけでは入院の同意を得られにくい．筆者はニューヨーク心臓病協会心機能分類（NYHA）Ⅱ度，左室駆出率20％以上，血漿BNP濃度200pg/mL未満などの比較的軽症の場合は外来でβ遮断薬を開始している．これ以外の重症の場合はできるだけ入院してβ遮断薬を開始するという方法をとる．心不全急性増悪の回復期にあっては，従来退院後2週間は安定していることを確認してからβ遮断薬を開始することが推奨されてきた．しかし，この時点では外来通院となっており，かえってβ遮断薬の開始は難しくなる．IMPACT-HF試験では，このような局面を想定して，β遮断薬を入院中に開始する群と退院後に開始する群に無作為割付して，臨床転帰を比較した．60日後にβ遮断薬が投与されている例は退院前導入群91.2％に対して，退院後導入群で73.4％であった．死亡あるいは再入院は退院前導入群でむしろ少ない傾向を認めた[1]．この結果を受けて，2006年の米国心不全学会のガイドラインでは，**心不全急性増悪からの回復期においては，β遮断薬は退院前から開始するように変更された**．筆者らもβ遮断薬が投与されていない新規心不全例には適応があれば，回復期退院前にβ遮断薬を導入し，外来で増量するという方法をとっている．

3 開始するに当たってチェックすべき項目（表）

β遮断薬の有効性が認められているのは収縮機能障害を主徴とする心不全例である．β遮断薬は投与禁忌となる病態が多いので，合併疾患など十分なチェックが必要である．開始にあたっては，**肺うっ血・全身浮腫など体液貯留がコントロールされている必要がある**．筆者らはBNP濃度を測定し，β遮断薬開始のよりどころとしている．すなわち，BNP濃度＜200pg/mLの場合にはβ遮断薬の導入は比較的容易であるが，**BNP濃度＞200pg/mLの場合には入院監視下で慎重な投与が必要である．さらにBNP濃度＞500pg/mLの場合はきわめて注意が必要であり，心不全の増悪をきたしやすい**．投与開始後は，心拍数・血圧・体重・尿量などに注意することはもちろんであるが，Ⅲ音や僧帽弁逆流雑音など身体所見が重要である．

● 表　β遮断薬使用時のチェックリスト

開始前	□収縮不全か □水分バランスは問題ないか □血漿BNP濃度 □投与禁忌となる合併疾患がないか 　（刺激伝導障害，腎不全，閉塞性肺疾患など）
開始後	□心拍数 □体重 □Ⅲ音の強度 □僧帽弁逆流雑音 □尿量 □胸部X線所見 □心電図 □血漿BNP濃度

4　β遮断薬のクラスエフェクト

初期によく用いられたメトプロロール酒石酸塩（セロケン®，ロプレソール®）はβ_1選択性であるが，βアドレナリン受容体のup-regulationを惹起する．近年多用されている第3世代β遮断薬であるカルベジロール（アーチスト®）は非選択性β遮断薬で，α_1受容体遮断作用を併せもつ．本β遮断薬はβアドレナリン受容体のup-regulationを起こさないことが知られている．β遮断薬投与後に冠静脈洞ノルエピネフリン濃度を測定すると，カルベジロール投与によって効率よくその濃度が低下することが明らかとなった．このことから，β遮断薬の抗アドレナリン作用はメトプロロールよりもカルベジロールに優れていることが窺われる．

β遮断薬を選択するときに重要となる薬理学的特性として，インバース・アゴニスト作用を挙げることができる[2]．本薬理学的特性はβアドレナリン受容体自体に作用して，活性型から不活性型に変化させるというものである．インバース・アゴニスト作用を有するβ遮断薬は，内因性カテコラミン濃度が低いときにも受容体そのものの活性を低下させることから，導入時に心不全の増悪をきたすことにつながる．**重症例にβ遮断薬を導入するときにはインバース・アゴニスト作用の少ないβ遮断薬を選択すべきである．**

5　β遮断薬の導入と増量

現在最も頻繁に使われているβ遮断薬はカルベジロール（アーチスト®）である．通常は2.5mg/日から開始し，5mg/日→10mg/日→20mg/日と増量するが，これらの間のステップとして7.5mg/日，15mg/日をおく場合が多い．重症例の場合は初回投与量を1.25mg/日とする（図）．BNP濃度が500pg/mLを越えるような超重症例の場合は0.625mg/日を初回投与量とする場合もある．β遮断薬が単独で開始困難な場合は，ピモベンダン（アカルディ®）などのβ受容体を介さない強心薬を併用する．例外的な状況として，強心薬の点滴静注から離脱できない心不全例でホスホジエステラーゼ阻害薬を併用しながらβ遮断薬を超低用量から開始することもある．

6　何を指標にするか

β遮断薬は忍容性がよければなるべく増量する．増量するときのよい指標はあまりない．忍容性の確認には自覚症状，身体所見（Ⅲ音ギャロップ，僧帽弁逆流雑音，肺野ラ音など），血圧・心拍数などが参考になる．心不全の指標としては血漿BNP濃度が一般的には重要であるが，β遮断薬導入時には複雑な動きをする．血漿BNP濃度がもともと高値の場合には心不全の改善に伴って低下するが，治療開始前のBNP値があまり高くない場合にはむしろ増加することがある[3, 4]．しかし，β遮断薬導入が終了して一段落した頃にはおおむねBNP濃度は低下する．

7　心不全の悪化をきたしたらどうするか

β遮断薬継続投与中に心不全増悪をきたした場合，β遮断薬を中止してしまいがちである．実際はよほど重症なポンプ失調でない限り，β遮断薬の続行は可能である．1ステップ前の投与量に戻すか，軽度の場合はそのまま継続して利尿薬を調整する．強心薬が必要な場合カテコラミンの有効性は期待しにくいので，ホスホジエステラーゼ阻害薬を使用する．特にカルベジロール投与中の場合のドブタミンはかえって肺血管抵抗を増加させ，血行動態を悪化させることが知られている[5]．心不全急性増悪によりβ遮断薬を一時的に中止せざるを得ない場合もあるが，**循環**

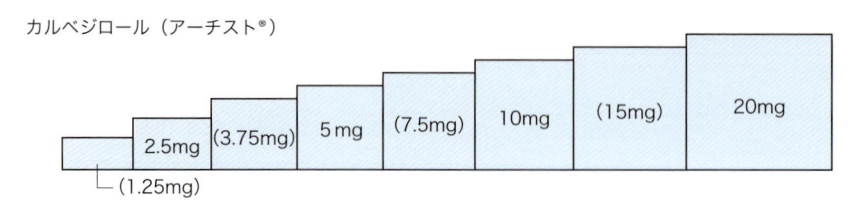

● 図 β遮断薬の増量

動態が安定すれば直ちに再開すべきである．米国の心不全レジストリー研究OPTIMIZE-HFの解析結果では，入院中にβ遮断薬が中止されたまま放置された場合の死亡リスクは継続投与された場合の2.3倍であった[6]．

8 反応が悪かったときどうするか

β遮断薬を開始後多くでは心機能は改善するが，いっこうに心機能が改善してこないケースも経験される．このようなケースでも，β遮断薬は無効と早計に判断するのではなく，突然死予防効果もあるので支障がなければ継続投与したほうがよい．安静時心機能が改善しなくても，運動時の血行動態が改善しているかもしれない．血漿BNP濃度，運動耐容能なども加味して，総合的に判断することが望まれる．最近遺伝子多型解析がレスポンダーの予測に有用との報告が増えているが，わが国におけるエビデンスは乏しい[7]．

9 拡張機能障害による心不全例に有効か

大規模臨床試験のデータの蓄積により，収縮機能障害による心不全例でのβ遮断薬の有用性についてはもはや疑問の余地はない．一方，拡張機能障害による心不全例における効果については賛否両論である．心不全レジストリー研究OPTIMIZE-HF試験では，β遮断薬が使用されていなかった7,154例の心不全患者の解析を行った．左室駆出率40％未満の収縮不全例ではβ遮断薬の使用は死亡あるいは入院件数の減少と関連した．左室駆出率40％以上の心不全例の場合は，β遮断薬の導入は予後の改善を伴わなかった[8]．これに対して，カルベジロールやnevibololが拡張不全あるいは収縮機能の保たれた心不全例において，拡張機能や臨床転帰を改善することが報告されている[9,10]．現在，収縮機能の保たれた心不全例を対象としたカルベジロールの臨床試験（J-DHF）が進行中である．

10 おわりに

心不全患者におけるβ遮断薬の位置づけと実際の使い方を中心に概説した．β遮断薬を導入できない治療抵抗性心不全を招かないためにも**早期に最大限のβ遮断薬治療を開始すること**が肝要である．拡張機能障害による心不全例における有効性の検証などまだまだ解決すべき点は多い．

<文　献>
1) Gattis, W.A. et al. : J. Am. Coll. Cardiol, 43 : 1534-1541, 2004
2) Maack, C. et al. : Br. J. Pharmacol., 132 : 1817-1826, 2001
3) Yoshizawa, A. et al. : J. Card. Fail., 10 : 310-315, 2004
4) Davis, M. E. et al. : Circulation, 113 : 977-985, 2006
5) Metra, M. et al. : J. Am. Coll. Cardiol., 40 : 1248-1258, 2002
6) Fonarow, G. C. et al. : J. Am. Coll. Cardiol., 52 : 190-199, 2008
7) Liggett, S. B. et al : Proc. Natl. Acad. Sci. USA, 103 : 11288-11293, 2006
8) Hernandez A. F. et al : J. Am. Coll. Cardiol., 53 : 184-192, 2009
9) Bergström, A. et al. : Eur. J. Heart Fail., 6 : 453-461, 2004
10) van Veldhuissen, D. J. et al. : J. Am. Coll. Cardiol., 53 : 2150-2158, 2009

第3章 心不全を治す　§2 薬物療法

3. 利尿薬

藤野貴行，長谷部直幸

Point

1. ループ利尿薬はHenle上行脚で作用し，最も強力な利尿作用をもち，心不全治療において頻用されている
2. 抗アルドステロン薬はループ利尿薬に比べて，利尿作用は緩除であるが，ループ利尿薬の欠点である低カリウム血症，低マグネシウム血症の是正が期待できるため，ループ利尿薬との併用で使用されることが多い．RALSE試験，EPHUSUS試験において心不全患者における生命予後改善作用が示されている
3. サイアザイドの利尿作用はループ利尿薬より弱く，中等度以上の腎機能障害（Ccr50〜70mL/分）でその効果が失われるが，持続性の降圧効果が期待できるため，軽度の体液貯留をきたした高血圧性心不全例では一定の効果が期待できる

1 はじめに

慢性心不全では臨床的な症状として，労作時呼吸困難，息切れ，尿量減少，四肢の浮腫，肝腫大などがみられ，生活の質（quality of life：QOL）の低下が生じる．また，致死的不整脈の出現も高頻度に認め生命予後の悪化が生じる．慢性心不全では交感神経系やレニン・アンジオテンシン・アルドステロン（renin-angiotensin-aldosterone：RAA）系に代表される神経内分泌因子が著しく亢進し，その病態を悪化させている．心不全状態では尿中ナトリウム（Na）排泄の低下，体内へのNa貯留，細胞外液の増加が生じる．体液貯留は心不全の代償機構の1つであるが，不全心では前負荷予備能は減少しており，血漿量の過度の増加は左房圧の上昇，中心静脈圧の上昇をもたらし，血管内から血管外への水移動を促進する．その結果，肺循環系では肺うっ血，肺水腫，低酸素血症が，末梢循環系ではうっ血や浮腫が出現する．

一般に，利尿薬は血漿中のNaイオンの排泄を通じて尿量を増加させ，体液量を減少させる作用をもち，肺うっ血や浮腫を軽減することにより，症状を改善し，QOLを向上させる．

2 利尿薬の分類 (表)[1〜3]

1）ループ利尿薬

a) ループ利尿薬の作用機序

ループ利尿薬はNa-K-2Cl共輸送体（NKCC2）の作用を阻害する．NKCC2は腎臓，主にHenleの太い上行脚（TAL）や緻密班（MD）の管腔側膜に特異的に発現し，NaClの再吸収に関与している．TALは糸球体でろ過されたNaClの約30％を再吸収するセグメントである．管腔側膜にはフロセミドで抑制されるNKCC2が存在し電気的中性にNa，K，Clを細胞内に輸送する．このうち，Naは基底膜側の起電性Naポンプによって能動的に血管内に輸送される．Clは基底膜側のClチャンネル（ClCKb）やK-Cl共輸送体を介して血管内に輸送される．一方，Kは管腔側膜に存在するKチャンネル（ROMK）を介して管腔内をリサイクルすることによりNKCC2を介したClの細胞内の流入を効率的に行わせている．このようにNKCC2は，基底膜のNaポンプやClチャンネル，管腔側膜のKチャンネルと連動しているので，これらの機能が低下すると二次的に抑制される．NKCC2を介して経細胞的にClが再吸収されることによって，管腔内正の電位が形成され，これが起動力になりCa，Mgが細胞間隙を介して受動的に再吸収される．髄質のTALではNaClの再吸収によって腎髄質に高浸透圧を形成し濃縮尿生成に重要な役割を果たしている．一

● 表 利尿薬の分類（効力による分類）

効果	分類	薬剤名
A. 高い効力の利尿薬（最大利尿25％）	ループ利尿薬	フロセミド トラセミド
B. 中等度効力の利尿薬（最大利尿8〜10％）	遠位尿細管	トリクロルメチアジド インダパミド
C. 低い効力の利尿薬（最大利尿3〜5％）	（1）炭酸脱水酵素阻害薬 （2）カリウム保持性利尿薬 　・アルドステロン拮抗薬 　・直接作用薬 （3）浸透圧利尿薬	アセタゾラミド スピロノラクトン エプレレノン トリアムテレン マンニトール

最大利尿25％：最大利尿時に糸球体ろ過量の25％を尿に排泄する
（文献3をもとに作製）

方，MDのNKCC2は皮質TALのCl濃度を感知し，糸球体ろ過量やレニン分泌を調節する尿細管糸球体フィードバックに重要である．NKCC2の変異による機能不全は，Batter症候群を示す．

b）ループ利尿薬処方の実際

ループ利尿薬はNKCC2の作用を特異的にブロックするので，尿中へのNaCl喪失，尿濃縮力低下による脱水と，それによる高レニン性高アルドステロン症，また皮質集合管内への流速とNa到達量の増加を招き，K分泌増加による低カリウム血症や，H^+分泌増加による代謝性アルカローシスを引き起こす．さらに細胞間隙を介したCaやMg排泄の増加が起こる．フロセミドは，これらの機序により，K，Mg，H，Caイオンの排泄も増加させるために，強力な利尿作用と相まって，特に高齢者では脱水症や電解質異常，それに由来する不整脈などに注意する必要があり，電解質異常に対してはその補正が必要である．

NYHA class Ⅳの心不全でのフロセミド（ラシックス®）と血管拡張薬の併用で，肺動脈楔入圧，右房圧の低下，心係数の増加がみられ，血行動態の改善に伴い血漿ノルエピネフリン，Na利尿ペプチド（ANP，BNP）といった神経体液性因子を抑制する．また一方では，左室機能障害を対象としたフロセミドとカプトプリル（カプトリル®，カプトリル®R）が比較された研究では，カプトリル群で左室リモデリングの抑制効果がみられており，現在のところフロセミド単独での治療は慢性心不全治療としては不十分である．

ループ利尿薬の作用は用量と投与方法から尿中排泄への時間によるため，軽症心不全では低用量でよく反応するものの，心不全が進行すると，薬剤の吸収が腸管浮腫や一過性の低灌流によって低下し，作用するまでの時間が長くなり利尿作用が低下する．また利尿薬抵抗性の原因として，尿細管からの分泌は腎血流の低下，低タンパク血症，利尿薬と競合する薬剤，アシドーシスなどにより低下するので，それらの改善をはかる．尿酸排泄促進薬のプロベネシド（ベネシッド®）はループ利尿薬の分泌を抑制するため，ループ利尿薬に特有の利尿効果はみられなくなる．ループ利尿薬のうちフロセミドはタンパクに結合していない分画が腎臓で代謝されるため，低アルブミン血症では効果が減弱する．

2）アルドステロン拮抗薬[1〜5]

a）アルドステロン拮抗薬の作用機序

アルドステロン（Ald）が主要な働きをするのは，腎臓の皮質集合管である．Aldがこれらの部位で作用するのは上皮Naチャンネル（ENaC）であり，これで電位が変化することにより，H^+とK^+の分泌が増加し，Clの再吸収も増加することになる．NaとClは集合管主細胞，H^+は介在細胞，Clは細胞間を通して移動するとされている．AldによるNa再吸収には2つの段階があることが知られており，早期（1〜4時間）にはSGK1を活性化しENaCを介してNa流入を増加させる．後期（4時間以後）にはENaC発現上昇やNa, K-ATPaseを介する機序が関与している．

また非上皮細胞での作用として，脳，心臓，血管での特異的作用を有していることが示されている．また核内受容体を介さない，non-genomicな作用を有することも示されている．

b) アルドステロン拮抗薬処方の実際

スピロノラクトン（アルダクトン®A）は腎集合管のアルドステロン受容体を阻害し，Naおよび水の排泄を促進し，K，Mg排泄を抑制する．このため血清カリウム値は低下せず，K保持性利尿薬に分類されている．スピロノラクトンはループ利尿薬に比べて，利尿作用は緩除であるが，ループ利尿薬の欠点である低カリウム血症，低マグネシウム血症の是正が期待できるため，ループ利尿薬との併用で使用されることが多い．

RALES試験では，ACE阻害薬，ループ利尿薬および必要に応じてジゴキシン（ジゴシン®）投与による心不全治療に加えて，スピロノラクトンの追加投与によるにより，死亡率が30%，心不全症状の増悪による入院が35%減少し，心不全症状の改善が認められ，抗アルドステロン薬の重要性が示された(p.299，エビデンス3参照)．スピロノラクトンは慢性心不全患者ではACE阻害薬もしくはARBとの併用になることが多くなるため，**高カリウム血症やそれに関連する有害事象に注意が必要である**[4]．アルドステロンに特異的拮抗薬であるエプレノン（セララ®）が発売されEPHUSUS試験において有用性が示され，急性心筋梗塞後の心不全患者における生命予後改善作用が明らかになった[5]．

3) サイアザイド系利尿薬[1〜3]

a) サイアザイド系利尿薬の作用機序

サイアザイド系利尿薬は遠位尿細管NaCl共輸送体(NCC)に働き，Na利尿作用を発揮する．NCCは腎臓内では遠位曲尿細管（DCT）起始部で発現が認められる．DCTは糸球体でろ過されたNaClの約7%を再吸収するセグメントで，DCT細胞より構成されている．管腔側膜にはサイアザイド系利尿薬で抑制されるNCCが存在し，電気的中性にNaとClを細胞内に輸送する．これらの経路を介して細胞内に入ったNaは管腔側膜の起電性Naポンプにより，またClはClCKbやK-Cl輸送体を介して血管内へ輸送される．サイアザイド系利尿薬は管腔側膜のNCCをブロックし，尿中へのNaCl排泄を増加させるとともに皮質集合管管腔内への流速とNa到達量の増加を招き，K分泌増加による低カリウム血症や，H分泌増加に伴う代謝性アルカローシスを引き起こす．NCC抑制によって細胞内Na濃度が低下するので，基底側膜のNa-Ca交換輸送が活性化され，細胞内Ca濃度の低下を引き起こし，その結果管腔側膜のCaチャンネルが活性化され細胞内へのCaの流入が増加しCa再吸収が促進される．ヒトのNCC（SCL12A）の機能不全ではGitelman症候群を引き起こす．

b) サイアザイド系利尿薬処方の実際

サイアザイド系利尿薬は降圧薬としての歴史は古く，高用量を用いた経験では降圧作用は用量依存性を示さず，副作用としての代謝異常などが全面にでてくるため，少量からの投与がすすめられている．サイアザイドは中等度以上の腎機能障害（Ccr60mL/分以下）では単独での効果はあまり期待できないが，難治性の浮腫に対してはループ利尿薬との併用で効果が得られることがある．その一方でループ利尿薬以上に代謝異常がみられやすく，**糖代謝異常，高尿酸血症，低カリウム血症，高カルシウム血症，高脂血症**などに注意が必要である．

4) その他の薬剤

a) バソプレシンV2受容体拮抗薬[1〜3, 6]

うっ血性心不全患者では，水・電解質異常がしばしば合併するが，特に重症の慢性心不全患者でみられる低ナトリウム血症は，治療が困難なうえに予後にかかわる重要な合併症である．バソプレシン（AVP）は，浸透圧刺激，非浸透圧刺激で分泌されるが，非浸透圧刺激は頸動脈洞，大動脈弓や左心房などの圧受容体を介する刺激であり，循環血液量の減少，血圧の低下，左心房圧の低下により，抑制系入力が減弱することで，AVPの分泌が増加する．うっ血性心不全においては，低浸透圧にもかかわらず，非浸透圧刺激により，AVP分泌が亢進することが低ナトリウム血症の病態形成に深く関与している．バソプレッシンによるV2受容体は腎集合管主細胞に作用し，アクアポリン-2（AQP-2）を管腔側細胞膜上に集族させて，水の再吸収を引き起こす．

低ナトリウム血症を呈する重症心不全例の治療では，腎血流量の増加を目的とした安静臥床，塩分制限，利尿薬，および水分制限が中心となるが，バソプレッシン2型受容体拮抗薬（V2RB）のTolvaptan

が欧米では臨床応用されつつあり，ACTIVE in CHF試験ではプラセボ群に対して有意に尿量の増加がみられ，急性の非代償性心不全に対する有用性が証明された．また長期予後調査のためのEVEREST試験の結果が示されている．急性心不全で入院した患者に対し，投与急性期には体重の減少，呼吸困難の改善を認めたが，平均フォローアップ期間9.9カ月の長期の観察では，低ナトリウム血症は有意に改善したが，総死亡率，心血管死や心不全による入院はプラセボ群と有意差を認めなかった．このように急性期から開始された心不全患者に対するTolvaptan投与は，長期的な予後に対する有意性は確立していない[6]．

b）ナトリウム利尿ペプチドファミリー[7, 8]

ナトリウム利尿ペプチドファミリーは，通常は利尿薬には分類されないが[7, 8]，腎でのNa利尿作用はよく知られている．心房性ナトリウム利尿ペプチド（ANP）および脳性ナトリウム利尿ペプチド（BNP）の腎での作用として，糸球体ろ過（GFR）上昇作用および集合管，特に髄質内層集合管（IMCD）におけるNa・水再吸収抑制作用が重要である．さらに，近位尿細管でのNa再吸収抑制，および間質毛細血管血流増大によるHenle上行脚でのNa再吸収抑制により利尿作用を発揮する．降圧作用はこの腎作用以外に，血管平滑筋弛緩作用と，さらにレニン・アルドステロンの分泌抑制作用に起因している．心不全では特に食塩負荷時に近位尿細管における再吸収が亢進することが特徴であり近位尿細管でのNa再吸収を抑制することが病態の改善には重要である．近位尿細管でのNa再吸収は腎血流の低下により亢進するので，これらを抑制するαhANPは腎血流を増加させるだけではなく，近位尿細管におけるNa再吸収も抑制するので，心不全の治療に有効になる．心不全での利尿薬への反応性低下には髄質循環が関与すると考えられる．髄質血流を増加させるようなαhANPは，治療抵抗性の心不全症例への投与が考慮される．一方，心不全患者ではANPに対する反応性が低下していることも知られ，この原因として，受容体の脱感作，ANP分解酵素（NEP）の活性亢進，遠位ネフロンへのNa到達量の低下などが提唱されている．

3 処方の実際

1）慢性心不全の場合

a）ループ利尿薬

> フロセミド（ラシックス®）1錠20mg，1回1～4錠，1日1～2回（20～80mg/日）
> トラセミド（ルプラック®）1錠4mg，1回1～2錠，1日1～2回（4～8mg/日）

ループ利尿薬は皮質集合管内への流速とNa到達量の増加を招き，K分泌増加による低K血症や，H分泌増加による代謝性アルカローシスを引き起こす．さらに尿細管細胞間隙を介したCaやMg排泄の増加が起こる．特に高齢者では脱水症や電解質異常，それに由来する不整脈などに注意する必要があり，電解質異常に対してはその補正が必要である．K保持性利尿薬との併用でよく用いられる．

b）アルドステロン阻害薬

> スピロノラクトン（アルダクトン®A）1錠25mg，1回1～2錠，1日1～2回（25～100mg/日）
> エプレレノン（セララ®）1錠25mg，1回1～4錠，1日1～2回（25～100mg/日）

スピロノラクトンはループ利尿薬に比べて，利尿作用は緩除であるが，ループ利尿薬の欠点である低カリウム血症，低マグネシウム血症の是正が期待できるため，ループ利尿薬との併用で使用されることが多い．エプレレノンはアルドステロンに特異的拮抗薬であるので，女性化乳房の頻度が低い．

c）サイアザイド系利尿薬

> トリクロルメチアジド（フルイトラン®）1錠2mg，1回0.5～2錠，1日1～2回（1～8mg/日）

サイアザイドは中等度以上の腎機能障害（Ccr60mL/分以下）では単独での効果はあまり期待できないが，難治性の浮腫に対してはループ利尿薬との併用で効果が得られることがある．その一方でループ利尿薬以上に代謝異常がみられやすく，糖代謝異常，高尿酸血症，低カリウム血症，高カルシウム血症，高脂血症などに注意が必要である．

2）急性心不全の場合

> フロセミド（ラシックス®）20mg，1A～2A，静注（必要なら40～80mgを追加）

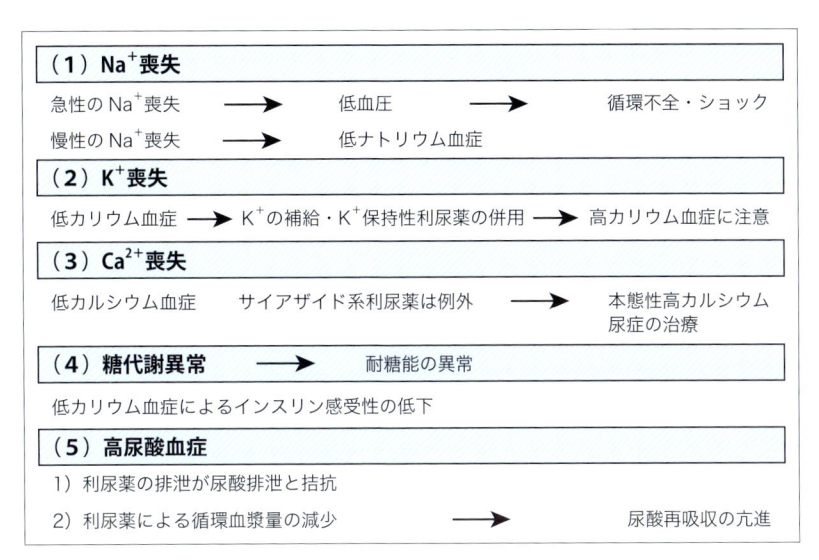

図 利尿薬の副作用

(1) Na⁺喪失
- 急性の Na⁺喪失 → 低血圧 → 循環不全・ショック
- 慢性の Na⁺喪失 → 低ナトリウム血症

(2) K⁺喪失
- 低カリウム血症 → K⁺の補給・K⁺保持性利尿薬の併用 → 高カリウム血症に注意

(3) Ca²⁺喪失
- 低カルシウム血症　サイアザイド系利尿薬は例外 → 本態性高カルシウム尿症の治療

(4) 糖代謝異常 → 耐糖能の異常
- 低カリウム血症によるインスリン感受性の低下

(5) 高尿酸血症
1) 利尿薬の排泄が尿酸排泄と拮抗
2) 利尿薬による循環血漿量の減少 → 尿酸再吸収の亢進

（文献3をもとに作製）

カルペリチド（ハンプ®）1000 μg, 0.1～0.2 μg/kg/mL

心不全では腎機能が比較的保たれているにもかかわらず乏尿となり，利尿薬への反応性が著しく低下する場合があり，この現象には髄質循環が関与すると考えられる．このことから髄質血流を増加させるような αhANP は，治療抵抗性の心不全症例への投与が考慮される．

注意点

利尿薬の副作用（図）

ループ利尿薬：低カリウム血症

サイアザイド系：糖代謝異常，高尿酸血症，低カリウム血症，高カルシウム血症，高脂血症

アルドステロン阻害薬：高カリウム血症

ナトリウム利尿ペプチド：低血圧

4 おわりに

心不全治療に使用される利尿薬について概説した．利尿薬は体液量が過剰状態にある心不全には有効であり，心不全の体液貯留のコントロールを適切に行うことのできる心不全治療における重要な薬剤である．利尿薬は量が多すぎると，循環血漿量低下を引き起こし，ACE 阻害薬，ARB や他の血管拡張薬での低血圧，腎機能障害の危険性を増加させ，また利尿薬の量が少なすぎると，体液貯留を引き起こし，ACE 阻害薬の反応性を低下させ，β遮断薬治療における心不全増悪の危険性を増加させる．したがって，**注意深く観察し，状態に応じた利尿薬の適切な使用が大切**で，心不全治療における他の薬剤にとっても重要であるといえる．

＜文　献＞

1) 長谷部直幸：神経体液性の考察　慢性心不全の進展における神経体液性因子の役割，循環器科，60：585-589, 2006
2) 伊藤：日本内科学会雑誌，95：952-958, 2006
3) 今井：日本臨床，64 (Suppl) 2：23-30, 2006
4) Pitt, B. et al.：N. Engl. J. Med., 341：709-717, 1999
5) Pitt, B. et al.：N. Engl. J. Med., 348：1309-1321, 2003
6) Konstam, M. A. et al.：JAMA, 297：1319-1331, 2007
7) Kido, S. et al：Am. J. Physiol. Heart Circ. Physiol. 290：H1064-1070, 2005
8) Hasebe, N. et al.：Am. J. Physiol, 268：H781-787, 1995

4. 強心薬

肥後太基，砂川賢二

Point

1. ジギタリス製剤を含めて生命予後の改善を証明された強心薬はない
2. 強心薬により血行動態や症状，生活の質（QOL）の改善は期待できる
3. 強心薬の投与にあたっては，その作用機序，効果，副作用を熟知したうえで最低量，最短期間の使用にとどめる意識が重要である

1 はじめに

心不全治療における強心薬の役割は，200年以上も前にジギタリスの有効性が報告されて以降1970年代までは利尿薬とならぶ数少ない治療薬として位置づけられていた．その後ジギタリスを上回る強心作用を有する経口強心薬の開発がすすめられたが1980年代に行われたそれらの薬剤の慢性心不全患者に対する大規模臨床試験では予後に対して否定的な結果が相次ぐ結果となった．ジギタリス自体についてもDIG試験[1]にて生命予後の改善効果は認められなかったこともあり，少なくとも洞調律の慢性心不全患者の治療におけるその位置づけは，ACE阻害薬やアルドステロン拮抗薬，β遮断薬の有効性が明らかになるのと反比例するかのごとく低下してきたように思われる．しかしながらジギタリスの有効性が実感される症例が確かに存在するのは事実であり，そのほかの強心薬についても慢性心不全の急性増悪を含めた急性心不全や心原性ショック症例において経静脈的投与が必要不可欠になることもしばしばである．さらには心不全治療の目的としての症状や生活の質（QOL）の改善を期待して経口強心薬を投与するという考えもあり，今後も心不全治療においては必要であり続けることが予想される．ここでは作用機序別にジギタリス製剤，カテコラミン製剤，ホスホジエステラーゼⅢ（PDEⅢ）阻害薬，そのほかの強心薬について述べる．

2 ジギタリス製剤

1）期待される効果

ジギタリスは細胞膜のNa^+-K^+-ATPaseを抑制する結果，Na^+-Ca^{2+}チャネルを介して細胞内Na^+の放出と引き換えに細胞内Ca^{2+}濃度の増加をきたし，その結果として陽性変力作用をきたす．また副交感神経の緊張を介した陰性変時作用を併せもっている．後述する他の強心薬と比較すると強心作用は穏やかである一方，有効性・安全性の領域が狭く投与量への注意が必要である点がジギタリス製剤の実際の投与にあたっての難点となりうる．

ジギタリスは前述のごとく長い間心不全に対して用いられてきたが，心不全に対しての効果については，先行する複数のwithdrawal studyに引き続いて1997年DIG（Digitalis Investigation Group）試験の成績が報告された[1]（p.300，エビデンス4参照）．DIG試験は主にNYHA Ⅱ～Ⅳの洞調律の慢性心不全症例を対象としたプラセボ対象ランダム二重盲検試験であるが，その結論としてジゴキシンは慢性心不全症例の総死亡，心血管死亡は減らさないものの，入院，心血管事故による入院，および心不全増悪による入院については減少させることが示された（図1）．またこれらの効果については特に左室駆出率がより低値でNYHA Ⅲ～Ⅳのより重症な心不全症例ほど顕著であった．一方でLVEF＞45％の症例においてはジギタリスの投与により死亡，入院ともに減少しなかったとの報告や，不整脈に関連した死亡については増加させる傾向があること，女性患者においてはむしろ予後を悪化させるという報告もあり投与にあ

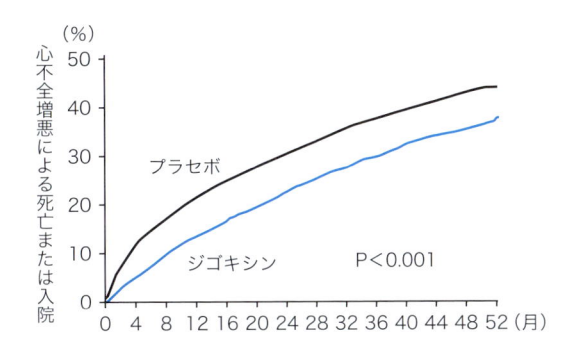

●図1 ジギキシンの心不全増悪による死亡・入院に対する効果
（文献1より引用）

たってはその適応を十分に考える必要がある．

なお，ジゴキシン以外のジギタリス製剤については大規模研究に基づくエビデンスがなく，後述のガイドラインにおいても取り上げられていないことから本項では他のジギタリス製剤については論じることを控えたい．

2）適応と禁忌

わが国の慢性心不全治療ガイドライン[2]においては，ジゴキシンについては頻脈性心房細動を有する心不全患者においてレートコントロールを目的とした投与がclass Ⅰに位置づけられている．これはジゴキシンの有する陰性変時作用と陽性変力作用を考えるときわめて理にかなっているものである．一方，洞調律の患者に対するジギタリス投与については血中濃度0.8ng/L以下で維持という条件付きでClass Ⅱとされている．ACC/AHA慢性心不全ガイドライン[3]でも現在または過去に心不全の症状があり，左室駆出率低下を伴う症例で，心不全による入院を減らす目的での投与についてClass Ⅱaとされている．このようにジゴキシンの適応は，**心不全の生命予後の改善ではなく，症状の改善，入院の回避，QOLの改善を目的とするものである**と考えるべきである．ジゴキシンの禁忌としては第2〜3度房室ブロック，高度徐脈，洞不全症候群，閉塞性肥大型心筋症，**ジギタリス中毒**などがあり，慎重に投与すべき群として，**低カリウム血症，高カルシウム血症，心室性期外収縮**などがあげられる．

3）投与法

ジギタリスの投与法としては維持量の2〜4倍量を6〜8時間おきに投与してから維持量に移行する急速飽和法と最初から維持量を投与する方法がある．一般的には洞調律で安定している患者に対しては急速飽和法ではなく最初から経口で維持量での投与を開始する．投与量は腎機能や年齢を考慮にいれ0.125〜0.25mg/日が一般的ではあるが，症例によっては0.0625mg/日からの投与も考慮すべきである．経口で維持量の投与を開始した場合，血中濃度は約7日間で安定することが知られているが，目標の血中濃度としては従来の有効治療血中濃度とされてきた値よりも低い0.8ng/mL以下が推奨されている．これは前述のDIG試験のサブ解析において血中濃度0.5〜0.8ng/mLの症例で死亡率低下，1.2ng/mL以上では死亡率が上昇することが示されたことが根拠となっている．またアミオダロン塩酸塩（アンカロン®），ベラパミル塩酸塩（ワソラン®），ジルチアゼム塩酸塩（ヘルベッサー®），スピロノラクトン（アルダクトン®A）などの併用によりジゴキシンの血中濃度が上昇しやすいことがいわれており，併用薬を考慮したうえで投与量の調整を行う必要がある．

ジギタリス中毒症状として食欲不振，悪心，嘔吐，不眠，視覚異常，錯乱などがあげられ，また徐脈性および頻脈性のいずれの不整脈も起こりうるが，必ずしも血中濃度が2.0ng/mL以上に上昇していなくとも起こりうることを認識すべきである．特に高齢，腎機能障害例，低カリウム血症や高カルシウム血症，低タンパク血症，甲状腺機能低下症，急性冠症候群，急性心膜炎や心筋炎などの症例では注意が必要である．ジゴキシンは血液あるいは腹膜透析，人工心肺では除去されないことから，まず中毒を予防すること，そのうえで上記症状・徴候が出現した場合には速やかにジギタリス中毒を疑い投与の中止あるいは減量を考慮することが重要である．

3 カテコラミン製剤

1）使用目的と効果

心不全治療に用いられるカテコラミン製剤として，わが国では経静脈的投与薬としてドブタミン塩酸塩（ドブトレックス®），ドパミン塩酸塩（イノバン®，カコージン®，カタボン®），ノルアドレナリン（ノ

● 表1 心不全に対する強心薬の適応

1. わが国の急性心不全治療ガイドライン
   Class I
   ・急性肺水腫の血圧低下例に対するカテコラミン静脈内投与
   ・心原性ショックに対するカテコラミン投与，強心薬併用
2. わが国の慢性心不全治療ガイドライン
   【収縮心不全例において】
   Class II
   ・生活の質の改善，経静脈的強心薬からの離脱を目的とした経口強心薬短期投与
   ・β遮断薬導入の際の経口強心薬併用
   【拡張不全例において】
   Class II
   ・NYHA III～IVにおける陽性変力作用をもつ薬剤
3. ACC/AHA慢性心不全治療ガイドライン
   Class II b
   ・治療抵抗性の終末期心不全例に対して，静脈内強心薬持続投与を症状軽減の目的で考慮すること

ルアドリナリン®），アドレナリン（ボスミン®）が，経口的投与薬としてデノパミン（カルグート®），ドカルパミン（タナドーパ®）が使用可能である．カテコラミン製剤は心筋細胞においては$β_1$受容体に結合することで細胞膜のアデニル酸シクラーゼを活性化し，心筋細胞内のATPをcAMPへ変換することで心筋細胞内の複数の器質のリン酸化を介して心筋細胞の収縮力を増強させる．経静脈的強心薬の使用目的は急性心不全もしくは慢性心不全の急性増悪，心原性ショック，ならびに難治性慢性心不全症例における血行動態，臨床所見の改善であり，経口的投与薬の使用目的は主に慢性心不全症例における症状やQOLの改善である．ここで注意すべきはカテコラミン製剤であれ後述のPDE III阻害薬であれ経静脈的強心薬，経口強心薬のいずれもその使用により生命予後が悪化したという報告こそあるものの，改善したとする報告は見当たらないことである[4～7]．したがって**カテコラミン製剤やPDE III阻害薬といった強心薬の使用についてはなるべく最低限の用量で短期間の投与とすべく心がけるべきであろう**（表1）．にわが国の急性心不全ガイドライン[8]，慢性心不全ガイドライン[2]，さらにACC/AHA慢性心不全ガイドライン[3]における強心薬の適応を掲げる．

2）各カテコラミン製剤の特徴と投与量（表2）

a）ドブタミン塩酸塩

ドブタミンは合成カテコラミンで経静脈的に持続投与を行う．$β_1$選択性が強く強力な心筋収縮増強作用を有する一方で$α_1$作用による血管収縮作用は比較的軽微であり，また5μg/kg/分以下の用量であれば$β_2$作用による血管拡張作用も期待され，全身末梢血管抵抗や肺毛細管圧の軽度の低下をきたしうる．また心拍数の上昇が軽度であり，他のカテコラミンに比べると心筋酸素消費量の増加が少ない傾向がある．5～20μg/kg/分の中等量以上の投与では$α_1$作用による血管収縮効果がより前景にたってくるが，血圧の上昇効果という点ではドパミン塩酸塩に比し弱く血圧維持が不十分の場合にはドパミン塩酸塩やノルアドレナリンとの併用が必要とされている．

b）ドパミン塩酸塩

ドパミンは内因性のカテコラミンでノルアドレナリンの前駆物質である．ドブタミン塩酸塩と同様に経静脈的に持続投与を行う．低用量（2～3μg/kg/分以下）ではドパミンDA_1受容体を介して腎動脈拡張作用による糸球体濾過量を増加させるとともに腎近位尿細管へ直接作用してナトリウム再吸収を抑制する結果，利尿効果を発揮するとされている．中等量（3～10μg/kg/分）では$β_1$作用による陽性変力作用，心拍数増加，$α_1$作用による末梢血管収縮作用をきたし血圧上昇効果を示す．高用量（10～20μg/kg/分）では$α_1$作用による血管収縮作用がより前景に立ちやすい．

c）ノルアドレナリン

ノルアドレナリンは強力な$α_1$作用を有しており末梢血管収縮作用を示すとともに，$β_1$作用による陽性変力作用と陽性変時作用を有する．末梢血管抵抗の

● 表2　カテコラミン製剤およびPDE Ⅲ阻害剤の一般的な経静脈的投与量

ドブタミン	1～20μg/kg/分
ドパミン	1～20μg/kg/分 　～3μg/kg/分（腎血流量増加） 　3～5μg/kg/分（心筋収縮力増加） 　5μg/kg/分～（心筋収縮力増加，末梢血管収縮）
ノルアドレナリン	0.01～1.0μg/kg/分
アドレナリン	1mgボーラス（心停止時） 0.01～1.0μg/kg/分
ミルリノン	0.25～0.75μg/kg/分 　（50μg/kg/10分 初期静脈内投与後）
オルプリノン	0.1～0.4μg/kg/分 　（10μg/kg/5分 初期静脈内投与後）

増加，心筋酸素消費量を増加させる一方で腎，脳，内臓の血流量を減少させるため，通常は単独で心不全に対して用いることはないが，ショック状態などの高度の血圧低下時には他の薬剤と併用で持続投与されることがある（0.01～1.0μg/kg/分）．

d）アドレナリン

アドレナリンは非選択性β作用を有し，高用量では$α_1$作用も有する．心不全に対して通常用いることはなく心停止時（1mgボーラス静脈内投与）や気管支攣縮，アナフィラキシーショック時などに投与される（0.01～1.0μg/kg/分）．

e）経口カテコラミン製剤

経口のカテコラミン製剤としてわが国ではデノパミン（カルグート®）とドカルパミン（タナドーパ®）が使用可能である．デノパミンは$β_1$選択性で通常投与量は成人で15～30mg/日で血中濃度のピークは約1時間後，半減期は4時間とされる．一方，ドカルパミンはドパミンのプロドラッグで体内で加水分解されドパミン同様の作用が期待される．通常投与量は2,250mg/日でドパミン塩酸塩の少量持続点滴投与の量に相当するとされ，ドパミン塩酸塩やドブタミン塩酸塩の少量持続点滴からの離脱困難症例に適応となりえる．

4 ホスホジエステラーゼⅢ（PDE Ⅲ）阻害薬

1）作用機序と血行動態に対する効果

わが国では経静脈投与のPDE Ⅲ阻害薬としてミルリノン（ミルリーラ®），オルプリノン塩酸塩水和物（コアテック®）が用いられる．PDE Ⅲ阻害薬により心筋細胞内でcAMPの分解が阻害されることで細胞内のcAMP濃度を増加させ，カテコラミン同様に強心作用を発揮する一方で，血管平滑筋においてはcAMP濃度増加により血管拡張作用をきたすという特徴を有している．すなわち強心作用と血管拡張作用を有する薬剤であり，両方の作用を有することから強心性血管拡張薬（inodilator）と称されることもある．PDE Ⅲ阻害薬の血行動態への影響としては，全身末梢血管抵抗，肺血管抵抗の低下，肺毛細管圧低下，心拍出量の増加などが挙げられる．また心筋酸素消費量の増加がカテコラミンと比し軽度であることも特徴である．図2に各種強心薬の血行動態におよぼす効果の比較を示す．ミルリノン，オルプリノン塩酸塩ともに他の心不全治療薬と比較して**肺毛細管圧の減少効果が強い**点が特徴である．

PDE Ⅲ阻害薬の作用機序で特筆すべきもう1つの点として，その薬理作用を発揮するにあたって**β受容体を介さない**点があげられる．すなわち，慢性心不全で問題となりやすいβ受容体のダウンレギュレーションの影響を受けにくく，またβ遮断薬を投与中

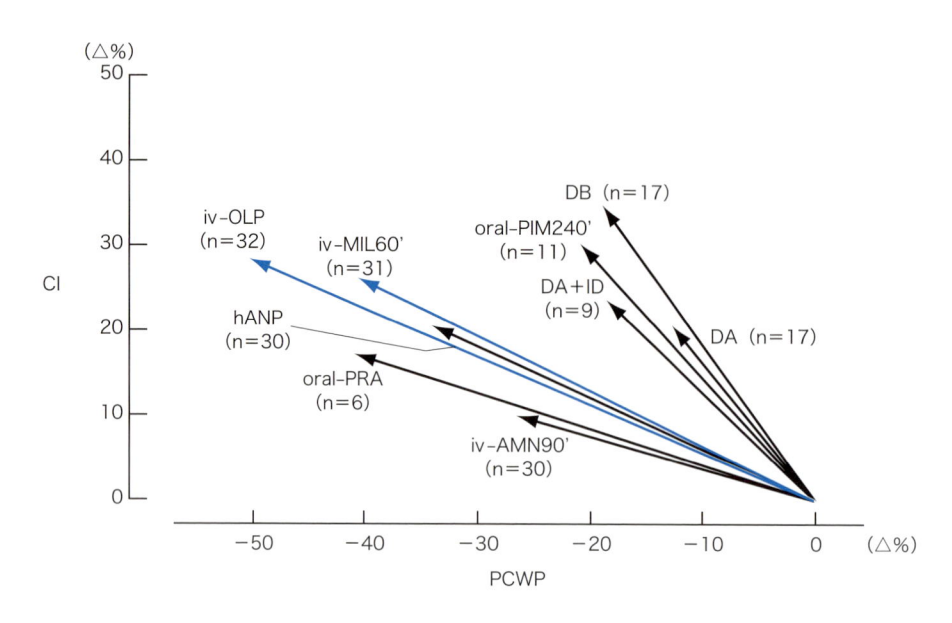

● 図2　急性心不全症例における各種心不全治療薬の血行動態におよぼす効果の比較

iv-AMN90'：アムリノン 1 mg/kg 初期静脈内投与後 10μg/kg/分 持続静注90分後
iv-MIL60'：ミルリノン 50μg/kg 初期静脈内投与後 0.5μg/kg/分 持続静注60分後
oral-PIM240'：ピモベンダン 0.25mg 経口投与後90分
DA＋ID：ドパミン（3〜5γ）＋ISDN 2 mg/時 持続静注時の効果
oral-PRA：プラゾシン 1 mg 経口投与最大効果
hANP：カルペリチド 0.1μg/kg/分 持続静注時の効果
iv-OLP：オルプリノン 10μg/kg 初期静脈内投与＋0.3μg/kg/分 持続静注時の効果
PCWP：pulmonary capillary wedge pressure（肺毛細管圧）
CI：cardiac index（心係数）
（文献8より転載）

の症例においても効果を期待しやすいといった特徴を有する．

急性心不全におけるPDE Ⅲ阻害薬についての大規模ランダムプラセボ対照試験はないが米国での急性心不全入院についてのレジストリーであるADHERE (acute decompensated heart failure national registry)[5]の報告ではミルリノンやドブタミン塩酸塩の強心薬を用いた症例では硝酸薬や血管拡張薬であるNesiritideを投与した症例と比較して院内死亡率が高いことが明らかになっているものの，強心薬同士で比較した場合にはミルリノン投与例はドブタミン塩酸塩投与例に比し院内死亡率が有意に低かったことが示されている．一方で慢性心不全急性増悪症例に対するミルリノン短期投与の効果を検討したOPTIME-CHF試験 (outcomes of a prospective trial of intravenous milrinone for exacerbations of chronic heart failure)[9]では一律にミルリノンを投与することの弊害が示唆されている．また慢性心不全に対するミルリノン内服の効果を検討したPROMISE試験 (prospective randomized milrinone survival evaluation)[6]ではミルリノンの経口投与により生命予後が悪化することも報告されている．

以上を反映してわが国での急性心不全ガイドラインにおけるPDE Ⅲ阻害薬の位置づけは表3の通りとなっている[8]．また難治性心不全においては慢性心不全ガイドラインではカテコラミン，カルペリチドなどとともにPDE Ⅲ阻害薬の非経口投与を行い状態の安定化を図ると記載されている[2]．ACC/AHA心不全診療ガイドラインにおいては，難治性心不全に対して，症状緩和目的でのPDE Ⅲ阻害薬を含めた強心薬の持続静脈内投与はclass Ⅱb，ルーチンとしての間

● 表3　本邦の急性心不全治療ガイドラインにおけるPDE Ⅲ阻害薬の適応

Class Ⅰ
・心原性ショックに対しての強心薬の併用（カテコラミンとPDE Ⅲ阻害薬）
Class Ⅱ a
・急性心原性肺水腫に対してのPDE Ⅲ阻害薬静脈内投与（非虚血性の場合） ・β遮断薬服用中の心不全の急性増悪症例に対するPDE Ⅲ阻害薬
Class Ⅱ b
・急性心原性肺水腫に対してのPDE Ⅲ阻害薬静脈内投与（虚血性の場合）

欠的強心薬静脈内投与はclass Ⅲとされている[3]が，実際にはPDE Ⅲ阻害薬を含めた強心薬の持続投与から離脱が困難な場合も多く，生活の質（QOL）の改善の目的で投与されていることが多いのも現実である．

2）投与方法

ミルリノン，オルプリノンの投与法については表2に示した通りである．どちらも投与開始時の初期静脈内投与が推奨されているが，血管拡張作用を介しての血圧低下が予想される場合には初期静脈内投与なしで維持量での点滴投与が行われることも多い．また症例によっては初期投与量のさらに半量からの投与も検討すべきである．いずれの製剤も腎排泄性であるので腎機能低下例では投与量を減じるなどの注意が必要である．

5　その他の経口強心薬

現在わが国で使用可能な経口強心薬として前述のデノパミン，ドカルパミンのほかにピモベンダン（アカルディ®），ベスナリノン（アーキン®Z）がある．

ピモベンダンはPDE Ⅲ阻害作用とカルシウム感受性増強作用を有する経口薬であるが，臨床で使用されている量ではPDE Ⅲ阻害作用が主体と考えられる．わが国で行われたEPOCH試験（effects of pimobendan on chronic heart failure study）[10]では軽症〜中等症の慢性心不全症例においてピモベンダン2.5〜5.0mg/日の投与によりQOL，症状，運動耐容能の改善が示されている．これを受けてピモベンダンはわが国の慢性心不全ガイドラインではQOLの改善，経静脈的強心薬からの離脱を目的とした経口強心薬の短期投与，さらにはβ遮断薬導入の際の経口強心薬併用という表現でclass Ⅱに位置づけられている[2]．

ベスナリノンはやはりPDE Ⅲ阻害作用のほかに細胞内Ca^{2+}の増加作用を有する薬剤であるがVEST試験（vesnarinone trial）[7]において重症心不全症例のQOLの改善は認めるものの用量依存的に死亡率が増加すること，重篤な副作用として無顆粒球症がおこりえることが報告され，その使用については限られているように思われる．

6　アデニル酸シクラーゼ賦活薬〔塩酸コルホルシンダロパート（アデール®）〕

わが国でのみ使用可能な強心薬でアデニル酸シクラーゼを直接活性化してcAMP産生を促進することで強心作用と血管拡張作用を有するinodilatorの1つである．非虚血性急性心原性肺水腫ではClass Ⅱ a，虚血性急性心原性肺水腫ではClass Ⅱ bとされており，肝代謝であるために腎機能障害例にも適用されるが，一方でPDE Ⅲ阻害薬と比し効果発現が遅いこと，半減期が長く蓄積効果による副作用などへの注意が必要である．

7　カルシウム感受性増強薬（レボシメンダン）

欧州においてカルシウム感受性増強作用とK^+-ATPチャネル開口作用を併せもつinodilatorとしてレボシメンダンが注目され複数の臨床試験が行われている．わが国では使用経験の得られない薬剤であり当初の臨床試験の結果からは死亡率の減少効果も期待されたもののその後は長期予後の改善効果については否定的な報告もなされている．

8 おわりに

経口，経静脈投与にかかわらず，心不全の治療において強心薬は必要な治療選択の1つである．特に急性心不全においては血行動態の速やかな改善のためになくてはならないことも多い．しかしながらこれまでの多くの検討において強心薬が長期予後を改善させるというエビデンスはほとんどない．心不全の治療においてQOLや症状の改善も重要な目的であることを踏まえつつ，生命予後への悪影響をできるだけ小さくすべく，投与薬，投与量，投与期間を考慮することが重要である．

<文　献>
1) The Digitalis Investigation Group：N. Engl. J. Med., 336：525-33, 1997
2) 「慢性心不全治療ガイドライン（2005年改訂版）」（日本循環器学会）
http://www.j-circ.or.jp/guideline/pdf/JCS2005_matsuzaki_h.pdf
3) ACC/AHA 2005 Guideline Update for the Diagnosis and Management of Chronic Heart Failure in the Adult. Circulation, 112；e154-e235, 2005
4) O'Connor, C. M., et al.：Am. Heart. J., 138；78-86, 1999
5) Abraham, W. T et al.：J. Am. Coll. Cardiol., 46（1）：57-64, 2005
6) Packer, M. et al.：N. Engl. J. Med., 325：1468-1475, 1991
7) Cohn, J. N. et al.：N. Engl. J. Med., 339：1810-1816, 1998
8) 「急性心不全治療ガイドライン（2006年改訂版）」（日本循環器学会）
http://www.j-circ.or.jp/guideline/pdf/JCS2006_maruyama_h.pdf
9) Cuffe, M. S. et al.：JAMA., 287（12）：1541-1547, 2002
10) The Effects of Pimobendan on Chronic Heart Failure Study（EPOCH Study）group：Circulation J., 66：149-57, 2000

第3章 心不全を治す　　§3 非薬物療法

1. 心臓再同期療法，植込み型除細動器

吉田健太郎，青沼和隆

Point

1. 心不全に対する非薬物療法は心臓再同期療法（CRT）の登場により近年目覚ましい発展を遂げた
2. 約3割に上るnon-responderの存在はCRTにおける最大の課題であるが，その一方で，軽症心不全に対するCRTの早期導入を支持する研究結果が近年報告されている
3. 低心機能慢性心不全患者の突然死を予防する確実な治療法として植込み型除細動器（ICD）があり，CRTとICD双方の機能を有したCRT-Dが多用されるようになっている

1 はじめに

心臓再同期療法（cardiac resynchronization therapy：CRT），植込み型除細動器（implantable cardioverter defibrillator：ICD）の有用性は複数の研究により証明され[1,2]，日常診療の一部として定着しつつある．しかし，いまだに多くの克服すべき課題を抱えた発展途上の治療法であることに留意しなければならない．同治療の基本原理から，問題点，そして将来的な展望まで最新の知見を交えながら解説する．

2 心臓同期不全と心臓再同期療法

正常心においてはHis-Purkinje線維を介する高速（1.5～4 m/秒）の刺激伝導により，心臓各所の興奮・収縮はほぼ同時に発生し，ポンプとしてきわめて効率のよい仕事（駆出）がなされる．一方，何らかの心疾患を有する心不全患者においては，左心室の収縮能が低下することに加えて，刺激伝導系の障害を合併することにより心室興奮・収縮の同期性が損なわれ，駆出の効率が低下する．心電図の左脚ブロックパターンに特徴づけられる左室伝導障害を有する例では一般的に，中隔が早期に興奮し左室基部の後側壁の興奮は遅れる．このように心室興奮・収縮の同期性が崩れた状態を心臓同期不全と呼び，同期不全が存在すると，収縮時相における不具合のみならず，左室拡張期流入時間の短縮のため十分な拡張期左室流入量が得られなくなること，さらに機能的僧帽弁逆流を生じることにより，駆出効率はいっそう低下する．

このような場合に左室を多点からペーシングすることで左室の同期不全を是正する治療をCRTという．通常は最も収縮の時相が遅れることが多い左室基部後側壁と右室心尖部の2点からペーシングすることで収縮の同期不全を是正する．標準的なペーシングリードを右房と右室に留置し，左室リードは冠状静脈洞からその側枝，望ましくは左室中部の側壁または後側壁の静脈に留置する．急性期効果として，左室収縮期最大+dP/dtの増大，収縮期圧と脈圧の増大，心拍出量の増加，左室駆出率（left ventricular ejection fraction：LVEF）の増加，肺動脈楔入圧の低下，僧帽弁逆流の減少が得られる．さらに左室容積は減少し（リバースリモデリング），運動耐容能の改善，6分歩行などの機能的能力の改善に結びつく．こうした効能をもたらすCRTの生命予後改善効果を検討する大規模臨床試験が実施され，すでにCRTの有効性が実証されている[1,2]（p.309，エビデンス14, 15参照）．

3 CRTの適応基準

現在，CRTの適応基準は以下の3つである．①薬剤抵抗性の虚血性または非虚血性のNYHA分類クラスⅢ，Ⅳの心不全，②QRS時間が130ms以上，③LVEFが35％以下．しかし，この適応基準を満たす症例にCRTを導入しても，約2～4割の症例では，その効果が得られない（non-responder）．CRTに対

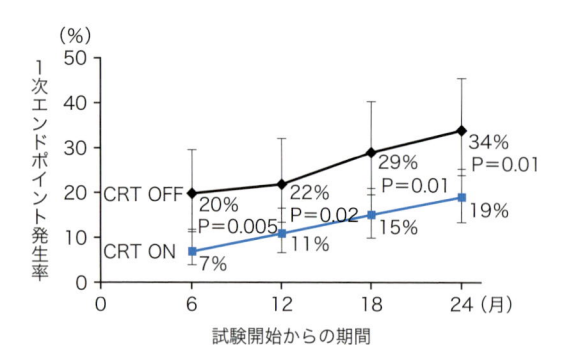

● 図1　CRTの有無による1次エンドポイント（死亡，心不全入院，心不全悪化のためのクロスオーバー，NYHA悪化）の発生率の比較

（文献4より引用）

するresponderは，両心室間または心室内において，電気的同期不全（electrical dyssynchrony）ではなく，壁運動の機械的同期不全（mechanical dyssynchrony）を有する症例である．すなわち適応基準にあるQRS時間のみでは，同期不全を検出する精度は不十分である．機械的同期不全の検出には心エコー図検査が有用であると考えられresponder選別に応用されつつある．大規模臨床試験PROSPECT study[3]は，数ある心エコー指標の中でresponderの選別精度に優れる最良の心エコー指標を特定するためにデザインされた試験であったが，期待されたような有用な心エコー指標は見出されなかった．患者の生命予後を大きく左右する侵襲的治療というCRTの性格を考えると，non-responderにかかわる問題は，早期解決が望まれる最大の課題となっている．

4　軽症心不全に対するCRT

右室心尖部ペーシングが心機能におよぼす悪影響は広く指摘されている．また，慢性的に存在する心室同期不全が心筋障害を進行させる原因となるのであれば，早期よりCRTを行うことにより心不全の進行を阻止できる可能性がある．CRTは通常のペースメーカの植込みに比較してリードの留置手技が煩雑であり，そのため合併症出現率も比較的高率である．その点を考慮したうえでNYHAクラスⅠまたはⅡの軽症心不全例に対するCRT導入の可否を慎重に議論しなければならない．近年，軽症心不全へのCRT植

込みを支持する研究結果が報告された．

REVERSE studyでは，610例のNYHAクラスⅠまたはⅡの心不全患者（QRS＞120ms，左室駆出率＜40%）がCRT ON groupとCRT OFF groupに無作為化された．わが国の患者背景に近いと考えられる262名のEuropean cohort[4]の結果では，24カ月時点でCRT ON groupの19%，CRT OFF groupの34%に1次エンドポイント（死亡，心不全入院，心不全悪化のためのクロスオーバー，NYHA悪化）が発生し，両群間に有意差を認めた（P＝0.01）（図1）．また，CRT ON groupはOFF groupに比べて有意に左室収縮末期容積係数（LV end-systolic volume index：LVESVI），左室拡張末期容積係数（LV end-diastolic volume index：LVEDVI）の減少，LVEFの増加など左室リモデリングからの回復を認めた（P＜0.0001）（図2）．主な有害事象は術後早期に発生した左室リードの位置ずれ（dislodgement）（10%）であった．

Yuら[5]は177例の正常LVEFの徐脈患者に対して，無作為に右室心尖部ペーシングまたはCRTを割りつけて12カ月後のLVEFおよびLVESVを評価した．右室ペーシング群では有意なLVEFの低下，LVESVの増加を認めたが，CRT群ではそのような有害作用は認められなかった（図3）．

いずれの研究も追跡期間が1〜2年と短期であり，これらの結果を日常診療に取り入れるためには臨床転帰を検討する5年以上の追跡結果を待たなければならない．しかし，これらの研究結果は軽症心不全患者に対する"予防的CRT"という新しい治療概念を提起する興味深いものである．

5　植込み型除細動器

厳密にはICDは不整脈に対する治療であり，心不全に対する直接的な治療手段ではないが，心不全患者の突然死を予防するという観点から，心不全治療においてもCRTと同列に扱われる．心不全と不整脈が密接に関連しあっていることは各国のICD植込み基準をみると明らかである．MUSTT，MADIT-Ⅱ，SCD-HeFT試験などの多くの臨床試験の結果を受けて，米国においては心機能低下例に対する一次予防としてのICD植込みが広く容認されている．わが国のガイドラインにおいても，心室頻拍の有無にかか

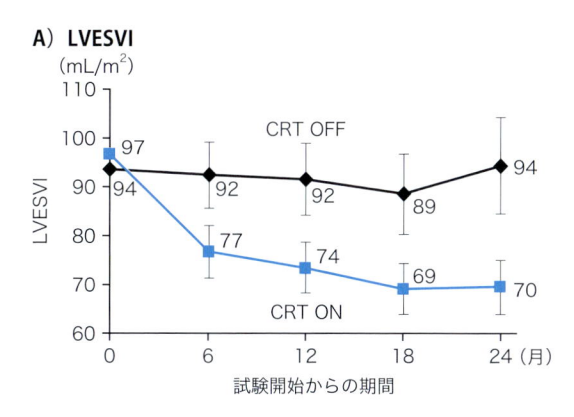

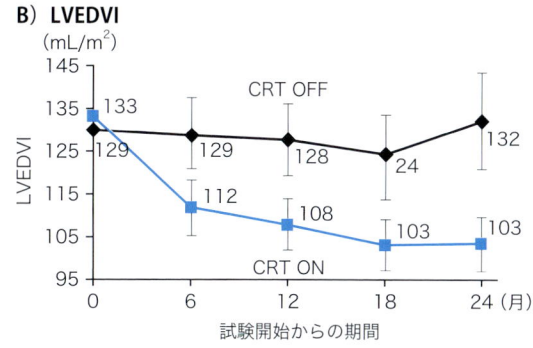

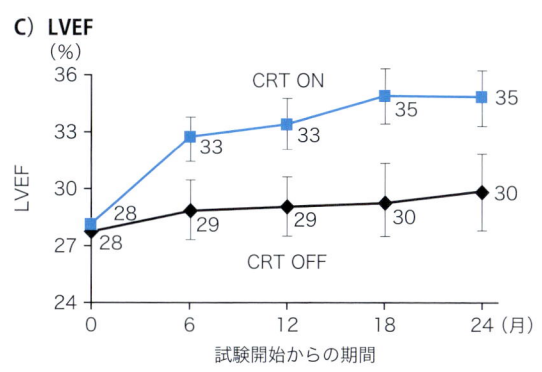

図2 軽症心不全におけるCRT植込みによる心機能

LVESVI：left ventricular end-systolic volume index（左室収縮末期容積係数），LVEDVI：left ventricular end-diastolic volume index（左室拡張末期容積係数），LVEF：left ventricular ejection fraction（左室駆出率）．
（文献4より引用）

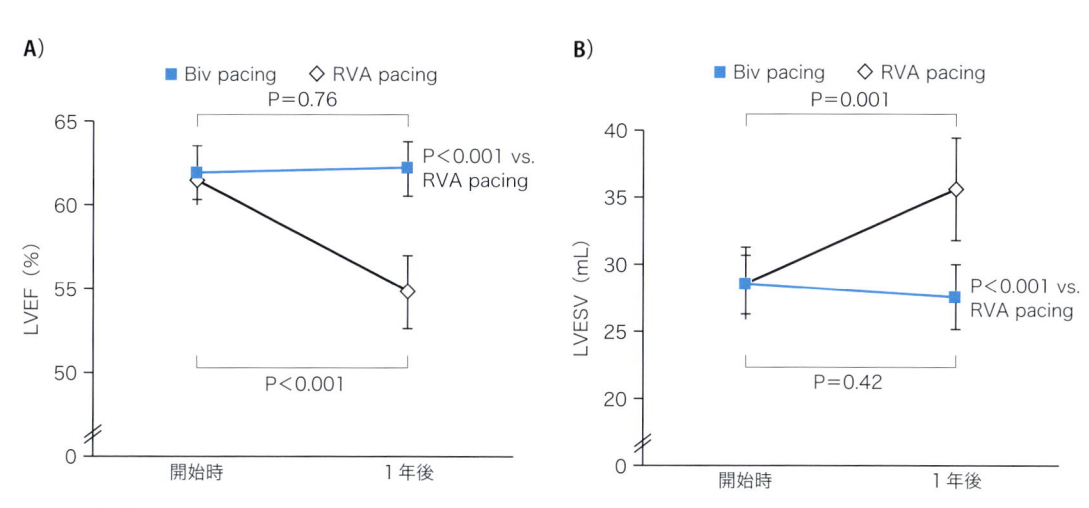

図3 右室心尖部ペーシング群とCRT群における1年後の（A）LVEF，（B）LVESVの比較

Biv pacing：両室ペーシング（CRT）
RVA pacing：右室心尖部ペーシング
（文献5より引用）

わらずLVEF＜35％以下，NYHAクラスⅡまたはⅢの心不全を有する場合には，ICD導入がClass Ⅱaに分類されており，心不全治療におけるICDの重要性を示している．

6 両心室ページング機能付植込み型除細動器（CRT-D）

　わが国では2006年よりCRT-Dが認可された．前述のように，CRTの植込み基準を満たす低心機能，慢性心不全例は心臓突然死の危険が高く，一次予防としてのICD植込みが認められるようになった現在，米国においてはCRT導入患者の9割に，わが国においても8割以上に除細動機能付きのCRT-Dが選択されている．欧米に比べて非虚血性心疾患の割合が高いわが国では「費用対効果」の検討が十分とはいえないが，CRT-Dが積極的に選択されているという現状は実地臨床家の心臓突然死を防ぎたいという願いが反映された結果でもあり，容認され得るものと考えられる．その一方でICDの植込み基準を満たす症例に房室伝導障害を合併した場合，前述のように右室心尖部ペーシングよりもCRTが心保護作用に優ることが示されつつある現在，軽症心不全症例であってもICDではなくCRT-Dが選択される時代が到来するかもしれない．

7 おわりに

　心不全治療におけるCRT，ICDの適応は近年拡大傾向にある．今後は装置の高性能化，植込み手技の簡便化が進み，これらの治療がより多くの心不全患者に安全，確実に恩恵をもたらすことが期待される．その一方で，CRT導入基準が未だにQRS幅に基づいて定められている点は大きな課題であり，機械的同期不全の検出能に優れる新たな植込み基準の選定，およびより有効性の高いペーシング手法の開発が望まれている．

<文　献>
1) Bristow, M. R. et al. : N. Engl. J. Med., 350 : 2140-2150, 2004
2) Cleland, J. G. et al. : N. Engl. J. Med., 352 : 1539-1549, 2005
3) Eugene, S. C. : Circulation 117 : 2608-2616, 2008
4) Daubert, C. et al. : J. Am. Coll. Cardiol., 54 : 1837-1846, 2009
5) Yu, C. M. et al. : N. Engl. J. Med., 361 : 2123-2134, 2009

2. 運動療法

上野敦子, 伊東春樹

Point

1. 慢性心不全に対する運動療法は，予後やQOLを改善する
2. 慢性心不全の運動療法はコントロールされ安定した症例を対象とする
3. 運動処方では，運動の種類，強度，時間，頻度を設定する

1 運動療法の心不全に対する効果

1990年以降，運動療法が安定した慢性心不全に対しても有益な効果が得られることが報告されてきた．運動療法を行うにあたり，慢性心不全の代償機転に対し運動療法がどのような効果をおよぼすかを理解することが大切である．慢性心不全に対する運動効果を表に示す（表1）[1]．

運動療法は，慢性心不全患者の運動耐容能を改善する．心不全時，骨格筋の慢性的低灌流，身体活動性低下に基づくデコンディショニング，体液性因子の変化などにより，ミトコンドリアや毛細血管密度の低い筋線維型への変換や骨格筋の萎縮などの変化を生じ，酸化酵素活性低下による乳酸産生増加などの骨格筋代謝異常や骨格筋量の減少を引き起こす．この結果，易疲労感が出現する．また，肺血流量の増加が不十分になると非灌流肺胞による死腔増加のため，換気血流不均衡が増大し代償性過換気がおこる．四肢骨格筋と同様，呼吸筋の血流低下による代謝異常や呼吸筋力の低下からも，換気刺激が亢進し運動

● 表1　心不全に対する運動療法の効果

1．運動耐容能：改善
2．心臓への効果 　a) 左室機能：安静時左室駆出率不変または軽度改善，運動時心拍出量増加反応改善，左室拡張早期機能改善 　b) 冠循環：冠動脈内皮機能改善，運動時心筋灌流改善，冠側副血行路増加 　c) 左室リモデリング：悪化させない（むしろ抑制），BNP低下
3．末梢効果 　a) 骨格筋：筋量増加，筋力増加，好気的代謝改善，抗酸化酵素発現増加 　b) 呼吸筋：機能改善 　c) 血管内皮：内皮依存性血管拡張反応改善，一酸化窒素合成酵素（eNOS）発現増加
4．神経体液因子 　a) 自立神経機能：交感神経活性抑制，副交感神経活性増大，心拍変動増加 　b) 換気応答：改善，呼吸中枢CO_2感受性改善 　c) 炎症マーカー：炎症性サイトカイン（TNF-α）低下，CRP低下
5．QOL：健康関連QOL改善
6．長期予後：心不全入院減少，無事故生存率改善，総死亡率低下（メタアナリシス）

（文献1より転載）

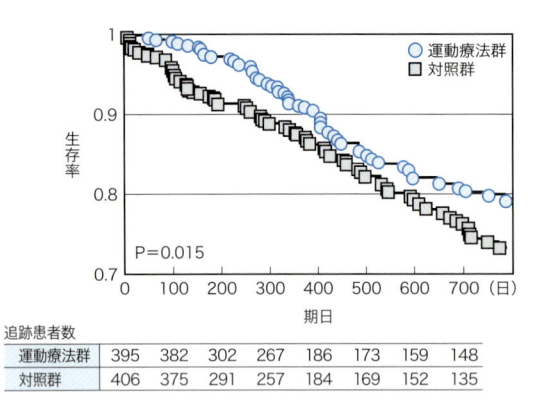

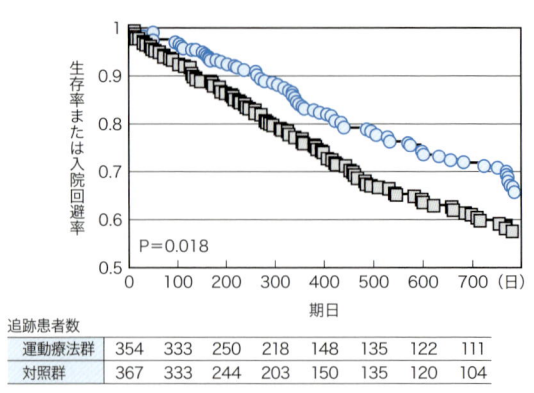

● 図1　慢性心不全に対する運動療法による生存率と入院回避率（ExTraMATCH）
（文献3より引用）

時の換気量が増大する．さらに，運動時の換気亢進に二酸化炭素に対する感受性の亢進が関与していることが示唆されている．こうして呼吸が浅く速くなることで呼吸困難が出現しやすくなる．運動療法により，このような骨格筋機能や換気機能を改善することも運動耐容能改善の要因である．

また運動療法は，自律神経系の交感神経活性を抑制し，副交感神経活性を亢進させ，血管内皮機能の改善によるNO産生を促進する．このような効果は，運動時の心拍数増加や血圧上昇の調節改善に役立つと考えられる．特に血管拡張能の改善は運動中の心ポンプ機能改善と密接に関係している．神経体液性因子への効果としては，TNF-αやIL-6などの炎症性サイトカインやCRPの低下を示す．さらに，QOLの改善や独立した予後規定因子である不安，抑うつ気分の改善も運動療法の重要な効果の1つである．

2 心不全に対する運動療法のエビデンス

適切な運動療法の有効性に関しての小規模研究は，いくつも報告されている．Belardinelliらは，慢性心不全患者に中等度の運動療法を行い，心不全入院や心事故率が有意に減少したと報告した[2]．9つの無作為対照研究をメタ解析したExTraMATCH trialでは，運動療法が心不全の生存率や無事故生存率を改善することが示された（図1）[3]．さらに，慢性心不全に対する運動療法の効果について，初めて大規模無作為試験HF-ACTIONが行われ2009年にその結果が報告された（図2）[4,5]．この研究では慢性心不全患者における運動療法の安全性とQOL改善効果が示された．長期予後に関して，予後予測因子での補正により統計学的に有意な改善が示されたが，生命予後に対する強い有効性は示すことができなかった．この研究では目標レベルかそれ以上の運動時間を継続できたのは運動療法群のなかで約30％でしかないというアドヒアランスの低さがあり，適切な運動の遵守の難しさという問題が浮き彫りにされた．

3 心不全時の運動療法の適応と禁忌

運動療法の適応となるのは，コントロールされ安定した心不全でNYHA Ⅱ～Ⅲ度の症例である．慢性心不全患者の運動療法について，日本循環器学会のガイドラインでは，左室収縮能低下例の自覚症状や運動能改善については薬物療法との併用でクラスⅠの推奨レベルであり，QOL改善や心事故減少に関してはクラスⅡaの推奨レベルとして禁忌でないすべての症例に適用を検討するべきとしている．また，左室収縮能が保たれた拡張性心不全患者やICDやCRT植込み患者についても，運動耐容能改善目的としてクラスⅡaの推奨レベルで適用を検討すべきとされている．禁忌については表に挙げる（表2）[1]．

4 運動療法の実際

運動療法を適切に行うために，運動処方を作成する．処方では，運動の種類，強度，時間，頻度を決定し，運動に対しての注意事項を確認する．

A) 全死亡もしくはすべての入院

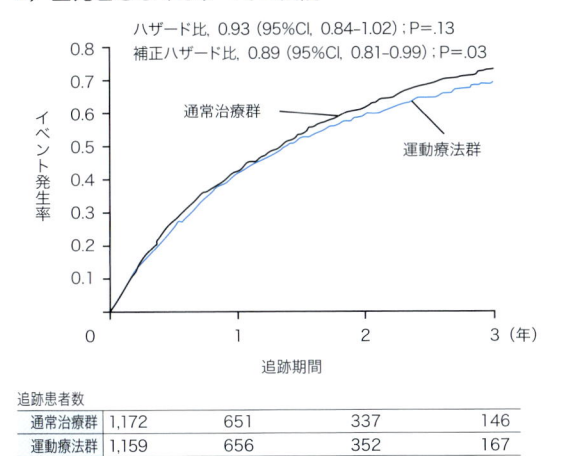

ハザード比．0.93（95%CI，0.84-1.02）；P=.13
補正ハザード比．0.89（95%CI，0.81-0.99）；P=.03

追跡患者数				
通常治療群	1,172	651	337	146
運動療法群	1,159	656	352	167

B) 心血管死亡もしくは心不全入院

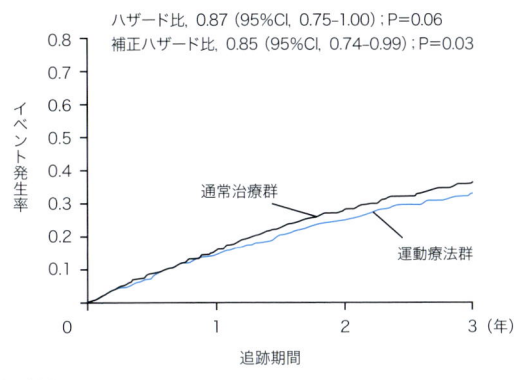

ハザード比．0.87（95%CI，0.75-1.00）；P=.06
補正ハザード比．0.85（95%CI，0.74-0.99）；P=.03

追跡患者数				
通常治療群	1,172	937	616	342
運動療法群	1,159	952	626	344

● 図2　慢性心不全における運動療法の長期予後，QOLに対する効果（HF-ACTION）
（文献4，5より引用）

● 表2　心不全の運動療法の禁忌

Ⅰ．絶対的禁忌	1）過去1週間以内の心不全の自覚症状（呼吸困難，易疲労感など）の増悪 2）不安定狭心症または閾値の低い（平地ゆっくり歩行（2 METs）で誘発される心筋虚血 3）手術適応のある重症弁膜症，特に大動脈弁狭窄症 4）重症の左室流出路狭窄（閉塞性肥大型心筋症） 5）未治療の運動誘発性重症不整脈（心室細動，持続性心室頻拍） 6）活動性の心筋炎 7）急性全身性疾患または発熱 8）運動療法が禁忌となるその他の疾患（中等症以上の大動脈瘤，重症高血圧，血栓性静脈炎，2週間以内の塞栓症，重篤な多臓器障害など）
Ⅱ．相対的禁忌	1）NYHA Ⅳ度または静注強心薬投与中の心不全 2）過去1週間以内に体重が2 kg以上増加した心不全 3）運動により収縮期血圧が低下する例 4）中等症の左室流出路狭窄 5）運動誘発性の中等症不整脈（非持続性心室頻拍，頻脈性心房細動など） 6）高度房室ブロック 7）運動による自覚症状の悪化（疲労，めまい，発汗多量，呼吸困難など）
Ⅲ．禁忌とならないもの	1）高齢 2）左室駆出率低下 3）補助人工心臓（LVAD）装着中の心不全 4）埋め込み型電気的除細動器（ICD）装着例

（文献1より転載）

1）種類

歩行，エルゴメータ，軽いエアロビクスダンスなどの有酸素運動や低強度（40〜50％1RM）のレジスタンストレーニング[※1]（筋力トレーニング）を選択する[6]．

※1 レジスタンストレーニング
各種の抵抗荷重をかけて行う運動．トレーニングマシンやフィットネスボール，ゴムバンドを用いたり，自重（体重）を利用する方法もある．1 RM：one repetition maximum（1回反復最大負荷＝関節を全可動域動かすことが，1回だけ可能な負荷量）の何パーセントにあたるかで強度が決められる．

20	もうだめ	
19	非常につらい	
18		
17	かなりつらい	
16		
15	つらい	
14		
13	ややつらい	
12		
11	楽である	
10		
9	かなり楽である	
8		
7	非常に楽である	
6		

● 図3　Borg指数（旧スケール）

2）強度

心肺運動負荷検査（CPX）で決める際は最高酸素摂取量（Peak VO$_2$）の40〜60％または嫌気性代謝閾値（AT）の心拍数での運動強度．心不全例ではCPXを用いることが原則だが，不可能な場合は，

心拍数予備能（実測最大心拍数−安静時心拍数）×（0.3〜0.5）＋安静時心拍数

で求められる心拍数のレベルでの強度．または実測最大心拍数の50〜70％の心拍数の強度．最大心拍数を予測する計算式（220−年齢）があるが，心不全患者やβ受容体遮断薬服用症例などにはあてはまらない．自覚的運動強度を用いるならBorg指数[※2]（図3）で11〜13を目標とする．ただし，運動初期は状態をみながら負荷の軽い運動から開始し，状態をみて徐々に負荷を増加させる．

3）時間

1日1〜2回で30〜60分行うが，短時間から開始し徐々に時間を延長していく．

4）頻度

有酸素運動は週3回〜5回，低強度レジスタンストレーニング併用は週2〜3回程度を目標とする．

運動の際は自覚症状や体重，血圧，脈拍数などを確認し，必要であれば血漿BNPまたは血清NT-proBNP測定や胸部X線，心電図などを行い，運動の可否，強度，時間などを適宜調整する．

5　おわりに

慢性心不全に対する運動療法は，すべての安定した症例に施行が検討されなければならない．ただし，個々の症例によってその重症度や状態を把握し，適切な強度，時間で行う必要がある．そのために，疾患の病態はもとより運動処方のための基本的事項を知っておく必要がある．

＜文　献＞

1）「心血管疾患におけるリハビリテーションに関するガイドライン（2007年改訂版）」．（日本循環器学会）http://j-circ.or.jp/guideline/pdf/JCS2007_nohara_h.pdf
2）Belardinelli, R. et al. : Circulation, 99（1）:1173-1182, 1999
3）Piepoli, M. F., et al. : BMJ., 328（7433）: 189, 2004
4）Flynn, K. E., et al. : JAMA., 301（14）: 1451-1459, 2009
5）O' Connor, C. M., et al. : JAMA., 301（14）: 1439-1450, 2009
6）Braith, R. W., and Beck, D. T. : Heart Fail. Rev., 13 : 69-79, 2008

※2　Borg指数（旧スケール）
自覚的運動強度（ratings of perceived exertion : RPE）を示したもの．安静時から最大負荷までの心拍数を10で除した数字が基になっており，運動強度と比例している．11〜13の'楽である〜ややつらい'がATレベルに相当するとされている．AT : anaerobic thershold（嫌気性代謝閾値）

3. 心不全の呼吸補助療法

内藤 亮, 百村伸一

Point

【急性心不全に対する呼吸補助療法】
1. 左心不全に対しては非侵襲的陽圧人工呼吸（NIPPV）を積極的に行う
2. NIPPVの有効性の指標は，患者の見ためと，心拍数と呼吸数．SpO_2 や PaO_2/FiO_2 指数のような定量的指標ではないが，患者の状態を把握するうえで最も重要である
3. 持続陽圧呼吸（CPAP）と二相性陽圧呼吸（Bi-level PAP）の優位性に関しては統一見解がない

【慢性心不全に対する呼吸補助療法】
1. 慢性心不全に高率に合併する睡眠呼吸障害に対しては，積極的なスクリーニングと陽圧呼吸（PAP）を行う

1 急性心不全における呼吸補助

1）NIPPVの効果

心原性肺水腫の呼吸補助としての非侵襲的陽圧呼吸（non invasive positive airway pressure ventilation：NIPPV）の有用性についてはエビデンスがそろっており，わが国のガイドラインではクラスⅡaつまり"エビデンス，見解から有用，有効である可能性が高い"治療法として位置付けられている[1]．心原性肺水腫では，肺胞への水分漏出，肺コンプライアンス低下，気道抵抗上昇により，主にⅠ型呼吸不全を呈する．呼気終末陽圧（positive end-expiratory pressuer：PEEP）はこのような状況において，図1，2に示すメカニズムを介して低酸素血症を改善させるだけでなく，心負荷の軽減に働く．

NIPPVは心原性肺水腫において，酸素単独では改善することができない，さまざまな心負荷・呼吸負荷を軽減する優れた呼吸補助療法である．

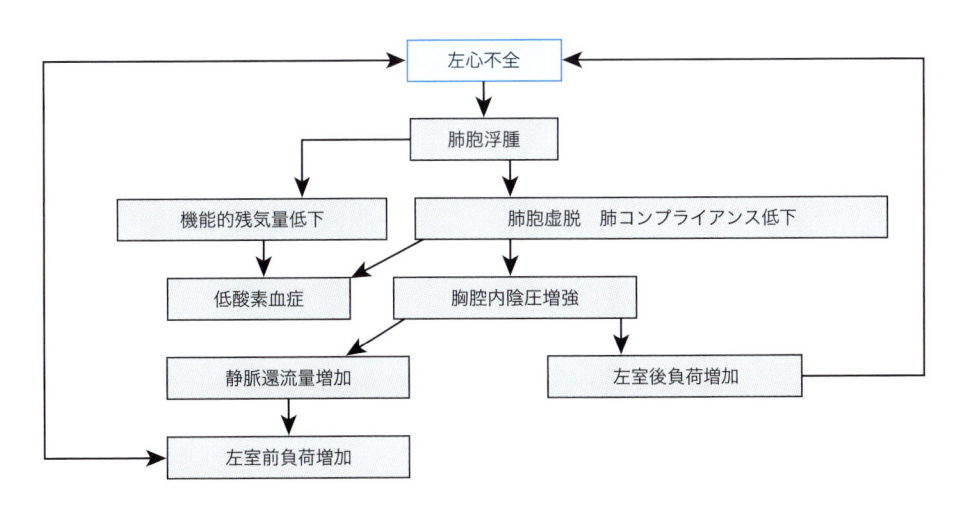

● 図1 左心不全の病態
左心不全による肺胞浮腫は，低酸素血症をもたらすだけでなく，胸腔内陰圧の増強を介して左室前負荷・後負荷を増加させることで，心不全をさらに増悪させる

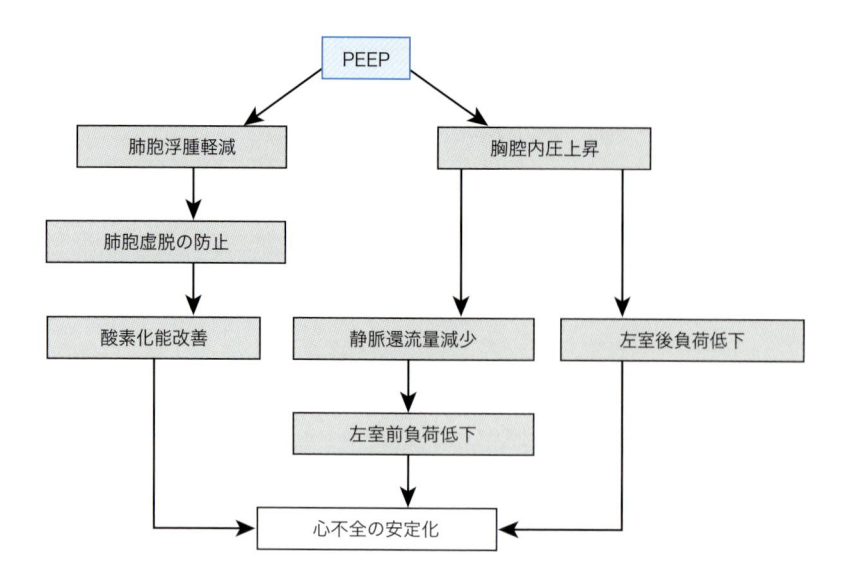

●図2　左心不全におけるPEEPの効果

左心不全における陽圧呼吸は，低酸素血症の改善のみならず，胸腔内圧を高めることで心負荷を軽減させ，心不全の安定化をもたらす

2）NIPPVの実際

酸素投与にもかかわらず低酸素血症（$FiO_2>50\%$の酸素投与下で，$SpO_2 \leqq 95\%$）の改善を認めない場合に適応となるが，起座呼吸や呼吸困難感が著明な場合にも適応となる[1]．**設定はCPAP 5～10cm水柱，FiO_2 100%で開始することが推奨されている**[1]．

しかしながら，患者の意識は保たれており，マスクに対する不快感や陽圧に対する抵抗感により治療が継続できなくなることがある．特にNIPPV治療が失敗（呼吸不全が悪化）する主な原因としてマスクに対する忍容性が不良であることが挙げられる[2]．

マスクに対する忍容性向上のために，トータルフェイスマスク※（図3）を選択するなどの工夫が有効で

あることが報告されているが，否定的な意見もある．さらにトータルフェイスマスクは使用できる施設が限られているため，フェイスマスクでも十分であると考える．

> **memo** 急性心原性肺水腫にNIPPVを行う際の，マスクに対する忍容性を向上させる工夫
> 最初からマスクを固定して，強度の陽圧から開始するのではなく，圧迫感を軽減するために医療者がマスクを保持し，低圧から陽圧換気を開始し，徐々に陽圧を高めることが望ましい．また，患者に声かけを行うなどの不安感を軽減させる努力が必要である．

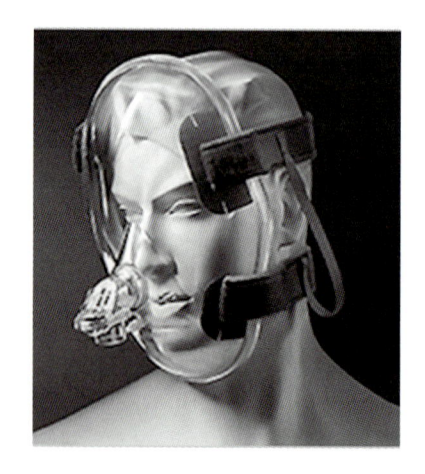

●図3　トータルフェイスマスク
（写真提供：フィリップス・レスピロニクス合同会社）

※トータルフェイスマスク
NIPPVのマスクには，ネーザルマスク，フルフェイスマスク，トータルフェイスマスクの3種類がある．トータルフェイスマスクは顔全体を覆うもので，サイズの選択が不要であり，他のマスクに比べてリークが少ないという利点がある．一方，顔が小さい場合にはマスクフィッティング不良となりリークが多くなることや，呑気症などの問題点もある．

● 表　NIPPVの治療効果の指標

患者の見た目	表情や呼吸の仕方をみるだけで容易に判断できる
呼吸数	頻呼吸の改善は有効指標である．改善がない場合は，他の指標も参考に，気管内挿管の検討を要する
心拍数	頻脈の改善は有効指標である．改善がない場合は，呼吸管理だけでなく，循環管理の見直しが必要である
SpO_2	容易に判定できるが，血液ガス所見や他の指標との総合評価を要する
PaO_2 / FiO_2	酸素化が改善しているかの定量的指標である

3）NIPPVの治療効果と離脱

指標とすべきは，患者の見ため，心拍数，呼吸数，PaO_2/FiO_2 ratio，SpO_2である自覚症状や頻脈・頻呼吸の改善は，検査の結果を待たずとも一目瞭然である（表）．

このような臨床的な指標や胸部X線，心エコー所見（三尖弁圧較差，下大静脈径）などを参考に，心不全の安定化を確認したうえで，離脱を考慮する．

離脱においては，まず圧補助を減らす．それでも酸素化が保たれている場合，酸素単独投与で問題ないと判断できる．

4）NIPPVの禁忌症例・無効症例

肺炎などの呼吸器疾患合併症例などで酸素化不良な場合や喀痰排出困難な場合には，気管内挿管を行うべきである．またマスクフィッティング不良例においても気管内挿管が適応となる．

5）CPAPとBi-level PAP

急性心原性肺水腫に対する持続陽圧呼吸（continuous positive airway pressure：CPAP）と二相性陽圧呼吸（Bi-level positive airway pressure：Bi-level PAP）の有効性を比較した報告はいくつかある．メタ解析においては，気管内挿管回避率，死亡率減少に関して両者で有意差がないことが報告されており（図4）[3, 4]，現状では，CPAPかBi-level PAPの選択に関して統一見解はない．

6）Bi-level PAPと心筋梗塞

Bi-level PAPが急性心筋梗塞の発症率を高めるとのランダム化比較試験が過去に報告されているが[5]，機序は明らかでない．追従する報告もなく，メタ解析でも否定的である[3]．

2 慢性心不全における呼吸補助

慢性心不全では，睡眠時無呼吸を高率に合併し，その治療に陽圧呼吸（positive airway pressure：PAP）が用いられる．睡眠時無呼吸は主に閉塞性（obstructive sleep apnea：OSA），中枢性（central sleep apnea：CSA）に分けられるが，OSAが，心不全の原因となる高血圧，不整脈，虚血性心疾患の発症，進展に関与する一方で，CSAは心不全の結果として生じる病態である．慢性心不全におけるCSAの合併率は40％程度と報告されており，睡眠時無呼吸の積極的なスクリーニングが必要である．睡眠時無呼吸に用いられるPAP療法にはCPAP，Bi-level PAPおよびASV（後述）が挙げられる．

CPAPは心不全の有無にかかわらずOSAに対する有効性が確立されているが，CSA合併心不全の長期予後改善効果は大規模試験において否定的であった[6]．

Bi-level PAPは，CPAPと比較してCSAの改善に，より有効であることが報告されている．さらに，呼吸状態に応じて陽圧の程度を調整することができる新たなPAP療法（adaptive servo ventilation：ASV）も現在使用可能となり，CPAPやBi-levelと比較してCSA合併心不全に対して有効であることが，わが国を含めて報告されており[7, 8]，CSA合併心不全の治療選択肢として期待が大きい．

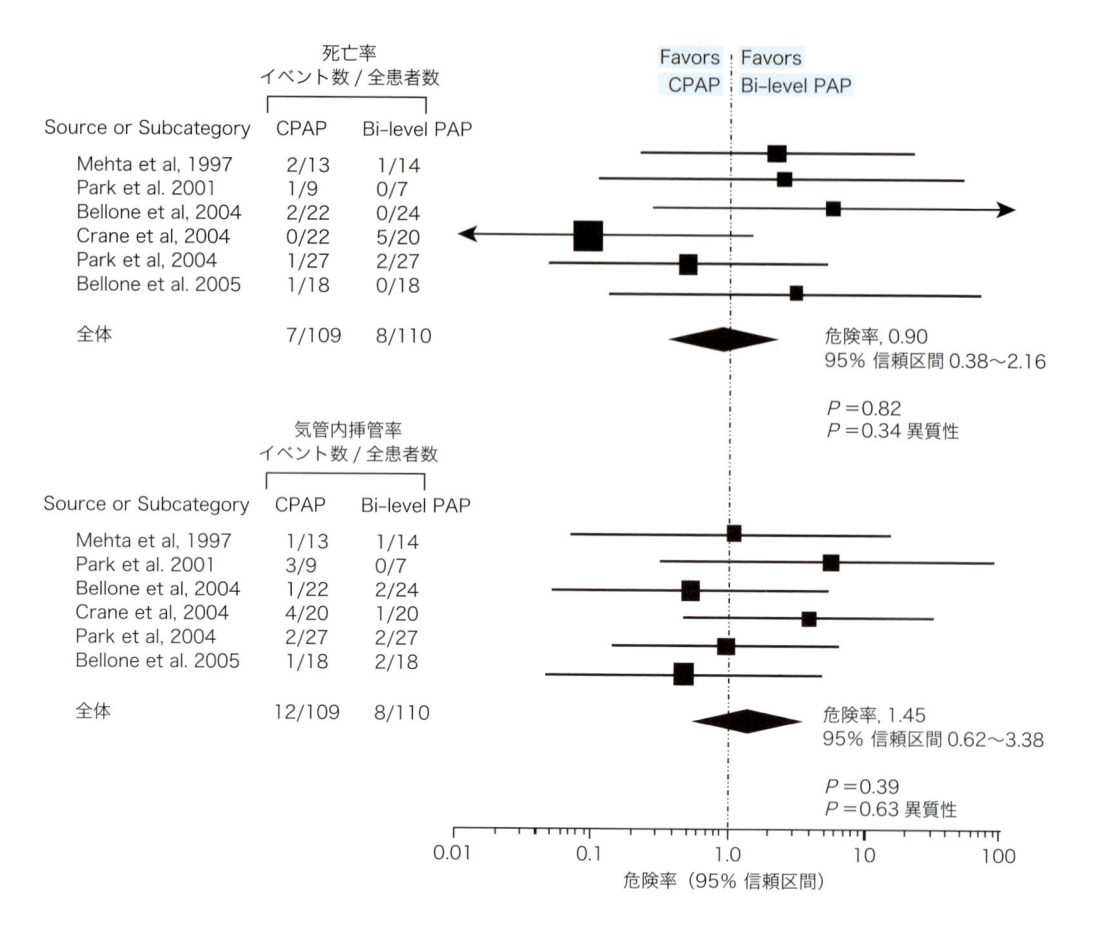

●図4　CPAPとBi-level PAPでは気管内挿管率，死亡率において有意差を認めない
　　　　（文献4をもとに作製）

3 おわりに

　急性心不全，慢性心不全に対する呼吸補助療法に関して述べた．共通するのは治療を継続することが治療の有効性を高める点である．そのために医療者側の努力，患者への配慮が不可欠である．

＜文　献＞
1)「急性心不全治療ガイドライン（2006年改訂版）」（日本循環器病学会）
　http://www.j-circ.or.jp/guideline/pdf/JCS2006.maruyama_hpd
2) Intensive care med., 29 : 419, 2003
3) Peter, J. V. et al. : Lancet, 367 : 1155, 2006
4) Masip, J. et al. : JAMA, 294 : 3124, 2005
5) Mehta, S. et al. : Crit. care med., 25 : 620, 1997
6) Arzt, M. et al. : Circulation, 115 : 3173, 2007
7) Teschler, H. et al. : Am. J. Respire. Crit. Care Med., 164 : 614, 2001
8) Kasai, T. et al. : Circ. Heart Fail., 3 : 140, 2010

第3章 心不全を治す　　§3 非薬物療法

4. 補助人工心臓治療

西中知博, 山崎健二

Point

1. 補助人工心臓は, 重症心不全患者に対して, 左心, 右心または両心循環補助を行うことにより, 自己心の回復または心臓移植までのブリッジなどを目的に使用される
2. 日本における補助人工心臓は体外設置型に限られてきた. しかし, 院内における治療が必須であり, 患者のQOLや医療経済などのさまざまな面において課題がある
3. 今後体内設置型補助人工心臓が普及し, 循環補助下の在宅治療が推進されることが期待される

1 はじめに

補助人工心臓は難治性心不全患者に対する必要不可欠な治療手段である. わが国では体外設置型補助人工心臓がはじめに臨床応用され, 現在に至るまでに最も多く使用されてきた. 欧米では現在, 体内設置型連続流式軸流ポンプ補助人工心臓が主流となっている. 今後は, 循環補助能力が高くその長期耐久性を有する構造から, 連続流式遠心ポンプ補助人工心臓も, 普及発展し, 心臓移植のブリッジ使用のみならず, 長期在宅治療としての使用が広がることが予想される. わが国においても, これからの体内設置型連続流式軸流ポンプや遠心ポンプが普及することが期待される.

2 補助人工心臓の分類

補助人工心臓はその特徴によっていくつかの種類に分類される.

1) 補助人工心臓の目的による分類

補助人工心臓が用いられる目的には3つの状況がある. 第一は重症心筋梗塞急性期, 心筋炎などを対象とした一時的循環補助で, 心機能の回復による補助人工心臓からの離脱を前提としている. 第二は重症心不全症例における心臓移植までのブリッジを目的とした循環補助である. 第三は終身使用を目的とした循環補助であり, 長期在宅治療（destination therapy）と呼ばれる.

2) 血液ポンプの設置場所による分類

血液ポンプが体内にある場合には**体内設置型**, 体外にある場合には**体外設置型**と分類される. 体外設置型では血液ポンプは体外に設置されるために送脱管が皮膚を貫通する. 一般に生活は院内に限定される. 体内設置型は血液ポンプが体内にあり, 皮膚を貫通する比較的細いポンプケーブルを介して体外に設置したドライバーと接続されている. 状態によっては院外生活も可能となる.

3) 作り出す血流による分類

補助人工心臓が生み出す血流の状態によって拍動式と連続流式※に分類される. **拍動流式**は一定の容積をもつチャンバーの中に血液を取り込み, ダイアフラムなどが動くことによって血液を拍出する. 弁を必要とするため, コストが高く, 弁の損傷などの可能性がある. **連続流式**はインペラーが回転することによって発生する遠心力を使用して血液を送り出

※ 連続流式補助人工心臓

連続流式補助人工心臓には, 軸流ポンプと遠心ポンプがある. 軸流ポンプは血液の流入方向と流出方向の軸が一致しているもので, 血液ポンプを含むシステムが小型であるため, 比較的小さな体格の患者にも応用可能であり, 血液ポンプのためのポケットの作成を必要としないなどの利点がある. 遠心ポンプは血液の流入側と流出側は垂直方向を向いている. 軸流ポンプよりも低回転で高流量を得ることが可能である. 一般に, その循環補助能力は軸流ポンプに比較して高い.

A) 補助人工心臓血液ポンプ

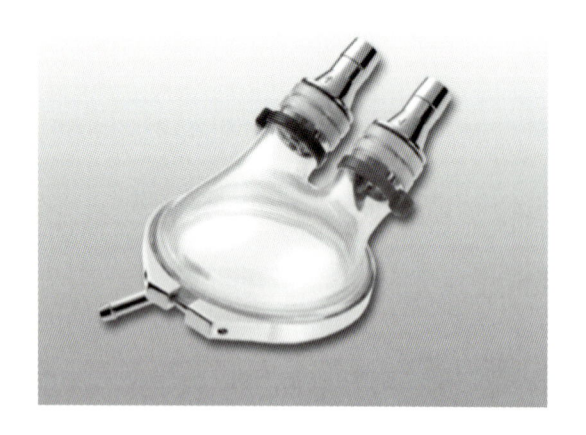

B) 携帯型駆動装置

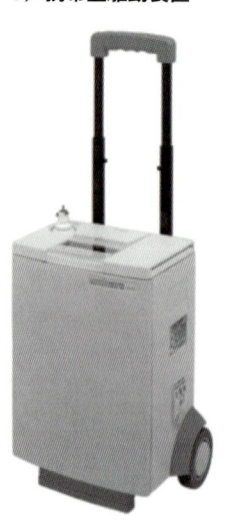

● 図1　国立循環器病センター型東洋紡績社製補助人工心臓血液ポンプ（A）と携帯型駆動装置（MobartNCVC）（B）

す．軸流ポンプと遠心ポンプがある．軸流ポンプは小型化が可能であるが，比較的高い回転数を要し，部分的循環補助として使用される．遠心ポンプは一般に，循環補助能力が高く，強力な循環補助が可能であり，耐久性にも優れている．

4）代表的な拍動流式補助人工心臓

a）国立循環器病センター型東洋紡績社製補助人工心臓（図1）

体外設置型の空気圧駆動式補助人工心臓である．成人用から小児用まで3種類のポンプが開発されたが，現在成人用のみが使用されている．左心室脱血方式の使用が可能となり，同時に適応症例が増加した．小型，軽量，低消費電力の携帯型駆動装置（Mobart NCVC）の開発が行われ，現在臨床使用が行われている[1]．

b）Thoratec社製 HeartMate®

HeartMate®は拍動流式の体内設置型補助人工心臓である．駆動形式上，空気圧駆動式のIPと電気駆動式のVEおよび改良型のXVEがある．わが国においてもHeartMate® VEを用いた治験が終了している[2]．血液ポンプが大型であるが，強力な循環補助能力をもつ．ただし，長期耐久性に課題がある．

c）Berlin Heart社製 Excor®

主に欧州で使用されている体外設置型の空気圧駆動式補助人工心臓である．小児用から成人用までの多種類のサイズ（10〜80mL）にわたる血液ポンプがあるため，成人のみならず小児にも使用が可能である．

5）代表的な連続流式補助人工心臓

a）Jarvik Heart社製 Jarvik2000（図2）

左心室内に植え込む形式の軸流ポンプである．最長7年以上の連続補助が報告されている[3]．わが国においても臨床治験が施行されている．

b）Thoratec社製 HeartMate II®

軸流ポンプ補助人工心臓である．現在，主に心臓移植へのブリッジ用として米国，欧州において主流となっている[4,5]．わが国においても臨床治験が施行されている．

c）サンメディカル技術研究所製エヴァハート™（図3）

日本発の連続流式補助人工心臓であり，血液接触ベアリングシステム，血液接触軸受を排除し，滅菌純水が遠心ポンプのモーター内部を灌流し，回転軸受潤滑，血液シールの維持，モーターの冷却を行ってポンプとコントローラの間を循環するシステムを採用している．これによって非常に強力なポンプでありながら軸受は流体潤滑によってほぼ非接触で回転するため軸受の寿命が半永久的となっている[6,7]．わが国で臨床治験が施行され，最長5年間以上の連

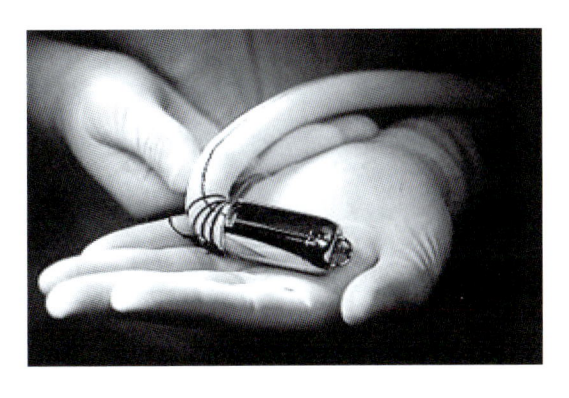

● 図2　Jarvik社製Jarvik2000

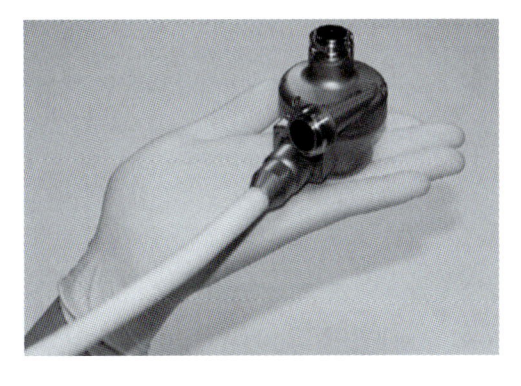

● 図3　サンメディカル技術研究所製エヴァハート™

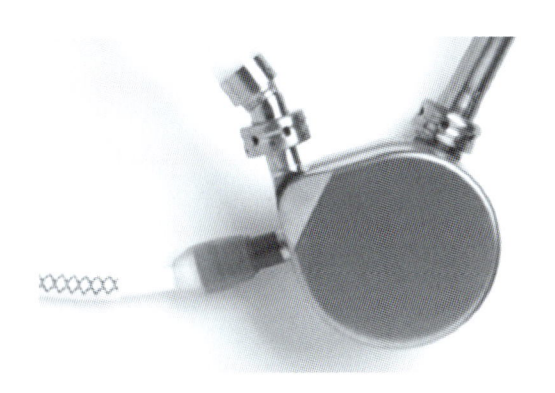

● 図4　テルモハート社製DuraHeart®

続補助を達成している．

d）テルモハート社製DuraHeart®（図4）

　DuraHeart®は磁気浮上型の遠心ポンプである．血液ポンプ室内には機械的摩擦が一切発生せず，長期耐久性の向上と血栓の発生の抑止が期待される[8]．欧州の臨床試験においては，心臓移植待機患者に使用され，CEマークを取得している[9,10]．わが国においても臨床治験が行われている．

3　補助人工心臓治療の適応について

　補助人工心臓治療の適応を検討されるのは，薬物治療，および/あるいは大動脈内バルーンパンピングによる循環補助などの補助人工心臓治療以外の治療によって改善しない，高度心不全症例である．また，左心補助人工心臓駆動下において内科的治療および/あるいは一酸化窒素吸入に反応しない右心不全症例は両心補助の適応が検討される．中等度以上の三尖弁逆流を伴う場合には三尖弁形成術の併用が考慮される．多くのデバイスが臨床応用されつつあり，体外，体内設置型それぞれの適応基準は個々のデバイスによって異なる．基礎疾患，全身状態，体格，右心補助が必要かなど，多因子を検討したうえで適応検討と使用するデバイスの選択を行う．高度心不全によって臓器不全が進行するなどして全身状態が悪化した症例においては，補助人工心臓治療の臨床成績は顕著に不良となるので，どの時点で補助人工心臓治療以外の治療の限界と判断するのかは非常に重要かつ難しい判定となり，今後さらなる検討が必要である．回復不能な腎障害，肝障害，呼吸不全，多臓器不全，出血傾向などの高度な血液障害，重症中枢神経疾患，重症感染症，予後不良な悪性腫瘍の存在などによって，補助人工心臓治療を施行しても状態の改善が期待し得ない場合には適応外とされる．

4　補助人工心臓装着患者の管理

　補助人工心臓装着患者の管理においては，補助人工心臓装着前からの心不全や基礎疾患に伴う各種臓器機能の低下などに留意する．一般の心臓血管外科

手術後と同様の種々の合併症の発生にも注意を要するが，出血性合併症，血栓塞栓症の予防・管理は非常に重要であり，厳重な抗凝血療法の管理などを要する．体外設置型補助人工心臓の場合には送脱血管が，体内設置型人工心臓の場合にはポンプケーブルが腹壁を貫くが，この皮膚貫通部における感染とそれに伴う敗血症などの予防・管理は重要である．また，右心不全，不整脈の発生などについても留意する．機器の適正な管理に努める一方で，機器異常による補助人工心臓の流量低下などにも注意して患者管理を行うようにする．

> **memo 創部管理**
> 体内設置型補助人工心臓においては，エネルギーや情報を体内に植込まれた血液ポンプと体外のコントローラやバッテリーとの間で伝達するためのポンプケーブルが皮膚を貫くことが必須であり，この皮膚貫通部の感染症を防御することは臨床成績を向上させるうえで重要である．シャワー浴による洗浄，消毒処置に加えて，貫通部を安静に保つことが重要である．

5 在宅治療・外来管理について

体内設置型補助人工心臓植込み患者においては，在宅治療・外来管理へ移行できる可能性がある．医学的に退院が見込まれる状態に到達した場合には，補助人工心臓の仕組みや，取扱いの方法，在宅自己管理の方法，緊急時の対応などについて，患者本人と家族に退院トレーニングを施行する．病状，患者の在宅生活環境，退院トレーニングの結果を踏まえて，患者本人にとって退院が望ましいかどうか検討される．また，在宅治療を行うためには，日常生活をする自宅の整備状況の確認が必要である．退院後には定期的な外来通院が必要になる．一定の社会生活が可能になることも期待される．会社勤務や通学が可能になった症例も認められる．

6 おわりに

体内設置型連続流式補助人工心臓の開発，進歩に伴い，補助人工心臓による重症心不全治療は今後大きく普及することが期待される．わが国における重症心不全患者の長期在宅治療の実現と臨床成績，QOLの向上に向けて社会的基盤整備や臨床的課題の解決をさらに推し進めていくことが重要である．

<文　献>
1) Nishinaka, T. et al. : J. Artif. Organs, 10 : 236-239, 2007
2) Omoto, R. et al. : J. Artif. Organs, 8 : 34-40, 2005
3) Westaby, S. et al. : N. Engl. J. Med., 355 : 325-327, 2006
4) Pagani, F. D. et al. : J. Am. Coll. Cardiol., 54 : 312-321, 2009
5) Lahpor, J. et al. : Eur. J. Cardiothorac. Surg., 37 : 357-361, 2010
6) Yamazaki, K. et al. : Jpn. J. Thorac. Cardiovasc. Surg., 50 : 461-465, 2002
7) Yamazaki, K. et al. : Gen. Thorac. Cardiovasc. Surg., 55 : 158-162, 2007
8) Nojiri, C. et al. : Artif. Organs, 25 : 411-413, 2001
9) Nishinaka, T. et al. : Circ, J. 70 : 1421-1425, 2006
10) Morshuis, M. et al. : Eur, J. Cardiothorac. Surg., 35 : 1020-1027, 2009

5. 外科療法

小野　稔

Point

1. 左室形成術は，心筋バイアビリティーを十分に評価して病変部位を特定し，左室が小さくなり過ぎないように行う
2. Tetheringに伴う僧帽弁閉鎖不全症は2度程度で治療を考慮するが，遠隔期再発を予防できる術式の選択が必要である
3. わが国の心臓移植の成績は非常に優れているが，ドナー不足のために長期の待機を余儀なくされている．改正臓器移植法施行後のドナー増加が期待される
4. 多臓器不全が合併すると予後が著しく悪化するために，早めの外科への紹介が大事である

1 はじめに

　薬物治療が限界に達した重症心不全に対する外科的治療法を選択する場合に，まず通常の手術（冠状動脈バイパス術や弁形成または置換術）が可能かどうかを検討する．本項では，通常のバイパス手術や弁手術では遠隔期成績が好ましくないか施行困難と判断された場合について考慮すべき手術について述べる．これらの術式には，**左室形成術**，**僧帽弁形成術または置換術**，**補助人工心臓装着術**および**心臓移植**があるが，補助人工心臓については前項（p.93）で詳しく述べられているのでここでは割愛する．

2 左室形成術

　心筋梗塞後のdyskinesisの明らかな左室瘤に対しては，古くから瘤を切除して直線的に縫合閉鎖する方法（linear closure）が行われてきた．この方法は術後に左室容積が小さくなり過ぎて心機能に悪影響をもたらす危険性があり，これに対してDorは，前壁中隔梗塞を対象に梗塞部位と非梗塞部位の境界部を縫縮して，パッチで梗塞部位を隔離する手術（Dor手術）を提唱した（図1）．さらにDorは左室瘤のないakinesiaを有する虚血性心筋症（ICM）にもこの方法を応用し，5年生存率80％，遠隔期死亡率2％と優れた成績を報告した[1]．わが国においても広く行われており，多くの施設から5年生存率70～80％と優れた成績が報告されている．しかしながら，心尖部を中心に縫縮するために左室が球形になりやすく，これを解決するために前壁中隔を覆うような大きな長楕円形パッチを使用して縫縮する方法（septal anterior ventricular exclusion：SAVE手術）が報告された[2]（図2）．松居らはICMや拡張型心筋症（DCM）の病変部位を隔離するのではなく，重ね合わせて閉鎖するOverlapping法を報告した[3]（図3）．この方法では中隔-前壁を二重にすることで壁応力（wall stress）を減少し，外側の心筋が心収縮の補助になり得るとしている．

　後下壁心筋梗塞後の病変に対してもほぼ同様の手技が行われているが，楕円体（ellipsoid）形状を維持する目的で，梗塞部と非梗塞部の境界部を三角形に縫縮する方法が提唱されている[4]．DCMに対して後側壁を切除するBatista手術は遠隔成績が不良でほとんど行われなくなったが，心筋病変が後側壁に限局している症例に限っては有効と思われる．

　左室形成術を成功させるためには，機械的補助を要する心原性ショックや多臓器不全をきたす前に外科へ紹介する．また，術前にバイアビリティーを十分に評価して病変部位を絞り込むことが重要である．びまん性に病変がある場合には適応とならない．また，術後の左室容積を小さくし過ぎないような配慮も必要である．

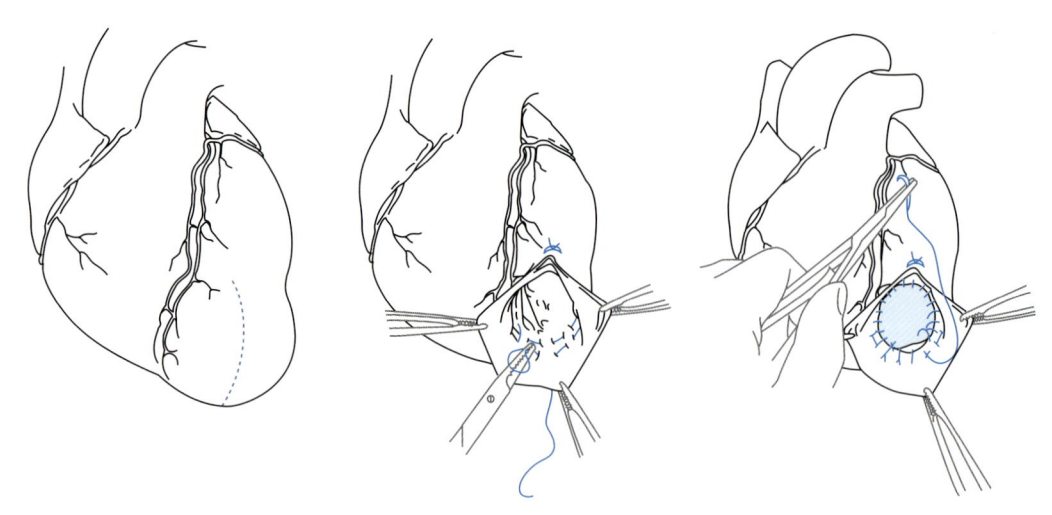

●図1　Dor手術
　心尖部から左室前壁を切開して，梗塞部と非梗塞部の境界領域にFontan stitchをかけて径3 cm程度に縫縮してパッチを縫着する．最後に切開部を縫合閉鎖する．
　（文献11をもとに作製）

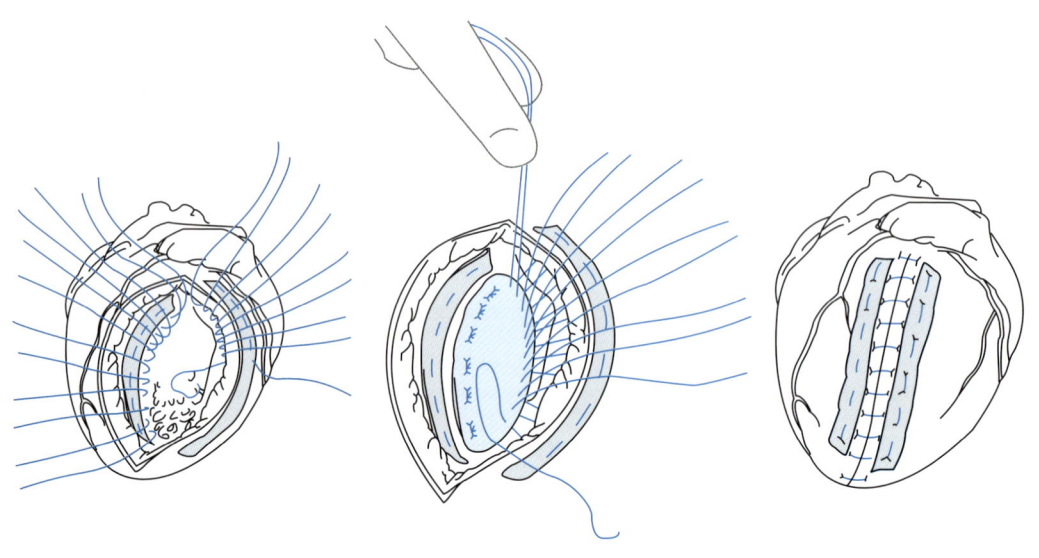

●図2　SAVE手術
　心尖部から左室前壁を大きく切開して，梗塞部と非梗塞部の境界領域で心基部に及ぶ長楕円形のパッチを縫着する．最後に切開部を縫合閉鎖する．
　（文献11をもとに作製）

3　僧帽弁形成術・置換術

　心筋症の悪化に伴ってリモデリングが進行すると，乳頭筋間距離が開き，乳頭筋が僧帽弁輪から遠ざかり，いわゆるtetheringが起こってくる．また，左室拡大に伴って僧帽弁輪拡大も起こってくる．その結果，僧帽弁の接合不良・閉鎖不全をきたしてくる．器質的僧帽弁逆流（mitral regurgitation：MR）とは違い，心エコーで2度程度であっても形成を考慮する．小さな弁輪形成リングによる過縫縮では早期成績は

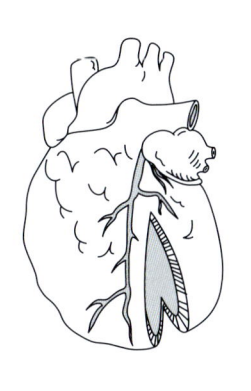

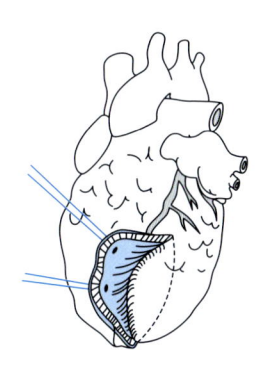

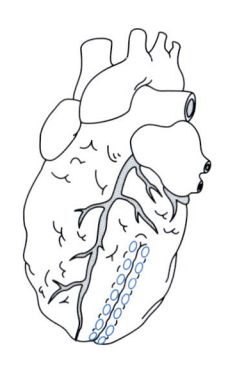

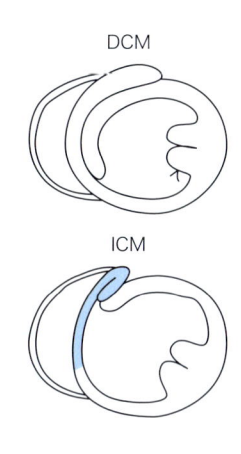

● 図3　Overlapping 手術
　心尖部から左室前壁を切開して，中隔の梗塞部と非梗塞部の境界領域に前壁断端を縫着し，残りの断端を重ね合わせて側壁に縫合する．断面図にあるように心筋が重ね合わされて修復されている．
（文献12をもとに作製）

良いものの，左室のリモデリングの進行によって2年で40％の症例で中等度以上のMRの再発が起こることが判明した[5]．この結果を受けて，MR再発を予防するためにさまざまな新たな術式が報告されてきている．後乳頭筋のtetheringに対応するために形状を改良したリングが開発された．また，tetheringそのものを矯正する目的で，乳頭筋近接術（approximation）[3]や吊り上げ術（elevation, relocation）[6]が報告されている．また，前尖の2次腱索を切離することによって弁接合を改善させる方法（chordal cutting）[7]も行われている．これらの僧帽弁下組織に対する手技は，単独で行われることも多いが，左室形成と組み合わせて行われることもしばしばである．再発を予防するために弁置換術が選択される場合もあるが，前後両尖の腱索を温存して弁置換を行った方が術後の心機能への悪影響が少ない．

4　心臓移植

　重症心不全に対する手術の中では最もエビデンスが多いのが心臓移植である．世界では年間約5,000例の心臓移植が行われていると推測されている．わが国では，1997年10月に臓器の移植に関する法律が施行され心臓移植が再開されたが，ドナー不足が深刻な状況にあり'99年2月第1例の移植が行われて以来69例しか行われていない．平均待機期間が886日と非常に長期になっているために，60名（87％）が補助人工心臓装着後の移植であった．2010年2月1日現在で，410名の移植登録があり，海外渡航移植を含めて108名（26％）で移植が行われたが，129名（31％）が待機中に死亡され，159名（39％）が待機中である．待機患者数は毎月増加の一途をたどっている[8]．

　図4に示すように心臓移植の遠隔成績は時代とともに改善しつつあり，国際的には1, 3, 5, 10年生存率が85.8％, 79.0％, 72.7％, 52.2％である[9]．わが国では，移植後5, 10年で95.1％, 95.1％と世界の中で飛びぬけて優れている[10]．2010年7月には改正臓器移植法は施行され，ドナーの年齢制限が撤廃され，本人が拒否の意志を生前に示していない限り，家族の承諾で脳死臓器提供が可能となった．これによって，心臓移植は従来の3〜5倍程度に増加するのではないかと見込まれている．

　心臓移植は，通常レシピエントの心臓を摘出し心嚢内に移植する（同所性移植）．右心房の再建を心房レベルで行う古典的な方法（Lower-Shumway法）と両大静脈レベルで行う方法（Bicaval法）がある．わが国では，上室性不整脈が少なく，三尖弁閉鎖不全をきたす可能性の低いBicaval法が主に行われている[10]．移植後は拒絶反応を抑制するために，2剤ないし3剤の免疫抑制剤を生涯内服しなければならない．また，拒絶反応の早期発見・評価のために，定

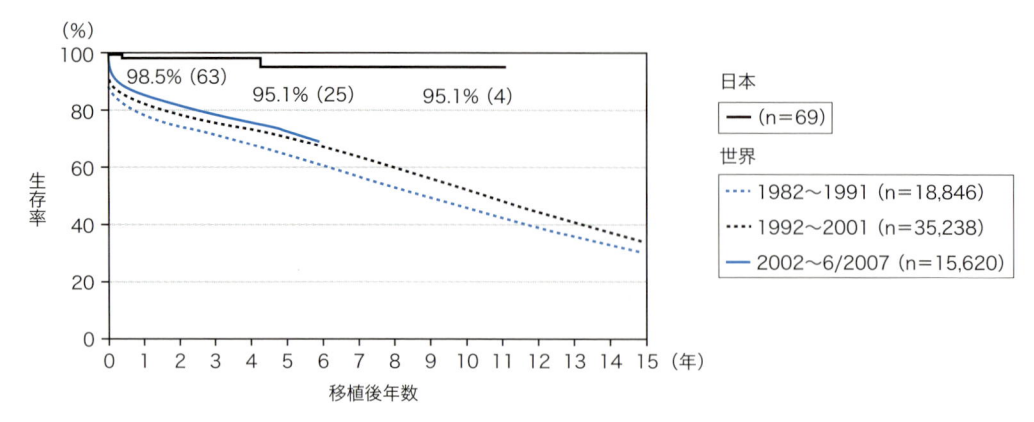

● 図4　世界と日本の心臓移植の予後
グラフ中の（　）内はリスク患者数を示す
世界の成績は国際心肺移植学会レジストリーデータ（文献9）による．日本のデータはわが国のレジストリーデータ（日本臓器移植ネットワークホームページ：http://www.jotnw.or.jp）による．

期的に心筋生検を行う．移植後のQOLはきわめて高く，国内移植のほぼ9割の患者がNYHA I 度の生活を送っている．

5　おわりに

　薬物治療や心臓再同期療法によっても限界に達した重症心不全の治療として，左室形成術，僧帽弁手術および心臓移植について述べた．左室形成術や僧帽弁形成術で対応できない場合には，補助人工心臓の装着が必要となる．大事なことは，手術が機械的循環補助（特にPCPS）を要する状態や多臓器不全になる前に，早めに外科とコミュニケーションをとりながら治療にあたることである．

<文　献>

1) Dor. V. et al. : J. Thorac. Cardiovasc. Surg., 116 : 50-59, 1998
2) Isomura, T. et al. : Eur. J. Cardio-Thorac. Surg., 29 (Suppl 1) : S245-250, 2006
3) Matsui, Y. et al. : J. Cardiac Surg., 20 : S29-34, 2005
4) Menicanti, L. et al. : Semin. Thorac. Cardiovasc. Surg., 13 : 504-513, 2001
5) Magne, J. et al. : Cardiology, 112 : 244-259, 2009
6) Kron, I. et al. : Ann. Thorac. Surg., 74 : 809-11, 2002
7) Boger, M. A. et al. : J Thorac. Cardiovasc. Surg., 133 : 1483-1492, 2007
8) 日本臓器移植ネットワークホームページ．(http://www.jotnw.or.jp)
9) Taylor, D.O. et al. : J. Heart Lung Transplant, 28 : 1007-1022, 2009
10) 中谷武嗣：移植，44：S119-121，2009
11) Kenneth, L and M. D. France : Advanced therapy in cardiac surgery, 2nd ed, 415-430 (B. C. Decker), 2003
12) Matsui, Y et al. : J. Thorac. Cardiovasc. Surg., 127 : 1221-1223, 2004

6. 自己筋芽細胞シートによる心筋症治療

澤 芳樹

Point

1. 心臓幹細胞が注目され，その機能と臨床応用が試みられつつある
2. 筋芽細胞を用いた臨床試験（MAGIC Trial）はこれまで充分な成果をあげていなかった
3. 重症拡張型心筋症に自己筋芽細胞シートは心機能を改善する効果がある
4. 細胞シート工学を利用した心筋再生治療はiPS細胞など新しい治療が期待される

1 はじめに

重症心不全に対する治療法は，まずβ遮断薬やACE阻害薬による内科治療が行われるが，それらも奏功しないほど重症化した場合には，補助人工心臓や心臓移植などの置換型治療しかないのが現状である．しかし，これら重症心不全に対する置換型治療はドナー不足や免疫抑制，合併症など解決すべき問題が多く，すべての重症心不全患者に対する普遍的な治療法とは言い難い．一方，最近，重症心不全治療の解決策として新しい再生型治療法の展開が不可欠と考えられる．

近年，重症心不全患者に対する心機能回復戦略として，細胞移植法が有用であることが報告されており，すでに自己骨格筋筋芽細胞による臨床応用が欧米で開始されている．われわれも，自己骨格筋筋芽細胞と骨髄単核球細胞移植を併用すると，単独より心機能改善効果が高いことを証明し，大阪大学医学部付属病院未来医療センターにおいて臨床研究を進めている．さらに，われわれは，温度感応性培養皿を用いた細胞シート工学の技術により，細胞間接合を保持した細胞シート作製技術を開発し，従来法である針注入（needle injection）法と比較して，組織，心機能改善効果が高いことを証明した．これらの結果をもとに，骨格筋筋芽細胞シート移植による心筋再生治療の臨床研究も同センターにて開始した．

本項では，今，注目を集めているiPS細胞を用いた心筋再生治療を含めて，末期心不全患者への心筋再生治療の現状と課題について概説する．

2 心臓幹細胞

近年，分子生物学・幹細胞研究のめざましい進歩に伴い，心臓源性の心筋前駆細胞（resident cardiac stem cell：RCSC）の存在が報告されている．これらの細胞はヒトを含めた多様な動物において報告されており，その細胞に対するマーカーも多様である．現在までに，その細胞を判別するためのマーカーとしてはc-kit，Sca-1，isl-1などが用いられている．これらによって抽出される細胞は，各々が完全に独立した細胞で，別のマーカーで同定された細胞間に互換性がないようである．2003年Beltramiらはc-kit（幹細胞因子）を有する細胞をラット心から抽出し，無限の自己再生能，多様な細胞に分化できる多分化能および複製能を有すると報告した[1]．SchneiderらはSca-1$^+$細胞の存在を報告し，これがRCSCであり，心筋虚血，再灌流障害において障害部位に認められるが，拍動する心筋細胞への分化のためにはオキシトシンを要したと報告している[2]．これらのRCSCは，万能細胞としての能力を有し，心筋細胞への分化が確認されている．したがって，現在のところ従来再生しないと考えられていた心臓には心筋分化可能な前駆細胞が存在していることになる．これらの報告と，心筋梗塞や心不全病態との関与については，今後のさらなる研究報告が待たれるところである．

3 自己細胞による心筋再生治療

骨髄細胞は，今日の細胞移植治療において最も注

目され，すでにその利便性から早期の臨床応用が開始され，現在までに多くの報告がなされている．これら臨床治験では治療としての安全性とともに，可能性には一定の評価が得られ，効果としては症状の改善，心筋組織への血液灌流改善が認められている．特に，最近，REPAIR-AMIと呼ばれるドイツの多施設臨床試験で，急性心筋梗塞患者に対する骨髄細胞冠動脈注入が，有意に術後心機能を改善させることを明らかにし，骨髄細胞の有用性がEBMとして証明された[3]．しかし，骨髄から採取した細胞中，心筋細胞に分化し得る細胞は0.02％程度であり，現段階では骨髄細胞移植による治療効果は，細胞からの血管新生因子などの分泌（paracrine effect）における局所部位の血液灌流改善が本体であると考えるのが妥当と思われる．

一方，近年，骨格筋由来細胞を細胞移植に用いる研究が盛んに行われて，細胞移植において臨床応用可能な細胞源として注目を集めてきた．最近，ヨーロッパではMenacheの臨床試験の流れを汲んでGenzyme社とMedtronic社が100例以上の大規模試験を行った．これがMAGIC（myoblast autologous grafting in ischemic cardiomyopathy）とよばれる臨床試験で，ランダム割付け，プラセボ対照，二重盲検，多施設（欧州の24施設）で97例を対象に行われた（表）．1次エンドポイントである心臓の局所壁運動（細胞注入場所），心臓全般の機能において細胞移植群のプラセボ群を凌ぐ有効性が認められなかったため試験は早期に終了し，見直しの段階のようである．一方，アリゾナハートセンターのDr.DibらはFDAの承認のもと，PhaseⅡ臨床試験を開始しつつあり，その結果が期待されている．わが国において大阪大学では，世界的にも初めてとなる自己筋芽細胞と骨髄細胞を併用する再生治療法を4例の虚血性心筋症の患者さんに補助人工心臓下に施行し，心機能の回復とBNP値の低下を確認した．一方，経過中，致死的な不整脈の発生は認めていない．今後さらに症例を重ね，慎重にその安全性と有効性を確認していく予定である．

4 重症拡張型心筋症患者に対する自己筋芽細胞シート移植

従来の一般的な細胞移植方法は針注入法であるが，それには移植作業中の細胞損失，注入局所における炎症反応の惹起，移植範囲の限局などの問題点があり，心筋細胞を心臓へ効率よく移植し生着させるためには，細胞移植技術も重要となる．

Shimizu, Okanoらは，上述の温度感受性培養皿から温度降下処理のみで回収した細胞シートを積層化することで，スキャホールドを用いないで三次元組織を構築することを可能にした[4]（図1）．ヌードラットの皮下に，3層の心筋細胞シートを積層し10回移植を行うと，積層化した心筋細胞シートは in vitro で一年以上拍動を維持し[5]，心筋梗塞部に移植すると心機能を改善することも報告されている．

われわれは，この細胞シート化技術を用いて筋芽細胞シートを作成し，細胞移植を行い，心機能改善効果について検討を重ねリモデリングを抑制することを明らかにした（図2）．ラット心筋梗塞モデルに対しての検討では，心機能が有意に改善し，移植した心筋内の肝細胞成長因子（HGF）や血管内皮細胞増殖因子（VEGF）の発現が上昇していた．さらには，骨髄由来幹細胞に対するケモカインであるSDF-1やそのレセプターも高値であることが判明した．さらに，これらの幹細胞由来の因子であるc-kitやSca-1陽性細胞が多数集積していることがわかった．このように筋芽細胞シート移植により，直接的なガードル効果（girdling effect）に加え，増殖因子やケモカインが関与し，幹細胞をも誘導することによって，自己修復機転が心機能改善に関与するのではないかということが示唆された．心筋症ハムスターにおいても，筋芽細胞シートによる再生治療は注入療法に比し，その寿命を延長した[5]（図3）．

以上のような研究成果をもとに，2006年7月に倫

● 表　MAGICの概要

- ヨーロッパ多施設臨床試験
- 100例以上の大規模試験．心筋梗塞後のCABG症例に対し，全例ICDを植え込み
- ランダム割付け，プラセボ対照，二重盲検，多施設（欧州の24施設）で97例を対象に実施
- 方法：30箇所注入高用量群（30例）：800×106，低用量群（33例）：400×106，プラセボ群（34例）に自己筋芽細胞を投与
- LVEDVIとESVIにおいて，高用量群がプラセボ群に比し有意に低値を示し，リモデリング抑制の可能性を示唆

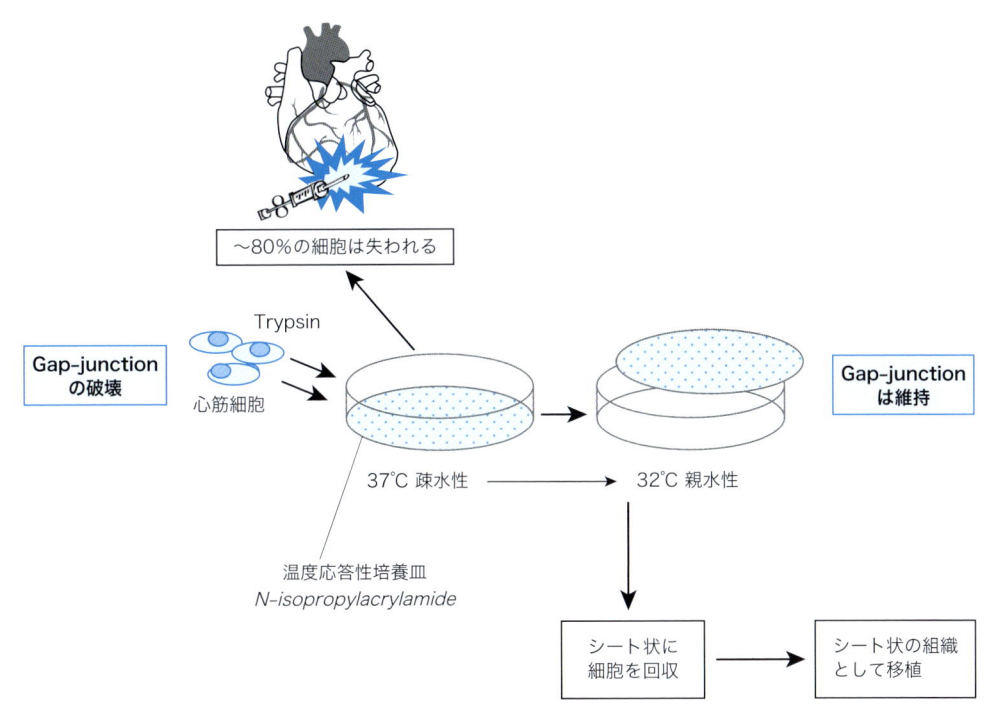

● 図1　組織工学を応用した心筋再生治療法の開発

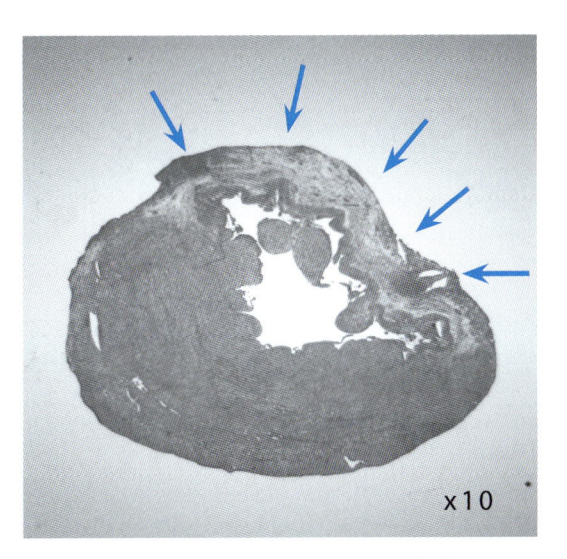

● 図2　筋芽細胞シートによるラット心筋梗塞モデルの
リバースリモデリング効果[6]（p.8, Color Atlas
②参照）

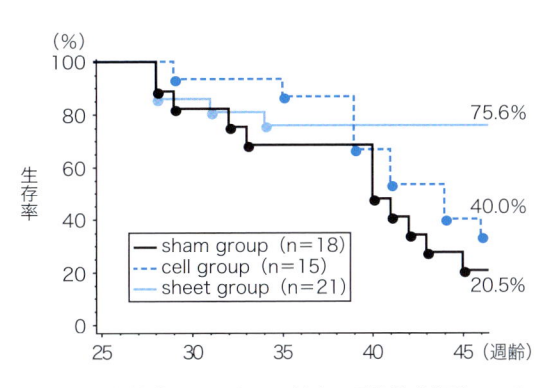

● 図3　心筋症ハムスターに対する骨格筋芽細胞シート
の効果

（文献7より引用）

5　臨床応用の実際

1）自己筋芽細胞シート移植例

　症例は拡張型心筋症の56歳男性である．本患者は重度の心不全のため，大動脈バルーンパンピング，PCPSを装着され，挿管状態であり，さらに腎不全のため，透析状態であった．本患者は当院に搬送され，

　理委員会の承認を得て，左室補助人工心臓を必要とするような末期的拡張型心筋症患者に対する自己筋芽細胞シート移植を計画し，2007年5月に第1例目に対しての臨床試験を開始した．

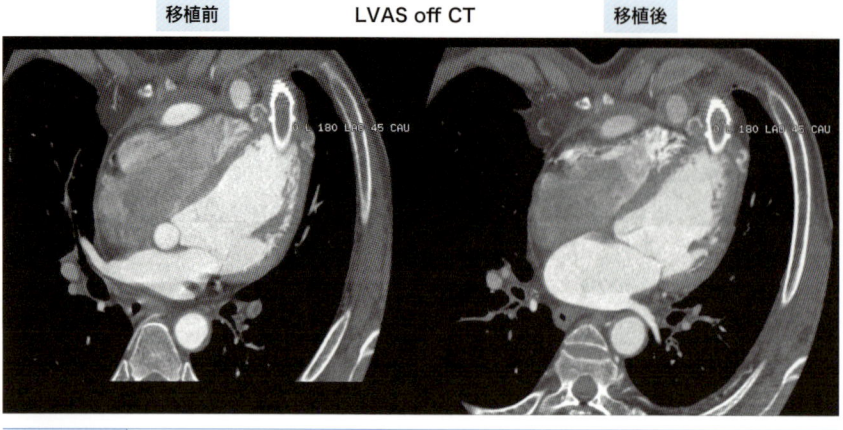

	移植前	移植後
心拍数	56	60
拡張末期容積	144	123
収縮末期容積	91	63
一回拍出量	53	60
心拍出量	3.0	3.6
左室駆出率	36.6	48.8
心筋重量	86	85

● 図4　自己筋芽細胞シート移植前と移植後の心機能の比較

Toyobo型人工心臓を左室に，右心補助装置（RVAS-ECMO）を右室に装着された．手術後8カ月にて，人工心臓のオフテストを数回施行するも離脱の条件に達しないため，筋芽細胞シート移植の候補となった．

本患者への筋芽細胞シート移植は，当院未来医療センター，大阪大学倫理委員会にて承認され，本治療法を行うこととなった．インフォームドコンセントを得たのち，全身麻酔下に下肢内側広筋を10g採取した．未来医療センターに搬送し，Cell processing centerにて，筋芽細胞を単離した．最終的に3×10⁸個の細胞数を得ることができ，筋芽細胞陽性率は90％であった．これらの細胞を温度応答性培養皿にて培養し，20枚の筋芽細胞シートを作成した．全身麻酔下に左側方開胸にて，左室側壁から一部前壁にかけて筋芽細胞シートを移植した．

オフポンプテストを移植後8週，3カ月後に行った．左室駆出率は向上し，LVDdは低下した（図4）．これらのデータは，人工心臓よりの離脱基準に達したため，筋芽細胞シート移植後3カ月で左室補助人工心臓より離脱した．術前，術後の局所心機能をColor kinesis法で観察すると，移植した側壁，前壁の壁運動は向上した．人工心臓装着後，BNPは次第に低下し，定常状態となった．筋芽細胞シート移植後，再びBNPは低下し，最終的には正常値に復した（図5）．本患者は筋芽細胞シート移植後7カ月で退院し，現在自宅にて療養中である．本臨床研究期間中，ホルター心電図にて，致死性の不整脈を認めなかった．

2）その他行われている研究

Menasheらは，低左心機能を呈する虚血性心疾患患者に対して，筋芽細胞を注射器を用いて移植する臨床研究が行い，心機能が向上することを示した．注射器による細胞移植では，細胞溶液が移植後漏れ出たり，血流にのって他臓器に散布され，その臓器に生着してしまい，心臓への生着効率が低いことが知られている．

これらの問題点を解決するため，われわれは筋芽細胞シートを用いた細胞供給システムを開発し，この細胞シートをさまざまな心不全モデルに移植し，その効果を検討した．細胞シートを用いて，心臓に細胞を移植した場合，細胞が心臓外に漏れ出ないため，注射器による細胞移植と比較して，たくさんの細胞が不全心にdeliveryされ，心機能の向上効果も細胞シート移植法が優れていることが報告されている．また，筋芽細胞シートは，心臓に移植した際に心筋細胞へ分化しないことが知られており，心不全におけ

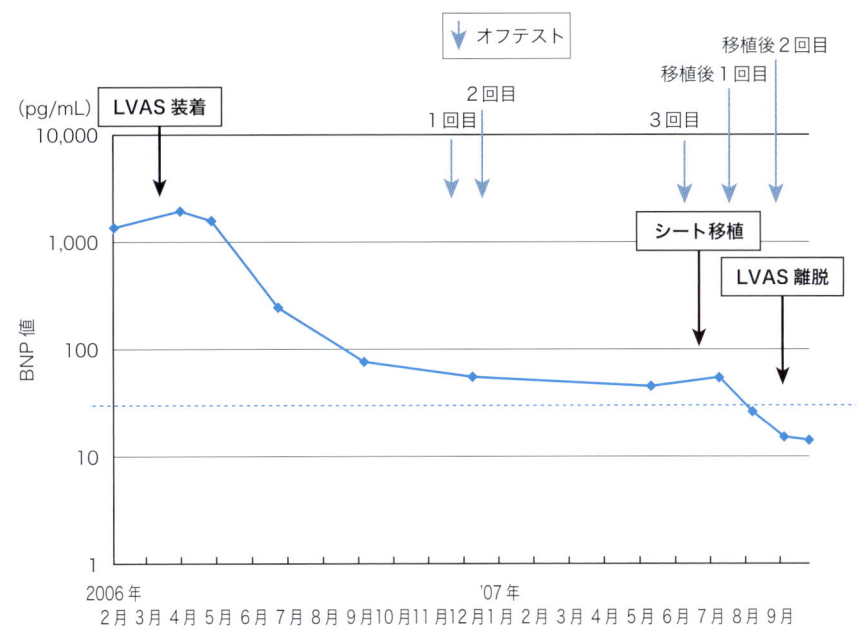

● 図5 BNPの推移

る心機能向上効果は，移植した筋芽細胞より分泌される肝細胞増殖因子などのサイトカインが寄与していることが知られている．

心不全患者に筋芽細胞を移植する際，移植した細胞による不整脈の誘発が問題視されているが，筋芽細胞シート移植後致死性不整脈を検出しなかった．注射器による移植の場合，心筋組織が損傷され，それが，不整脈の誘因となるものと思われる．細胞シート法を用いた場合，心筋組織にダメージは与えないため，不整脈の誘発は減少するものと思われる．また，針による細胞移植の場合は，針による心筋組織へのダメージだけではなく，移植した筋芽細胞は電気的なpotentialを有し，その細胞が心筋組織内に存在するため，不整脈を誘発するものと思われる．細胞シートで移植した場合，細胞は心外膜に存在するため，直接筋芽細胞のもつ電気的potentialが伝わらず，不整脈の誘発が少ないものと思われる．

6 iPS細胞への期待（図6）

シート化する細胞源として筋芽細胞では，responderは限られてくる．この治療効果のメカニズムは，あくまでも筋芽細胞から分泌される成長因子などの影響が大きく，自己の組織修復能を賦活化し，

心機能が改善したと推測される．失われた心筋組織を修復・再生するためには，やはり心筋細胞を補充することが必要で，これこそ"真"の心筋再生治療と呼べるのではないかと考える．

われわれはすでに，心筋細胞シートの移植の方が筋芽細胞シート移植より，さらに有効性が高いことを証明している．その点からもより効果の高い細胞源の開発が必要で，特に，細胞シート技術により心筋細胞移植の場合Gap-junctionを温存した状態で移植が可能であることより，このGap-junctionを発現する細胞の開発が必要とされてきた．

一方，2007年11月，日本の山中らとアメリカのThomsonらのグループがヒトiPS細胞の樹立に成功したニュースは世界中を駆け巡り，再生医療実現化に対する期待は大いに高まっている[7]．実際に，ヒトiPS細胞の樹立が報道され，山中教授らが報告した雑誌「Cell」のオンラインサイトで閲覧できる，iPS細胞から作製された心筋細胞が拍動している動画を見たときの衝撃は記憶に新しく，再生医療の新たなブレイクスルーを目の当たりにした瞬間でもあった．

iPS由来細胞シートはその機序から，心筋細胞シートと同様に電気的につながって，直接は拍動を伝え，心機能改善をもたらしうる可能性があるだけに，iPS細胞への期待は大きく，京都大学山中教授との共同

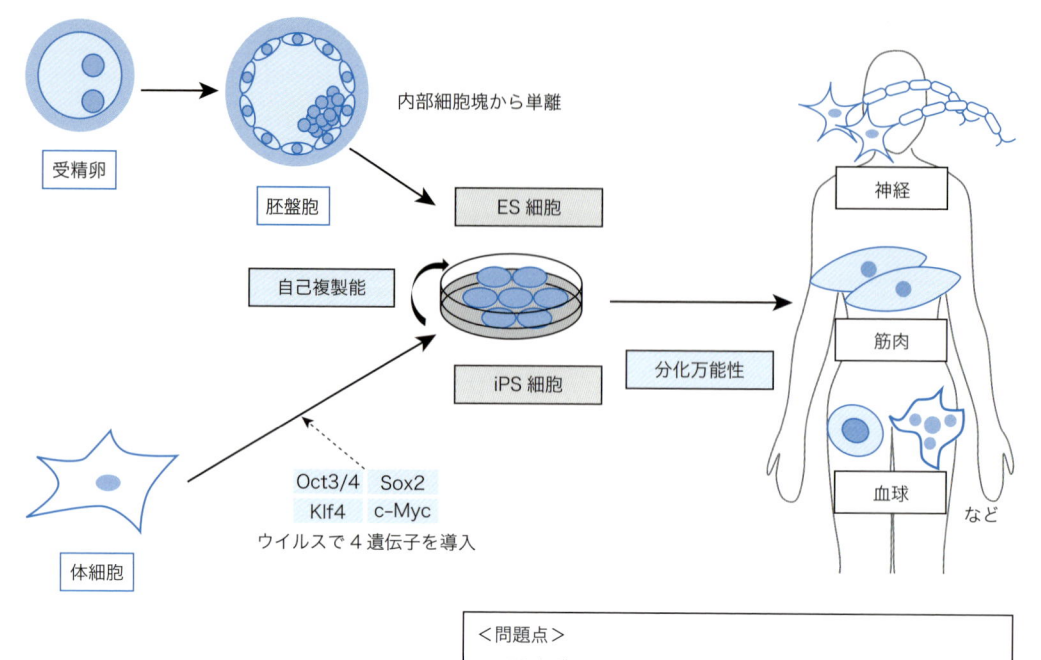

● 図6　万能細胞と再生医療

研究においてiPS細胞からの高効率の心筋細胞の分化誘導とTeratomaの発生抑制および，そのシート化と心不全モデルへの移植による成果が期待される（図6）．心筋再生については，iPS細胞から拍動する治療用ヒト心筋細胞様細胞の100％の分化誘導に成功すれば，細胞シートによる治療も大きく変わると考えている．しかし，iPS細胞もES細胞と同様，目的の細胞へ分化・誘導する技術の確立は必須であり，iPS細胞による実用化は，未だ遠い．

7 まとめ

以上のように，心機能の低下した不全心筋も，骨格筋芽細胞や骨髄細胞などの自己細胞移植や遺伝子治療により，また組織工学的技術を駆使することにより，病態に応じて再生治療が可能になると思われる．特に拡張型心筋症のような広範囲の心筋障害を呈する心不全においては，細胞移植や遺伝子治療による局所的治療よりも，組織工学により心筋組織片ともいえる細胞シートを移植することにより，治療は可能になると思われる．

さらに，iPS細胞を用いた心血管再生治療の実現には，超えなくてはならないハードルがたくさん存在するが，iPS細胞の樹立をきっかけとして，世界中で幹細胞研究が活性化されることで，近い将来，iPS細胞を用いた心血管再生医療が現実的なものとなることを確信している．

＜文　献＞

1) Beltrami, A.P. et al.：Cell, 114：763-776, 2003
2) Oh, H. et al.：Proc. Natl. Acad. Sci. U S A, 100：12313-12318, 2003
3) Meyer, G. M. et al.：Circulation, 113：1287-1294, 2006
4) Miyagawa, S. et al.：Circulation, 105 (21)：2556-2561, 2002
5) Kondoh, H. et al.：J. Thorac. Cardiovasc. Surg., 130 (2)：295-302, 2005
6) Memon, I. A. et al.：J. Thorac. Cardiovasc. Surg., 130：646-653, 2005
7) Takahashi, K. et al.：Cell 126：663-676, 2006

第3章 心不全を治す

§4 管理

1. 疾病管理

池亀俊美

Point

1. 慢性心不全の急性増悪による再入院の誘因として，塩分・水分制限の不徹底，感染症，過労が上位を占めている
2. 慢性心不全患者には薬物療法などの医学的アプローチに加え，急性期を過ぎた退院後の管理，すなわち多職種による包括的アプローチが有効である
3. 慢性心不全患者とその家族に対して，病気や治療，その予後について話し合うこと，治療や将来の計画について意思決定していくことを支援することが重要である

1 はじめに

心不全はあらゆる心臓疾患の終末像であり，2005年に97万人だったその患者数は，2035年までに132万人とピークを迎えると予測されている[1]．

心不全の急性増悪により救急外来の受診が頻繁になること，再入院を繰り返すことは，患者・家族だけでなく，社会の負担となっている．

本項では，このような背景をもつ慢性心不全患者の疾病管理をテーマに，その必要性とアプローチの具体的方法を中心に述べる．

2 心不全の急性増悪による再入院の要因

わが国における心不全増悪による再入院の誘因を検討した報告では，最も多いのが**塩分・水分制限の不徹底**（33％），次いで**感染症，過労**であった（表1）．感染症，不整脈，心筋虚血といった医学的因子よりも塩分・水分制限の不徹底，過労といった日常生活ケアに関連した予防可能といえる因子が上位を占めていた．さらに，心不全増悪による再入院の規程因子として，退院後外来受診が少ないことが報告されている[2]．このように慢性心不全患者には，薬物療法などの医学的アプローチに加え，急性期を過ぎた退院後の管理，すなわち定期的に外来を受診すること，薬物療法・食事療法の遵守など包括的アプローチの必要性がうかがえる．

● 表1　心不全増悪による再入院の要因

塩分・水分制限の不徹底	33％
感染症	20％
過労	12％
治療薬服用の不徹底	11％
不整脈	11％
身体的・精神的ストレス	5％
心筋虚血	5％
コントロール不良の高血圧	4％
合併疾患の増悪	4％

（文献2を和訳して引用）

3 慢性心不全患者の疾病管理

欧米では1990年代半ばごろから，心不全患者を対象とした患者管理，すなわち疾病管理の有効性を検証する介入試験が行われてきている．

慢性心不全患者における疾病管理プログラムのアウトカムは，死亡率，再入院率，QOLスコアなどであり，継続的にQuality Indicators[3,4]を測定することがプログラムの質保証へとつながる（表2）．

そしてこのような慢性心不全患者に対する包括的管理プログラムの効果を検討したメタアナリシスも報告されるようになり，患者教育，電話や訪問看護によるフォローアップ，看護師主導による心不全外来が，再入院率を下げる，死亡率の改善に有効であ

● 表2 心不全管理プログラムにおけるQuality Indicators

患者に焦点をあてた指標

1. 心不全の原因疾患・誘因の記録
2. NYHA心機能分類などを用いた心機能分類の記録
3. 身体所見の記録（体重，BMI，栄養状態，頸静脈圧，座位と起立時における血圧，末梢の浮腫，肺野のクラックル，S3，S4，僧帽弁逆流，肝腫大）
4. 関連のある血液検査所見（尿素窒素，クレアチニン，電解質など）の記録
5. 心血管危険因子と目標とした指標の記録
6. 左室駆出分画（LVEF）
7. ACE阻害薬内服中の左室収縮機能
8. 認知機能障害，学習のニーズと障害の記録
9. target dose（最適量）を受けているACE阻害薬患者の割合
10. target dose（最適量）を受けているβ遮断薬患者の割合
11. スピロノラクトンを受けている重症心不全患者の割合
12. ICDまたはCRT-Dを適切に受けている患者の割合
13. 患者教育を受けている患者の割合
14. 患者満足度
15. セルフケア行動スコア
16. QOLスコア
17. 再入院率
18. 死亡率

プログラムに焦点をあてた指標

1. 照会後の外来診察までの期間
2. 電話相談の利用の可能性
3. スタッフ能力
4. 研究や教育的活動の記録
5. ほかの介護者との協働の記録
6. コスト

（文献3および文献4をもとに作製）

ることが示されている[5,6]．

4 慢性心不全患者の疾病管理プログラムの要点とアプローチ

慢性心不全患者の疾病管理プログラムの要点は，**包括的アプローチ**，すなわち医師，看護師，理学療法士，栄養士，ソーシャルワーカー，精神科医，薬剤師，在宅ケアチームなどによる**チーム医療**である[7]（表3）．

以下，慢性心不全に関するわが国のガイドライン[8]とヨーロッパ心臓病学会（ESC）ガイドライン[9]をふまえ，慢性心不全患者の疾病管理における患者教育の項目と医療従事者が注意すべき一般的事項について概説する（表4）．

1）心不全の定義と原因，治療について

患者の病状，病態にあわせて心不全の原因となぜ症状が起こるのか，その治療法について説明する．

2）心不全の症状と徴候のモニタリグ

心不全の徴候と症状をモニタリングすること，特

● 表3　慢性心不全患者に対する疾病管理プログラムの構成要素

1. 包括的アプローチ
2. 教育および支援（患者・家族・介護者に対する）
3. 薬物治療の適正化
4. 退院後の十分で頻繁なフォローアップ（外来・在宅/電話を用いた）
5. 医療従事者との密接な連絡
6. ケアの連携と協働
7. 心不全症状・徴候の早期発見
8. 運動療法

（文献7より引用）

● 表4　適切なセルフケア行動とスキルに関する患者教育の項目

1. 心不全の定義と原因
2. 心不全の症状と徴候
3. 薬物療法
4. リスク因子の是正
5. 推奨される食事
6. 推奨される運動
7. 性行為
8. 予防接種
9. 睡眠と呼吸障害
10. アドヒアランス
11. 心理社会的側面
12. 予後

（文献9より引用）

に毎日の体重を記録し，早期に体重増加に気がつくことで，心不全増悪の徴候の早期発見，対処につながる．また，心不全増悪の症状，徴候時における医療機関への連絡方法について指導する．

さらに，患者・家族の疾患の理解やセルフケア能力を十分評価したうえで，体重の増加や症状に応じて利尿薬の調整をすること，医療者へその旨を連絡すること，過度の利尿薬の使用による脱水の危険性について指導する．

3）薬物療法と定期受診の必要性

服薬中断は心不全増悪の誘因の1つである．薬剤の適応，量，効果，よくみられる副作用の理解を促すこと，定期的に受診し，心血管系のチェック，処方を受ける必要性について指導する．

4）危険因子の是正

禁煙と高血圧，糖尿病，脂質異常症などの危険因子の是正は重要である．血圧のコントロールは心不全増悪予防には重要であり，**血圧をモニターすること（家庭血圧の測定）**を指導する．

5）食事療法について

a）塩分制限と栄養について

わが国のガイドラインによれば，重症心不全において1日の食塩量は3g以下と厳しい．食欲の落ちた高齢者に過度な塩分制限を課すことは，かえって慢性心不全患者の食欲を低下させ，栄養状態に悪影響を及ぼす可能性があるため，食塩の量は適宜調整する必要がある．

また栄養状態をモニターし，栄養不良を予防することが重要である．

b）水分制限について

重症心不全では，ナトリウムが希釈されるため，水分制限が必要であるが，軽度の慢性心不全では水分制限は必ずしも必要ではない．また過度の水分制限による脱水に注意する．

6）身体活動と運動療法

身体的活動は患者に安心と快適さを与える．一方慢性心不全急性増悪時は，運動は禁忌であり，活動制限と安静が必要である．

安定した慢性心不全患者においては，患者・家族に運動の効果，安静臥床による弊害の理解を促し，医師の指示のもと，定期的な適度な運動（ウォーキングなど）を具体的に指導する．また心臓リハビリテーションプログラムの導入も有効な治療といえる．〔運動療法については他項「運動療法」（p.85，第3章§3-2）参照のこと〕

7）性生活

心血管疾患，薬物療法（β遮断薬），易疲労感や抑うつなど心理的問題に伴う性に関する問題は慢性心不全患者に共通に認められる．性生活および生活の質が低下しないよう，心臓に負担がかからないよう

な性生活ができるように，パートナーと相談することをすすめる．

8）予防接種
インフルエンザや肺炎球菌に対するワクチンの予防接種を受けることの必要性について指導する．

9）睡眠と呼吸障害
心不全患者にはしばしば睡眠時無呼吸による睡眠障害が認められるため，その評価と治療が必要であることを指導する（p.89，第3章§3-3参照）．

10）アドヒアランス
患者が病気と治療内容を理解し，医療者ともに，適切な治療やケアに積極的に参加すること，すなわち良好なアドヒアランスは，有病率，死亡率，良好な健康状態へ導く[10]．

11）心理的側面
抑うつ症状や認知機能の障害は，心不全患者にはよくみられことであり，社会的支援が重要であることの理解を促す．また抑うつのスクリーニングを行い，症状が示唆される患者に対しては適切な治療を提供する必要がある．

12）予後について
病気や治療，その予後について話しあうこと，治療や将来の計画について意思決定していくことを支援することは重要である．

5 今後の課題

わが国の慢性心不全患者に必要とされる疾病管理プログラムの構築と実際の運用にあたっては，**多職種による包括的アプローチ**により，医療と福祉の連携・協働の強化と役割分担，これらに伴う医療保険制度，介護保険制度への働きかけが必要と考える．

＜文　献＞

1) Okura, Y. et al. : Circ. J., 72（3）: 489-91, 2008
2) Tsuchihashi, M. et al. : Am. Heart J., 142（4）: E7, 2001
3) Debra, K. Moser, : Cardiac Nursing Box79-2, pp. 1226 (Saunaers), 2008
4) Gustafsson, F. & Arnold, J. M. : Eur. Heart J., 25（18）: 1596-604, 2004
5) McAlister, F. A. et al. : J. Am. Coll. Cardiol., 44（4）: 810-819, 2004
6) Gwadry-Sridhar, F. H. et al. : Arch. Intern. Med., 164（21）: 2315-2320, 2004
7) Jaarsma, T. & Stewart, S. : Caring for the heart failure patients, P. 169 (Taylor & Francis London), 2004
8) 「慢性心不全治療ガイドライン（2005年改訂版）」（日本循環器学会）
http://www.j-circ.or.jp/guideline/pdf/JCS2005_matsuzaki_h.pdf
9) Task force for diagnosis and treatment of acute and chronic heart failure of European Society of cardiology, et al. : Eur. Heart J., 29（19）: 2388-2442, 2008
10) Granger, B. B. et al. : Lancet, 366（9502）: 2005-2011, 2005

2. セルフケア

加藤尚子, 絹川弘一郎

Point
1. 心不全増悪の誘因に, 不十分なセルフケア行動が占める割合が高い
2. 心不全の増悪予防のためには, 患者・家族に対するセルフケア支援が重要である
3. 心不全疾病管理では, 医師・看護師・薬剤師・栄養士などを含むチーム医療が鍵となる

1 心不全におけるセルフケア

　心不全患者は増加傾向にあり, 心不全増悪による再入院率の高さが患者・家族だけでなく, 医療経済上の大きな問題となっている. 心不全増悪の誘因には, 感染症や心筋虚血などの医学的因子だけでなく, 水分・塩分管理, 服薬管理の不徹底などの不十分なセルフケア行動が占める割合が高い. このため, 心不全増悪による入院の40〜50%が予防可能との指摘がある[1〜3]. また心不全疾病管理のメタアナリシスでは, セルフケア強化に焦点を当てたプログラムおよび多職種チームで提供されたプログラムが, 心不全増悪による入院を有意に低減させることが示されている[4].

　このような報告から, 心不全の疾病管理においては, 医師・看護師・薬剤師・栄養士・理学療法士などの多職種が連携し, 患者が必要なセルフケア行動を実践できるよう支援していくことがきわめて重要といえる[1, 5〜8].

2 セルフケア支援

　わが国の慢性心不全治療ガイドラインでは, セルフケア向上のための患者, 家族（介護者）に対する教育・カウンセリング内容として,「一般的事項」「症状のモニタリングと増悪時の対処方法」「食事療法」「薬物治療」「活動および運動」「危険因子の是正」が挙げられている（表）[6]. 以下に, これらの具体的内容を示す. また, われわれのチームで作成したセルフケア支援用のパンフレットの一部を図に示す[10].

● 表　慢性心不全患者および家族・介護者に対する教育・カウンセリングの内容

一般的事項	心不全の病態の説明 身体的変化（症状・徴候） 精神的変化 予後
症状のモニタリングと管理	心不全増悪時の症状 体重の自己測定（毎日） 症状増悪時の対処方法 精神症状の対処方法
食事療法	塩分・水分制限 アルコール制限 遵守するための方法
薬物療法	薬の性質, 量, 副作用 併用薬剤 複雑な薬物治療への対処 費用 遵守するための方法
活動・運動	仕事および余暇 運動療法 性生活 遵守するための方法
危険因子の是正	禁煙 肥満患者に対する体重コントロール 高脂血症, 糖尿病, 高血圧の管理

（文献9より引用）

1) 一般的事項

　患者・家族に心不全の病態をわかりやすく説明する必要がある. 心不全の病態は患者にとってきわめて複雑であるが, 治療内容を理解しアドヒアランスを向上させるために欠かせない知識である.

□ 毎日，体重を測定しましょう

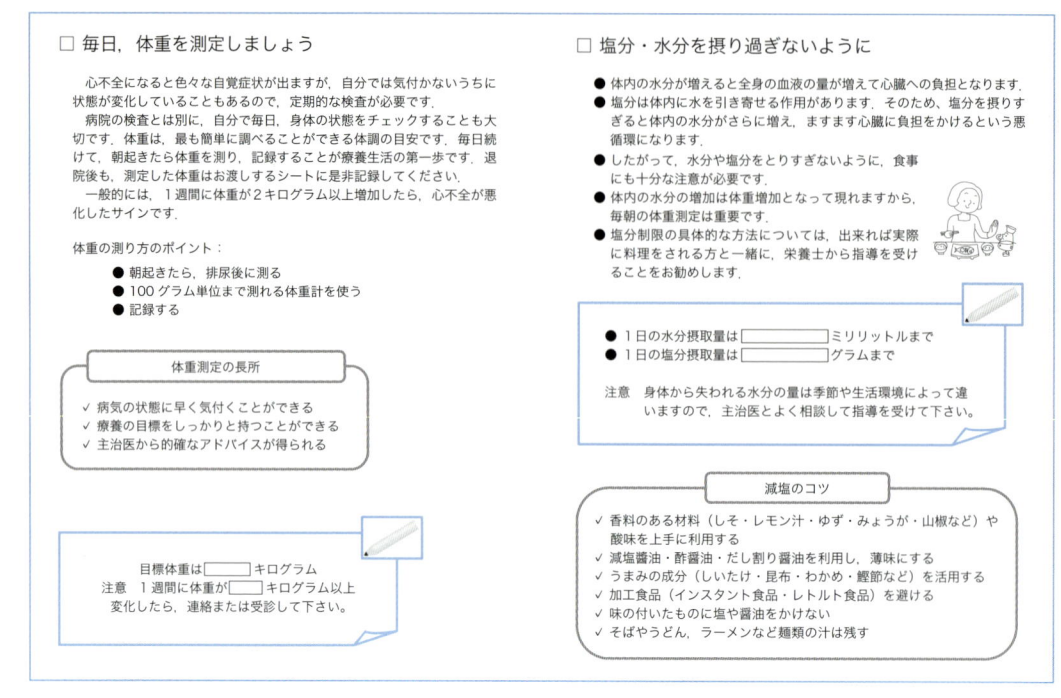

　心不全になると色々な自覚症状が出ますが，自分では気付かないうちに状態が変化していることもあるので，定期的な検査が必要です．
　病院の検査とは別に，自分で毎日，身体の状態をチェックすることも大切です．体重は，最も簡単に調べることができる体調の目安です．毎日続けて，朝起きたら体重を測り，記録することが療養生活の第一歩です．退院後も，測定した体重はお渡しするシートに是非記録してください．
　一般的には，1週間に体重が2キログラム以上増加したら，心不全が悪化したサインです．

体重の測り方のポイント：
● 朝起きたら，排尿後に測る
● 100グラム単位まで測れる体重計を使う
● 記録する

体重測定の長所
✓ 病気の状態に早く気付くことができる
✓ 療養の目標をしっかりと持つことができる
✓ 主治医から的確なアドバイスが得られる

目標体重は□キログラム
注意　1週間に体重が□キログラム以上変化したら，連絡または受診して下さい．

□ 塩分・水分を摂り過ぎないように

● 体内の水分が増えると全身の血液の量が増えて心臓への負担となります．
● 塩分は体内に水を引き寄せる作用があります．そのため，塩分を摂りすぎると体内の水分がさらに増え，ますます心臓に負担をかけるという悪循環になります．
● したがって，水分や塩分をとりすぎないように，食事にも十分な注意が必要です．
● 体内の水分の増加は体重増加となって現れますから，毎朝の体重測定は重要です．
● 塩分制限の具体的な方法については，出来れば実際に料理をされる方と一緒に，栄養士から指導を受けることをお勧めします．

● 1日の水分摂取量は□ミリリットルまで
● 1日の塩分摂取量は□グラムまで

注意　身体から失われる水分の量は季節や生活環境によって違いますので，主治医とよく相談して指導を受けて下さい．

減塩のコツ
✓ 香料のある材料（しそ・レモン汁・ゆず・みょうが・山椒など）や酸味を上手に利用する
✓ 減塩醤油・酢醤油・だし割り醤油を利用し，薄味にする
✓ うまみの成分（しいたけ・昆布・わかめ・鰹節など）を活用する
✓ 加食品（インスタント食品・レトルト食品）を避ける
✓ 味の付いたものに塩や醤油をかけない
✓ そばやうどん，ラーメンなど麺類の汁は残す

● 図　セルフケア支援のためのパンフレット

　また，抑うつや不安などの精神症状の出現にも注意する．抑うつ症状は患者のQOLの低下だけでなく，予後にも影響し得るため，精神的支援も含める必要がある[11]．症状によっては，心療内科医による診断・治療や臨床心理士によるカウンセリングも考慮すべきである．

2）症状のモニタリングと増悪時の対処方法

　患者の心不全増悪症状に対する不十分な認識や対処行動の遅れは国内外で指摘されており，息切れやむくみなどの心不全の主要症状に加えて，増悪時の症状とその対処方法についての十分な説明が必要である[1, 8]．
　毎日の体重測定（毎朝，排尿後）によるモニタリングは，すべての心不全患者で推奨されている．心不全増悪症状の出現時には，自ら活動制限，食塩制限を厳しくするとともに速やかに受診すべきであることを指導する．また，高齢者では，浮腫の症状に気付きにくいため，家族によるモニタリングが必要となる．

3）食事療法

　全細胞外液量は，体内ナトリウム量により規定されており，心不全においては減塩によるナトリウム制限が重要である．重症心不全で1日3g以下，軽症心不全で1日6g以下の塩分制限が推奨されており，栄養士と連携し，個々の患者の生活環境に応じた具体的な助言が求められる．パンや麺類などの加工食品にも相当量の塩分が含まれており，注意が必要である．また，塩分は食事の全品目に均等に減量するよりも1品にまとめて使用する方が満足感を得られやすく，ネギやミョウガ，シソなどの薬味，レモンやユズなどの柑橘類の利用も有効である．
　軽症の慢性心不全では水分制限は不要であるが，重症心不全では水分制限が必要となる．

4）薬物療法

　服薬アドヒアランスの向上は，心不全治療の成功の鍵である．薬剤師と連携し，薬剤名，投与量，投与回数，副作用の知識を提供するとともに，投薬量や服薬アドヒアランスのチェック，副作用のモニタリングを行うことも必要である．

5) 活動および運動

慢性心不全の急性増悪時には，活動制限と安静が必要である．一方，安定した心不全患者においては，適度な運動は運動耐容能を増加させ，QOLを改善させる．しかし，過度な運動は心不全の増悪をきたし得るため，個々の症例の病態と運動負荷試験から得られた情報に基づいた指導が必要である．

また，患者が社会的・精神的に孤立しないように，活動能力に応じた社会活動や運動能力に応じた仕事を続けられるよう支援する．

6) 危険因子の是正

禁煙やアルコール制限とともに，心不全の危険因子である脂質異常症，糖尿病，高血圧のコントロールが重要である．

3 おわりに

心不全の疾病管理においては，セルフケアがきわめて重要である．心不全患者が自身の心機能を理解し，納得して必要なセルフケア行動を実践し，質の高い療養生活を過ごすためには，職種や施設を超えた多角的な治療・ケアが不可欠である．

<文　献>

1) Riegel, B. et al.：Circulation, 120：1141-1163, 2009
2) Michalsen, A. et al.：Heart, 80：437-441, 1998
3) Tsuchihashi, M. et al.：Am. Heart J., 142：E7, 2001
4) McAlister, F. A. et al.：J. Am. Coll. Cardiol., 44：810-819, 2004
5) Task Force for Diagnosis and Treatment of Acute and Chronic Heart Failure of European Society of Cardiology, et al.：Eur. Heart J., 29：2388-2442, 2008
6) 「慢性心不全治療ガイドライン（2005年改訂版）」（日本循環器学会）http://www.j-circ-or.jp/guideline/pdf/JCS2005_matsuzaki_h.pdf
7) Kato, N. et al.：Eur. J. Cardiovasc. Nurs., 7：284-289, 2008
8) Kato, N. et al.：Heart Lung, 38：398-409, 2009
9) Europian Heart Failure Training Group：Eur, Heart J., 19：466-475, 1998
10) 加藤尚子ほか：第73回日本循環器学会総会・学術集会コメディカルセッションプログラム抄録集：pp. 67, 2009
11) Kato, N. et al.：J. Card. Fail., 15：912-919, 2009

第4章

患者に学ぶ心不全の診断と治療

§1	虚血および高血圧	116
§2	特発性心筋症	141
§3	特定心筋症	165
§4	弁膜症	254
§5	心膜炎	291

第4章 患者に学ぶ心不全の診断と治療　§1 虚血および高血圧

1. 急性心筋梗塞

患者抄録

市川　誠，高山忠輝，平山篤志

Point

1. 急性心筋梗塞に合併した急性心不全では可能な限り早期再灌流療法を行う
2. 臨床病態の把握にForrester分類があるが，非侵襲的方法としてNohriaのプロフィールが有用である
3. 臨床病態の重症度によって治療方針を決める．重症例（cold & wet, subset Ⅳ）では機械的補助循環装置などの非薬物治療を躊躇しない

1 病態の特徴・疫学

　ST上昇型急性心筋梗塞（ST elevation myocardial infarction：STEMI）での心不全合併は軽症も含めると50〜70％程度にみられる．ポンプ失調による収縮不全がメインである．梗塞が広範囲であるほど急激に血行動態の破綻から代償不全をきたす．梗塞領域が左室の20％以上で急性左心不全症状が出現，40％以上に及ぶと心原性ショックを起こしやすい．
　また機械的合併症（僧帽弁乳頭筋断裂，心室中隔穿孔，左室自由壁破裂），右室梗塞，不整脈（心室頻拍や高度房室ブロック）を合併すると急速に心不全に至るため迅速な診断と早期再灌流療法が重要である．

2 治療のメカニズムとストラテジー

1）基本方針と重症度分類

　急性心筋梗塞では可能な限り早い再灌流療法が必要であることはいうまでもないが，急性心不全を合併した場合は心不全治療を並行して行わなければならない．治療は病態と重症度で方針が変わるため，それらの正しい評価とモニタリングが必要である．
　最も簡便な重症度評価として身体所見から4群に分類するKillip分類（表1）がある．早期再灌流療法などの進歩で改善はしているが，急性期の死亡率は心不全徴候のないクラスⅠで3.7％に対し心不全徴候のあるクラスⅡ，Ⅲや心原生ショックのクラスⅣで

● 表1　Killip分類：急性心筋梗塞における重症度分類

クラスⅠ	心不全の徴候なし
クラスⅡ	軽度〜中等度心不全 ラ音聴取領域が全肺野の50％未満
クラスⅢ	重症心不全 肺水腫，ラ音聴取領域が全肺野の50％以上
クラスⅣ	心原性ショック 血圧90mmHg未満，尿量減少，チアノーゼ，冷たく湿った皮膚，意識障害を伴う

はそれぞれ16.2％，24.0％，60.7％と依然として高い[1]．次に病態の重症度評価は理学所見や心エコーなどと併せて侵襲的な評価法としてSwan-Ganzカテーテルを使用したForrester分類（図1）がある．心係数（L/分/mm²）と左室拡張末期圧を反映した肺動脈楔入圧（mmHg）が得られ治療法の選択や効果判定として有用である．しかしながらカテーテル挿入に伴う感染や出血などの問題もあり近年では非侵襲的な評価法として他覚所見に基づくNohriaのプロフィール（図2）[2]があり，うっ血徴候の有無と末梢循環不全の有無によって4群に分類する．右心系のうっ血も含む点でForrester分類とは必ずしも一致しないが，簡便であり推奨されている．

2）治療方針

　治療はこれらの重症度分類をもとに通常の急性心不全治療に準じて行うが，再灌流療法を含めた虚血心筋の保護が重要である．呼吸管理においては酸素飽和度95％以上を目標に十分な酸素化が必要であり，カニューレやマスクで酸素化が不十分であれば

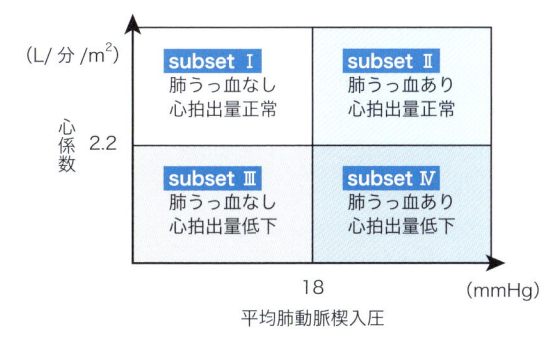

● 図1　Swan-GanzカテーテルによるForrester分類

● 図2　Nohriaのプロフィール

うっ血所見：
起座呼吸，頸動脈怒張，浮腫，腹水，肝頸静脈逆流など
低灌流所見：
四肢冷感，脈圧低下，尿量減少，意識障害など

非侵襲的陽圧人工呼吸（noninvasive positive pressure ventilation：NIPPV）を考慮する．モルヒネ塩酸塩水和物（塩酸モルヒネ）は鎮痛作用だけでなく静脈拡張作用から肺うっ血の軽減が期待でき，急性心筋梗塞に伴う心不全の際は積極的に使用する．胸痛緩和を目安に3～5mg投与する．

a）薬物治療

Forrester分類やNohriaのプロフィールなどの臨床病型を指標に治療を行っていく．①warm & dry, subset Ⅰでは心不全徴候を認めないため，心筋保護を念頭におき前負荷・後負荷軽減を目的に経口でアンジオテンシン変換酵素阻害薬（angiotensin converting enzyme inhibitor：ACE Ⅰ）もしくはアンジオテンシンⅡ受容体拮抗薬（angiotensin Ⅱ receptor blocker：ARB）が第一選択薬である．またβ遮断薬やアルドステロン拮抗薬も急性心筋梗塞の慢性期予後改善効果が示されている[3]．②warm & wet, subset Ⅱでは末梢循環不全は認めないが，うっ血所見を認める群で利尿薬や血管拡張薬が主体となる．**利尿薬投与は即効性のあるループ利尿薬の静注が用いられるが，腎機能障害や低カリウム血症に留意してできるだけ短期間にとどめる**．血管拡張薬は硝酸薬とカルペリチド（ハンプ®）が主に用いられる．静脈環流の減少から前負荷を軽減し，後負荷軽減から心拍出を容易にし，心筋仕事量を減少させるとともに肺うっ血の軽減が期待できる．肺うっ血の軽減には前述の利尿薬より硝酸薬のほうが即効性を期待できる．近年では急性心筋梗塞急性期のカルペリチド投与が再灌流障害や梗塞サイズの縮小に効果がある

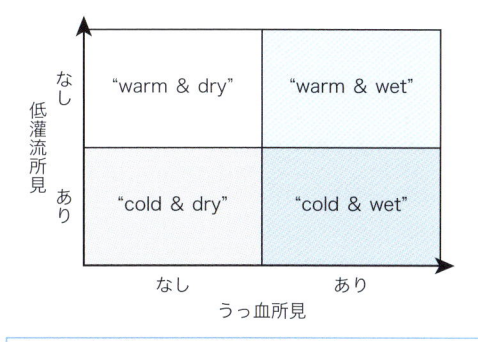

と報告されている[4]．またニコランジル（シグマート®）が急性心不全に対しての適応を取得し使用されるようになった．動静脈拡張作用に冠血流や冠微小循環改善作用を有し特に発症に虚血が関与した急性心不全治療に有用と考えられている．③cold & dry, subset Ⅲではうっ血所見はなく末梢循環不全を認める群で，血管内脱水があれば輸液を行う．脱水がなければ強心薬を用いる．カテコラミン製剤やホスホジエステラーゼⅢ（PDE Ⅲ）阻害薬などがあるが，いずれも不整脈や虚血症状の増悪の誘因となり得るため投与は低用量から慎重に行うべきである．

b）非薬物治療

cold & wetやsubset Ⅳは最も重症であり心原性ショックの場合は薬物治療に頼りすぎず，積極的に大動脈バルーンパンピング（intra-aortic balloon pumping：IABP）を用いる．さらに心室頻拍や心室細動を繰り返す場合では経皮的心肺補助装置（percutaneous cardiopulmonary support：PCPS）を用いる．また機械的合併症に伴う急性心不全の場合は外科的治療を要することが多く，積極的にIABPを使用し効果不十分のときはPCPSを用い手術を考慮する．

c）右室梗塞

右室梗塞を合併する場合は急性右心不全によって血圧低下，kussmaul徴候を認める．治療は急速補液による容量負荷が第一選択となり通常の心不全治療と異なる．前負荷の指標として右房圧ではなく肺動脈楔入圧を用いる必要があり，またしばしば徐脈性不整脈を合併し一時ペーシングの適応となる．右室梗塞を疑った場合は右側胸部誘導心電図を確認する

ことが重要である．

3 処方の実際（表2）

1) ACEI，ARB

ACEI：エナラプリル（レニベース®）1回2.5〜10mg，1日1回朝食後
ARB：カンデサルタン（ブロプレス®）1回4〜8mg，1日1回朝食後

禁忌がなければ，心筋梗塞発症後24時間以内に投与を開始することで二次予防，生命予後の改善が期待できる．低用量から開始し徐々に増量する．

2) β遮断薬

カルベジロール（アーチスト®）1回1.25〜10mg，1日2回朝夕食後（2.5〜20mg/日）
ビソプロロール（メインテート®）1回1.25〜5mg，1日1回朝食後

急性心筋梗塞患者に対するβ遮断薬投与は，急性期死亡の減少と慢性期の合併症　抑制のいずれにも有効であるとされるが，心不全増悪のリスクもあるため導入は少量から慎重に行う．

3) 利尿薬

フロセミド（ラシックス®）錠または注1回20〜60mg，1日1〜2回（20〜60mg/日）
アルドステロン拮抗薬（アルダクトン®A）1回25〜50mg，1日1〜2回（25〜100mg/日）

心不全急性期の体液貯留，肺うっ血や肺水腫に比較的即効性が期待できる．腎障害や血清カリウム値の異常などに注意して用いる．

4) カルペリチド

カルペリチド（ハンプ®）注0.025μg/kg/分より開始し0.0125〜0.1μg/kg/分で調節

強力な血管拡張作用と軽度の利尿作用によって，左室拡張末期圧を低下させる．低血圧に留意して極低用量から開始する．0.1μg/kg/分以上の高容量では効果増に比較して心不全短期予後の悪化も懸念されているため容量調節は慎重に行う．

5) 血管拡張薬

硝酸イソソルビド（ニトロール®）注5mg緩徐に静注
ニトログリセリン（ミオコール® スプレー）舌下1回1噴霧
ニコランジル（シグマート®）注0.2mg/kg静注し時間0.2mg/kg持続静注

耐性の問題もあり持続投与は推奨されない．血管拡張作用による肺うっ血の軽減は利尿薬より即効性があるため心不全急性期の短期投与が有効である．静脈路確保前であれば舌下投与とし，確保後であれば静注を行う．

6) 強心薬

ドパミン（イノバン®）注1〜20μg/kg/分 適宜増減
ドブタミン（ドブポン®）注1〜20μg/kg/分 適宜増減
PDE Ⅲ阻害薬：ミルリノン（ミルリーラ®）注 初期50μg/kgを10分間で投与
維持0.25〜0.75μg/kg/分 適宜増減

脱水によらない末梢循環不全を認める場合は，カテコラミン製剤などの強心薬の投与を検討する．強心作用に伴い心筋虚血が助長される可能性もあり長期投与や高容量投与は極力さけるべきである．PDE Ⅲ阻害薬は強心作用と血管拡張作用を有し，心拍数・心筋酸素消費を増やさずに肺動脈圧を低下させるのが特徴とされる．β受容体を介さないため，カテコラミン抵抗例でも効果が期待できるが血圧が低下しやすいため注意を要する．

注意点

① ACEI，ARBは高カリウム血症に注意する．腎機能障害には慎重投与し，両側腎動脈狭窄を有する場合は原則禁忌である．
② β遮断薬は気管支喘息や徐脈に注意する．特に非$β_1$選択性は喘息に禁忌である．
③ 利尿薬はフロセミドでは低カリウム血症，アルドステロン拮抗薬では高カリウム血症など電解質異常に注意する．
④ 硝酸薬やカルペリチド，PDE Ⅲ阻害薬は血圧低下に注意して使用する．
⑤ 強心薬は催不整脈性を有し，低用量から慎重に

● 表2 急性心不全を合併した急性心筋梗塞における処方の実際

分類	薬剤名	量	処方例	副作用・禁忌
ACEI	エナラプリル（レニベース®）	1錠 2.5mg, 5mg, 10mg	1錠, 分1朝食後	腎機能障害 高カリウム血症
ARB	カンデサルタン（ブロプレス®）	1錠 2mg, 4mg, 8mg	1錠, 分1朝食後	
β遮断薬	カルベジロール（アーチスト®）	1錠 2.5mg, 5mg, 10mg	0.5錠〜2錠, 分1朝食後	喘息 徐脈
	ビソプロロール（メインテート®）	1錠 2.5mg, 5mg	0.5錠〜1錠, 分1朝食後	
利尿薬	フロセミド（ラシックス®）	1錠 20mg 注20mg	20〜60mg, 分1〜2	低カリウム血症 腎機能障害
	アルドステロン拮抗薬（アルダクトンA®）	1錠 25mg, 50mg	50〜100mg, 分1〜2	高カリウム血症
硝酸薬	硝酸イソソルビド（ニトロール®）	注 5mg, 25mg	緩徐に静注 1時間あたり1.5〜8mgを点滴静注	低血圧
	ニトログリセリン（ミオコールスプレー®）	0.3mg	舌下1回1噴霧	
	ニコランジル（シグマート®）	注 12mg, 48mg	0.2mg/kg緩徐に静注 1時間当たり0.05〜0.2mg/kgを点滴静注	
血管拡張薬・利尿薬	カルペリチド（ハンプ®）	1,000μg 1瓶	0.0125μg/kg/分より開始し0.025〜0.1μg/kg/分で調節	低血圧
強心薬	ドパミン（イノバン®）	0.3%注 50mL	1〜20μg/kg/分 適宜増減	不整脈
	ドブタミン（ドブポン®）	0.3%注 50mL	1〜20μg/kg/分 適宜増減	不整脈
	PDE III阻害薬：ミルリノン（ミルリーラ®）	10mg 10mL	初期50μg/kgを10分間で投与 維持0.25〜0.75μg/kg/分 適宜増減	低血圧

使用する．

4 おわりに

近年，再灌流療法が普及し急性心筋梗塞の死亡率は改善したが，急性心不全を合併した急性心筋梗塞の死亡率は依然として高い．迅速な病態の把握や呼吸不全に対する治療と同時に，重症度分類に応じた急性心不全治療を行う必要がある．しかしながら予防に勝る治療はなく，可能な限り早い再灌流療法のためのネットワークづくりやリスクファクター管理による一時予防が重要であることはいうまでもない．

<文 献>
1) Kasanuki, H. et al.：Am. Heart J., 150：411-418, 2005
2) Nohria, A. et al.：JAMA, 287：628-640, 2002
3) First International Study of Infarct Survival (ISIS-1) Collaborative Group：Lancet, 2：57-66, 1986
4) Kitakaze, M. et al.：Lancet, 370：1483-1493, 2007

→ 次頁：患者抄録

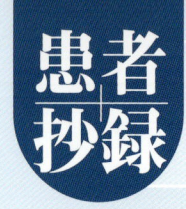

急性心筋梗塞に合併した急性心不全

【患　者】63歳男性
1．診　断　①急性心不全，②急性心筋梗塞，③糖尿病
2．主　訴　前胸部痛，呼吸困難
3．既往歴　3年前より糖尿病
4．家族歴　祖父に狭心症あり．父に糖尿病と高血圧症あり．
5．生活歴　喫煙歴20本/日×40年，飲酒歴日本酒2合/日，その他特記事項なし．
6．現病歴

　　　2006年に健康診断で糖尿病を指摘され，近医で経口血糖降下薬の処方〔グリメピリド（アマリール®錠）1 mg 1日1回〕を受けていた．'09年6月9日会社から帰宅時歩行中に前胸部痛を自覚したが自宅に帰って安静にしたところ10分ほどでおさまった．10日朝7時頃，部屋で安静にしていた際に喉が圧迫される感じを伴う前胸部痛が出現した．2時間ほど我慢していたがおさまらず，冷汗・呼吸困難も出現したため救急要請し搬送された．病歴より心筋梗塞が疑われ当院CCUへ入院となった．

7．入院時現症

　　　身長173cm，体重77kg，脈拍102/分で整，血圧96/68 mmHg，眼瞼結膜 貧血なし，頸静脈怒張あり，LevineⅢ/Ⅵの収縮期逆流性雑音・Ⅲ音・Ⅳ音聴取，両側肺野で湿性ラ音，腹部平坦・軟で圧痛なし，四肢冷感あり，下腿浮腫なし，冷汗著明．

8．入院時検査成績

① 血液所見：WBC 12,200/μL，RBC 462万/μL，Hb 15.0g/dL，Plt 18.5万/μL．
② 血清生化学所見：T-Bil 0.64 mg/dL，AST 86 IU/L，ALT 27 IU/L，LDH 399 IU/L，CK 830 IU/L，CK-MB 91 IU/L，トロポニンⅠ 3.63ng/mL，BUN 22.0mg/dL，Cr 0.96mg/dL，UA 5.9mg/dL，Na 143mEq/L，K 4.1mEq/L，Cl 107mEq/L，CRP 0.60mg/dL，T-Cho 250mg/dL，TG 154mg/dL，HDL 51mg/dL，LDL 168mg/dL，TP 6.7g/dL，BS 165mg/dL，HbA1c 6.6％．
③ 血液ガス分析：pH 7.28，$PaCO_2$ 56.4mmHg，PaO_2 56.2mmHg，HCO_3^- 21.3mmol/L，BE-5.1mmol/L
④ 胸部単純X線：骨性胸郭・軟部組織に異常なし，両側肺うっ血あり，心胸郭比47.5％，肋横隔膜角は鋭（図1）．
⑤ 心電図：心拍数102/分，洞調律，V1-6でST上昇，V1-4 R波減高（図2）．
⑥ 経胸壁心エコー：心基部から心尖部にかけて前壁中隔，前壁，前側壁の局所壁運動低下あり，駆出率44％，1度の僧帽弁逆流を認めるが僧帽弁に器質的異常は認めず．

9．入院後経過

　　　心電図で明らかなST上昇を認め経過からSTEMIと考えられたが，来院時すでに呼吸状態は悪くKillip分類でⅢからⅣ度と急性心不全を呈していた．診察上はNohriaのプロフィールのcold & wetで低灌流所見とうっ血所見を認めForrester分類のsubset Ⅳ相当であり急性心筋梗塞に合併した重症急性心不全と診断した．

【治療方針】

① 急性心筋梗塞

　　　抗血小板薬アスピリン（バファリン®配合錠A81）81mgを経口投与し，血管拡張薬ニトログリセリン（ミオコール®スプレー）の舌下投与を行った．呼吸状態の改善のため気管内挿管を行

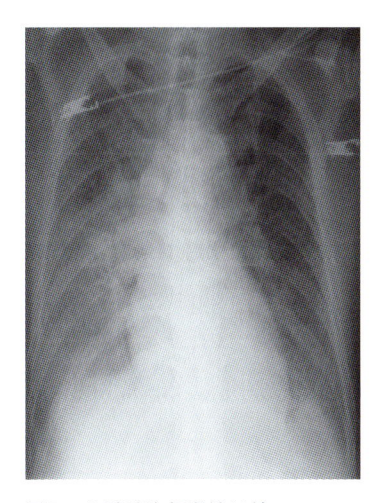

図1　入院時胸部単純X線

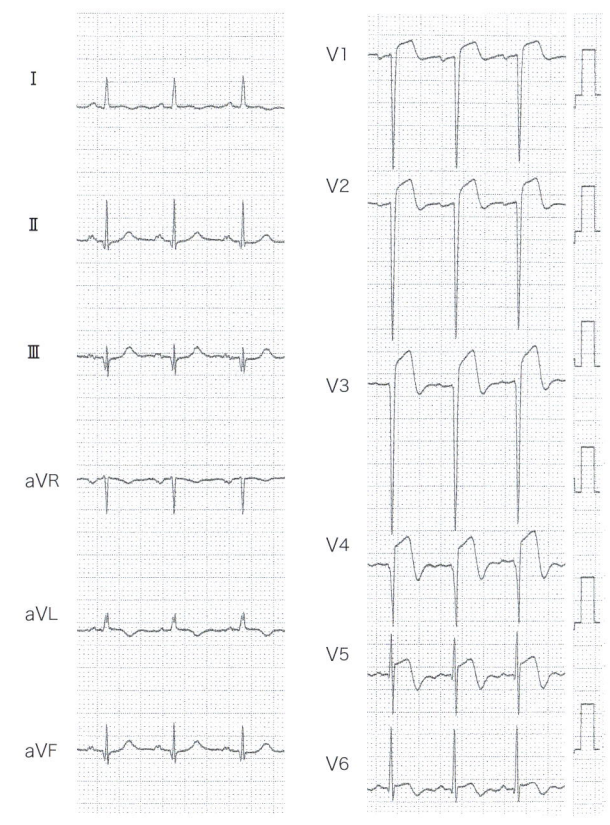

図2　入院時心電図

い人工呼吸器管理下で再灌流療法を行った．冠動脈造影検査では左冠動脈前下行枝の近位部で完全閉塞を認めた（図3）．収縮期血圧90mmHg台とプレショックであり大動脈バルーンパンピング（IABP）による補助循環下でインターベンションを開始した．血栓吸引カテーテルで赤色血栓を吸引し再灌流を得たのち，前下行枝近位部の狭窄に対してベアメタルステント挿入し拡張した．ステント留置後のためクロピトグレル（プラビックス®）初日300mg翌日から維持量75mg 1日1回を開始した．

② 急性心不全

CCU帰室時はIABP補助下で四肢冷感は消失していたが，肺水腫や頸静脈怒張を認めwarm & wetであり左室拡張末期圧を低下させるためニコランジル（シグマート®）を1時間あたり6mg持続投与開始した．収縮期血圧の低下なく呼吸状態の改善が得られ，翌第2病日には肺うっ血も軽快し人工呼吸器から離脱し，第3病日IABPの離脱に成功した．不整脈や機械的合併症なく経過し第5病日に一般病棟へ転棟し，心臓リハビリテーションを行いながら糖尿病，脂質異常症などのリスクコントロールをする方針とした．

10．転棟時処方

アスピリン（バイアスピリン®）1錠100mg，1回1錠，1日1回朝
クロピトグレル（プラビックス®）1錠75mg，1回1錠，1日1回朝
カンデサルタン（ブロプレス®）1錠2mg，1回1錠，1日1回朝

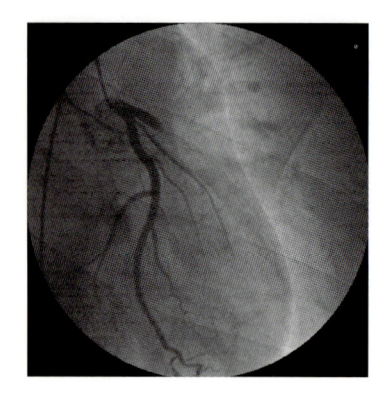

図3　冠動脈造影検査左冠動脈

グリメピリド（アマリール®）1錠1mg，1回1錠，1日1回朝
ロスバスタチン（クレストール®）1錠2.5mg，1回1錠，1日1回夕
ニコランジル（シグマート®）1錠5 mg，1回1錠，1日3回

11．考 察　▶ Advice from Professional ❶ 参照

　急性心筋梗塞の治療の目標は早期に再灌流を行い，梗塞心筋のサイズ縮小や致死性合併症の予防することであり，近年CCUや早期再灌流療法の普及で救命率はあがっているが急性心不全を合併した場合の死亡率は依然として低いとはいえず初期治療が重要といえる．本症例では来院時すでに心不全を合併し，臨床的重症度評価でも重症に分類される状態であった．PCIによる再灌流療法を前提として機械的な呼吸・循環の補助を早期に導入した．また再灌流療法後の心不全治療はニコランジルを使用し著効した．ニコランジルは動静脈拡張作用や冠血流改善効果があり，心筋虚血が関与した心不全に特に有用と考えられている．また収縮期血圧を下げすぎずに左室拡張末期圧を低下させることが報告されているため，本症例のようなプレショック状態の患者にも比較的安全に用いることができる[1]．

【文献】▶ Advice from Professional ❷ 参照

1) Minami, Y. et al.：J. Cardiovasc. Pharmacol., 54：335-340, 2009

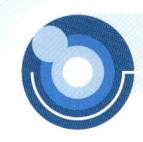

Advice from Professional

1 考察ポイント

Point 1
考察は単に施行した治療の妥当性や今後に向けての改善点などについて記載するだけでなく，その症例に特有の病態があればそれをいかに考察し治療へと結びつけたかなど記載するとよいと思われる．また治療選択に参考となる文献など必要最小限のものを記載する．

Point 2
本症例のような低灌流所見（cold）とうっ血所見（wet）を認める症例では薬物治療に頼りすぎず，機械的補助循環などを躊躇しないことが大切である．

2 押さえておきたい論文

文献1：Minami, Y. et al.：J. Cardiovasc. Pharmacol., 54：335-340, 2009

急性冠症候群を除いた急性心不全患者を対象にニコランジル持続点滴の安全性と有用性を，心エコーを用いて評価した報告である．収縮期血圧と肺動脈楔入圧ともに有意に低下させるが，血圧が低い群では収縮期血圧を維持したまま肺動脈楔入圧を低下させている．

memo

第4章 患者に学ぶ心不全の診断と治療　§1 虚血および高血圧

2. 虚血性心筋症

柴 信行，下川宏明

Point

1. 虚血性心筋症は，欧米では心不全の原因として最も多く予後は不良である
2. RA系抑制薬，β遮断薬を中心とした標準的な心不全治療を十分に行うことが最も重要な戦略である
3. 狭心症を合併する症例に対する冠血行再建，致死的不整脈発生の可能性が高い症例に対する植込み型除細動器の植込みについても検討が必要である

1 病態の特徴・疫学

虚血性心筋症（ischemic cardiomyopathy）は1970年にBurchらによって初めて使用された用語である[1]．本病態の明確な定義は明らかでなく研究者によって報告に差が認められるが，一般的には慢性の重症虚血性心疾患を背景として心不全を発症した症例を指すことが多い．その特徴は，**心筋虚血を原因とする拡張型心筋症に類似した左心室の拡大と心室収縮機能の低下**である．多くが陳旧性心筋梗塞を背景疾患として発症するが，狭心症を繰り返し発症することによって惹起された重症の心筋虚血，貧血や睡眠時無呼吸症候群などによる心筋の低酸素状態も原因となる．身体所見や症状からは他の心筋症による心不全と鑑別がつかないことが多く，冠動脈造影が診断に必要となる．欧米の先進国においては，心不全の原因の約70％が冠動脈疾患によるとされており，多くのランダム化比較試験が行われ，診療ガイドラインが作成されている[2~4]．

本項では，陳旧性心筋梗塞を背景として心拡大と収縮機能の低下があり慢性心不全の病態を呈している症例を主な対象として解説を行う．わが国の心不全患者を対象とした観察研究の結果では陳旧性心筋梗塞を背景とする心不全患者の予後は非虚血性心筋症に比較して不良と報告されている（図1）[5]．

2 治療のメカニズムとストラテジー

1）基本方針

虚血性心筋症や冠動脈疾患を背景とした心不全を加療する場合は，①心不全に対する治療，②狭心症に対する治療，③不整脈に対する治療，の3点に分けて考えると理解しやすい．また，虚血性心筋症の症例は，高血圧，糖尿病，高脂血症といった動脈硬化危険因子を複数保有することが多く，心不全の病態を増悪させ予後を不良にする．心不全加療に際してはこれらのリスクに対する治療も同時に行うことが必要である．心不全は，急性心不全を繰り返し発症して進行することが知られており（図2）[6]，**急性増悪をいかに予防するかが管理の基本である**．

a）心不全に対する治療

心不全は心臓という単一臓器の疾患ではなく全身の進行性疾患と捉えられるようになっている．病態の進行に最も寄与しているのが，レニン・アンジオテンシン（RA）系や交感神経系の亢進である．このため，他の背景疾患を原因とした心不全と同様に，アンジオテンシン変換酵素（ACE）阻害薬やアンジオテンシンⅡ受容体拮抗薬（ARB）といったRA系抑制薬，β遮断薬による薬物治療が治療の基本である．

重症例に対してはアルドステロン拮抗薬，うっ血の認められる症例に対しては利尿薬を用いる．冠動脈攣縮合併例でのβ遮断薬使用の場合には攣縮防止のため長時間作用型のジヒドロピリジン系カルシウム拮抗薬の併用が可能である．頻脈性心房細動合併例ではジギタリス製剤やβ遮断薬が併用されることが多く，冠動脈病変に対しては抗血小板薬が投与される．非薬物治療としては，重症例では心臓再同期療法（CRT）や，僧帽弁の形成や置換術，左室形成術が行われる．

以上の治療が有効でないときは，適応を満たせば

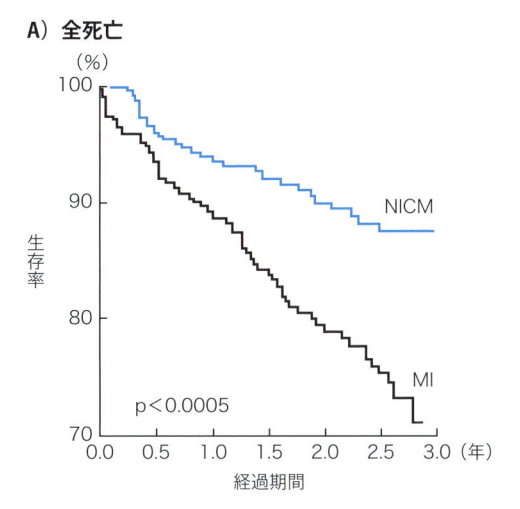

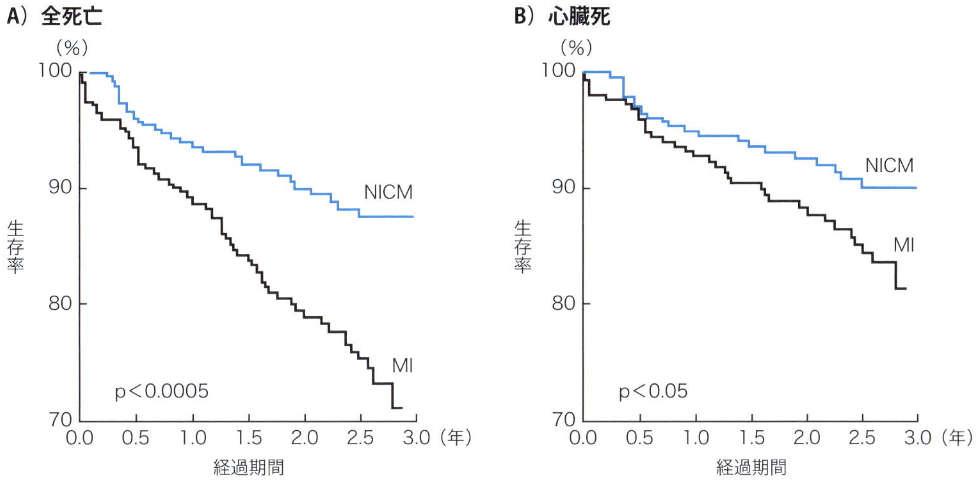

● 図1　心筋梗塞を背景とする心不全患者の予後は非虚血性心筋症より不良

MI：myocardial infarction（心筋梗塞）
NICM：non-ischemic cardiomyopathy（非虚血性心筋症）
（文献5より引用）

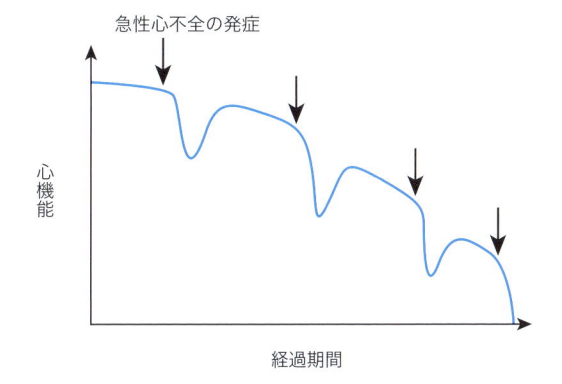

● 図2　心不全の病態は急性増悪を繰り返しながら進行していく
（文献6より引用）

補助人工心臓装着や心臓移植手術が行われる．

b）狭心症に対する治療

　心不全患者は活動範囲が制限されるため狭心症症状が出現しにくく，また心不全症状との区別が困難なことが多い．このため狭心症症状を過小評価しがちであることに注意が必要である．狭心症を呈する虚血性心筋症においては亜硝酸薬が使用される．冠動脈に解剖学的に治療可能な狭窄性病変が認められれば経皮的冠動脈形成術（PCI）や冠動脈バイパス術（CABG）を行う．

c）不整脈に対する治療

　心不全では心筋細胞内のカルシウム過負荷や間質の線維化が生じており不整脈が発生しやすい環境にある．不整脈発生は心不全の重症度とともに増加し心不全悪化の原因となる．多くの抗不整脈薬は陰性変力作用を有しており注意が必要である．心筋梗塞を背景とした心不全患者においては持続性心室頻拍や心室細動のような致死的不整脈が発生しやすい．これらの不整脈に対して予後改善効果が認められるのはβ遮断薬とアミオダロンである．非薬物治療としては，高周波アブレーション（radiofrequency ablation：RFA）治療や植込み型除細動器（ICD）植込みが選択され，適応症例には積極的に施行すべきである[7]．

2）RA系抑制薬

　多くの大規模臨床試験によって，左室収縮不全を伴う心不全患者や心筋梗塞後の患者におけるACE阻

害薬の生命予後改善効果は確立されている．禁忌がなく薬剤に忍容性がある限り全ての虚血性心筋症症例で投与を行うべきである．もし，空咳の発生があり投与が困難であればARBによってもACE阻害薬と同様の予後改善効果が期待できる．これらのRA系抑制薬は高用量ほど有効であるとする報告が多いが，現実の臨床現場では十分に投与されているとは言えない[8]．アリバイ的な投与ではなく可能な限り増量して十分なRA系抑制を心がけるべきである．

3）β遮断薬

β遮断薬は，重症度に関わらず心収縮能の低下した心不全症例で生命予後改善効果が証明されている．**禁忌でなければ，虚血性心筋症では必ず投与を試みる必要がある**．また，β遮断薬には突然死の原因となる致死的不整脈の抑制効果も期待できる．予後改善効果にエビデンスのあるβ遮断薬は，カルベジロール（アーチスト®），ビソプロロールフマル酸塩（メインラート®），コハク酸メトプロロール（Seloken/Toprol.XL®）の3種類であることに注意が必要である．投与開始にあたっては少量から投与し漸増することが原則である．**著明な心拡大，低心機能，NYHAがⅣ度以上を示すような重症例では，原則として心臓専門医の管理下で入院して行う**．β遮断薬はα作用の相対的な増強などによって冠動脈スパスムを惹起する可能性がある．ジヒドロピリジン系カルシウム拮抗薬であるアムロジピンベシル酸塩（ノルバスク®，アムロジン®）は心不全患者の予後増悪をもたらさないと報告されており併用が可能である．

4）アルドステロン拮抗薬

スピロノラクトン（アルダクトン®A）はNYHAⅢ度以上の心収縮機能の低下した重症心不全症例で生命予後改善効果があることが示されている．また，エプレレノン（セララ®）は心筋梗塞後の心不全症例で死亡抑制効果があることが報告されており，虚血性心筋症による重症心不全において投与を検討すべき薬剤である．RA系抑制薬との併用時には高カリウム血症発生に注意が必要である．

5）ジギタリス製剤

心房細動合併例での心室レートコントロールに用いられることが多いが心不全患者の予後改善効果については十分なエビデンスがない．女性の死亡や不整脈関連死を増加させるという報告もあり，虚血が明らかな症例では注意が必要である．最近の報告では心不全患者における至適血中濃度は0.5〜0.8ng/mLとされている．

6）冠血行再建術（PCI，CABG）

狭心症を合併する症例や冠動脈狭窄と心筋虚血の関連が明らかな症例での有効性は確立しており，積極的に施行すべきと考えられる．狭心症のない虚血性心筋症に対する冠血行再建術の予後改善効果は証明されていない．理論的には虚血によって惹起された冬眠心筋や気絶心筋は冠血行再建によって回復し，心筋機能は改善すると考えられる．近年報告された大規模観察研究の結果でも虚血性心筋症治療における冠血行再建の有用性が報告されている（図3）[9]．

7）植込み型除細動器（ICD）

心筋梗塞後に多く認められる心室性期外収縮・非

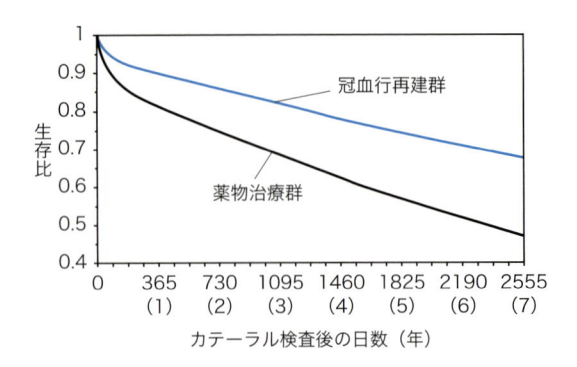

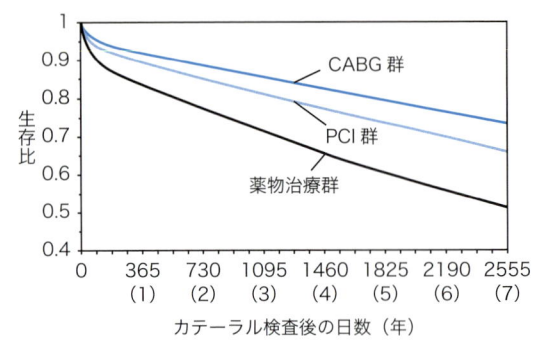

● 図3　冠血行再建術と薬物治療例の比較
冠血行再建術を施行した心不全症例は薬物治療よりも予後が良好である
（文献9より引用）

● 表　虚血性心筋症に対する処方の実際

	分類	薬剤名	剤型	処方例	主な慎重投与・禁忌
必須となる薬剤	ACE阻害薬	エナラプリル（レニベース®）	1錠2.5mg, 5mg, 10mg	1日2.5〜10mg 朝1回	腎動脈狭窄 重篤な腎機能障害 高カリウム血症 空咳
	ARB（ACE阻害薬に忍容性がない場合）	カンデサルタン（ブロプレス®）	1錠2mg, 4mg, 8mg	1日2〜8mg 朝1回	腎動脈狭窄 重篤な腎機能障害 高カリウム血症
	β遮断薬	カルベジロール（アーチスト®）	1錠1.25mg, 2.5mg, 10mg,	1日1.25mg〜20mg 朝夕分割または朝1回	気管支喘息 高度徐脈 心原性ショック 非代償性心不全
	抗血小板薬	アスピリン（バイアスピリン®）	1錠100mg	1日100mg 朝1回	消化性潰瘍 アスピリン喘息
必要に応じて追加する薬剤	利尿薬	フロセミド（ラシックス®）	1錠20mg, 40mg	1日20〜80mg 朝1回	無尿 肝性昏睡 重症の低ナトリウム血症・低カリウム血症
	アルドステロン拮抗薬	スピロノラクトン（アルダクトン®A）	1錠25mg, 50mg	1日25〜50mg 朝1回または朝夕分割	無尿 重篤な腎機能障害 高カリウム血症

ACE：アンジオテンシン変換酵素
ARB：アンジオテンシンⅡ受容体拮抗薬

持続性心室頻拍は致死性不整脈を惹起し突然死のリスクとなる．この傾向は心機能低下例で著明であり，このような症例に対するⅠ群抗不整脈薬の投与は予後を悪化させる．わが国のガイドラインでは，心室頻拍のような致死的不整脈が認められなくても，低心機能でNYHAⅡ/Ⅲ度の症状を有する心不全症例に対するICD植込みが虚血性/非虚血性心筋症を問わず有益であるとしている[7]（詳しくはp.81，第3章§3-1参照）．

8）心臓再同期療法（CRT）

標準的薬物治療に抵抗性のNYHAⅢ度以上の中等度〜重症心不全で，QRS幅が130ミリ秒以上かつ左室駆出率が35％以下の症例はCRTを考慮する．治療に反応しないノンレスポンダーが30〜40％存在するため適応の決定には十分な検討が必要である[10]（詳しくはp.81，第3章§3-1参照）．

9）補助人工心臓と心臓移植

これまで示してきた全ての治療を十分に行ったうえで効果が十分ではなく余命が1〜2年以内と思われた場合は，適応を満たせば心臓移植を検討する．わが国で心臓移植を実施した症例のほとんどが補助人工心臓装着中であった．虚血性心筋症の症例では，いったん補助人工心臓が装着されると離脱は困難と思われ，適応評価が重要である（詳しくはp.93, 97，第3章§3-4，5参照）．

3　処方の実際（表）

禁忌がないときの標準的な処方の実際を示した．患者の重症度や治療へのレスポンスに応じて随時変更が必要であるのはもちろんである．

1）必須となる薬剤

a）RA系抑制薬

エナラプリル（レニベース®）1錠5 mg，1回1錠，1日1回朝食後

カンデサルタン（ブロプレス®）1錠4 mg，1回1錠，1日1回朝食後

重症例においては少量から開始する．身体所見，検査データを参考にしてできるだけ増量を試みる．

b）β遮断薬

カルベジロール（アーチスト®）1錠2.5mg，1回1錠，1日2回朝・夕食後

投与開始前に十分な病態評価を行い，うっ血があれば利尿薬で是正しておく．重症例では入院の上極小量から開始する．禁忌がないか必ず検討する．

c）抗血小板薬

アスピリン（バイアスピリン®）1錠100mg，1回1錠，1日1回朝食後

頭蓋内出血，肺出血，消化管出血などの出血性合併症に留意する．

2）必要に応じて追加すべき薬剤

a）利尿薬

フロセミド（ラシックス®）1錠40mg，1回1錠，1日1回朝食後

うっ血や浮腫を合併する症例に投与するが，低ナトリウム血症，低カリウム血症などの電解質異常に注意する．必要のない長期投与は心不全病態に不利益であるとも考えられており，随時調節を行う．

b）アルドステロン拮抗薬

スピロノラクトン（アルダクトン®A）1錠25mg，1回1錠，1日1回朝食後

高カリウム血症に注意する．フロセミドと併用されることが多い．

注意点

① ACE阻害薬，ARBでは低血圧，血清クレアチニン値，血清カリウム値に注意する．重度の腎機能障害や腎動脈狭窄を有する症例では症例によって禁忌であるので十分に配慮する．ACE阻害薬はときに空咳の発生が認められる．

② β遮断薬は，気管支喘息の患者や徐脈の症例では，リスクとベネフィットを十分に考慮して投与を検討する．安定期にない非代償性心不全患者では病態増悪を惹起する．

4 おわりに

虚血性心筋症による心不全の病態は症例ごとに大きく異なっている．診療にあたっては，症例が有しているリスクや病態を十分に評価することが必要である．心不全の治療は薬物治療からデバイス治療，心臓移植まで多くの選択肢があり，適切な治療をエビデンスに基づいて行うことが最も重要である．

<文　献>

1) Burch, G. et al.：Am. Heart. J., 79：291-292, 1970
2) Hunt, S. A. et a.l.：J. Am. Coll. Cardiol., 53：e1-e90, 2009
3) Dickstein, K. et al.：Eur. Heart J., 29：2388-2442, 2008
4)「慢性心不全治療ガイドライン（2005年改訂版）」（日本循環器学会）
http://www.j-circ.or.jp/guideline/pdf/JCS2005_matsuzaki_h.pdf
5) Shiba, N. et al.：Circ. J., 69：143-149, 2005
6) Gheorghiade, M. et al.：Am. J. Cardiol., 96S：11G-17G, 2005
7)「不整脈の非薬物治療ガイドライン（2006年改訂版）」（日本循環器学会）
http://www.j-circ.or.jp/guideline/pdf/JCS2006_kasanuki_h.pdf
8) Shiba, N. et al.：Vasc. Health Risk Manag., 4：103-113, 2008
9) Tsuyuki, R. T. et al.：CMAJ., 175：361-365, 2006
10) Chung, E. S. et al.：Circulation., 117：2608-2616, 2008

➡ 次頁：患者抄録

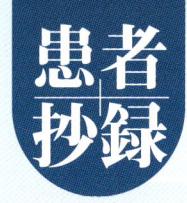

患者抄録 虚血性心筋症を背景とする心不全

【患 者】74歳　男性

1. **診　断**　①慢性心不全，②虚血性心筋症，③高血圧症，④高脂血症，⑤高尿酸血症，⑥逆流性食道炎
2. **主　訴**　労作時息切れ
3. **既往歴**　11年前に高血圧症，高脂血症，胆石症発症
4. **家族歴**　心臓病の家族歴なし，父に高血圧症
5. **生活歴**　職業：自営業，喫煙歴：25本/日を40年，8年前から禁煙，飲酒歴：機会飲酒
6. **現病歴**

    1999年に左前下行枝を責任病変として急性心筋梗塞を発症した症例である．左前下行枝と右冠動脈に冠動脈ステント留置術を施行され完全血行再建をしている．ACE阻害薬，アンジオテンシンⅡ受容体拮抗薬（ARB），カルシウム拮抗薬，抗血小板薬による薬物治療を受けて他施設の外来に通院中であった．2007年3月に両側胸水，心拡大と息切れが生じ，うっ血性心不全として入院したが利尿薬を投与されて改善し1週間で退院した．しかしながら，同年7月に喘鳴，ピンク色の泡沫痰を認める急性心不全で入院して人工呼吸管理，大動脈バルーンパンピング術，カテコラミン投与を施行された．その後改善が認められ，β遮断薬，アルドステロン拮抗薬を投与されて3週間後に退院した．退院時の冠動脈造影では再狭窄や新規有意狭窄病変の出現を認めなかった．心不全病態の進行が著明で，軽労作時にも息切れを認めるため心臓再同期療法（CRT）について検討するため2007年9月10日紹介入院となった．

7. **入院時現症**

    身長167cm，体重60.6kg，BMI 21.7，意識清明，血圧95/60mmHg，脈拍67/分，整，体温36.3℃，眼球結膜に黄染なし，四肢冷汗なし，浮腫なし，NYHA Ⅲ度
    頸部：甲状腺腫大なし，リンパ腫大なし，頸静脈怒張なし
    胸部：心雑音なし，肺音清
    腹部：肝腫大なし
    四肢：下腿浮腫（−），チアノーゼ（−），末梢動脈触知良好

8. **入院時検査成績**

    ① 血算：WBC 8,800/μL，RBC 355万/μL，Hb 11.2g/dL，Ht 33.3%，Plt 18.8万/μL
    ② 生化学：TP 6.9g/dL，Alb 3.3g/dL，AST（GOT）17 IU/L，ALT（GPT）10 IU/L，LDH 167 IU/L，ALP 214 IU/L，γ-GTP 59 IU/L，CPK 68 IU/L，CK-MB 6 IU/L，トロポニンT（−），BUN 21 mg/dL，Cre 1.2 mg/dL，Na 142mEq/L，K 4.3mEq/L，Cl 99mEq/L，UA 11.7 mg/dL，T-Cho 154 mg/dL，HDL-C 33 mg/dL，TG 99 mg/dL，LDL-C 101 mg/dL，CRP 0.955 mg/dL，FBS 103 mg/dL，HbA1c 5.5%，BNP 252.3 pg/mL，fT3 2.89 pg/mL，TSH 0.731 μIU/mL，fT4 0.89 ng/dL
    ③ 尿一般検査：pH 5.5，比重 1.023，Glu（−），Pro（−），RBC（−），WBC（−），Ket（−）
    ④ 胸部単純X線：CTR 53%，肺野に異常影なし
    ⑤ 心電図（図A）：洞調律65/分，完全左脚ブロック，QRS 200ミリ秒
    ⑥ 経胸壁心エコー図：

    壁運動異常：AR（Ⅰ），MR（Ⅲ），TR（Ⅰ），PR mild，AoD 31mm，IVSTd 10mm，LVPWTd 8 mm，EF 31%，LVDd 58mm，LVDs 49mm，LAD 46mm，E/A 0.63，DcT 221ミリ秒，IVC 12mm，呼吸性変動（+），前壁中隔から心尖部にかけて高度の壁運動低下（severe

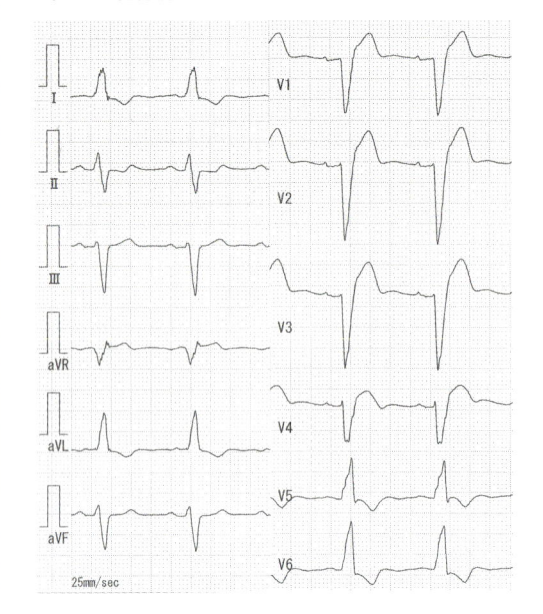

A）CRT 施行前　　　　　　　　B）CRT 施行後

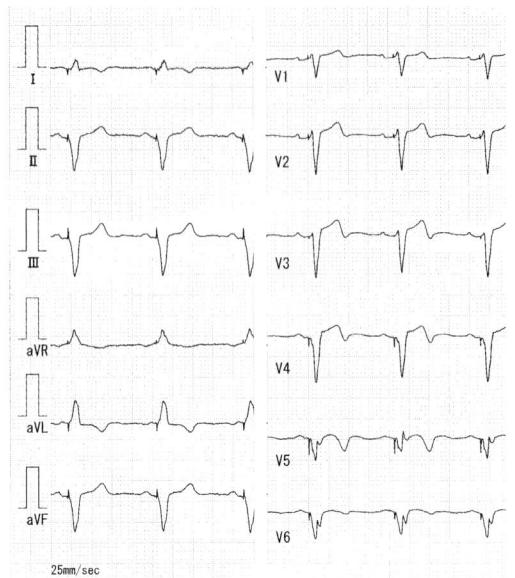

図　CRT施行前後での心電図の変化

hypokinesis），他の部分も壁運動低下を示す，SPWMD（septal posterior wall motion delay）152ミリ秒，組織ドプラー：TDI-TsSD 56.6ミリ秒

9．入院後の経過

① **治療方針**：心筋梗塞による心機能低下（EF 31%）による慢性心不全で，心不全の標準薬物治療が施行されているにも関わらずNYHA Ⅲ度の心不全症状が認められた．完全左脚ブロックでQRS幅が200ミリ秒と延長を認め，心エコーで左室内同期不全が著明であったためCRTの適応と考えられた．これまで心室細動や心室頻拍などの致死的不整脈の発生や失神のイベントは認められないが，突然死リスクの高い症例であるためCRT-D（除細動機能あり）を選択した．

② **心臓再同期療法施行**：2007年10月2日局所麻酔下でCRT-D植え込み術を施行した．冠静脈後側壁枝（postero-lateral branch）に左室リード，右心室心尖部にICDリード，右心耳に右心房リードを留置した．術後急性期のCRT作動で収縮期血圧が10mmHg上昇し急性期効果が確認された．

③ **退院時検査・理学所見**：BNP 137.0pg/mL，NYHA Ⅱ度，血圧 114/59mmHg

④ **退院時心電図（CRT作動時，図B）**：洞調律 69/分，QRS 150ミリ秒

⑤ **退院時経胸壁心エコー図**：

壁運動異常：AR（Ⅰ），MR（Ⅱ），TR（Ⅰ），PR（−），AoD 32mm，IVSTd 14mm，LVPWTd 10mm，EF 45%，LVDd 52mm，LVDs 38mm，LAD 36mm，E/A 0.55，DCT 208ミリ秒，IVC 10mm，呼吸性変動（＋），SPWMD 67ミリ秒，TDI-TsSD 35.4ミリ秒

CRT前後で心エコーのデータを比較すると，dyssynchronyの指標であるSPWMDとTDI-TsSDは軽減し，左心室内径（LVDd），左心室駆出率（LVEF），僧帽弁閉鎖不全（MR）は改善が認められた．

⑥ **退院時処方**

エナラプリル（レニベース®）1錠5mg，1回1錠，朝1回

カルベジロール（アーチスト®）1錠10mg，1回1錠，朝1回
　　アスピリン（バイアスピリン®）1錠100mg，1回1錠，朝1回
　　アゾセミド（ダイアート®）1錠60mg，1回0.5錠，朝1回
　　スピロノラクトン（アルダクトン®A）1錠25mg，1回1錠，朝1回
　　アトルバスタチン（リピトール®）1錠10mg，1回1錠，朝1回
　　ランソプラゾール（タケプロン®OD）1錠15mg，1回1錠，朝1回
　　アロプリノール（ザイロリック®）1錠100mg，1回1錠，朝1回

10. 考 案　▶ Advice from Professional ❶ 参照

　経皮的冠動脈形成術によって完全血行再建が得られたが，遠隔期に虚血性心筋症を背景として重症慢性心不全になった症例である．心筋梗塞症に対する治療の基本方針は，傷害心筋の可能な限りの救出と，リモデリング防止のための急性期からの十分な薬物治療である．心不全患者は急性増悪を繰り返しながら病態が進行していくことが知られている[1]．本症例では2回のうっ血性心不全入院後，標準的な心不全薬物治療を行ったがNYHA Ⅲ度の心不全症状が認められたためCRT導入が検討された．CRT治療後に改善が認められる症例（responder）を術前に選択するのは時に困難である[2]．本症例では，心エコー検査で術前に認められた同期不全は軽減し左心室内径の減少と左心室駆出率の改善が認められた．また，NYHAはⅡ度に改善しBNPも低下しており良好な経過であった．重症心不全患者の予後は不良であり，積極的に非薬物治療の導入を検討する必要がある．

【文 献】　▶ Advice from Professional ❷ 参照

1) Gheorghiade, M. et al.：J. Am Coll Cardiol., 53：557-573, 2009
2) Cleland, J. et al.：J. Am. Coll. Cardiol., 52：438-445, 2008

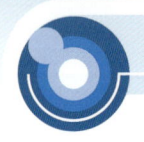

Advice from Professional

1 考察ポイント

Point 1
本症例のような重症化した心不全の場合，まず薬物療法が適正かつ十分に行われているかを確認し，次いで非薬物治療の導入を積極的に検討する．

Point 2
治療戦略を選択した理由を客観的なデータに基づいて記載する必要がある．循環器学会の診療ガイドラインで示されている内容を満たすかどうか，確認しておくことを勧める．

Point 3
重症心不全患者の病歴は長期にわたることが多く，複数の施設に入院して加療を受けることも稀ではない．多くのデータをわかりやすくまとめて提示するように注意する．

2 押さえておきたい論文

文献1：Gheorghiade, M. et al.：J. Am. Coll. Cardiol., 53：557-573, 2009

急性心不全に関するレビューである．心不全の病態が急性増悪を繰り返しながら進行していくことが明快に述べられている．

文献2：Cleland, J., et al.：J. Am. Coll. Cardiol., 52：438-445, 2008

本誌「知っておきたい心不全治療のエビデンス」で詳説されるCARE-HF Trialのサブ解析である（p. 310，エビデンス15）．CRTの対象となるような重症心不全患者においては，虚血性心筋症を背景とする症例は予後不良であることが示されている．また，CRT治療へのresponderを予測する因子は未だ明らかではなく現時点では本試験の登録基準を満たすような症例（EF＜35%，QRS≧120ミリ秒，中等度以上の心不全症状など）を選択するべきだとしている．

memo

第4章 患者に学ぶ心不全の診断と治療　§1 虚血および高血圧

患者抄録

3. 高血圧性心疾患

山本一博

Point

1. 高血圧性心疾患に基づく心不全では，降圧を十分に行うことが基本
2. 左室駆出率低下を伴う場合と，これを認めない場合で薬剤選択方針は異なる
3. 他臓器障害の程度にも留意を要する

1 病態の特徴・疫学

心不全患者の半数以上は高血圧症の既往を有し，特に左室駆出率（LVEF）が保持された心不全（拡張不全）では70％近くに達する（表1）[1]．また，高血圧患者の心不全発症率は高い（図1）[2]．

高血圧性心疾患は心筋細胞の肥大，間質や血管周囲の線維化亢進，血管密度の低下などの組織学的異常とともに心機能障害を有し，LVEFの低下した心不全（収縮不全），拡張不全のいずれの基礎心疾患にもなりえる．LVEF値に加え，前者では左室拡大を伴う遠心性肥大を呈し，後者では左室拡大を認めない求心性肥大を呈するという相違がある．

高血圧性心疾患による心不全発症，および発症後の予後に，心臓の組織学的・機能的障害に加え，血管，腎臓など他臓器が高血圧により障害されることも寄与している（図2）[3]．

memo 心臓ばかりに気をとられてはいけない
高血圧性心疾患の治療では，心機能障害の推移に着目することは当然であるが，それのみでは不十分であり他臓器障害の推移にも注意を払いながら診療を行わなくてはならない．

2 治療のメカニズムとストラテジー

高血圧性心疾患に基づく心不全治療では降圧が必須であり，この際に心不全治療のガイドラインを考慮した薬物選択を行う．

1）薬物療法

a）収縮不全

アンジオテンシン変換酵素（ACE）阻害薬の投与を行う．ACE阻害薬は左室リモデリングの進行を抑制し，生命予後を改善する．咳嗽などの副作用が出

● 表1　心不全患者の既往症の頻度

	心不全患者全体 (n = 1,692)	LVEF＜40％の心不全 (n = 985)	LVEF≧50％の心不全 (n = 429)	p値
高血圧（％）	52.6	50.4	68.3	＜0.001
糖尿病（％）	29.8	33.3	29.4	0.150
脂質異常症（％）	24.6	28.8	22.8	0.020
慢性腎不全（％）	11.7	10.4	14.9	0.015
貧血（％）	20.7	13.2	27.1	＜0.001
脳血管障害（％）	14.7	14.6	15.0	0.844
慢性閉塞性肺疾患（％）	6.5	6.1	8.6	0.089

p値：LVEF＜40％の心不全 vs LVEF≧50％の心不全
（文献1より引用）

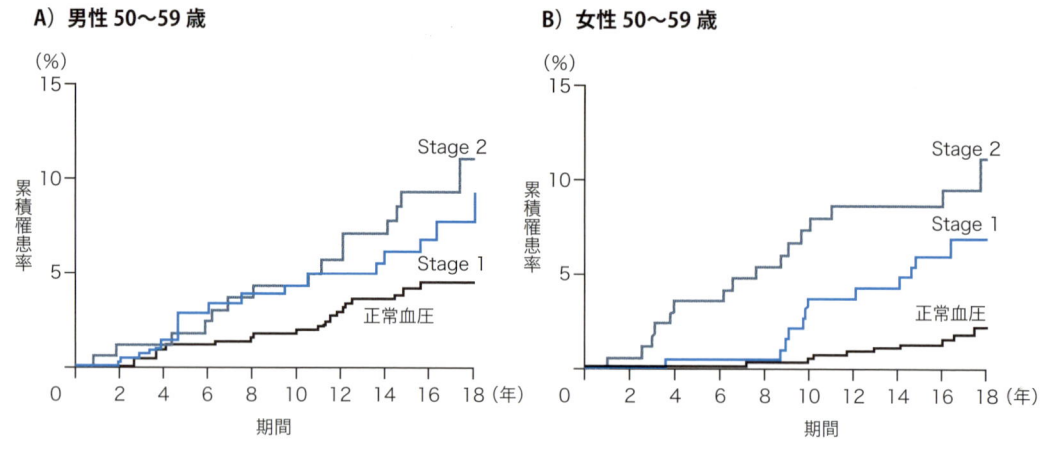

A）男性 50～59 歳　　　　　　　　　B）女性 50～59 歳

● 図1　50～59歳の男女における高血圧罹患とその後の心不全発症率の関係

高血圧患者では正常血圧の人に比べ，また高血圧患者内でもより重度の患者では心不全発症率が高い．
Stage 1：140≦収縮期血圧＜160mmHg　ないし　90≦拡張期血圧＜100mmHg
Stage 2：160mmHg≦収縮期血圧　ないし　100mmHg≦DBP　ないし　降圧薬服用中
（文献2より引用）

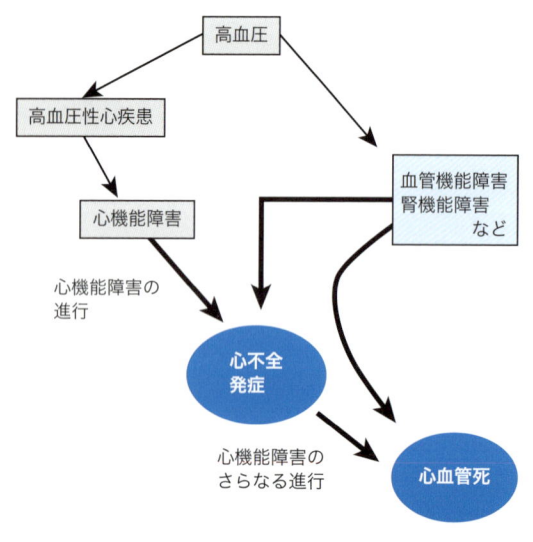

● 図2　高血圧から心不全発症，心血管死に至る過程

心機能障害の進行に腎機能障害や血管機能障害が加わり，心不全の病期を進行させる

現した場合にはアンジオテンシンⅡ受容体拮抗薬（ARB）に変更する．これらの薬剤には腎保護や糖尿病の新規発症予防効果，つまり他臓器障害による高血圧性心不全の病態悪化を阻止する効果も期待できる．これにLVEFを改善し左室容積の縮小（逆リモデリング）をもたらすことが期待されるβ遮断薬を加えて投与することが推奨される．β遮断薬には突然死の抑制効果も期待される．なお，**β遮断薬の効果はクラス効果ではなく**，エビデンスが得られた薬剤のみを使用する．

ACE阻害薬，β遮断薬投与でも心不全症状がコントロールされない，血圧コントロールが不十分な場合にはARBやミネラロコルチコイド受容体阻害薬，カリウム非保持性利尿薬を用いる．β遮断薬導入前に血行動態を十分にコントロールしておかなければ導入中に心不全が増悪する可能性があり，利尿薬は先行して用いることが多い．これらの薬剤を用いても血圧コントロールが不十分な場合は，心保護作用は明らかではないがカルシウム拮抗薬やα受容体遮断薬を用いる．

b）拡張不全

拡張不全における有用性が確立している薬剤はない．しかしこれまでに行われた臨床試験および動物実験のデータからARB，ACE阻害薬，β遮断薬，ミネラロコルチコイド受容体阻害薬には有効性が期待されている．高血圧患者においてサイアザイド系利尿薬の拡張不全への移行阻止効果も示されている[4]．

2）非薬物療法

塩分摂取を5g/日程度に控える．自覚症状に心筋虚血が関与しているなら，血行再建を考慮する．た

だし血行再建に生命予後改善効果はなく，適応の判断は慎重に行うべきである．

3 処方の実際（表2）

高血圧のみで保険適用となっている薬剤と心不全にも保険適用となっている薬剤があるので，注意すること．

1）ループ利尿薬

アゾセミド（ダイアート®），1回30〜60mg，1日1回，朝食後

フロセミド（ラシックス®），1回20〜80mg，1日1回，朝食後

うっ血に基づく心不全症状の軽減に有効である．

2）ACE阻害薬

エナラプリル（レニベース®），リシノプリル（ゼストリル®，ロンゲス®），イミダプリル（タナトリル®），いずれも1回5〜10mg，1日1回，朝食後

投与開始時に血圧が低い，腎機能障害を有する，血清カリウム値が高めの症例では，1回2.5mg，1日1回から投与を開始．

3）β遮断薬

カルベジロール（アーチスト®），1回1.25mg〜10mg，1日2回朝夕食後（2.5〜20mg/日）

ビソプロロール（メインテート®），1回1.25〜5mg，1日1回朝食後

カルベジロールは1回2.5mg，1日2回，ビソプロロールは1回1.25mg，1日1回程度の少量から開始して1〜2週間間隔で，心不全増悪がないことを確認しながら漸増する．ガイドラインにて心不全患者への使用が推奨されているメトプロロールはメトプロロールコハク酸塩であり，わが国で発売されているメトプロロール酒石酸塩（ロプレソール®，セロケン®）の使用は推奨されない．

4）ARB

カンデサルタン（ブロプレス®），1回4〜8mg，1日1回朝食後

オルメサルタン（オルメテック®），1回10〜20mg，1日1回朝食後

テルミサルタン（ミカルディス®），1回20〜40mg，1日1回朝食後

ロサルタン（ニューロタン®），1回25〜50mg，1日1回朝食後

イルベサルタン（イルベタン®，アバプロ®），1回50〜100mg，1日1回朝食後

バルサルタン（ディオバン®）1回40〜80mg，1日1回朝食後

投与開始時に血圧が低い，腎機能障害を有する，血清カリウム値が高めの症例では，少量から投与を開始．上記の投与量でも降圧が不十分な場合はさらに増量を試みる．

5）ミネラロコルチコイド受容体阻害薬

スピロノラクトン（アルダクトン®A），1回25〜50mg，1日1回朝食後

エプレレノン（セララ®），1回50mg，1日1回朝食後

ACE阻害薬，β遮断薬，ARBを使用しても心不全症状のコントロールが不十分，あるいは降圧が不十分な場合に用いる．また，ループ利尿薬による低カリウム血症の防止にも有用である．女性化乳房の発生率はエプレレノンの方が低い．

6）サイアザイド系利尿薬

トリクロルメチアジド（フルイトラン®）1回1〜2mg，1日1回朝食後

単独でも降圧効果を有するが，ACE阻害薬やARBと併用すると，これらの降圧効果を増強する．利尿効果はループ利尿薬に比し弱いが，ループ利尿薬で十分な利尿を得ることが出来ず心不全コントロールに難渋する場合，サイアザイド系利尿薬の追加は有用である．

7）カルシウム拮抗薬

アムロジピン（アムロジン®，ノルバスク®），1回2.5〜5mg，1日1回朝食後

アゼルニジピン（カルブロック®），1回8mg，1日1回朝食後

ニフェジピン（アダラート®CR），1回20mg，1日1回朝食後

● 表2 高血圧性心疾患による心不全の処方の実際

分類	薬剤名	処方例	副作用・禁忌
A) 第一選択			
ACE阻害薬	エナラプリル (レニベース®)	1回5〜10mg 1日1回，朝食後	咳嗽，高カリウム血症
	リシノプリル (ゼストリル®，ロンゲス®)	1回5〜10mg 1日1回，朝食後	
	イミダプリル (タナトリル®)	1回5〜10mg 1日1回，朝食後	
ARB	カンデサルタン (ブロプレス®)	1回4〜8mg 1日1回，朝食後	高カリウム血症
	オルメサルタン (オルメテック®)	1回10〜20mg 1日1回，朝食後	
	テルミサルタン (ミカルディス®)	1回20〜40mg 1日1回，朝食後	
	ロサルタン (ニューロタン®)	1回25〜50mg 1日1回，朝食後	
	イルベサルタン (イルベタン®，アバプロ®)	1回50〜100mg 1日1回，朝食後	
	バルサルタン (ディオバン®)	1回40〜80mg 1日1回，朝食後	
β遮断薬	カルベジロール (アーチスト®)	1回2.5〜20mg 1日2回，朝夕食後	徐脈，心不全悪化
	ビソプロロール (メインテート®)	1回1.25〜5mg 1日1回，朝食後	
ループ利尿薬	アゾセミド (ダイアート®)	1回30〜60mg 1日1回，朝食後	低ナトリウム，低カリウム血症 脱水
	フロセミド (ラシックス®)	1回20〜80mg 1日1回，朝食後	
B) 第二選択			
サイアザイド系利尿薬	トリクロルメチアジド (フルイトラン®)	1回1〜2mg 1日1回，朝食後	低ナトリウム，低カリウム血症 高尿酸血症，高血糖
ミネラロコルチコイド受容体阻害薬	スピロノラクトン (アルダクトン®A)	1回25〜50mg 1日1回，朝食後	高カリウム血症 女性化乳房
	エプレレノン (セララ®)	1回50mg 1日1回，朝食後	
C) 第三選択			
カルシウム拮抗薬	アムロジピン (アムロジン®，ノルバスク®)	1回2.5〜5mg 1日1回，朝食後	血管浮腫
	アゼルニジピン (カルブロック®)	1回8mg 1日1回，朝食後	
	ニフェジピン (アダラート®CR)	1回20mg 1日1回，朝食後	

※優先順位は収縮不全を念頭に置いたもので，拡張不全の治療において薬剤の優先順位をつけるエビデンスはない．

ここまでに列挙した薬剤で十分な降圧を得ることができない場合は，これら長時間作用型カルシウム拮抗薬を用いる．

注意点

① ACE阻害薬，ARB，ミネラロコルチコイド受容体阻害薬は，高カリウム血症に注意する．腎機能障害が重篤な例（クレアチニンが3 mg/dL以上）では，慎重投与．特にこれらのうち2剤あるいは3剤を併用する場合には要注意．
② ACE阻害薬，ARBは両側腎動脈狭窄例では原則的には禁忌である．
③ ACE阻害薬による空咳が許容程度を超える場合は，ARBへの変更を考慮する．
④ β遮断薬を用いる場合，少量から開始．気管支喘息を有する患者では，$β_1$受容体の選択的阻害薬を選択する．
⑤ ループ利尿薬とサイアザイド系利尿薬を併用する場合は，過度の利尿，低カリウム血症，低ナトリウム血症などに注意する．

4 おわりに

高血圧性心疾患に基づく心不全治療については，十分な降圧を得る，という原則以外は，他の心疾患に基づく心不全治療と大きな差はない．逆に，心不全治療として予後改善効果のある薬剤のみにこだわり十分な降圧ができていない治療は，高血圧性心疾患に基づく心不全治療としては不十分である．**心不全治療は，心不全の表現型に基づく標準的治療と原疾患に特異的治療を並行して行わなくてはならない**．

<文　献>
1） Tsuchihashi-Makaya, M. et al.：Circ. J., 73：1893-1900, 2009
2） Levy, D. et al.：JAMA., 275：1557-1562, 1996
3） Nishio, M. et al.：Hypertens. Res., 31：1865-1872, 2008
4） Davis, B.R.：Circulation, 118：2259-2267, 2008

➡ 次頁：患者抄録

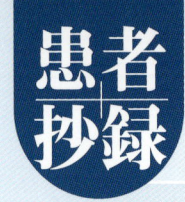

高血圧性心疾患による拡張不全

【患者】 76歳男性

1. **診　断**　①高血圧性心疾患，②持続性心房細動，③慢性心不全（急性増悪）
2. **主　訴**　呼吸困難
3. **既往歴**　15年前から高血圧，5年前から心房細動
4. **家族歴**　父，母，兄が高血圧
5. **生活歴**　職業：自営業，喫煙歴：なし，飲酒歴：機会酒
6. **現病歴**

　　15年前から高血圧，5年前から心房細動を指摘され，近医で降圧薬の処方〔アムロジピン（アムロジン®）1回5 mg，1日1回朝〕を受け，血圧は150/85mmHg程度のコントロールであった．7カ月前より家の前の坂道を歩くと息切れを自覚するようになったが，主治医からは，心エコーにて左室駆出率が保持されているので症状は加齢に伴うもの，と説明されていた．1カ月前より平地歩行でも息切れを自覚．2日前より夜間に咳のために覚醒するようになり，本日になり呼吸苦が増強したため当科に救急搬送となった．

7. **入院時現症**

　　身長：160cm，体重：75kg，BMI：29.2，BSA：1.78，意識清明，血圧202/104mmHg，脈拍136 bpm　不整，体温　36.5度，眼瞼結膜　貧血なし，眼球結膜　黄染なし，冷汗あり
　　頸部：甲状腺腫・リンパ節腫大なし，血管雑音なし，頸静脈怒張あり
　　胸部：心音　心尖部にてⅡ/Ⅵの収縮期雑音聴取，呼吸音　両下肺野で湿性ラ音聴取，呼吸回数　28/分
　　腹部：平坦，圧痛なし，血管雑音なし，肝腫大なし．
　　四肢：下腿浮腫（＋），チアノーゼ（－），末梢動脈の触知良好，SpO_2 91%（room air）

8. **入院時検査所見**

　①血算：WBC 8,390/μL, RBC 430万/μL, Hb 13.3g/dL, Ht 40.5%, Plt 18.7万/μL
　②生化学：TP 7.6g/dL, Alb 4.0g/dL, AST 23 IU/L, ALT 13 IU/L, LDH 210 IU/L, ALP 224 IU/L, γ-GTP 49 IU/L, CK 108 IU/L, トロポニンI 0.08ng/mL, BUN 14mg/dL, Cre 0.95mg/dL, Na 138mEq/L, K 4.1mEq/L, Cl 108mEq/L, UA 7.6mg/dL, T-Bil 0.8mg/dL, T-Cho 200mg/dL, HDL 71mg/dL, LDL 114mg/dL, TG 48mg/dL, CRP 0.2mg/dL, FBS 101mg/dL, HbA1c 5.6%, TSH 0.63μU/mL, FT4 1.2ng/dL, FT3 2.1pg/mL, BNP 567pg/mL
　③凝固系：PT-INR 1.21, FDP 1.39 μg/mL
　④尿一般検査：pH 6.0，比重 1.021，Glu（－），Pro（－），RBC（－），WBC（－），Ket（－）
　⑤胸部単純X線（座位）：CTR 56%，肺野血管陰影増強，両側胸水貯留（＋）
　⑥心電図：心房細動 144bpm，V5，V6でT波平低化，ST変化（－），異常Q波（－）
　⑦心エコー：左室径 55/38mm，左室壁運動異常（－），左室駆出率 59%，左室中隔壁厚 11mm，左室後壁厚 10mm，左室重量係数 127.8g/m^2，左房径 55mm，僧帽弁逆流 軽度，右室拡大（－），右房拡大（＋），三尖弁逆流血流速波形は記録しえず，下大静脈 20/15mm

9. **入院後の経過**

　①治療

　　心筋虚血を示す所見を認めず，高血圧性心疾患を基礎疾患とする拡張不全の急性増悪と考えられた．Nohriaらの臨床病型分類ではwarm & wetに該当し，血管拡張薬，利尿薬，ジギタリス製剤，酸素吸入を行い，心不全症状は改善し体重は5 kg減少した．また，心房細動を有することか

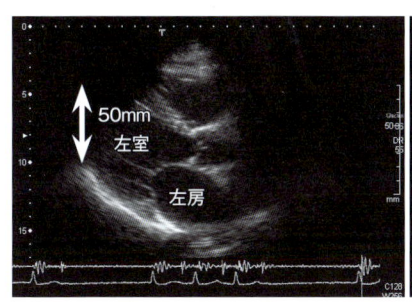

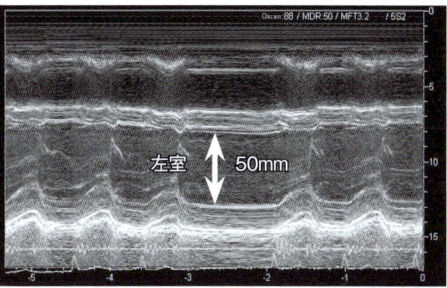

図　心エコー図
　Bモード図（左）では左室拡大は認めないが左房拡大を呈し、左室Mモード図（右）では左室壁運動が保持されていることがわかる

　ら血栓塞栓症の予防を測るため，ヘパリンの持続投与も並行して開始した．
　厳格な血圧コントロールと拡張不全コントロール，心房細動による血栓塞栓症予防を目指し，内服薬は表の通りとして退院．

薬剤名	処方量
カンデサルタン（ブロプレス®）	1回8 mg，1日1回
カルベジロール（アーチスト®）	1回5 mg，1日2回
アゾセミド（ダイアート®）	1回30mg，1日1回
スピロノラクトン（アルダクトン®A）	1回25mg，1日1回
アムロジピン（アムロジン®）	1回5 mg，1日1回
ワルファリンカリウム（ワーファリン®）	1回2 mg，1日1回

　なお，当初はACE阻害薬を処方したが，咳嗽出現のためARBに変更した．

②**検査**
　虚血性心疾患を鑑別する目的で冠動脈造影を行ったが，有意狭窄を認めなかった．二次性心筋症を疑わせる所見はないため，心筋生検は行っていない．

10. 退院後の経過
　退院後1年が経過した時点で，家の前の坂道を歩く際に息切れを自覚するものの以前より軽減していた．血圧は120/66mmHg程度．心エコー（図）では，左室径や左室駆出率に変化はなく，左房径は48mm，組織ドプラ法で計測した僧帽弁弁輪部運動速度の拡張早期波（e'）は心室中隔側で5 cm/秒と低下し，左室流入血流速波形の急速流入期ピーク血流速（E）は102cm/秒のためE/e'は20.4と高値であった．BNPも156 pg/mLと高値を呈した．

11. 考察　▶ Advice from Professional 1 参照
　拡張不全に基づく心不全症状が7カ月前より発症，次第に増悪し緊急入院に至った症例である．拡張不全は加齢とともに頻度が増加し，高血圧性心疾患を基礎疾患とすることが多い．血行動態が安定した退院後の検査データを見ると，E/e'やBNPが高値，心房細動を有し左房拡大を認める．また左室壁厚は≦11mmであるが左室重量係数は増大し，左室肥大も有している．これらのデータは拡張不全の特徴的所見である[1]．

拡張不全治療法は確立していないが，厳格な血圧コントロールとともに，実験的，臨床的研究の結果から拡張不全への有効性を期待し，ARB[2]，β遮断薬，ミネラロコルチコイド受容体阻害薬を追加処方した．また，高血圧，心不全を有する高齢者の心房細動患者のため，血栓塞栓症予防目的にワルファリンも投与開始した．

【文 献】 ▶ Advice from Professional **2** 参照

1) Yamaguchi, H. et al.：J. Am. Coll. Cardiol., 43：55-60, 2004
2) Yusuf, S. et al.：Lancet, 362：777-781, 2003

Advice from Professional

1 考察ポイント

Point 1

拡張不全の診断基準は確立されていないが，拡張不全を疑う患者では，本症例で検討された血中BNP濃度や心エコーの指標をすべて計測し，これらをもとに総合的に判断する必要がある．

Point 2

拡張不全に有効な治療薬は確立されておらずガイドラインにも推奨される薬剤の記載はないが，このような場合には，少しでも根拠となりうる研究データを検索し，薬剤選択に結びつける姿勢が必要と思われる．

Point 3

本症例には心房細動に伴う血栓塞栓症の予防目的で抗凝固療法が必須であり，心不全治療に関することばかりではなく本件についても言及をする必要がある．

2 押さえておきたい論文

文献1 ：Yamaguchi, H. et al.：J. Am. Coll. Cardiol., 43：55-60, 2004

本研究では高血圧性左室肥大を有するが無症状の患者と拡張不全の急性増悪による入院歴を有する患者を比較し，同等の左室肥大の程度であっても拡張不全患者では血中BNP濃度が高値で左房径が大であることを，日本人を対象として示した．なお，左室拡張機能評価に広く用いられている左室流入血流速波形のE/AやE波の減衰時間は，拡張不全を診断する際には信頼性が乏しいことも示した．

文献2 ：Yusuf, S. et al.：Lancet, 362：777-781, 2003

拡張不全患者を対象としてARBであるカンデサルタンの効果を前向きに検討した臨床試験である．一次エンドポイント（心血管死＋心不全の悪化による入院）に対する効果は$p = 0.051$と統計学的に有意ではなかったが，カンデサルタンは明らかに入院率を低下させ，拡張不全に対するカンデサルタンの有用性を示唆した．本試験は拡張不全を対象に行われた最初の介入試験であり，臨床的意義の大きいデータである．

第4章 患者に学ぶ心不全の診断と治療　§2 特発性心筋症

患者抄録

1. 拡張型心筋症

朝倉正紀，北風政史

Point

1. 拡張型心筋症は，心室筋の収縮不全と心室内腔の拡大を特徴とする心筋疾患である
2. 拡張型心筋症は，進行性かつ難治性の疾患で，予後不良である
3. 拡張型心筋症の薬物療法は，β遮断薬とレニン・アンジオテンシン系抑制薬に代表される
4. 拡張型心筋症の非薬物療法として，CRT-D，ICD，LVASなどのさまざまなものが存在する
5. 難治性の拡張型心筋症の最終治療は，心臓移植の適応となることが多い

1 病態の特徴・疫学

WHO/ISFC合同委員会による心筋症の分類で，拡張型心筋症，肥大型心筋症，拘束型心筋症，不整脈源性右室心筋症，分類不能型心筋症，特定心筋症に分類された[1]（表1）．拡張型心筋症は，心室筋の収縮不全と心室内腔の拡大を特徴とする心筋疾患である．進行性かつ難治性の疾患で，心不全を繰り返し，予後不良な疾患である．

1）疫学

厚生省による1999年の調査では，拡張型心筋症の全国推計患者数は17,700人とされ，10万人あたり14人と推計されている[2]．拡張型心筋症と診断されていない症例も数多く存在すると考えられており，実際にはもう少し多く存在すると思われる．男性に多く，男女とも50〜60歳代に多く分布している（図1）．

また若年で発症し，急激に病状が進行し，心臓移植の適応になる症例も比較的多く存在する．拡張型心筋症の原因についてはまだ不明であり，ウイルス感染，自己免疫異常などが示唆されている．家族内発症は5％程度の症例に認められ，トロポニンTなどのサルコメア構造タンパクなどの遺伝子に異常を認める場合がある．また，特定心筋症（虚血性心筋疾患，高血圧性心筋疾患など）との鑑別（表2）が重要であり，拡張相肥大型心筋症との鑑別が難しい症例も存在する．

● 表1　1995年のWHO/ISFCによる心筋症分類

心筋症	Cardiomyopathies
・拡張型心筋症	Dilated cardiomyopathy
・肥大型心筋症	Hypertrophic cardiomyopathy
・拘束型心筋症	Restrictive cardiomyopathy
・不整脈源性右室心筋変性症	Arrhythmogenic right ventricular cardiomyopathy
・分類不能心筋症	Unclassified cardiomyopathy
特定心筋症	Specific cardiomyopathies

2）病態

拡張型心筋症の病態は，心筋細胞が変性し，心筋細胞の脱落を生じ，最終的に線維化により置換される．その結果，心筋収縮力の著明な低下を生じ，心室内腔の拡大を認めるようになる．心筋収縮力低下による心臓ポンプ機能が障害されることにより，労作時呼吸困難，全身倦怠感，ふらつき，乏尿，浮腫，食欲不振などのさまざまな心不全症状を呈するようになる．

さらに病状が進行すると，安静時での呼吸困難や起坐呼吸，胸部圧迫感などを生じるようになり，心室頻拍などの重篤な不整脈が出現しやすくなり，失

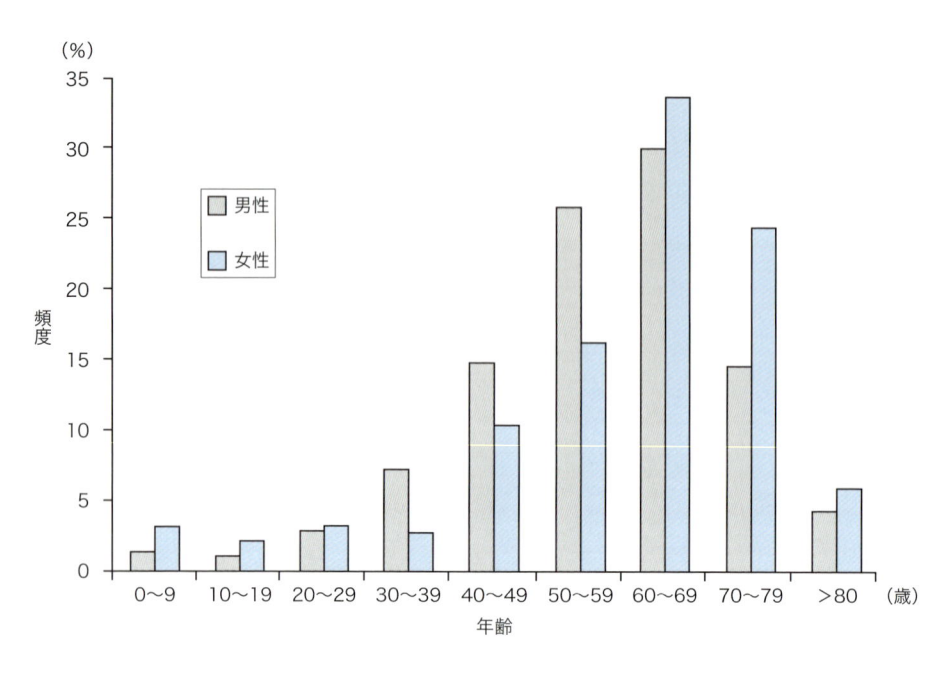

● 図1　拡張型心筋症の年齢分布
（文献2より引用）

● 表2　特定心筋症

特定心筋症	Specific cardiomyopathies
・虚血性心筋症	Ischemic cardiomyopathy
・弁膜性心筋症	Valvular cardiomyopathy
・高血圧性心筋症	Hypertensive cardiomyopathy
・炎症性心筋症	Inflammatory cardiomyopathy
・代謝性心筋症	Metabolic cardiomyopathy
・全身性疾患	General system disease
・筋ジストロフィー	Muscular dystrophies
・神経筋異常	Neuromuscular disorders
・過敏性・毒性	Sensitivity and toxic reactions
・周産期心筋症	Peripartum cardiomyopathy

神や突然死を惹起することがある．この病態進行においては，交感神経系やレニン・アンジオテンシン（RA）系の関与が示唆されている．

また，心筋収縮力低下および心室拡大が著しい症例では，心室内血栓を生じやすく，血栓による塞栓症（脳梗塞，腎梗塞，下肢動脈閉塞症など）を引き起こすことがある．拡張型心筋症の予後は，1982年の調査研究では，5年生存率が約50％ときわめて予後不良な疾患であったが，その後の医療技術の進歩に伴い，5年生存率は80％程度まで改善するようになってきた．しかし，若年で発症する疾患であることを考えると，進行性で予後不良な疾患であることに変わりはない．

> **memo 心筋症分類の変遷**
>
> 心筋症（cardiomyopathy）の定義・分類は，"心筋症"という言葉が1957年に登場して以来，さまざまな変遷を遂げてきた．1980年に発表されたWHO/ISFC定義・分類では，心筋症と特定心筋疾患の2つに分類され，心筋症は"未知の原因による心筋疾患"と定義され，拡張型心筋症，肥大型心筋症，拘束型心筋症に分類された．1995年のWHO/ISFC定義・分類では，心筋症は"心機能異常を有する心筋疾患"と定義され，拡張型心筋症，肥大型心筋症，拘束型心筋症に加えて，不整脈源性右室心筋変性症が追加された．前回の分類に存在した"特定心筋疾患"は，"特定心筋症（specific cardiomyopathy）"という名前に変更された（表1）．最近はアメリカ心臓病学会より，"心筋症は，遺伝性であることが多いさまざまな原因により不適正な心室肥大もしくは拡大を通常（必ずではないが）呈する力学的かつ／もしくは電気的機能異常を有する心筋疾患の集合体である．心筋症は，心臓疾患もしくは

全身性疾患の一部であり，心血管死や進行する心不全による障害をしばしばもたらす."という大変長く，幅広い定義が提唱された．本分類は，"一次性心筋症（primary cardiomyopathies）"と"二次性心筋症（secondary cardiomyopathies）"の二つに大きく分類され，特徴的なのは，イオンチャネル障害による疾患（QT延長症候群，brugada症候群など）が記載されたことである．2007年にはヨーロッパ心臓病学会からも同様の定義・分類が提唱され，心筋症の病態が解明されるにつれて，時代に合った分類が提唱されるようになってきている．しかしながら現時点においては，1995年のWHO/ISFC定義・分類に基づいて診断，治療が行われているのが一般的である．

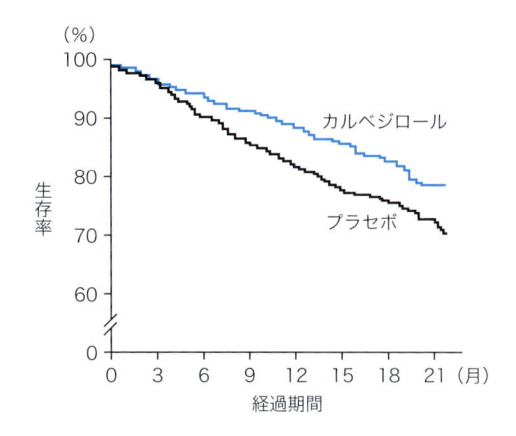

● 図2　重症心不全患者におけるカルベジロールの有効性
（文献4より引用）

2 治療のメカニズムとストラテジー

1）薬物療法

拡張型心筋症患者に対する治療は，症状改善と予後改善の2つの目標を目指して行われ，一般的な心不全治療が選択される．

拡張型心筋症患者において認められる労作時呼吸困難，全身倦怠感，浮腫などは，心収縮力低下による循環血液量の増大により生じる．そのため，心不全症状を改善するためには利尿薬がよく使用される．重症度の進行とともに利尿薬の必要量も増加するが，**利尿薬による低カリウム血症，低ナトリウム血症などに注意が必要となる**．低カリウム血症の出現を予防するために，RA系抑制薬の1つであり，心不全に対する有効性が証明されているアルドステロン拮抗薬と併用することも多い．

拡張型心筋症患者の予後改善を目的とした治療は，レニン・アンジオテンシン・アルドステロン（RAA）系抑制薬とβ遮断薬の2つに代表される．RAA系抑制薬には，アンジオテンシン変換酵素阻害薬（ACE阻害薬）[3]，アンジオテンシン受容体Ⅱ拮抗薬，アルドステロン拮抗薬が挙げられる（p.298，エビデンス1参照）．拡張型心筋症患者において，ACE阻害薬を無症状の段階から投与することが勧められている．またβ遮断薬は，拡張型心筋症患者における心機能改善効果や予後改善効果が得られることが明らかとされ，拡張型心筋症患者における基本治療薬となっている（図2）[4]．注意しないといけないのは，**心機能が低下した患者に投与することも多く，β遮断薬の投与により一時的に心機能を増悪させることがあり，入院したうえで，極少量から開始し，漸増して**処方することが望ましい．

拡張型心筋症患者において心不全症状が増悪した場合には，安静，酸素投与，利尿薬，カテコラミン，PDEⅢ阻害薬，血管拡張薬などをはじめとした点滴加療が必要となることが多い．

2）非薬物治療

これらの薬物治療に対して抵抗性の場合，両心室ペーシングによる治療（CRTもしくはCRT-D）が選択される．これは，両心室の収縮のずれを修正し，心筋収縮力の改善し，心ポンプ機能の改善を目指す治療である．また，心拡大による僧帽弁逆流を伴う症例では，僧帽弁形成術などの外科的手術が検討される場合がある．また，心室細動などの重篤な不整脈が出現する場合には，突然死予防のために植込み型除細動器（ICD）を植込む場合もある．難治性の拡張型心筋症では，これらの薬物療法および非薬物療法でも改善しない症例も存在し，機械的補助循環装置（LVASなど）の装着が行われる．LVASを装着したうえで心臓移植に向けて待機し，ドナーが出現した段階で心臓移植が行われることが最終治療となっている．

3 処方の実際（表3）

拡張型心筋症の予後改善効果を期待して，RA系抑制薬およびβ遮断薬が投与され，併用されることが多い．

● 表3 拡張型心筋症における処方の実際

分類	薬剤名	1回量	副作用・禁忌
ACE阻害薬	エナラプリル（レニベース®）	5〜10mg　1日1回朝食後	咳，血管浮腫，腎機能障害，高カリウム血症
	リシノプリル（ロンゲス®，ゼストリル®）	5〜10mg　1日1回朝食後	咳，血管浮腫，腎機能障害，高カリウム血症
ARB	カンデサルタン（ブロプレス®）	2〜8mg　1日1回朝食後	高カリウム血症
アルドステロン拮抗薬	スピロノラクトン（アルダクトンA®）	25〜50mg　1日1回朝食後	高カリウム血症，女性化乳房，月経不順，乳房腫脹
β遮断薬	カルベジロール（アーチスト®）	0.625〜10mg　1日2回朝，夕食後（1.25〜20mg/日）	気管支喘息，徐脈，心不全の悪化，代謝性アシドーシス

1) ACE阻害薬

　エナラプリル（レニベース®）1回5〜10mg, 1日1回朝食後
　リシノプリル（ロンゲス®，ゼストリル®）1回5〜10mg, 1日1回朝食後

　軽症〜中等症の慢性心不全に適応があり，ジギタリス製剤，利尿薬などで効果が不十分な症例に追加投与する．ACE阻害薬は咳の副作用が比較的多く出現するため，その際には減量もしくはARBへの変更を検討する．

2) アンジオテンシン変換酵素阻害薬

　カンデサルタン（ブロプレス®）1回2〜8mg, 1日1回朝食後

　拡張型心筋症患者では，ACE阻害薬がまず選択されることが多いが，咳などの副作用が出現した場合に，ARBが選択される．CHARM試験では，ACE阻害薬に忍容性のない慢性心不全患者において，カンデサルタンの有効性が示されている（p.303, エビデンス7参照）．また，わが国で行われたARCH-J試験においても有効性が示されている（p.304, エビデンス8参照）．

3) アルドステロン拮抗薬

　スピロノラクトン（アルダクトンA®）1回25〜50mg, 1日1回朝食後

　重症心不全患者において，スピロノラクトンの生存率改善効果が示されている．フロセミドなどの利尿剤による低カリウム血症に対して，スピロノラクトンを併用することにより予防することが期待できる．

4) β遮断薬

　カルベジロール（アーチスト®）1回0.625〜10mg, 1日2回朝，夕食後

　収縮不全を伴う慢性心不全患者において，β遮断薬には予後改善効果，心機能改善効果を有することが数多くの大規模臨床試験より明らかである．重症度に応じて，1回0.625〜2.5mg, 1日2回の投与から開始し，1回20mg, 1日2回の投与を目標に，心不全症状や血中BNP濃度を指標に増量を行う．忍容性が得られない場合でも，許容最大量にて処方する．

注意点

① ACE阻害薬は腎機能障害や高カリウム血症を生じることがあるため，特に高齢者への投与は注意する．
② スピロノラクトンの副作用として，女性化乳房，閉経後出血などが比較的多く出現するため，注意する．
③ 重症の拡張型心筋症において，β遮断薬を開始・増量する際には，心不全が悪化することがしばしばあるため，入院のうえで，開始，用量調節することが望ましい．

4 おわりに

拡張型心筋症患者は，β遮断薬やRA系抑制薬などの薬物療法およびCRT-Dなどの非薬物療法の登場により，予後が著明に改善した．このような治療に難治性の場合にも，LVASの進歩が近年進んでおり，新たな治療の選択肢として今後期待されるかもしれない．

＜文　献＞

1) Richardson, P. et al.：Circulation, 93：841-842, 1996
2) Miura, K. et al.：Heart, 87 (2)：126-130, 2002
3) The CONSENSUS Trial Study Group：N. Engl. J. Med., 316：1429-1435, 1987
4) Packer, M. et al.：N. Engl. J. Med., 344：1651-1658, 2001

➡ 次頁：患者抄録

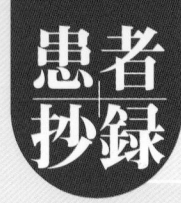

患者抄録 拡張型心筋症

【患　者】24歳男性

1. 診　断　拡張型心筋症
2. 主　訴　嘔気，嘔吐，腹部膨満感，呼吸困難
3. 既往歴　特記すべき事項なし
4. 家族歴　父親に脳卒中の既往あり，母親に高血圧の既往あり
5. 生活歴　職業：会社員，喫煙歴：30本/日，飲酒歴：機会飲酒
6. 現病歴

　　某年に検診にて心電図および心エコーを実施されるが，異常は認められなかった．18歳時に会社に入社し，厳しい労働訓練を受けていたが，20歳時から徐々に訓練中に行われるランニングのスピードが落ちていることを自覚するようになった．会社の検診にて心電図異常（図1）を指摘され，心拡大（CTR=54.9%）を認めたため，精査目的のため，近医に入院となった．心エコーにて心拡大および左室壁運動のびまん性低下が認められたため，心筋生検が施行され，拡張型心筋症と診断された．そこで，利尿薬およびβ遮断薬による治療が開始した．会社を退職し，近医にて経過観察されていたが，自覚症状を認めなかった．22歳時に突然，起床時呼吸困難感が出現し，近医受診したところ，肺うっ血および胸水貯留を認め，利尿薬増量にて軽快した．23歳時より労作時に前胸部痛および呼吸困難を自覚するようになり，近医にて心拡大の進行を指摘され，精査加療目的に入院となった．水分制限およびベッド上安静にて症状が軽快したため，退院となった．

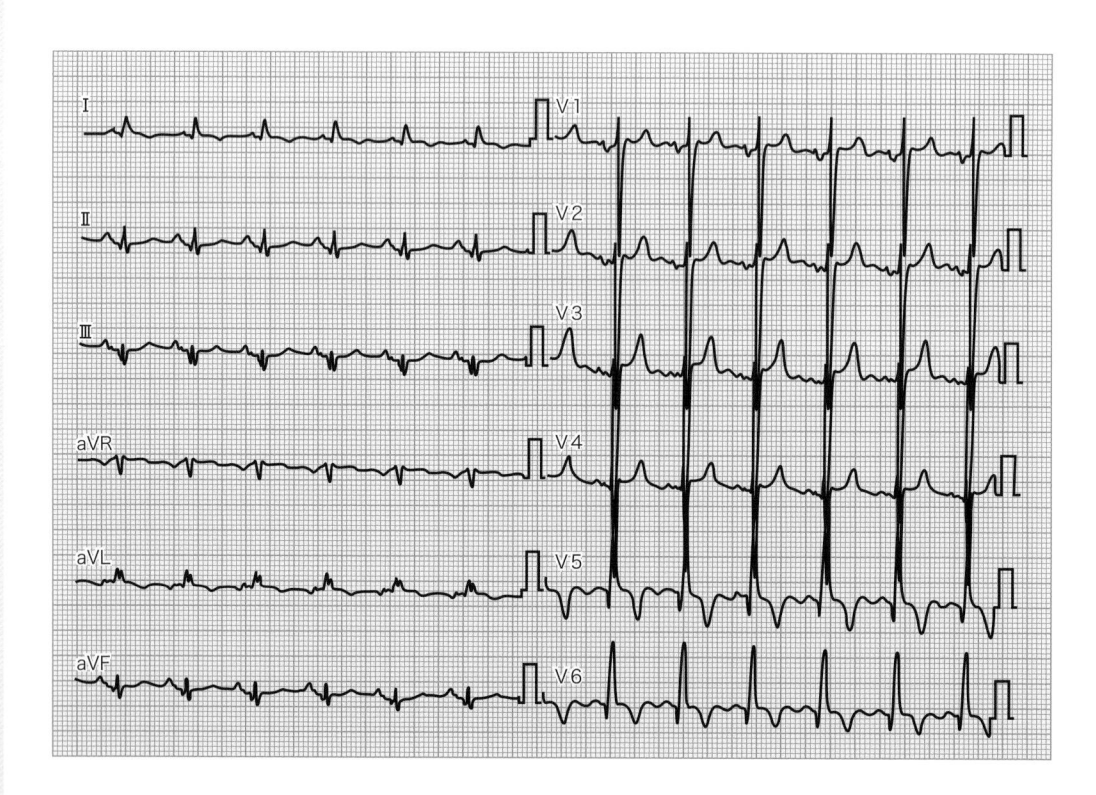

図1　検診時心電図

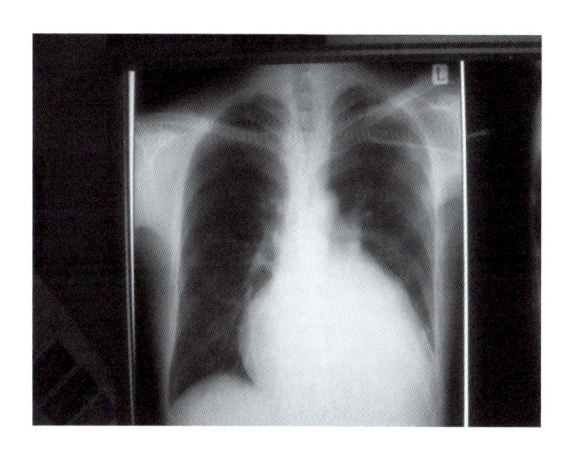

図2 胸部単純X線
（心拡大を認める）

24歳時より労作時呼吸困難が再度出現するようになった．明け方に心窩部痛が出現し，嘔吐も認められ，徐々に症状が増強したため，某年9月2日当科緊急入院となった．

7．入院時現症

身長162cm，体重63kg，体温36.3℃，血圧84/52mmHg，脈拍64/分 整，意識清明，貧血黄疸なし，頸静脈の怒張あり，両下肺野にrale聴取，心逆流性雑音（levine Ⅳ/Ⅵ at apex），心音奔馬調律，腹部は平坦軟，肝腫大1横指，両側下腿浮腫，神経学的異常所見なし

8．入院時検査所見

①血算：WBC 6,640/μL，RBC 474万/μL，Hb 15.3g/dL，Ht 45.0%，Plt 15.1万/μL
②生化学：GOT 148 IU/L，GPT 315 IU/L，LDH 421 IU/L，ALP 112 IU/L，γ-GTP 77 IU/L，TP 6.0g/dL，T-Bil 3.1mg/dL，BUN 27mg/dL，Cre 1.2mg/dL，CRP＜0.2mg/dL，Na 132mEq/L，K 4.4mEq/L，Cl 97mEq/L，CPK 44mU/mL，CPK-MB 1mU/mL
③胸部単純X線（図2）：肺うっ血あり（CTR 69%）
④心電図：pulmonary P，左脚ブロック，左室壁運動びまん性低下，Dd/Ds＝65/60mm，EF＝10%，僧帽弁逆流3/4，三尖弁逆流3/4（PG＝26mmHg），IVC16mm呼吸性変動乏しい

9．入院後の経過

入院後，Swan-Ganzカテーテル挿入による右心系圧測定を施行したところ，PA 55/25（37）mmHg，PCWP 23mmHg，RA 5mmHg，CI2.1とForesster分類でⅣ型に位置していた．カテコラミン，ベッド上安静，酸素投与，利尿薬にて徐々に心不全の軽快を認めた．9月10日にsusutained slow VTを認めた．9月21日心プールシンチにてLVEF 6.5%と著明な心機能低下を認めた．10月1日よりVTに対して，アミオダロン塩酸塩（アンカロン®）投与を開始した．アンカロン®投与後，PVCの連発の著明な減少，心拍数の低下を認めた．徐脈による低拍出量症候群（LOS）が出現しはじめたので，アンカロン®の減量（150mg→75mg）と同時に，ピモベンダン（アカルディ®）5mg/日を開始した．その後，症状の改善を認め，総ビリルビン値の低下を認めた．12月中旬に感冒様症状が出現したあと，心不全症状が悪化し，CTR66%と拡大を認め（図2），カテコラミン（ドブタミン2～3γ）の増減にて心不全症状を管理した．翌年1月に入り，全身倦怠感が出現し，食欲の低下も認められ，精神症状も出現し，低心拍出量による症状が増加した．2月に入り，感染症状が出現し，抗菌薬にてコントロールしていたが，心拡大が増強した（CTR 70%）．2月11日17時VTが出現し，意識消失を起こし，心肺蘇生を行い，PCPSを挿入し，意識が徐々に回復した．両室ペーシングによるCRT-Dの植え込みを行い，その後ゆっくりとリハビリを行い，NYHA Ⅲ度の段階でいったん退院となった．

10. 退院時処方

　　フロセミド（ラシックス®）1錠40mg，1回1錠，1日1回
　　スピロノラクトン（アルダクトン®A）1錠50mg，1回1錠，1日1回
　　エナラプリルマレイン酸塩（レニベース®）1錠25mg，1回1錠，1日1回
　　カルベジロール（アーチスト®）1錠5 mg，1回1錠，1日2回
　　ピモベンダン（アカルディ®）1錠2.5mg，1回1錠，1日1回
　　アミオダロン塩酸塩（アンカロン®）1錠100mg，1回1錠，1日1回
　　ワルファリンカリウム（ワーファリン®）1錠1 mg，1回3錠，1日1回

11. 考　察　▶ Advice from Professional ❶ 参照

　　　若年で発症し，急激に進行し，治療抵抗性の典型的な拡張型心筋症である．初期診断は，心拡大および心機能低下による心疾患から，拡張型心筋症を疑い，心筋生検にて確定診断が行われた．その後，ACE阻害薬[1]，β遮断薬[2]，アルドステロン拮抗薬，利尿薬が投与され，心不全症状は一時期コントロールされていたが，心機能の悪化は進み，カテコラミンによる治療が必要なレベルまで増悪し，心筋生検にて著明な心筋変性，心筋の脱落，線維化が認められるようになっている．両室ペーシングによるCRT-Dの植込みにより，いったん症状は少し改善して退院となっているが，進行性のことを考えると，早期に心臓移植の適応を検討し，LVASなどの機械的補助が必要になってくることが考えられ，早めの対応が必要であると思われる．

【文　献】　▶ Advice from Professional ❷ 参照

1) The CONSENSUS Trial Study Group：N. Engl. J. Med., 316：1429–1435, 1987
2) Packer, M. et al.：N. Engl. J. Med., 344：1651–1658, 2001

Advice from Professional

1 考察ポイント

Point 1
このように若年発症の進行性の拡張型心筋症に関しては，早期にACE阻害薬やβ遮断薬の投与が必要になる．

Point 2
考察においては，実際の臨床の場で考えたことと，その後文献などで検証した結果を比較して行うことで，後の診療に有用な考察が得られると思われる．

2 押さえておきたい論文

文献1：The CONSENSUS Trial Study Group：N. Engl. J. Med., 316：1429-1435, 1987

NYHA Ⅳ度の重症心不全患者を対象にしたCONSENSUS試験が発表された．本試験では，アンジオテンシン変換酵素阻害薬（エナラプリル）の投与により，重症心不全患者の予後が改善されることが初めて明らかにされた．(p. 298, エビデンス1参照)

文献2：Packer, M. et al.：N. Engl. J. Med. 344：1651-1658, 2001

COPERNICUS試験では，NYHA Ⅳ度の重症心不全患者においてもカルベジロールの心不全予後改善効果が示された．難治性重症心不全患者には，カルベジロールは必須の心不全治療薬となった．

memo

第4章 患者に学ぶ心不全の診断と治療　§2 特発性心筋症

患者抄録

2. 肥大型心筋症

今野哲雄, 藤野　陽, 林　研至, 井野秀一, 山岸正和

Point

1. 肥大型心筋症は, 特発性心筋症の中で最も罹患頻度の高い疾患である（一般人口の500人に1人の割合）
2. 左室拡張障害や左室流出路圧較差の程度, また心房性/心室性不整脈の合併の有無や拡張相肥大型心筋症への移行の有無などが, 各症例により異なる. このため自覚症状は, 無症状の症例から失神や労作時呼吸困難を伴う症例まで多岐に渡る
3. 根本的治療はなく, 各症例の病態に応じて薬物治療や非薬物治療の適応を決定する必要がある

1　病態の特徴・疫学

　肥大型心筋症は, 拡張型心筋症, 拘束型心筋症および不整脈源性右室心筋症とならび特発性心筋症の1つである. 肥大型心筋症は「左室かつ/または右室肥大を特徴とし, 通常, 肥大は非対称性で心室中隔を含む. 典型的には左室容量は正常か減少している」と定義される[1]（図1に典型例のBモード心エコー図所見を示す）. 組織学的には心筋細胞は肥大し, 心筋細胞の配列が交錯し（錯綜配列）, 心筋間質組織の線維化を特徴とする. また, 心筋内の中小動脈において中膜肥厚を伴う狭窄病変が認められる.

1）病態

　病態としては, 心室肥大および間質線維成分の増加に伴い左室拡張能が障害され, 左室拡張末期圧の上昇をきたす. 主に肥大の高度な症例では, 収縮期に左室流出路が閉塞して左室から大動脈への血液駆出を阻害する（閉塞型肥大型心筋症）. 通常, 左室拡張能は障害されても左室収縮能は正常に保たれているが, 進行性に左室収縮能が低下して左室が拡張し, 拡張型心筋症に類似した拡張相肥大型心筋症に移行する症例も存在する[2]. 肥大型心筋症は各種心房性/心室性不整脈を高頻度に合併するが, 心房細動合併例では左房内血栓を形成して動脈塞栓症を発症するリスクが増大する. このように肥大型心筋症患者の臨床像は多岐に渡り, 心機能障害の程度や合併不整脈の有無などにより, 一生を無症状で経過する

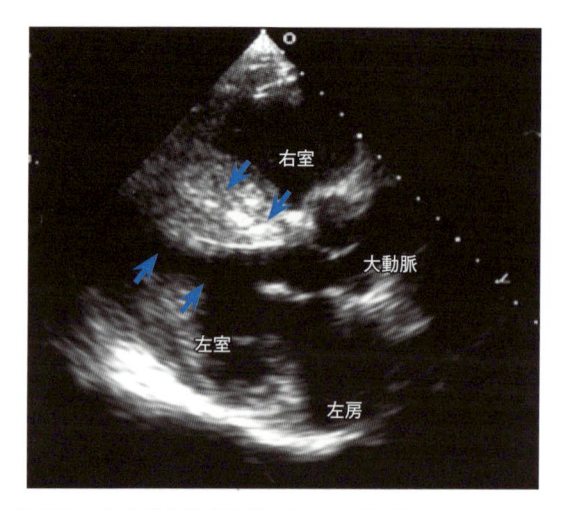

●図1　肥大型心筋症患者の心エコー図所見
　心室中隔の著明な肥厚を認める（→）

症例から高度な労作時呼吸困難や胸痛を訴える症例, さらには突然死をきたす症例まで多彩である.

2）疫学

　肥大型心筋症は一般人口の500人に1人存在すると報告されており, その頻度は稀ではない. 常染色体優性遺伝の形式をとる家族発症例が半数以上あることは知られていたが, 肥大型心筋症の成因は長らく不明であった. しかしながら, 1990年に心筋サルコメア構成タンパクである心筋ミオシン重鎖の遺伝子変異が肥大型心筋症を引き起こすことが発見されて以降, これまでに少なくとも8個のサルコメア遺

● 表1 突然死に関連する危険因子

特に強い因子

- 心停止の既往
- 持続性心室頻拍の自然発作
- 非持続性心室頻拍（3連発以上，心拍数120以上）
- HCMによる突然死の家族歴（特に，一親等内または多数の突然死症例を有する場合）
- 失神発作の既往
- 運動負荷に伴う血圧低下（血圧上昇25mmHg未満：対象は40歳未満の症例）
- 著明な左室肥大

その他の因子

- 左室流出路圧較差が50mmHgを超える場合などの血行動態の高度の異常
- 中等度から高度の僧帽弁逆流
- 50mmを超える左房拡大
- 電気生理学的検査での持続性心室頻拍/心室細動の誘発
- 発作性心房細動
- 心筋灌流の異常
- 危険度の高い遺伝子変異
- 若年発症例

上記に加えて，近年，ガドリニウム造影MRIでの心筋内造影遅延が突然死に関連する新しい危険因子として報告されている

HCM：hypertrophic cardiomyopathy（肥大型心筋症）
（文献1をもとに作製）

伝子が原因遺伝子として同定され，900以上の遺伝子変異が報告されている．網羅的遺伝子解析の結果，約60%の肥大型心筋症患者でサルコメア遺伝子変異が同定されるが，残りの約40%の患者ではサルコメア遺伝子変異が同定されないことが報告されている．

2 治療のメカニズムとストラテジー

基本方針

サルコメア遺伝子変異が肥大型心筋症を引き起こすことは過去20年間の研究で明らかになったが，肥大型心筋症に対する根本的な治療は存在しない．基本方針としては，自覚症状や心機能障害の程度，合併症の有無を総合的に判断して，個々の症例に応じて薬物療法と非薬物療法を選択する．本項では，肥大型心筋症の日常臨床において特に問題となる突然死，心房細動，閉塞性肥大型心筋症の管理に内容をしぼり，「肥大型心筋症の診断と治療に関するガイドライン（2006年度合同研究班報告）」[3]に沿って，推奨される治療を紹介する．

1）突然死予防

突然死はいかなる年齢の肥大型心筋症患者でも起こり得るが，特に臨床上注意を要するハイリスク群について表1に示す．肥大型心筋症の突然死の多くは重症の心室性不整脈（心室頻拍，心室細動）が原因と考えられており[4]，不整脈の管理が肥大型心筋症における突然死の予防のためにきわめて重要である．日常生活では，競技スポーツは一部の軽い競技を除いては原則禁止する必要がある．

また突然死ハイリスク患者に対しては積極的な治療が推奨されているが，同ガイドラインでclass Iで推奨される薬物は，アミオダロンとβ遮断薬のみである．しかし，薬物治療のみで突然死を予防することには限界があり，心肺停止蘇生例，心室細動，薬物抵抗性持続性心室頻拍を有する症例に対しては，植込み型除細動器（ICD）がclass Iで推奨される．これら以外の症例におけるICDの適応は確立されていないが，心室細動や持続性心室頻拍の既往がなく，失神を自覚したことのない症例であっても，前触れなく突然死する症例は存在する．逆にリスクファクターを複数有していても突然死しない症例も多い．どの

ような症例にICDの適応を考慮すべきかを決定するために，今後，肥大型心筋症の突然死におけるICDの有用性を前向きに検討した研究が待たれる．

2）心房細動の治療

心房細動は肥大型心筋症患者の約20%で認められ，肥大型心筋症における最も頻度の高い持続性不整脈である[5]．肥大型心筋症では，心房細動時の早い心室応答が血行動態の破綻をきたし，さらに心室細動を誘発する症例もある．また，心房収縮が消失することで心拍出量が減少し，心不全症状の憎悪をきたしうる．心房細動を合併した肥大型心筋症は，洞調律の肥大型心筋症と比較して，疾患関連死のリスクが3倍に上昇することが報告されている[6]（図2）．また，心房細動の合併により左房内に血栓を生じ，動脈塞栓症，特に脳塞栓の発症リスクが8倍に上昇することが報告されている[6]．このため，肥大型心筋症では心房細動に対する積極的な治療が推奨される．

発作性心房細動の合併例で，心房細動時の血行動態が安定している症例では，一般的な治療に準じてIa群やIc群による洞調律維持，β遮断薬やジルチアゼム塩酸塩（ヘルベッサー®），ベラパミル塩酸塩（ワソラン®）による心拍数コントロール，ワルファリンカリウム（ワーファリン®）による抗凝固療法がclass I で推奨される．持続性心房細動の合併例で血行動態が安定している症例では，心拍数コントロールおよびワルファリンカリウム（ワーファリン®）による抗凝固療法を行う．ジギタリス製剤は陽性変力作用を有しているため，**閉塞性肥大型心筋症に合併した心房細動の心拍数コントロールには用いられず，むしろ禁忌である**．アミオダロン塩酸塩（アンカロン®）は，肥大型心筋症に合併した発作性心房細動および持続性心房細動に対して有効であり，わが国において保険適用である．アミオダロンは海外ならびにわが国において十分な使用実績のある薬剤ではあるが，肥大型心筋症に合併した心房細動に対する大規模臨床試験のデータがないことから，ガイドラインではclass分類はなされていない．なお，失神や血行動態の破綻，著しいQOLの低下を伴う薬物療法抵抗性の頻脈性心房細動は，カテーテルアブレーションの適応となり得る[7]．

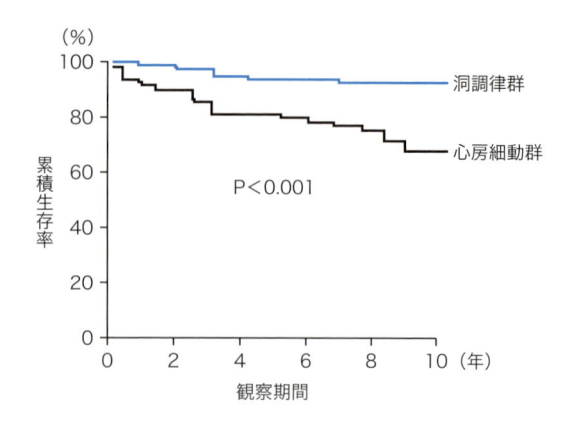

● 図2　肥大型心筋症では心房細動を合併すると予後が悪化する
（文献6をもとに作製）

3）左室流出路圧較差の軽減

正常心では収縮時の左室圧と大動脈圧は等しい．閉塞性肥大型心筋症では，閉塞部より心尖部側の左室内圧が上昇し大動脈側の左室圧（および大動脈圧）が低下するため（左室流出路圧較差），労作時呼吸困難や胸痛，失神などの原因となる．高度な左室流出路圧較差は心不全や突然死といった重篤な転帰の原因となるため，圧較差の軽減が治療の基本方針となる．無症状で他にリスクファクター（表1）を有しない症例では，薬物療法の有効性について明らかなエビデンスはない[3]．有症状例では，β遮断薬や陰性変力作用を有するカルシウム拮抗薬（ベラパミル，ジルチアゼム）がclass I で推奨される．陰性変力作用を有するIa群の抗不整脈薬も有効であるが，大規模臨床試験の結果がないことからclass II で推奨される．本項では詳細は割愛するが，薬物療法に抵抗性の場合には，心筋切除術や経皮的中隔心筋焼灼術，DDDペースメーカーによる心房心室順次ペーシングによる左室流出路圧較差の軽減を考慮する．

4）拡張相肥大型心筋症

肥大型心筋症患者のうち約10〜15%は，左室収縮能が進行性に低下して左室拡張をきたし，拡張相肥大型心筋症に移行する．病因は不明な点が多いが，微少循環不全による心筋虚血が心筋細胞壊死を引き起こし，壊死心筋が線維成分に置き換わることが一部関与すると推察されている[2]．拡張相肥大型心筋症に

● 表2　閉塞性肥大型心筋症における左室流出路圧較差の軽減を目的とした処方の実際

優先順位	分類	薬剤名	量	処方例	副作用，禁忌
第一選択薬	β遮断薬	メトプロロール酒石酸塩	1錠20mg, 40mg	1回1錠，1日2～3回，朝夕または毎食後（40～120mg/日）	除脈，気管支喘息，末梢循環障害
		ビソプロロールコハク酸塩	1錠2.5mg	1回0.5～2錠，1日1回，朝食後	
第二選択薬	カルシウム拮抗薬	ベラパミル塩酸塩	1錠40mg	1回1錠，1日3回，毎食後	除脈
		ジルチアゼム	1錠30mg	1回1錠，1日3回，毎食後	
第三選択薬	Ia群抗不整脈薬	シベンゾリンコハク酸塩	1錠50, 100mg	1回1錠，1日3回，毎食後（150～300mg/日）	催不整脈作用，抗コリン作用（口渇，頻尿）
		ジソピラミド	1錠50, 100mg	1回1錠，1日3回，毎食後（150～300mg/日）	

おける心不全治療は，一般的な心不全治療に準ずる．詳細は慢性心不全治療ガイドライン（2005年改訂版）を参照されたい[8]．

3　処方の実際

1）発作性心房細動の治療

心房細動時に血行動態が安定した症例：
　ジソピラミド（リスモダン®R）1錠150mg，1回1錠1日2回朝，夕食後
　ベラパミル（ワソラン®）1錠40mg，1回1錠1日3回毎食後
　ワルファリンカリウム（ワーファリン®）1錠1mg，目標PT-INR値に応じて必要量

洞調律維持を目的にIa群またはIc群を用い，心房細動に陥った際の心拍数コントロール目的にジソピラミド，ベラパミルまたはβ遮断薬を用いる．発作性心房細動であっても，持続性心房細動の治療と同様にワーファリンによる抗凝固療法を行う必要がある．Ia群の抗不整脈薬やβ遮断薬，ベラパミルは陰性変力作用を有するため，閉塞性肥大型心筋症における左室流出路圧較差の低下作用も有する．

2）左室流出路圧較差に対する治療（表2）

　メトプロロール酒石酸塩（セロケン®）1錠20mg，1回1錠，1日2～3回毎食後
または，
　ベラパミル（ワソラン®）1錠40mg，1回1錠，1日3回毎食後
かつ/または，
　シベンゾリンコハク酸塩（シベノール®）1錠50, 100mg，1回1錠，1日3回毎食後（150～300mg/日）

β遮断薬が通常第一選択薬として使用されるが，副作用が懸念される症例ではベラパミルが代用される．β遮断薬の効果が不十分な場合や，十分量が投与できない症例では，陰性変力作用を有するIa群の抗不整脈薬（ジソピラミド，シベンゾリン）の併用を考慮する．

注意点

① 抗不整脈薬を投与する場合には，定期的に薬剤血中濃度の測定や心電図の確認を行い，催不整脈作用に注意する．
② β遮断薬を投与する場合には，除脈や気管支喘息，閉塞性動脈硬化症の憎悪といった心/心外性副作用の発現に注意する．

③ 閉塞性肥大型心筋症に対しては，末梢血管拡張を介して左室流出路圧較差を増強し得るACE阻害薬，ARB，ジヒドロピリジン系カルシウム拮抗薬は原則禁忌である．陽性変力作用を有するジギタリス製剤も使用しない．

4 おわりに

近年の分子遺伝学的手法の発展により，遺伝子レベルで肥大型心筋症の発症メカニズムが明らかにされつつある．しかしながら，肥大型心筋症に対する根本的治療は現在でも存在しないため，個々の症例の臨床像に応じて治療方針を決定する必要がある．また，同じ症例であっても，進行する病態に対応することが求められる．

<文 献>

1) Richardson, P. et al.：Circulation, 93：841, 1996
2) Konno, T. et al.：J. Am. Coll. Cardiol., 41：781-786, 2003
3) 「肥大型心筋症の診断と治療に関するガイドライン（2007年改訂版）」
http://www.j-circ.or.jp/guideline/pdf/JCS2007_doi_h.pdf
4) Maron, B. J. et al.：N. Engl. J. Med., 342：365-373, 2000
5) Ohe, T.：Circ. J., 73：1589-1590, 2009
6) Olivotto, I. et al.：Circulation, 104：2517-2524, 2001
7) 「不整脈の非薬物療法ガイドライン（2006年改訂版）」
http://www.j-circ.or.jp/guideline/pdf/JCS2006_kasanuki_h.pdf
8) 慢性心不全治療ガイドライン（2004年度合同研究班報告，2005年改訂版）

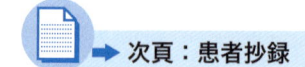

➡ 次頁：患者抄録

肥大型心筋症

患者抄録

【患　者】47歳男性
1. 診断　　(1) 閉塞性肥大型心筋症，(2) 発作性心房細動
2. 主訴　　動悸
3. 既往歴　30歳時に十二指腸潰瘍
4. 家族歴　母：肥大型心筋症，心房細動　叔母：肥大型心筋症　長女：心電図異常
5. 生活歴　喫煙：なし　アルコール：なし
6. 現病歴

　　1990年（36歳時）頃から階段を昇る際に息切れを自覚するようになった．1995年（41歳時）に会社の検診で心雑音と心電図異常（Ⅰ, aVL, V6誘導の陰性Ｔ波）を指摘され当科を受診した．心エコー上，非対称性中隔肥厚を伴う左室肥大と左室流出路圧較差が認められた．入院の上で施行した心臓カテーテル検査では左室内の収縮期圧較差（心尖部183mmHg・左室流出路107mmHg）が認められた．閉塞性肥大型心筋症と診断され，圧較差の軽減目的にβ遮断薬（メトプロロール酒石酸塩80mg/日）投与が開始となった．以後，左室流出路圧較差は30mmHg前後にコントロールされており，心電図上は洞調律を保っていた．2002年5月（48歳時），3日間持続する動悸のために当科外来を受診した．心電図上，心房細動を認めたため，ワルファリンカリウムの内服が開始となった．今回，抗凝固療法開始後4週間が経過し，経食道心エコーによる左房内血栓の有無の評価および除細動目的に入院となった．

7. 入院時現症

　　身長170cm，体重71kg，意識清明，脈拍数：76/分，不整，血圧120/68mmHg，眼球眼瞼結膜，貧血および黄疸なし
　　頸部：甲状腺触知せず，頸静脈怒張なし
　　胸部：Ⅰ音Ⅱ音の減弱亢進なし，第4肋間胸骨左縁から心尖部にかけてLevineⅢ/Ⅳの収縮期雑音を聴取，肺胞呼吸音正常
　　腹部：平坦，肝触知せず，
　　四肢：下腿浮腫なし，チアノーゼなし

8. 入院時検査成績

   ① 血算：RBC 4.73×10^6/μL, Hb 14.9g/dL, Ht 43.9%, WBC 5800/μL, Plt 1.88×10^4/μL,
   ② 凝固系：PT-INR 2.10
   ③ 生化学：BUN 22mg/dL, Cr 1.01mg/dL, UA 7.8mg/dL, Na 142mEq/L, K 4.5mEq/L, Cl 106mEq/L, CK 119 IU/L, AST 14 IU/L, ALT 12 IU/L, LDH 222 IU/L, FBS 99mg/dL
   ④ ホルモン：HANP 92.9pg/mL, BNP 408.7pg/mL
   ⑤ 心電図：心房細動，HR 90/分，正常軸，陰性Ｔ波（Ⅰ, Ⅱ, V5, V6）（図A）
   ⑥ 胸部単純Ｘ線：心胸郭比＝53%，肺うっ血なし，胸水なし
   ⑦ 心エコー：左室拡張末期径＝50mm，左室収縮末期径＝25mm，%左室短縮率（%FS）＝50%，左房径＝50mm，心室中隔壁厚＝30mm，左室後壁厚＝15mm，左室流出路圧較差＝38mmHg
   ⑧ ホルター心電図：24時間の記録中，基本調律は心房細動．洞調律は認めず．単源性心室性期外収縮を150/日認める．

9. 入院後の経過

   ① 検査
   　　発作性心房細動に対する電気的除細動の前に，経食道心エコーにて左房内血栓の有無を評価し

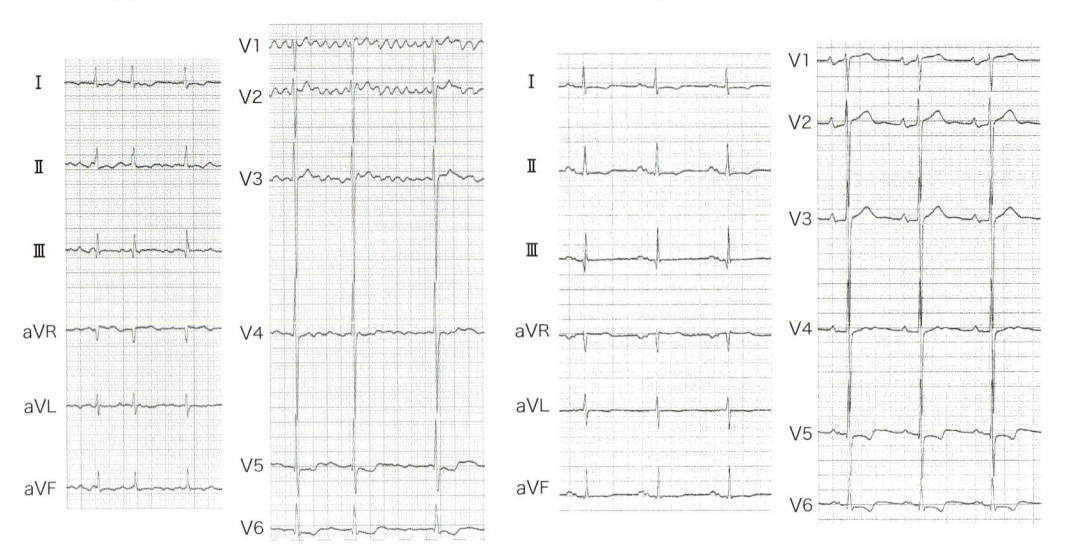

A) 入院時　　　　　　　　　　　　　B) 除細動後

● 図　心電図
　　入院時に認めた心房細動は，電気的除細動後に洞調律に復した

た．外来にてワルファリンカリウムの内服が開始されてから4週間目での検査であったが，左心耳を含めて左房内に血栓は認められず，左房内のモヤモヤエコーも認められなかった．

② 治療方針
　a) 発作性心房細動
　　左房内に血栓を認めなかったことから，心房細動に対して除細動を行う方針とした．血行動態が安定していたことから，まず薬物的除細動を行う方針とした．しかしながら，経静脈的ジソピラミド（50mg）投与では洞調律に復さなかったため，電気的除細動を行う方針とした．200J×1回の直流通電にて洞調律に復し（図B），以後は経口でのシベンゾリンコハク酸塩（シベノール®1錠50mg，1回1錠，1日3回にて洞調律の維持を行った．入院経過中に心房細動の再発を認めず，血栓塞栓症の合併症も認めなかったため，退院とした．

　b) 閉塞性肥大型心筋症
　　β遮断薬：入院の時点でメトプロロール酒石酸塩（セロケン®1錠40mg，1回1錠，1日2回）の内服にて自覚症状はNYHA classⅠであり，左室流出路圧較差は30mmHg前後と良好にコントロールされていた．今回，発作性心房細動の予防目的にⅠa群抗不整脈薬であるシベンゾリンコハク酸塩が追加されたが，シベンゾリンコハク酸塩投与開始後の心エコーでは明らかな左室流出路圧較差の更なる低下は認められなかった．

10. 考察　▶ Advice from Professional 1 参照

　　本例では，心房細動時の血行動態は安定していたため待機的に除細動を施行したが，血行動態が不安定な症例では緊急の電気的除細動の適応となる．血行動態の不安定な症例では，Ia群やIc群を用いた薬物学的除細動は血行動態を悪化させ，さらに心室頻拍や心室細動を引き起こし得るため，禁忌である．
　　左房内に血栓を有する場合には，心房細動から洞調律に復して心房機能が回復した後に，血栓が左房壁から遊離して動脈塞栓症を発症するリスクが高い．このため，本例のように血行動態が

安定している症例では，電気的除細動，薬物学的除細動いずれの方法においても事前に抗凝固療法を十分に行い，さらに経食道心エコーにて左房内血栓の有無を確認する必要がある．

【文 献】 ▶ Advice from Professional 2 参照
1) Kubo, T. et al.：Circ. J., 73：1599-1605, 2009
2) Maron, M. S. et al.：N. Engl. J. Med., 348：295-303, 2003

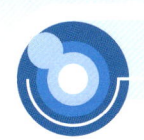

Advice from Professional

1 考察ポイント

Point 1
心房細動は肥大型心筋症の疾患関連死リスクおよび脳梗塞リスクを上昇させる．また，肥大型心筋症は独立した脳梗塞の危険因子である．本例ではこれらの報告を踏まえ，また動悸症状も強くQOLの低下も懸念されたことから，心房細動に対する除細動を行った．

Point 2
2000年以降に欧米から相次いで発表された心房細動に関する大規模臨床試験およびそれらのメタアナリシスでは，生命予後改善と脳卒中予防を目的とした場合に，「洞調律維持」と「心房細動のままで心拍数調節」という異なる治療方針のどちらが優れているとは結論できない結果が得られた．

Point 3
また，心房細動に関する大規模臨床試験において，肥大型心筋症を対象としたサブアナリシスは報告されていないため，洞調律維持を行うことで肥大型心筋症患者の生命予後や脳梗塞発生率が改善するかについては，今後の検討課題である．

2 押さえておきたい論文

文献1：Kubo, T. et al.：Circ. J., 73：1599-1605, 2009

高知県の肥大型心筋症において，28%の患者で心房細動を合併し，さらに心房細動は心原性塞栓症や心不全発症に先行して発症することを明らかにした報告である．わが国における心房細動を合併した肥大型心筋症の管理に際して重要な情報を提供した論文であると思われる．

文献2：Maron, M. S. et al. N. Engl. J. Med. 348：295-303, 2003

肥大型心筋症において，左室流出路圧較差（安静時30mmHg以上）の存在が死亡および心不全発症の独立した予測因子であることを，前向き大規模臨床研究で明らかにした報告である．

第4章 患者に学ぶ心不全の診断と治療　§2 特発性心筋症

3. 拘束型心筋症

伊藤隆英，寺崎文生，石坂信和

Point

1. 拘束型心筋症は心室のコンプライアンスが低下する，すなわち拡張障害を主徴とする疾患である
2. 左室壁厚が正常範囲であること，左室収縮能が正常あるいは正常に近いことに加え，拡張障害のエビデンス（拡張終期圧の上昇など）が重要な所見である
3. 収縮性心膜炎との鑑別が重要である
4. うっ血症状に対しては他の心不全患者と治療法が特に異なることはない
5. 拘束型心筋症の病態はいわゆる拡張期心不全である．ARBやβ遮断薬の有効性については，今後あるいは現在進行中の大規模研究の結果に期待したい

1 はじめに

WHO/ISFCの心筋症の定義と分類に関する報告[1])によると，拘束型心筋症（restrictive cardiomyopathy）は以下のごとくである．すなわち，「本疾患は心室の拘束型拡張障害と拡張期容量の減少を認めるが，心室の壁厚と収縮能は正常または正常に近いことを特徴とする．組織学的には間質線維化の増大をみることがある．特発性（原因不明）の場合もあり，他の疾患〔例えばアミロイドーシス，好酸球増多を伴う（あるいは伴わない）心内膜心筋疾患など〕による場合もある」．

2 疫学・病因・自然歴・予後

特発性拘束型心筋症（primary or idiopathic restrictive cardiomyopathy：本章では便宜上RCMと略する）は頻度が低く，稀な疾患である．病因は不明であるが，「コンプライアンスの低い，硬い心室（stiff ventricle）」が本症の本質的異常である．家族内にRCMを認める場合があること，組織学的に心筋細胞の錯綜配列を認める例があることより，本症の病因に遺伝的要因が関与する可能性がある[2])．近年，間質結合組織の異常が本症の病因に関与するとの意見もあり，細胞外マトリックスの構成成分や立体構築に関する研究も行われている[3, 4])．

成人発症のRCMの自然歴は比較的長く，年余にわたり重症心不全が続く例も多い．日本の集計では平均罹病期間は145±121月で，57±41月の経過観察期間中26例中10例が死亡した[5])．この点では心症状出現後平均余命が約1年である心アミロイドーシスと大きく異なる．しかし，心筋障害は非可逆的かつ進行性で，特に小児のRCMは成人に比較して予後不良である[6])．

3 病理・病態生理

肉眼的には，心室の著明な肥大や拡大がないこと，心房の拡大を認めることがRCMに特徴的である．本症に特異的な病理組織所見はないが，心内膜肥厚，間質結合組織の増殖，弾性線維の増殖，心筋細胞肥大，心筋細胞錯綜配列などが認められる（図1）．

本症の病態生理学的特徴は，左室のコンプライアンス低下による左室拡張期圧上昇，およびそれによる左房・右心系圧上昇である．軽症例では左室弛緩の延長，左室拡張終期圧の上昇のみが認められる．重症例では左室拡張期圧そのものおよび左房圧の上昇があり，左心不全症状と，心房細動などの上室性不整脈が認められる．一般に左室は右室より硬く，そのため本症では左室拡張終期圧は右室拡張終期圧より高い．しかし，重症例で三尖弁閉鎖不全症を合併すると本症においても左右心室拡張終期圧は等しくなる．RCMの病期（重症度）は表に示すように4段階に分けて考えることができる[7])．

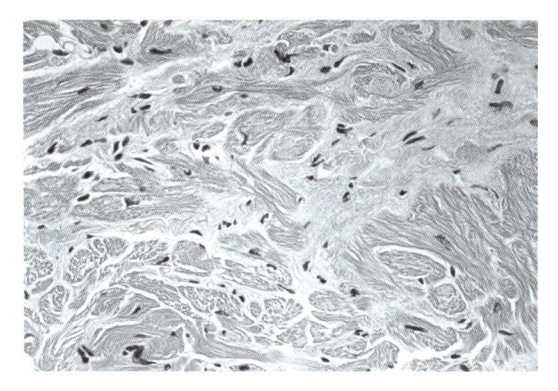

● 図1 RCM患者の心筋生検組織像
平均心筋直径は正常範囲．細胞周囲性の間質線維増生と心筋線維の錯綜配列が認められる．HE染色．撮影倍率100倍

● 表　特発性拘束型心筋症の病期（重症度）

Stage 1：
左室拡張終期圧の上昇：無症状
Stage 2：
左室拡張期圧，左房圧の上昇：左心不全症状
Stage 3：
両心室拡張期圧の上昇（左房圧＞右房圧） 両心不全および低心拍出症状
Stage 4：
両心室拡張期圧の上昇（左房圧＝右房圧） 両心不全および低心拍出症状および三尖弁閉鎖不全症の合併

4 診断と検査所見

現在確立された診断基準はないが，筆者らは，①硬い左心室（stiff left ventricle）の存在，②左室収縮能が正常または正常に近い，③著明な左室拡大および肥大がない，④原因（基礎心疾患）不明の4項目を重要と考えている．詳しくは「特発性拘束型心筋症診断の手引き」を参照されたい[8]．

RCMに特異的な心電図変化はない．II誘導における幅広いP波，上室性期外収縮，心房細動など左房圧上昇を示唆する所見と，軽度の左室肥大所見，非特異的ST-T異常がよく認められる．胸部X線検査は，軽症例では正常である．重症例では左房圧および右心系圧上昇のため，肺うっ血像，胸水貯留，左房拡大，右室拡大，右房拡大などが認められる．

心エコー検査は，RCMを診断するうえできわめて有用である．すなわち，①左室内腔の拡大がない，②左室壁厚が正常範囲，③左室の収縮が正常または正常に近い，④左房および右房拡大，⑤心膜の肥厚がない，の5点が基本的に重要な所見である．さらに，⑥僧帽弁のB bump形成，および⑦パルスドプラ法における左室流入速波形のE/A比の増大（いわゆる偽正常化）と⑧E波の減速時間（deceleration time：DT）の短縮が左室拡張障害の指標となる．上記の形態的特徴に加え，組織ドプラによって得られる⑨僧帽弁輪速度波形の拡張早期波（E'）の低下所見もRCMの診断に有用であるとされている[9]（図2）．

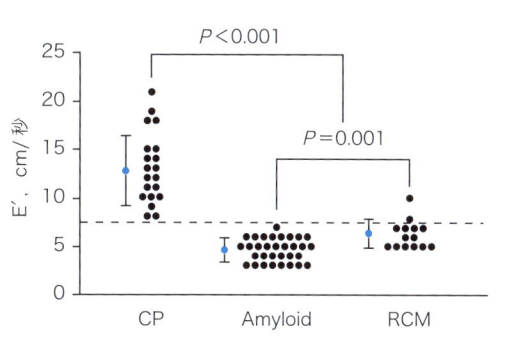

● 図2　収縮性心膜炎（CP），アミロイドーシス（Amyloid），RCM患者における拡張早期の僧帽弁輪速度（E'）の比較
E'が8 cm/秒未満では，95％の精度でRCMと診断可能であるとしている

重症例では長期にわたる右心不全のため，⑩三尖弁閉鎖不全症の合併や右室拡大が認められる．

心臓カテーテル検査所見では，①左室圧のa波の増高（洞調律の場合）と左室拡張終期圧の上昇，②左室最大陰性 dp/dt の低下，③左室圧下降時定数（τ）の延長，の3点が左室拡張障害の指標として重要である．一般に，本症では左室拡張終期圧が右室拡張終期圧より5 mmHg以上高い．

5 治療

理論的には，①心筋細胞内カルシウム濃度を低下

させ心筋の弛緩，拡張能の改善を期待する目的でカルシウム拮抗薬，②心筋間質増殖を抑制し拡張能の改善を期待する目的でアンジオテンシン変換酵素（ACE）阻害薬，アンジオテンシンⅡ受容体拮抗薬（ARB），③心筋内微小血管を拡張し組織血流改善を期待する目的でカルシウム拮抗薬や硝酸薬，などが想定されるが，これらの薬剤が本症の病態増悪阻止に有効であるかどうかは現時点では不明である．今後の大規模研究の結果に期待したい．また，β遮断薬は左室収縮不全患者では臨床事故を減らし予後を改善する可能性が示唆されているが，左室拡張障害に対する検討は十分行われていない．しかし，**実臨床におけるRCM患者の主症状はうっ血性心不全であり，他の心不全患者と治療法が特に異なることはない**．治療薬の主流は利尿薬である．血圧の低い患者が多く，ACE阻害薬などの血管拡張薬は使用しにくいのが現状である．

<文　献>

1) Richardson, P. et al : Circulation, 93 : 841-842, 1996
2) 弘田雄三ほか：Jpn. Circ. J., 57（Suppl. Ⅳ）: 1407-1411, 1993
3) Hayashi, T. et al. : Int. J. Cardiol., 64 : 109-116, 1998
4) 寺崎文生ほか：厚生省特定疾患特発性心筋症調査研究班平成5年度研究報告集, pp.29-33, 1994
5) Hirota, Y. et al. : Am. Heart J., 120 : 188-194, 1990
6) Cetta, F. et al. : Mayo. Clin. Proc., 70 : 634-640, 1995
7) 寺崎文生ほか：拘束型心筋症．「新しい診断と治療のABC 58 心筋症」（松崎益徳 編），pp.171-181, 最新医学社, 2008
8) 寺崎文生ほか：拘束型心筋症．心筋症　診断の手引きとその解説（北畠　顕，友池仁暢編　厚生労働省難治性疾患克服研究事業　特発性心筋症調査研究班），pp.51-60, かりん舎, 2005
9) Ha, J-W. et al. : Am. J. Cardiol., 94 : 316-319, 2004

患者抄録 拘束型心筋症

【患　者】59歳女性
1. 主　訴　労作時息切れ，下腿浮腫
2. 既往歴　5年前より甲状腺機能亢進症
3. 家族歴　母：心不全，兄：肝硬変
4. 生活歴　喫煙　20本/日×13年，飲酒　ビール1本，日本酒2合/日×30年
5. 現病歴
　　2002年より甲状腺機能亢進症で他院にて内服加療を受けていたが，2004年頃より治療を自己中断している．2005年夏より，労作時の呼吸困難，下腿浮腫を自覚するようになったが，比較的程度が軽く放置していた．2007年5月より症状が増悪，心電図上一過性心房細動を認めたため，2007年6月当院に紹介受診となった．心エコー上，著明な右心系の拡大と肺高血圧，BNP高値（369pg/mL）を認め，精査加療目的にて入院した．
6. 入院時現症
　　身長155cm，体重56kg，血圧130/70mmHg，脈拍70/分整，体温36.4℃，眼球結膜黄疸なし，眼瞼結膜貧血なし
　　頸部：甲状腺腫あり，リンパ節腫大なし
　　胸部：心音S1（→），S2（→），S3（−），S4（+）
　　腹部：平坦，圧痛なし，血管雑音なし
　　四肢：下腿浮腫あり，抹消動脈触知良好
7. 入院時検査成績
　① 血算：WBC 6,290/μL，RBC 440万/μL，Hb 15 g/dL，Ht 41.5％，Plt 10.6万/μL
　② 生化学：TP 7.1 g/dL，Alb 4.0 g/dL，AST 19 IU/L，ALT 19 IU/L，LDH 264 IU/L，ALP 249 IU/L，γ-GTP 40 IU/L，CPK 66 IU/L，AMY 53 IU/L，BUN 15mg/dL，Cr 0.49mg/dL，UA 4.6mg/dL，Na 141mEq/L，K 4.2mEq/L，T-Cho 154mg/dL，TG 61mg/dL，HDL 95mg/dL，Glu 109mg/dL，CRP 0.15mg/dL，FT4 1.34ng/dL，FT3 3.79pg/mL，TSH＜0.005μU/mL
　③ 凝固系：PT-INR 0.92，APTT 25.3秒，D-dimer 0.22μU/mL，FDP 2.1μU/mL
　④ 尿一般検査：pH 7.5，比重 1.012，糖（−），タンパク（−），潜血（−），ウロビリノーゲン＋/−，BJタンパク（−）
　⑤ 胸部単純X線：CTR 63％，肺血管陰影増強，CP angleはシャープ
　⑥ 心電図：正常洞調律 75/分，左房負荷所見
　⑦ 経胸壁心エコー図（図1，2）：AoD38mm，LAD 55mm，Dd 50mm，Ds 29mm，IVSd 8 mm，PWd 8 mm，FS42％，EF by Simpson法 52％，IVC2.2cm，AR 1度，MR（−），E/A 2.4，DcT 182ms，E' 5 cm/s，E/E' 13.2，推定右室収縮期血圧 76mmHg
8. 入院後の経過
　① 検査
　　　心エコー検査にて，右心系の拡大と肺高血圧を認めることから，慢性肺血栓塞栓症との鑑別のため，胸部造影CT検査を行った．肺動脈に血栓なく，D-dimer正常などの所見より，肺塞栓症は否定された．第3病日心臓カテーテル検査施行した（図3，4）．心エコー検査と同様，右心系の圧上昇，左室拡張終期圧の上昇を認めた．冠動脈には有意狭窄を認めなかった．
　② 治療方針
　　　下腿の浮腫や右心系圧の上昇所見より，入院直後より利尿薬（フロセミド）を開始した．安静

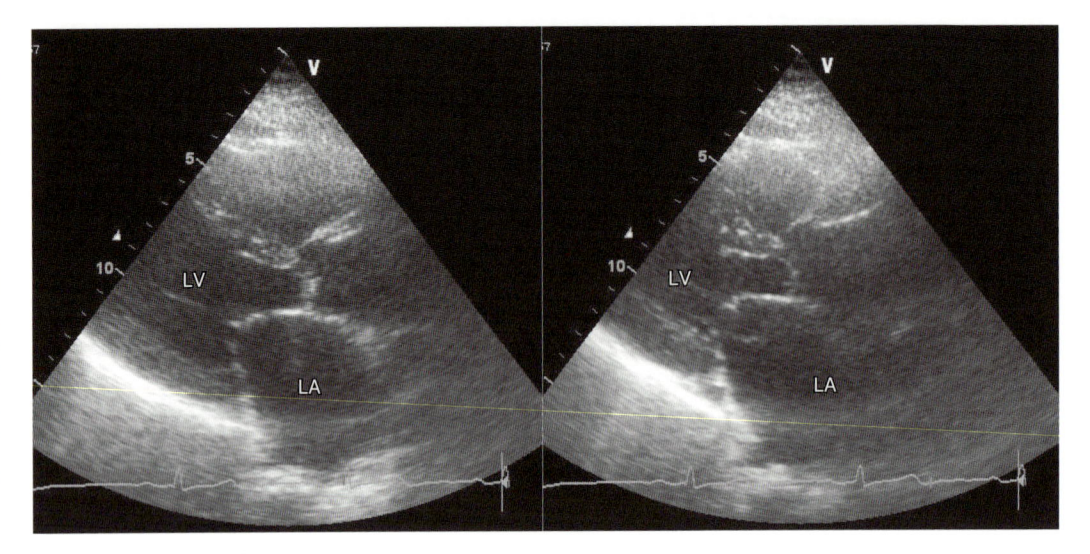

図1　傍胸骨左室長軸像

左房（LA）の拡大を認める．左室（LV）の拡大は軽度で，左室収縮能も保たれている

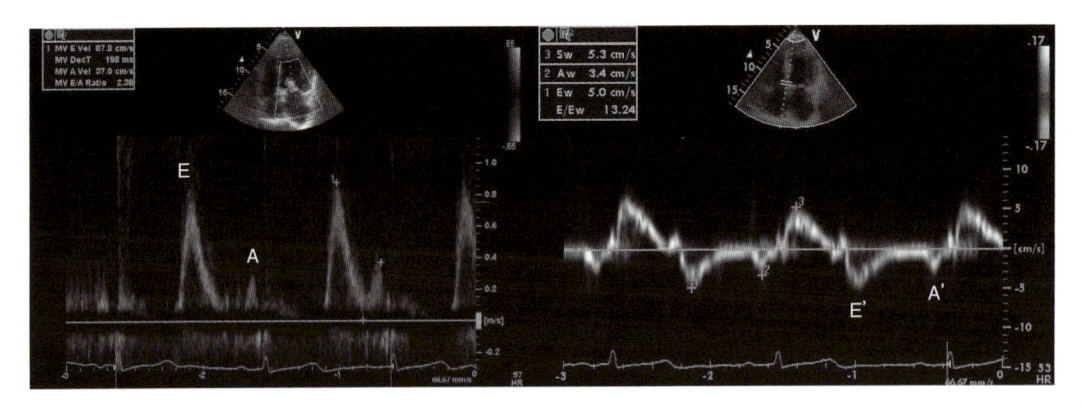

図2　超音波ドプラ所見

左室流入血流速波形では偽正常化パターン（E/A＞1）を示し，拡張早期の僧帽弁輪速度E'（Ew）は5 cm/秒と低下している

や水分・塩分制限の効果もあり，第5病日には下腿浮腫はほぼ消失した．心エコー上，推定右室収縮期血圧は76mmHgから29mmHgと低下した．

③ **退院時処方**

　　フロセミド（ラシックス®）20mg/日
　　スピロノラクトン（アルダクトン®）25mg/日
　　ロサルタン（ニューロタン®）25mg/日
　　チアマゾール（メルカゾール®）5 mg/日

9．考察　▶Advice from Professional 1 参照

現在確立された診断基準はないが，「特発性拘束型心筋症診断の手引き」[1]によると，RCM診断の手がかりとして，①stiff left ventricle の存在，②左室収縮能が正常または正常に近い，③著明な左

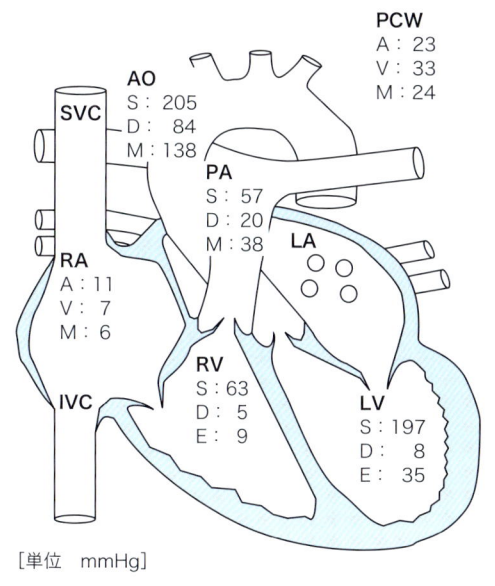

図3　心内圧データ

右心系の圧上昇，左室拡張終期圧の上昇（36mmHg）を認める

```
PCW   A：23
      V：33
      M：24

AO    S：205
      D：84
      M：138

SVC

PA    S：57
      D：20
      M：38

RA    A：11
      V：7
      M：6

RV    S：63
      D：5
      E：9

LA

LV    S：197
      D：8
      E：35

IVC
```

［単位　mmHg］

SVC：superior vena cava，上大静脈
　RA：right atrium，右心房
　IVC：inferior vena cava，下大静脈
　AO：aorta，大動脈
　PA：pulmonary artery，肺動脈
　RV：right ventricle，右心室
　LA：left atrium，左心房
　LV：left ventricle，左心室

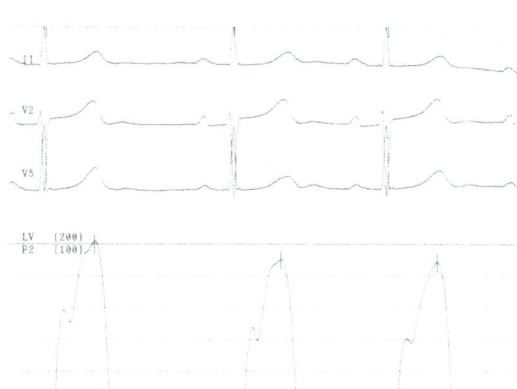

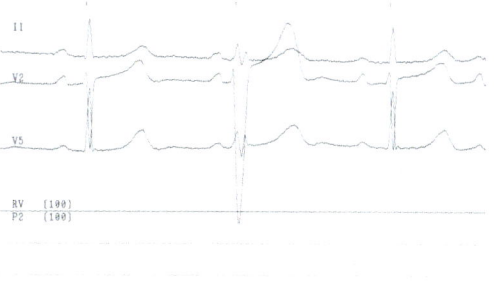

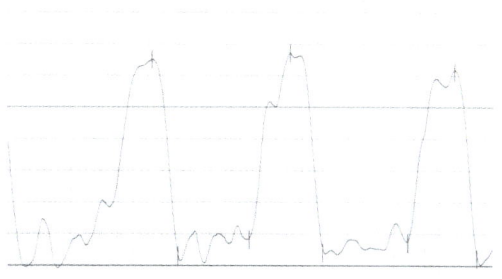

図4　左室および右室圧曲線

左室拡張終期圧の上昇を認める（→）

室拡大および肥大がない，④原因（基礎心疾患）不明の4項目が重要であるとされている．上記の基準に照らせば，本例はRCMの診断に矛盾しないと考える．①のstiff left ventricleについては，直接的にこれを証明する手立てはない．最近，心エコー・組織ドプラ法から得られる拡張早期弁輪速度E'の低下がRCMの診断に有用との報告がある．文献によると，3-chamber enlargement（左房，右房，右室の拡大）と正常左室収縮能があり，E'＜7 cm/秒であればRCMの可能性が大きいとされている[2]．

鑑別すべき疾患として，RCM同様3-chamber enlargementを示す肺血栓塞栓症，心房中隔欠損

症，心房細動を伴う加齢心などが挙げられる[3]．本症例では，患者背景や入院時諸検査からいずれの疾患も否定的であった．また，甲状腺機能亢進症の治療が不十分であり，発作性心房細動の反復による心不全の可能性も考えられるが，心不全が改善した洞調律時においても左室拡張終期圧の上昇が認められたことより，甲状腺機能亢進症による心不全の可能性も低いと考えられた．

RCMの治療に関しては，通常の心不全と変わらないというのが一般認識である．本症は左室収縮能が保持された，いわゆるheart failure with preserved ejection fraction（HFPEF）であり，左室収縮能が低下した心不全症例ほど治療が確立されていない．理論的にはレニン・アンジオテンシン系を介した心筋の線維化を抑制するという観点よりARBが推奨されるが，最近の大規模研究においても，HFPEFに対するARB使用に関して色よい結果が得られていないのが現状である．本症では軽度の高血圧を合併していたため，後負荷軽減による心不全増悪抑制効果も期待しARBを開始した．肺高血圧も改善し，利尿薬と併せて投与を継続している．

【文献】▶ Advice from Professional ❷ 参照
1) 寺崎文生ほか：拘束型心筋症．心筋症　診断の手引きとその解説（北畠　顕，友池仁陽編，厚生労働省難治性疾患克服研究事業　特発性心筋症調査研究班）pp.51-60 かりん舎，2005
2) Ha, J-W et al. Am. J Caraiol., 94:316-319, 2001
3) Ammash, N. M. et al : Circulation, 101 : 2490-2496, 2000

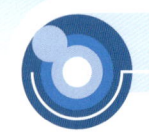

Advice from Professional

❶ 考察ポイント

Point 1
RCMのように診断基準が十分に確立されていない疾患の診断手順として，除外診断から入っていくことも大切である．また，RCMの存在の可能性を常に念頭に置いておくことも重要である．

Point 2
同様に診断基準が明確でない疾患の場合，ごく最近でも診断精度を高める方法論を報告している論文が散見されるため，こうした新しい論文を積極的に考察にとり入れることも勧められる．

❷ 押さえておきたい論文

文献2：Ha, J-W. et al.：Am J Cardiol., 94 : 316-319, 2004
文献によると，3-chamber enlargementと正常左室収縮能に加え，E'＜7 cm/秒であればRCMの可能性が大きいとされている．

文献3：Ammash, N. M. et al.：Circulation, 101 : 2490-2496, 2000
成人のRCM患者の予後とその規定因子について調査した研究報告．これによると，90人の患者のうち約半数が5年の調査期間中に死亡もしくは心移植という結果であった．多変量解析では，男性であること，左房径59mm以上，年齢70歳以上が有意な予後規定因子であった．

第4章 患者に学ぶ心不全の診断と治療　§3 特定心筋症

1. 急性心筋炎

栁澤智義，和泉　徹

Point

1. 急性心筋炎は心臓突然死の原因疾患のひとつである
2. 急性心筋炎の病像は，①感冒，②胸痛，③不整脈，④ショックといった多彩で多面的な顔をもつ．そのため特異的な早期診断が難しい
3. 適切な診断には「疑う」ことが重要であり，早期診断・適切介入の鍵となる
4. 治療の基本は，いかにして病状の安定化を図り，急性期をいかに乗り切るかにある．常に病像の推移を経時的にモニタリングし，詳細な過去比較を欠かせない
5. 劇症化を適切に早期に検出し，補助心肺循環装置の迅速導入が救命に繋がる

1 病態の特徴・疫学

急性心筋炎は心筋を主座とした炎症性疾患であり，感冒様症状が先行した後に突然発病し，通常1週間以内に心症状が出現する．その後1〜2週間の経過で多くの患者は完全寛解し，長期予後は良好である．しかしながら病像は，感冒様症状に終始するもの，心症候が欠如するもの，軽度の心電図や心エコー異常にとどまるもの，心内膜病変や心膜病変に障害をきたすもの，そして致死的不整脈や難治性心不全を生じて心原性ショックに陥るものなどきわめて多彩・多面的なため診断に苦慮することが多い．そのなかで特に昇圧薬のみならず補助人工心肺までもが必要となり，集中治療を要するものを劇症型心筋炎と呼ぶ．さらに心臓突然死を発症し，原因を検索すると急性心筋炎であったとの不幸な症例もみられる．したがって急性心筋炎の発症率や罹患率はいまなお不明である．唯一，わが国の剖検症例から得られた報告をもとに心筋炎発症率が10万人あたり115人であったとの成績がある[1]．

1）急性心筋炎の病因

病因としては感染症，薬物，免疫異常，物理刺激，それに特発性が挙げられる（表1）．わが国のような先進国では感染症と薬物が大半を占めていると思える．さらに感染因子については，公衆衛生事情によって発展途上国とは大きな差異が指摘される．先進国ではウィルス心筋炎が主体である[2]．原因ウィルスとしてはRNAウィルスが多く，特にコクサッキーウィルスB群がよく知られている．薬物では毒性として心筋炎を発症するものが多数知られている[3]．特に生物学的製剤や抗精神薬，それに抗がん薬に由来する心筋炎が無視できない．薬物治療が浸透した先進国の宿命であろう．一方，免疫異常による心筋炎は膠原病やサルコイドーシスなどの全身疾患，薬物アレルギーなどによって生じる．ウィルス性心筋炎とアレルギー/免疫異常による心筋炎では初期対応が異なり，早期の見極めが急性期の臨床課題となる．日常診療では病因を具体的に即座に特定することは困難であるが，心内膜心筋生検による病理組織像はその一助となる．

2）劇症型心筋炎とは

広義の急性心筋炎は発症様式において狭義の急性心筋炎と劇症型心筋炎に分類される．劇症型心筋炎は発症と同時に心肺危機に陥る致死的心筋炎の総称である．この内容から容易に推察されるようにこの臨床診断には医療レベルの到達度が直接反映しており，「血行動態の破綻を急激にきたし，致死的経過をとる急性心筋炎」と定義される．循環補助を必要とした重症型を劇症型心筋炎と呼んでいる[4]．

● 表1　心筋炎の主な原因

1. 炎症性疾患	3. 中毒：アルコール，鉛，コバルト，リン，水銀，
感染症 　a. 細菌：溶連菌，ブドウ球菌，肺炎球菌，髄膜炎菌， 　　　ヘモフィリア，淋菌，ブルセラ症，ジフテリア， 　　　サルモネラ，結核，野兎病　など 　b. スピロヘータ：レプトスピラ，ライム病，回帰熱， 　　　梅毒　など 　c. 真菌：アスペルギルス症，放線菌症， 　　　ブラストミコス症，カンジダ症， 　　　クリプトコッカス症，ヒストプラズマ症　など 　d. 寄生虫：胞虫症，住血吸虫症，トキソプラズマ， 　　　旋毛虫症，トリパノソーマ症， 　　　内臓幼虫移行症　など 　e. リッケチア：ロッキー山紅斑熱，Q熱，ツツガムシ病， 　　　発疹チフス　など 　f. ウイルス：コクサッキーA・B，エコー，ポリオ， 　　　インフルエンザA・B，麻疹，ムンプス， 　　　パラインフルエンザ，RS，チクングンヤ，デング， 　　　黄熱，風疹，狂犬病，リンパ球性脈絡髄膜炎， 　　　HIV，痘瘡，ワクシニア，単純ヘルペス， 　　　水痘・帯状疱疹，サイトメガロ，EB，アデノ 　　　ピコナ，ライノ，コロナ，ロタ，肝炎　など 　g. マイコバクテリア 　h. クラミジア　など 　感染症以外 　　膠原病，肉芽腫症，川崎病，好酸球増多症候群， 　　サルコイドーシス　など	一酸化炭素，エメチン，クロロキン， 　　　リチウム，シクロフォスファミド， 　　　アンチモン化合物，炭化水素，コカイン， 　　　アドリアマイシン，ブレオマイシン，抗不安薬， 　　　フェノチアジン，コルチコステロイド， 　　　カテコラミン，昆虫毒，ヘビ毒， 　　　パラセタモール，レセルピン，メチセルジド　など
	4. 浸潤性疾患
	アミロイドーシス，ヘモクロマトーシス， 　　　ムコ多糖症，Fabry病，Wipple病， 　　　Gaucher病，スフィンゴリピド症， 　　　腫瘍性疾患
	5. 線維性疾患
	心内膜線維症，心内膜線維弾性症， 　　　Loeffer線維増殖性心内膜炎， 　　　カルチノイド
	6. 血液疾患
	鎌状赤血球貧血，赤血球増加症， 　　　血栓性血小板減少性紫斑病，白血病
	7. 過敏症
	メチルドパ，ペニシリン，スルフォンアミド， 　　　テトラサイクリン，フェニンジオン， 　　　フェニルブタゾン，抗結核薬，抗菌薬 　　　巨細胞性心筋炎，心移植後拒絶反応
2. 代謝性疾患	8. 物理的要因
a. 内分泌疾患：末端肥大症，甲状腺疾患，糖尿病， 　　　尿毒症，褐色細胞腫，Cushing症候群， 　　　粘液水腫　など 　b. 代謝性疾患：痛風，シュウ酸塩尿症， 　　　ポルフィリア症　など 　c. その他：チアミン，クワシオルコル，ペラグラ， 　　　壊血症，高ビタミンD血症，セレニウム欠乏症， 　　　カルニチン欠乏症，肥満，電解質異常　など	熱中症，放射線障害，低体温症，頻拍

（文献3をもとに作製）

2　治療のメカニズムとストラテジー

1）急性心筋炎の診断

　急性心筋炎の早期診断は循環器専門医にとっても容易なことではない．病像が多彩・多面なために当初から積極的な心筋炎との疑診は難しい．通常は，臨床経過を問診によりよく聞き，症状や徴候を診てはじめて心筋炎を疑い，心電図や心エコーを繰り返し行い，トロポニンTなどバイオマーカーの推移を観察しながら心筋炎との確診に結びついていく（表2）．したがって，心症状・徴候などの詳細な過去比較が心筋炎診断では欠かせない．しかも臨床的には常に致死的か否かとの早期判断が求められる．

　今日でも入院を要した急性心筋炎の初期死亡は約13％と高い．自然歴をみても1年後死亡が20％，4年後死亡が56％と高い成績がある．この数値は近年治療成績が著しく改善した拡張型心筋症よりも悪い[5]．心肺補助循環装置の登場以前は全例が死亡し

● 表2　急性心筋炎診断の手引き

1. 心症状[※1]に先行して，かぜ様症状[※2]や消化器症状[※3]，また皮疹，関節痛，筋肉痛などを発現する．無症状で経過し，突然死にて発見されることもある
2. 身体所見では，頻脈，徐脈，不整脈，心音微弱，奔馬調律（Ⅲ音やⅣ音），心膜摩擦音，収縮期雑音などがみられる
3. 通常，心電図は経過中に何らかの異常所見を示す．所見としては，Ⅰ～Ⅲ度の房室ブロック，心室内伝導障害（QRS幅の拡大），R波減高，異常Q波，ST-T波の変化，低電位差，期外収縮の多発，上室頻拍，心房細動，洞停止，心室頻拍，心室細動，心静止など多彩である
4. 心エコー図では，局所的あるいはびまん性に壁肥厚や壁運動低下がみられ，心腔狭小化や心膜液貯留を認める
5. 血清中に心筋構成蛋白（心筋トロポニンTやCK-MB）を検出できる．CRPの上昇，白血球の増多も認める．特に，全血を用いたトロポニンTの早期検出は有用である
6. 上記の第2～5の4項目所見は数時間単位で変動する．被疑患者では経時的な観察が必要である．また，徐脈の出現，QRS幅の拡大，期外収縮の多発，壁肥厚や壁運動低下の増強，トロポニンTの高値，トロポニンT値が持続亢進する患者は心肺危機の恐れがある
7. 最終的に，急性心筋梗塞との鑑別診断が不可欠である
8. 心内膜心筋生検による組織像[※4]の検出は診断を確定する．ただし，組織像が検出されなくても本症を除外できない
9. 急性期と寛解期に採取したペア血清におけるウイルス抗体価の4倍以上の変動は病因検索にときに有用である．ウイルス感染との証明にはpolymerase chain reaction（PCR）法を用いた心筋からのウイルスゲノム検出が用いられる．加えて，咽頭スワブ，尿，糞便，血液，とりわけ心膜液や心筋組織からのウイルス分離またはウイルス抗原同定は直接的根拠となる

[※1] 心症状：胸痛，失神，呼吸困難，動悸，ショック，けいれん，チアノーゼ
[※2] かぜ様症状：発熱，頭痛，咳嗽，咽頭痛など
[※3] 消化器症状：悪心，嘔吐，腹痛，下痢など
[※4] 文献3表4「心内膜心筋生検による急性心筋炎の診断基準」参照
（文献4より転載）

ていた劇症型心筋炎の救命率は60％まで高まっているものの，ここ10年間ほぼ60％でとどまっている．心肺補助循環装置の新規開発や根治的介入法が未だに十分発達してきていないのがその理由である[6]．しかし，一過性に重症心不全となっても集学的・集約的治療により救命できる疾患であり，回復すれば完全社会復帰が望める[7]．いかに急性期を凌ぎ，回復期へて橋渡しするかが本疾患治療のポイントであり，そのためにも早期診断，早期介入が望まれる．

2）急性心筋炎の症状，身体所見，検査所見

a）症状

基本的に全身症状と心症状に分けてとらえる．全身症状は多彩・多面的で非特異的症状である．上気道感染症状（感冒様症状，悪寒，発熱，頭痛，全身倦怠感など）が全患者の約70％，消化器症状（食思不振，悪心，嘔吐，下痢など）が約40％，そして皮疹，関節痛，筋肉痛などが占める．一般的に，感冒様症状が先行した後に心不全徴候，心膜刺激による胸痛や心ブロック，不整脈による動悸などの心症状を訴えはじめる．特に，①胸痛や不整脈（動悸）を伴う感冒や胃腸炎，②突然の心ブロックとそれに伴う失神発作，③急性心不全徴候，④原因不明のショック患者を診た場合には「心筋炎を疑う」ことが肝要である．

b）身体所見

「疑うべき」症状が確認された患者では次に身体所見の確認に入る．まず心拍の異常が約60％の患者でみられる．徐脈の場合は心電図での完全房室ブロックの有無を検索する．劇症型心筋炎ではショックによる洞性頻脈が多い．体温上昇がみられない感冒患者での頻脈は決して見逃してはならない．その他に

はギャロップ音やラ音など心不全徴候に伴う所見が主である．ときに心外膜心筋炎の病像を示すと心膜摩擦音が聴取される．劇症型心筋炎では意識レベルは清明であっても来院時収縮期血圧90mmHg未満の症例が約50％を占める．NYHA分類Ⅳ度が90％以上であるが，入院時に血行動態が安定している患者が，間を置かず低心拍出状態，心原性ショック，左心不全，致死性不整脈に陥り，心肺停止に至った例は枚挙に暇がない．来院時，急性心筋炎を疑って何らかの徴候や所見を確認したら集中治療が可能な心臓救急施設への転送をお勧めする．

c）検査所見

全身状態が良好で軽症と思われる症例であっても，バイタルサインや血圧，心電図，心エコー，バイオマーカーの連続モニターや定期チェックを欠かさないことが肝要である．これらのデータを過去比較して入院後48時間以内に心拍数の増加，低血圧，不整脈，壁運動の低下など不安要因が見出されたらより強いモニター下に患者観察を続行する．さらに血行動態が不安定化したら即座にSwan-Ganzカテーテルガイディングによる治療体制に切りかえる．劇症化した際の心肺補助循環装置をはじめとする救命治療への準備もしておく．

①心電図

特異度は低いが感度の高い心電図検査は急性心筋炎の早期診断，経過観察においても必須の検査である．非侵襲的であるので同じ誘導位置を用いた12誘導心電図検査を繰り返す．**臨床的には急性心筋梗塞との鑑別が問題となる**．経時的にモニターし，12誘導心電図を詳細に過去比較すれば鑑別される．結果的には全ての症例で非特異的心電図異常を認める．頻脈性不整脈や房室ブロック（Ⅰ～Ⅲ度）に伴う徐脈性不整脈の調律異常や冠動脈支配領域に一致しない広範囲から心筋炎病変部に一致したST-T変化，異常Q波などさまざまな異常を認め，心機能低下や心膜液貯留を反映した低電位差を認めることもある．劇症型心筋炎の場合には徐々にQRS波が開き心室内伝導障害を呈してくる場合が多いとの指摘がある[8]．

②心エコー

心エコーは心筋炎の診断と治療においてきわめて有用である．心筋病変を的確に捉えるばかりでなく，血行動態の把握や合併症の発症，それに治療効果を即座に判断できる．心筋炎急性期には心筋病変部に一致した局所的で一過性の心室壁肥厚（間質の浮腫）と同部位の壁運動低下が認められる．心外膜心筋炎を伴えば心膜液貯留を伴うこともある．左室全周に病変が及ぶと間質の浮腫のために壁厚が増加し，内腔の狭小化を伴う．回復期に入ると心筋炎症の軽快とともに壁肥厚の改善が認められる．また，一過性壁運動低下は急性期には局所性であるが，経過とともに全周性となり数週以内に正常化することが多い．左室壁運動低下が高度な場合には，左室内腔にモヤモヤエコーを認め，血栓形成がみられることがある．

③バイオマーカー

バイオマーカーは数値と結果が密接に相関しており，誰もが簡潔に判断できるため心電図や心エコーとは違った意味合いで急性心筋炎の診断に欠かせない．しかし，未だに急性心筋梗塞と明瞭に鑑別できるバイオマーカーや早期診断に感度・特異度に優れたもの，それに長期予後を端的に表すものは確立されていない．現状では，心筋特異的な心筋構成タンパクや心筋逸脱タンパクである心筋トロポニンT，トロポニンI，CK-MB，ミオグロビン，心臓型脂肪酸結合タンパクが注目され，臨床的にも使用されている．全血を用いた迅速定性検出キット（トロップテスト）は簡便かつ実践的であり，臨床の現場での初期スクリーニング検査として有用である．

④その他の有用な検査法

最近，核磁気共鳴画像法（MRI）のMRI-T2強調像での心筋/骨格筋 signal intensity ratio（心筋と骨格筋の信号強度比）やガドリニウム（Gd）造影T1強調画像による心筋炎のイメージング診断が注目されている．遅延造影MRIにても心筋炎病変の濃染が診られる[9]．核医学検査では炎症組織に集積するガリウム-67（^{67}Ga）や心筋壊死部に集積するテクネシウムピロリン酸（tecnetiumu-99m pyrophosphates, ^{99m}Tc-PYP）心筋シンチグラフィが非侵襲的診断法として踏襲されてきた．しかし感度や特異度が低い欠点は一向に補われていない．

⑤心臓カテーテル，心内膜心筋生検

非侵襲的アプローチが模索されているものの，急性心筋炎の確診には心臓カテーテル検査が必須である．まず，急性心筋梗塞との鑑別診断には欠かせない．心内膜心筋生検は今もなお病理組織学的に炎症細胞の心筋内浸潤とそれに伴う心筋壊死像を直接確認できる唯一の臨床検査法である（図1）．さらに，

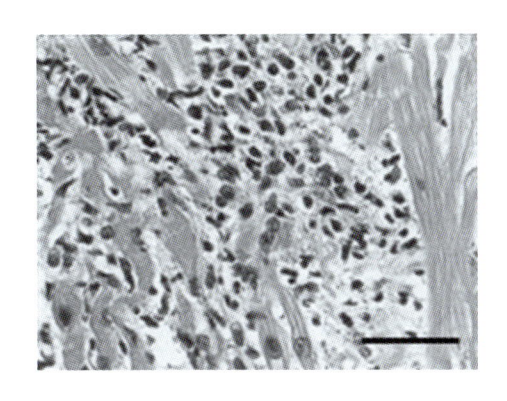

● 図1　左室後壁心内膜心筋生検　急性リンパ球性心筋炎組織像
(p. 8, Color Atlas③参照)
急性リンパ球性心筋炎の左室後壁からの採取標本のヘマトキシリン・エオジン染色像．スケールは100μmを表す．リンパ球と組織球を主体とする心筋内への炎症細胞浸潤がみられ，一部には貪食像と近接効果を伴った集簇像を認める．心筋細胞は炎症細胞の近接部位に一致して高度な心筋線維の途絶および心筋細胞の融解がみられる

心内膜心筋生検は病因診断や重症度診断，それに治療法の選択や長期予後予測にも貴重な情報を提供する．しかし，心筋生検には宿命的欠陥も併せもっている．採取部位や採取時期によるサンプリングエラーがその最たるものである．このために**心筋生検でたとえ組織学的確認が得られなくとも心筋炎は除外診断できない**．しかしながら，心内膜心筋生検標本を用いた免疫組織学的検索やPCR法による病因ウィルス検索は病因の特定と根治的介入に道を切り開くものとして期待されている[10]．

3）急性心筋炎の治療

結果として希少疾患であるために，今なおエビデンスレベルの高い根治的介入法は確立されていない．**基本的には対症療法と回復期へ橋渡しするブリッジ療法が今日も主流である**．診断の項でも強調したように，バイタルサインや血圧，心電図，心エコー図，バイオマーカーの連続モニターや定期チェックを欠かさないことが肝要である．モニター結果から血行動態が不安定であったり，致死的不整脈が出現したり，急性心不全の徴候がみられたりしたらそれぞれのポイントに介入する．積極介入時にはSwan-Ganzカテーテルガイディングに切り替える．**治療方針は基本的に，全身血管抵抗の低下，左室拡張期圧の低下，酸素供給増加と酸素消費減少である**．治療到達目標は安静，心肺危機管理，合併症対策，慢性心不全予防である．

3　急性期治療

急性期治療のポイントはいかに回復期に橋渡しするかである．急性心筋炎であれば回復徴候は一週間以内に現れる．そのため，急性期ではポンプ失調に伴う急性心不全対策，致死的不整脈に対する対称治療が優先される．連続モニターでリスク管理を行い，非常時にはSwan-Ganzカテーテルガイディングにて心肺危機からの脱出を試みる．脱出できたら数日間維持して心筋炎が回復期に入るのを待つ戦略である．標準治療として，ポンプ失調に対するカテコラミン薬，心不全に対する血管拡張薬，PDEⅢ阻害薬，抗ナトリウム利尿ペプチド薬（hANP），利尿薬などが使われる．これらの薬物療法に抵抗し，循環不全から改善しない劇症型心筋炎での対応は日本循環器学会からガイドライン化され，既に5年間の検証を受け，今回再ガイドラインとして提示された（表2，図2）．すなわち，循環不全の改善およびに心原性ショックからの早期の離脱と心筋への負担を軽減するために呼吸管理および心肺補助循環装置を導入する．現在，大動脈バルーン・パンピング（intraaortic balloon pumping：IABP），経皮的心肺補助装置（percutaneous cardiopulmonary support：PCPS），補助人工心臓（left ventricular assist system：LVAS）などが心肺危機時ブリッジ療法として導入可能である．患者負担を考え負担の少ない順に導入する．現在，根治的介入法としては抗ウィルス薬，免疫グロブリン療法，免疫抑制療法などが行われている．しかし，いずれの療法も大規模臨床試験による有効性の裏付けはないのが現状である．むしろ，ウィルス性心筋炎の場合にはステロイドや免疫抑制薬はウィルスの駆除を遅らせ，心筋炎を遷延させるとの実験報告がある．これら治療法に入る場合には個々の症例をよく検討し，薬理作用に基づいて介入する治療の合理性を説明する必要があるであろう．

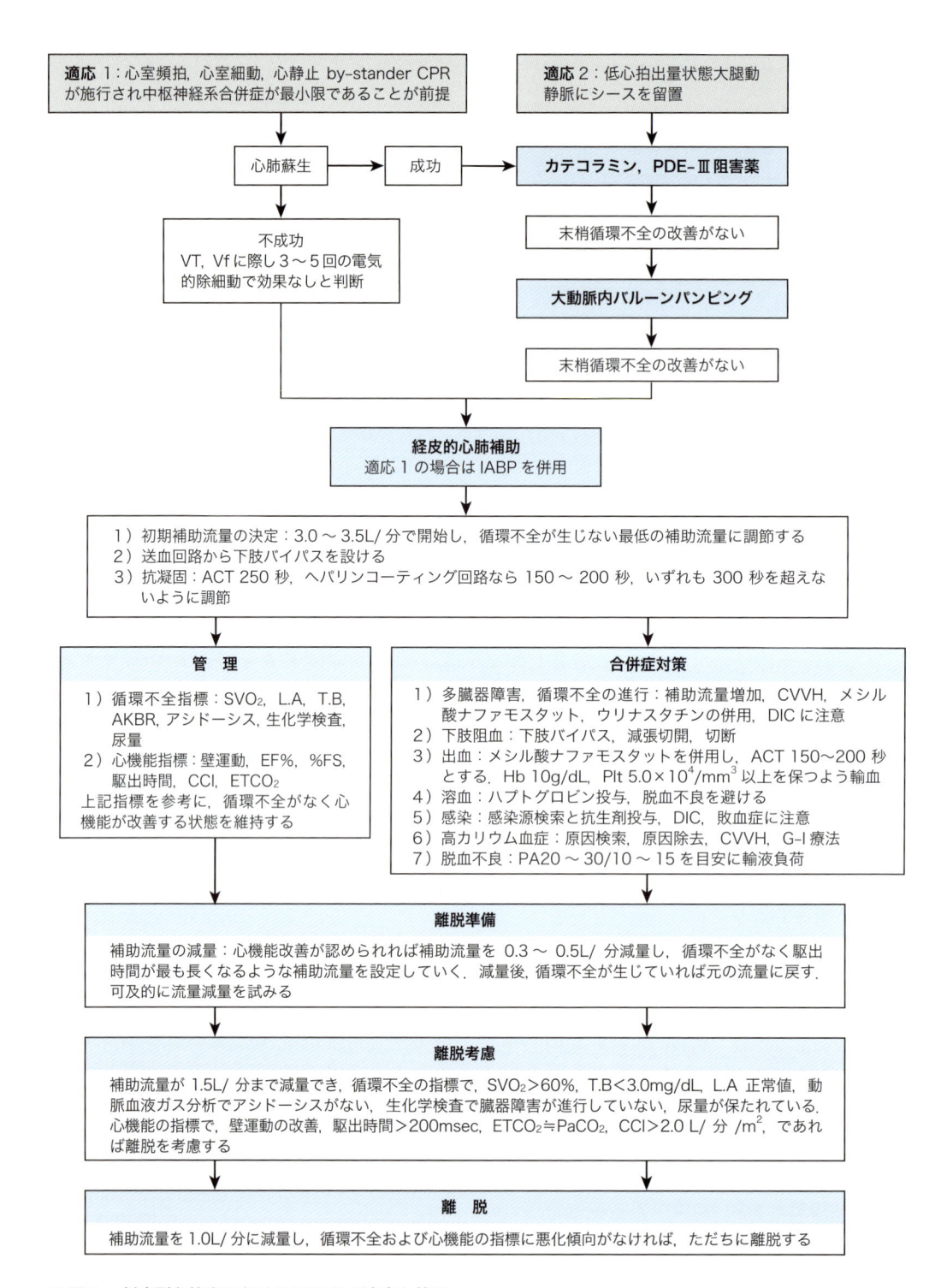

```
┌─────────────────────────────┐        ┌─────────────────────────────┐
│ 適応1:心室頻拍,心室細動,心静止 by-stander CPR │        │ 適応2:低心拍出量状態大腿動 │
│ が施行され中枢神経系合併症が最小限であることが前提 │        │ 静脈にシースを留置         │
└─────────────────────────────┘        └─────────────────────────────┘
              │                                        │
              ▼          ┌──────┐                      ▼
        ┌──────┐   →    │ 成功 │   →      ┌─────────────────────────┐
        │心肺蘇生│       └──────┘          │  カテコラミン,PDE-Ⅲ阻害薬  │
        └──────┘                           └─────────────────────────┘
              │                                        │
              ▼                                        ▼
   ┌─────────────────┐                     ┌─────────────────────┐
   │     不成功       │                     │  末梢循環不全の改善がない │
   │ VT, Vfに際し3~5回の電気│                 └─────────────────────┘
   │ 的除細動で効果なしと判断│                            │
   └─────────────────┘                                ▼
                                           ┌─────────────────────────┐
                                           │  大動脈内バルーンパンピング │
                                           └─────────────────────────┘
                                                      │
                                                      ▼
                                           ┌─────────────────────┐
                                           │  末梢循環不全の改善がない │
                                           └─────────────────────┘
```

経皮的心肺補助
適応1の場合はIABPを併用

1) 初期補助流量の決定：3.0〜3.5L/分で開始し，循環不全が生じない最低の補助流量に調節する
2) 送血回路から下肢バイパスを設ける
3) 抗凝固：ACT 250秒，ヘパリンコーティング回路なら150〜200秒，いずれも300秒を超えないように調節

管　理	合併症対策
1) 循環不全指標：SVO$_2$, L.A, T.B, AKBR, アシドーシス, 生化学検査, 尿量 2) 心機能指標：壁運動，EF%, %FS, 駆出時間，CCI, ETCO$_2$ 上記指標を参考に，循環不全がなく心機能が改善する状態を維持する	1) 多臓器障害，循環不全の進行：補助流量増加，CVVH，メシル酸ナファモスタット，ウリナスタチンの併用，DICに注意 2) 下肢阻血：下肢バイパス，減張切開，切断 3) 出血：メシル酸ナファモスタットを併用し，ACT 150〜200秒とする．Hb 10g/dL, Plt $5.0×10^4/mm^3$ 以上を保つよう輸血 4) 溶血：ハプトグロビン投与，脱血不良を避ける 5) 感染：感染源検索と抗生剤投与，DIC，敗血症に注意 6) 高カリウム血症：原因検索，原因除去，CVVH，G-I療法 7) 脱血不良：PA20〜30/10〜15を目安に輸液負荷

離脱準備
補助流量の減量：心機能改善が認められれば補助流量を0.3〜0.5L/分減量し，循環不全がなく駆出時間が最も長くなるような補助流量を設定していく．減量後，循環不全が生じていれば元の流量に戻す．可及的に流量減量を試みる

離脱考慮
補助流量が1.5L/分まで減量でき，循環不全の指標で，SVO$_2$>60%, T.B<3.0mg/dL, L.A 正常値，動脈血液ガス分析でアシドーシスがない，生化学検査で臓器障害が進行していない，尿量が保たれている．心機能の指標で，壁運動の改善，駆出時間>200msec, ETCO$_2$≒PaCO$_2$, CCI>2.0 L/分/m^2，であれば離脱を考慮する

離　脱
補助流量を1.0L/分に減量し，循環不全および心機能の指標に悪化傾向がなければ，ただちに離脱する

● **図2　劇症型心筋炎におけるPCPSの適応と管理**
　　補助循環法はあくまでもブリッジ療法であるため，回復が望める疾患に適応がある
　　（文献6より引用）

回復期に入り，血行動態が安定した後はACE阻害薬やARB，それにβ遮断薬を用い心筋炎後の慢性心不全予防，心筋リモデリング抑制を目指した介入が必要となる．また心筋炎病変は治癒過程に入った後も程度の差はあれ不整脈基盤として機能することを忘れてはならない．

4 処方の実際

①急性期で血行動態が安定している患者では
オルメサルタン（オルメテック®）1錠20mg，1回1錠，1日1回（20mg/日）
あるいはペリンドプリルエルブミン（コバシル®）
　1錠2mg，1回1錠，1日1回（2mg/日）
加えてカルベジロール（アーチスト®）
　1錠2.5mg，1回0.5錠，1日2回（2.5mg/日）

②急性期に血行動態が安定しない患者では以下のいずれか，あるいは組み合わせて使う
フロセミド（ラシックス®）注1回20〜120mg，静注ないし持続静注（CI）
カルペリチド（ハンプ®）注0.01〜0.1μg/kg/分，CI
ニトログリセリン（ミリスロール®）注0.1〜2μg/kg/分，CI
硝酸イソソルビド（ニトロール®）注1.5〜8mg/時，CI
ドパミン塩酸塩（イノバン®）注0.5〜10μg/kg/分，CI
ドブタミン塩酸塩（ドブトレックス®）注1〜5μg/kg/分，CI
オルプリノン塩酸塩水和物（コアテック®）注0.05〜0.2μg/kg/分，CI
ミルリノン（ミルリーラ®）注0.125〜0.5μg/kg/分，CI

③回復期になり血行動態が安定している患者では
オルメサルタン（オルメテック®）1錠20mg，1回1錠，1日1回（20mg/日）
あるいはペリンドプリルエルブミン（コバシル®）
　1錠2mg，1回1錠，1日1回（2mg/日）
加えてカルベジロール（アーチスト®）
　1錠2.5mg，1回0.5錠，1日2回（2.5mg/日）
さらにスピロノラクトン（アルダクトン®A）
　1錠25mg，1回1錠，1日1回（25mg/日）

注意点

①発熱患者に対してNSAIDs（nonsteroidal anti-inflammatory agent drugs）はウィルス感染を増強する可能性もあるため使用は避けたほうがよい．
②急性心筋炎に伴う心不全の場合には，ジギタリス製剤は強心作用よりも催不整脈作用が強いため使用を避ける．
③期外収縮の頻発や非特異性心室頻拍に対して，心筋炎では抗不整脈性の効果が乏しく，むしろ重篤な不整脈を誘発することが少なくないため使用は避けたほうがよい．

5 おわりに

急性心筋炎は急性期をいかに乗り切るかが救命できるか否かのポイントとなる．そのためには，常に「疑う」ことを念頭においた早期診断が最も重要であり，高次心臓救急が可能な施設への転送も含めた的確な判断が医療者に求められている．

<文　献>

1) 河村慧四郎：病因II（炎症・免疫）分科会会長報告．厚生省特定疾患「特発性心筋症」調査研究班（班長：安田寿一）昭和61年度研究報告集，p.13-14，1987
2) Zipes, D. P. et al. (ed.)：Braunwald's Heart Disease, (A Textbook of cardiovascular Medicine, 8th ed) pp. 1775, (Elsevier Saunders, Philadelphia), 2007
3) Grist, N. R. et al.：Edward Arnold, 23-31, 1993
4) 「急性および慢性心筋炎の診断・治療に関するガイドライン（2009年度改訂版）」（日本循環器学会）http://www.j-circ.or.jp/guideline/pdf/JCS2009.:zumi_h.pdf
5) Mason, J. W. et al.：N. Engl. J. Med., 333：269-275, 1995
6) Aoyama, N. et al.：Circ. J., 66：134-144, 2002
7) McCarthy, III.R. E. et al.：N. Engl. J. Med., 342：690-695, 2000
8) 加藤　茂　ほか：心臓, 35：621-628, 2003
9) Abdel-Aty, H. et al.：J. Am. Coll. Cardiol., 45：1815, 2005
10) Dennert, R. et al.：Eur. Heart. J., 29：2073, 2008

➡ 次頁：患者抄録

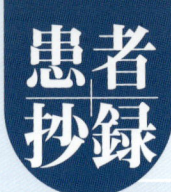

急性心筋炎（劇症型心筋炎）

【患　者】 34歳女性

1. **診　断**　劇症型心筋炎
2. **主　訴**　嘔気，倦怠感
3. **既往歴**　特記事項なし
4. **家族歴**　特記事項なし
5. **嗜好・生活歴**　アルコールなし　タバコなし
6. **現病歴**

    生来健康．2005年5月15日頃より子供が風邪をひいていた．同年5月30日頃より39度台の発熱，倦怠感が出現し近医受診，感冒としてNSAIDsを含む内服加療を受けていたが改善せず，6月2日近医受診．意識は清明であったがモニター心電図上心室頻拍が認められたため同日当院転搬送となった．

7. **入院時現症**

    身長162.4cm，体重51.3kg，意識レベルJCS100-200，体温36.5℃，血圧測定できず，頸動脈拍動触知触知せず，心拍128回/分，呼吸数34回/分，眼結膜貧血様，眼球結膜黄染なし，瞳孔右2.5mm 左2.5mm 対光反射迅速，心音聴取できず，両肺野湿性ラ音聴取，腹部平坦かつ軟，肝脾触知せず，グル音低下，下肢浮腫なし

8. **検査成績**

    ① 血液ガス分析：10L/分．リザーバーマスク：pH 7.097, $PaCO_2$ 42.9Torr, PaO_2 15.5Torr, HCO_3^- 12.9mEq/L, BE-16.4mmol/L, $SatO_2$ 12.5%．

    ② 血算：WBC 9,100 /mL（Neut 83.7%, Eos 0.2%, Lymph 14.4%, Mono 1.6%, Baso0.1%）．RBC 314万/mL, Hb 9.4g/dL, Ht 28.7%, Plt 10.9万/mL，

    ③ 生化学：TP 4.9g/dL, Alb 2.0g/dL, T-Bil 0.6mg/dL, GOT 459 IU/L, GPT 198 IU/L, LDL 30mg/dL, ALP 216 IU/L, γ-GTP 40 IU/L, LDH 969 IU/L, CPK 2015 IU/L, CK-MB 495 IU/L, Glu 336mg/dL, T-Cho 70mg/dL, TG 26mg/dL, BUN 31mg/dL, Cr 1.11mg/dL, Na 136mEq/L, K 6.2mEq/L, Cl 102mEq/L, HbA1c 4.8%, HDL 28mg/dL, CRP 7895ng/dL, TnT 5.93ng/dL

    ④ 胸部単純X線：両肺うっ血像，両側胸水を認める．CTR 58%

    ⑤ 心電図（図1）：心室頻拍，HR 128/分

    ⑥ 経胸壁心エコー（図2）：AoD28mm, LAD40mm, IVS12mm, PWD12mm, LVDd52mm, LVDs48mm, EF11%, LA dilatation（+），LV dilatation（+），LV wall motion：diffuse severe hypokinesis．びまん性の壁肥厚を認める．大動脈弁開放せず
    RV dilatationは認めない，Pericardial effusion（−），IVC22mm（呼吸性変動認めず）

9. **入院後経過**

    来院後すぐに心肺停止となり気管内挿管，経皮心肺補助装置を挿入した．心エコーではびまん性の壁肥厚，壁運動低下を認めた．心臓カテーテル検査では冠動脈は正常であり，心筋生検を施行し大動脈バルーンパンピングを挿入後ICUに入室した．心筋生検で心筋細胞の著明な融解像と，心筋融解部に一致した線維化を含む間質成分の増生と浮腫像，単核球を主体とする炎症細胞浸潤を認めたことから劇症型心筋炎と診断した（図3）．ICU入室後は心筋トロポニンT（cTnT）は比較的の低値を推移し，第4病日には壁肥厚も消退傾向を示し，第7病日には大動脈弁の開放を認め，心筋炎自体は改善傾向に向かった．しかしながら第10病日ころから徐々に血圧が低下した．心形

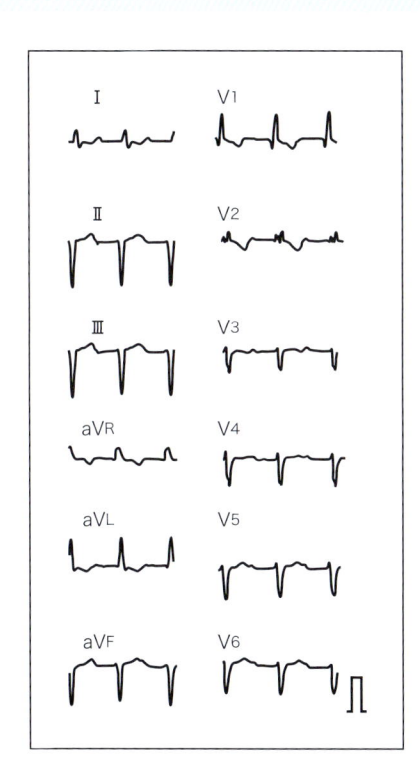

図1　入院時心電図

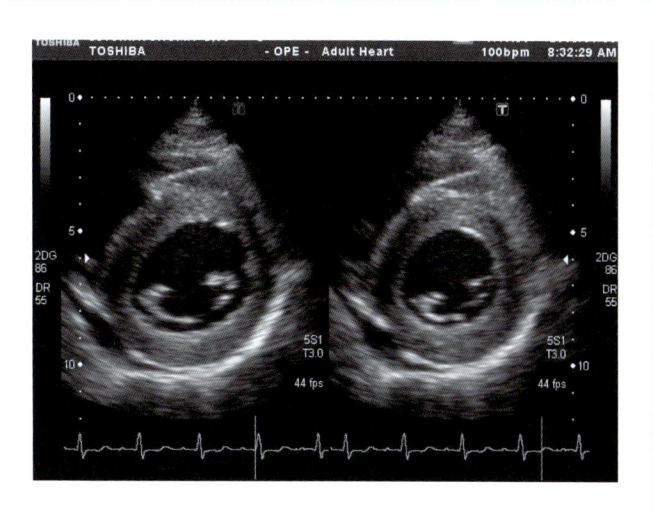

図2　入院時心エコー図
全周性の心室壁肥厚（間質の浮腫）と壁運動低下が認められ、心膜液貯留を伴う

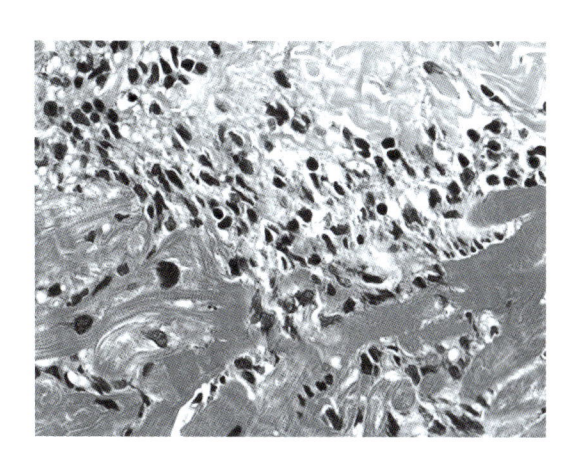

図3　心内膜心筋生検 HE染色像（200倍）
（p.8，Color Atlas④参照）

態的には心筋炎の増悪傾向は認めなかったが第13病日よりCTnTの再上昇を認めるとともに著明な血圧低下が出現し，第15病日永眠された．

10. 退院時処方　なし
11. 考察　▶ Advice from Professional 1 参照

　　劇症型心筋炎は急性期の循環虚脱を凌ぐことができれば比較的予後は良好であり，いかにこの時期を乗り切るかが治療の鍵となる[1]．本症は経皮心肺補助装置などで一時循環動態は安定し改善傾向となったが第13病日にcTnTが再上昇し始め，その後循環動態が保たれなくなり永眠された．心筋炎が再燃したとも考えられたが，心エコー所見で心筋炎の再増悪を示唆する所見がなく，炎症反応高値が持続し，SVRIも低下していたことから敗血症性ショックによる循環不全を呈したと考えられた．急性心筋炎でのcTnT濃度は心筋炎の存在診断の指標となるが重症度との相関に関

§3 特定心筋症 ● 1急性心筋炎　173

する報告はない．またウイルス性の急性心筋炎においては，cTnTはウイルス量には相関があるものの重症度とは相関しないとの報告がある[2]．またcTnTは敗血症性ショックなどにおいてサイトカインによる心筋障害や冠微小循環障害により上昇することがある[3]．本症におけるcTnT再上昇は心筋炎以外の病態も反映しており，解剖では循環不全のための心筋障害が生じていたことや，敗血症性ショックの際に生じるサイトカインなどの影響によるものが示唆される．急性心筋炎の管理における血中cTnT値の連続測定の意義として，減少・陰性化は心筋炎の沈静化・消退を示唆し得るが，上昇する場合は必ずしも心筋障害の程度を量的に示唆することはできないという結論に達した．急性心筋炎の管理における血中cTnT値連続測定は心筋炎の活動性以外にも循環動態などの修飾要因を勘案したうえで活用する必要があると考える．

【文献】
1) McCarthy, R. E. 3rd et al. : N. Engl. J. Med., 342: 690–695, 2000
2) Byung-Kwan, Lim. et al. : Exp. Mol. Med., 37:51–57, 2005
3) Kristien, M. et al. : Clin. Chem., 46:5:650–657, 2000

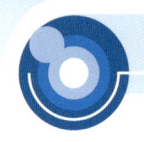

Advice from Professional

1 考察ポイント

Point 1
本症例の場合，心肺補助循環装置を使用し一度は軽快するも経過中に再燃し，救命できなかった症例である．再燃の臨床指標について考察を行った．急性心筋炎では急性期をいかに乗り切るかがとても重要である．

Point 2
急性心筋炎のガイドラインは今回提示した文献がほぼ網羅されている．2009年に改訂された新しいエビデンスを盛り込んだガイドラインであり，考察を作成するにあたり一度は通読することを勧める．

2 押さえておきたい論文

文献 ：Aoyama, N. et al：Circ. J., 66：134-144, 2002

本文中にも引用しているが，急性心筋炎および劇症型心筋炎の日本における治療のガイドとなる報告であり，現在のガイドラインにも引用されている．

文献 ：Nishii, M. et al：J. Am. Coll. Cardiol., 44：1292-1297, 2004

バイオマーカー，特にトロポニンTと最近になり注目されているIL-10に関してに検討を行っている．NishiiらによるとトロポニンTは臨床的な重症度と関連しており，入院時のIL-10もまた臨床的な重症度と相関があり，劇症化の臨床指標になり得る可能性があることを示している．

第4章 患者に学ぶ心不全の診断と治療　§3 特定心筋症

患者抄録

2. 心臓サルコイドーシス

加藤靖周，森本紳一郎

Point

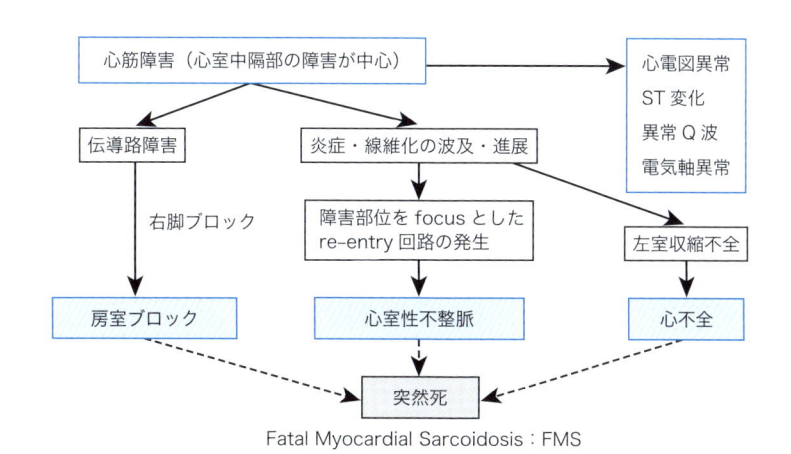

1. 心臓サルコイドーシスの病態は非常に多彩であり，診断に難渋することが多い
2. 中・高年女性の房室ブロックや原因不明の心機能低下症例においては，常に本症を念頭に置くことが重要である
3. ステロイド治療により重症化を予防することができる

1 病態の特徴・疫学

1) 疫学

サルコイドーシスは，肺，眼，皮膚，リンパ節をはじめ，心，腎，肝，神経など全身のさまざまな臓器に非乾酪性類上皮細胞肉芽腫を形成する原因不明の疾患である．

サルコイドーシスの有病率には人種差がみられ，北欧において最も高く人口10万人当たり50〜60人，米国においては白人10万人に10.9人，黒人10万人に35.5人，わが国では人口10万人に対して10〜20人であると報告されている[1, 2]．罹患臓器にも，人種間で差が認められ，サルコイドーシスによる心病変は特にわが国に多く認められる．剖検による検討では，心病変の合併頻度は，米国においては13.7〜21.2％，わが国では68.7％である．サルコイドーシスによる全死亡の原因についても，肺病変によるものが多い欧米に対して，わが国では心病変による死亡の頻度が高いことが報告されている[3, 4]．なぜこのように大きな人種間に差がみられるのかは未だ不明ではあるが，日本人の心臓サルコイドーシス症例おいて主要組織適合遺伝子複合体HLADQB1*0601が高頻度であることやTNFαなどのサイトカイン遺伝子の多型性などとの関連性がいわれている[5, 6]．

2) 心臓サルコイドーシスの病態

サルコイドーシスは一般には自然寛解する比較的予後良好な疾患と考えられているが，心臓サルコイドーシスにおいては，完全房室ブロックや心室頻拍などの致死的不整脈，重症心不全など重篤な病態を招き（図1），患者の予後を大きく左右するため，早期に診断し，治療を開始することが重要である．し

Fatal Myocardial Sarcoidosis：FMS

● 図1　心臓サルコイドーシスの病態

● 表1 サルコイドーシスの診断基準と心病変の診断の手引き

1．サルコイドーシスの診断	2．心臓病変を強く示唆する臨床所見
A）組織診断群 　一臓器に組織学的に非乾酪性類上皮細胞肉芽腫を認め，かつ（1）あるいは（2）を認め，（3）を満たす場合 　（1）他の臓器に非乾酪性類上皮細胞肉芽腫を認める． 　（2）他の臓器でサルコイドーシス病変を強く示唆する臨床所見がある． 　（3）全身反応を示す検査所見6項目中2項目以上を認める． 　　①両側肺門リンパ節腫脹 　　②血清ACE活性高値 　　③ツベルクリン反応陰性 　　④^{67}Gaシンチグラムにおける著明な集積所見 　　⑤気管支肺胞洗浄検査でリンパ球増加またはCD4/CD8比の高値 　　⑥血清あるいは尿中カルシウム高値 B）臨床診断群 　組織学的に非乾酪性類上皮細胞肉芽腫は証明されていないが，2つ以上の臓器において「サルコイドーシス病変を強く示唆する臨床所見」がありかつ上記の全身反応を示す検査所見6項目中2項目以上を認める場合	以下のA），B）のいずれかを満たす場合 A）主徴候4項目中2項目以上が陽性の場合 B）主徴候4項目中1項目が陽性で，副徴候5項目中2項目以上が陽性の場合 　（1）主徴候 　　①高度房室ブロック 　　②心室中隔基部の菲薄化 　　③^{67}Gaシンチグラムでの心臓への異常集積 　　④左室収縮不全（左室駆出率50％未満） 　（2）副徴候 　　①心電図異常：心室不整脈（心室頻拍，多源性あるいは頻発する心室期外収縮），右脚ブロック，軸偏位，異常Q波のいずれかの所見 　　②心エコー図：局所的な左室壁運動異常あるいは形態異常（心室瘤，心室壁肥厚） 　　③核医学検査：心筋血流シンチグラム（^{201}Tlあるいは^{99m}Tc-MIBI，^{99m}Tc-tetrofosmin）での灌流異常 　　④Gadolinium造影MRIにおける心筋の遅延造影所見 　　⑤心内膜心筋生検：中等度異常の心筋間質の線維化や単核細胞浸潤
付記： 1）虚血性心疾患と鑑別が必要な場合は，冠動脈造影を施行する． 2）心臓以外の臓器でサルコイドーシスと診断後，数年を経て心病変が明らかになる場合がある．そのため定期的に心電図，心エコー検査を行い経過を観察する必要がある． 3）Fluorine-18 fluorodeoxyglucose PETにおける心臓への異常集積は，診断上有用な所見である．	4）完全房室ブロックのみで副徴候が認められない症例が存在する． 5）心膜炎（心電図におけるST上昇や心囊液貯留）で発生する症例が存在する． 6）乾酪壊死を伴わない類上皮細胞肉芽腫が，心筋生検で観察される症例は必ずしも多くない．
除外診断：巨細胞性心筋炎を除外する．	

（文献9をもとに作製）

かしながら，心臓以外の臓器にサルコイドーシスが明らかでない場合，早期診断は非常に困難であることが多く，心臓手術や心移植あるいは剖検で初めて本症と診断されることもある．

Otsukaらは，左室縮小形成術が行われた症例の切除標本について病理組織学的検討を行い，その結果，非虚血性拡張型心筋症として左室縮小形成術が施行された110例のうちの8例（7％）が心臓サルコイドーシスであったと報告した[7]．カナダのLukらの報告では，20年間に心臓移植を施行した296例のうち，心臓サルコイドーシスは6例（2％）で，これら6例のうち移植前に本症と診断されていたのは1例のみであった[8]．心臓サルコイドーシスが診断されにくく，潜在し，重篤化していることを示唆している．

3）心臓サルコイドーシスの診断

本症の診断には，2006年に改訂が行われた『サルコイドーシスの診断基準』と『サルコイドーシスの心病変診断の手引き』を参考にする[9]（表1）．組織学的に非乾酪性類上皮細胞肉芽腫が証明されない場合，2つ以上の臓器において「サルコイドーシス病変を強く示唆する臨床所見」があり，かつ，両側肺門リンパ節腫脹・血清ACE高値・^{67}Gaシンチグラムにおける異常集積など，全身反応を示す検査所見6

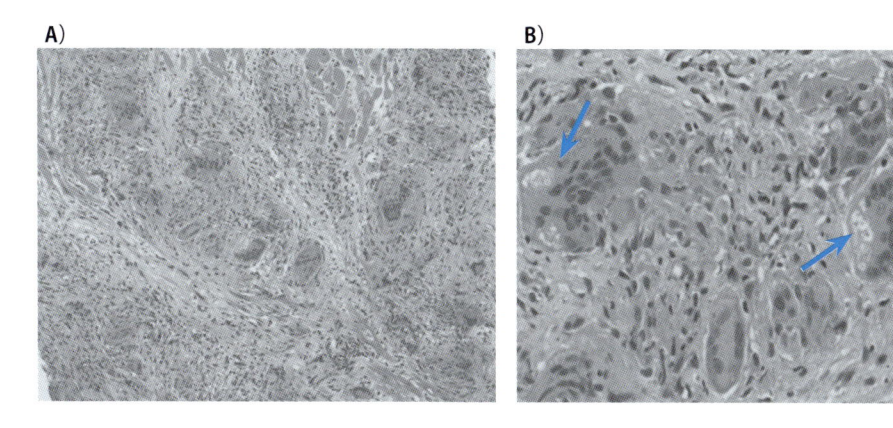

● 図2　心臓サルコイドーシス肉芽腫の光顕像

72歳，女性．完全房室ブロックを発症し，右室心内膜心筋生検を施行．HE染色．心筋組織内にリンパ球・類上皮細胞・Langhans型多核巨細胞などで構成される非乾酪性類上皮細胞肉芽腫が認められ（A），強拡で巨細胞肉に星状小体がみられる（B：→）

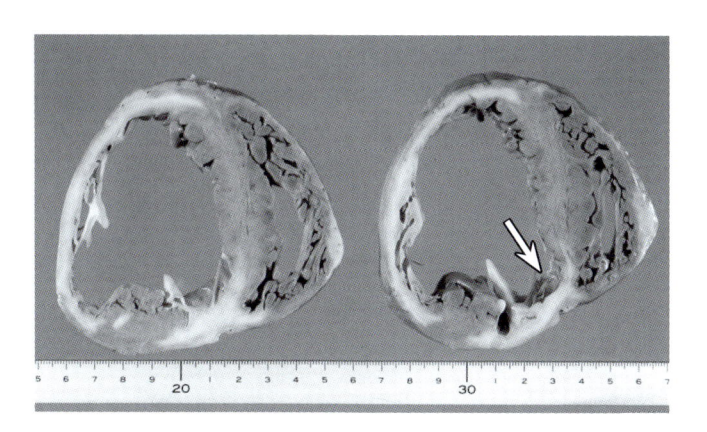

● 図3　心臓サルコイドーシス剖検心（p.9, Color Atlas⑤参照）

53歳，男性．完全房室ブロックで発症し，重症心不全のため死亡．剖検による心標本（写真上側が左室前壁）．左室内腔は拡大し，心室中隔基部（⇨）および左室側壁は著しい線維瘢痕化のため白色を呈し，菲薄化を認める

項目中2項目以上を認める場合を臨床診断群と診断する．これはサルコイドーシスが全身性疾患であることを重視したものであるが，ときに心臓以外には「サルコイドーシス病変を強く示唆する臨床所見」が証明できず，本症と診断しえない症例に遭遇する．このような症例においては病態の悪化に注意しながら慎重に経過観察するとともに，場合によっては，診断に先行して治療を行うことも必要である．

心臓サルコイドーシスの診断が難しい大きな要因の1つには，心筋生検による組織診断率の低いことがある．サルコイドーシスによる肉芽腫性病変（図2・3）は心筋内に散在性に分布するため，心内膜心筋生検による組織診断率はサンプリングエラーのため19％ときわめて低い[10]．特に，心機能正常例と心機能低下例に分けて検討した場合，心機能正常例ではさらに生検陽性率が低くなり，病早期における心筋生検による組織診断の難しさを示している．このため，心電図異常，不整脈，心機能異常などあらゆる心症候において本症の可能性を念頭に鑑別診断を行うことが診断の鍵となる．

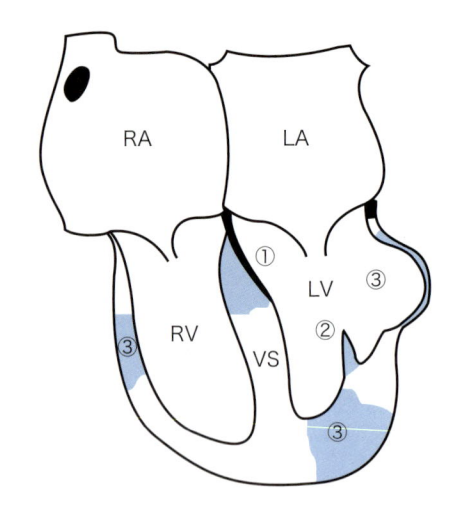

● 図4　心臓サルコイドーシス病変の好発部位と関連する臨床徴候
　①心室中隔基部…房室伝導障害，脚ブロック
　②乳頭筋…僧帽弁閉鎖不全
　③心室自由壁…ST異常および異常Q波，壁運動異常，拡張障害，心室不整脈，心室瘤
　LA：左房，LV：左室，RA：右房，RV：右室，VS：心室中隔

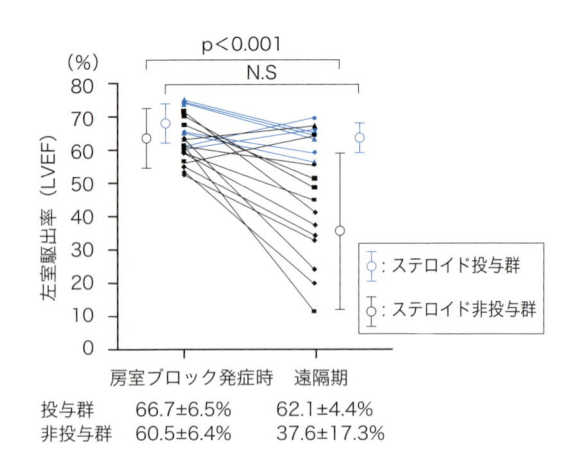

● 図5　完全房室ブロックで発症した心臓サルコイドーシスにおけるステロイド投与群と非投与群での左室駆出率の変化
　ステロイド投与群では遠隔期に左室駆出率に有意な変化は認められないが，非投与群では明らかな左室駆出率の低下が認めらる

基本的に心臓サルコイドーシスでは心臓すべての部位に肉芽腫性病変が生じうるが，特に**心室中隔基部，乳頭筋，心室自由壁が好発部位**とされ，房室ブロック，乳頭筋不全による僧帽弁閉鎖不全，心室瘤，心室性不整脈などの病態を生じる（図4）．

房室ブロックは本症診断のきっかけとなることが多く，吉田らは以前，房室ブロックのため人工ペースメーカ植込み術を施行した89例のうち10例（11.2％）が心臓サルコイドーシスであったことを報告した[11]．特に，40～60歳代の女性25例に限ってみると，そのうちの8例（32.0％）が心サルコイドーシスであったことから，中・高年女性の完全房室ブロックにおいては，本症の可能性を念頭に置いて原因検索を行うことが重要である．

4）早期診断の重要性

早期診断の重要性は，**早期にステロイド治療を開始することにより病変の進展，すなわち心不全の発症を抑止しうる**ことにある．われわれが以前，左室

駆出率が50％以上で心機能正常の，房室ブロックで発症した心臓サルコイドーシス40例を，ステロイド投与群と非投与群に分け，レトロスペクティブに比較検討した結果，ステロイド投与群では遠隔期に左室駆出率に有意な変化は認めらなかったが，非投与群では明らかな左室駆出率の低下が認められた[12]（図5）．

2　治療のメカニズムとストラテジー

『心臓サルコイドーシスの治療ガイドライン』を参考とする[13]（表2）．心臓サルコイドーシスと診断され，房室ブロック，重症心室不整脈，心ポンプ機能の低下を認める場合には，各症状に対する治療のほか，ステロイド治療を開始する（図6）．ステロイドには心筋内の肉芽腫性炎症の進展拡大を抑制する効果があり，同剤を早期から開始することにより心機能低下や重症不整脈の発生を抑えることが可能である[12]．ステロイド剤の投与方法としては，初回の1日投与量はprednisolone（PSL）30 mgで開始し，2～4週ごとに5 mg/日ずつ減量していく漸減投与法が一般的で，維持量は5～10 mgとする[14]．再燃を認めた場合には，初期投与量を投与，漸減する．ステロイドの投与を終生継続するべきか，一定期間の

● 表2　心臓サルコイドーシスの治療ガイドライン

サルコイドーシスの死因の3分の2以上は，本症の心病変（心臓サルコイドーシス）による．特に早期の心病変にはステロイド剤が有効である．したがって，心臓サルコイドーシスの診断がなされ，以下のいずれかが認められ，活動性が高いと判断された場合には，ステロイド治療の適応となる

Ⅰ．適応

1) 房室ブロック[※1)]
2) 心室頻拍などの重症心室不整脈[※2)]
3) 局所壁運動異常あるいは心ポンプ機能の低下[※3)]

　※1) 高度房室ブロックおよび完全房室ブロックでは，ステロイドを投与するとともに，体内式ペースメーカーの植込みを考慮する
　※2) 心室期外収縮，心室頻拍がステロイド治療によって全て消失することは稀であり，抗不整脈薬の併用を試みる．これらの治療にもかかわらず，持続性の心室頻拍などが認められる場合は，カテーテルアブレーションや植込み型除細動器の適応となる
　※3) β遮断薬は，心不全や伝導障害を悪化させることがあるので注意を要する

Ⅱ．投与法

1) 初回投与量：1日量プレドニゾロン換算で30mg毎日投与または相当量の隔日投与
2) 初回投与期間：4週間
3) 減量：2～4週間ごとに，1日量プレドニゾロン換算で5 mg/日毎日あるいは相当量を隔日に減量
4) 維持量：1日量プレドニゾロン換算で5～10mg毎日投与または相当量の隔日投与
5) 維持量の投与期間：いずれも中止にすることが望ましいが，他臓器と異なり中止は難しい場合が多い[※4)]
6) 再燃：初回投与量を投与する

　※4) ステロイドの重大な副作用で継続投与が困難な場合には，メソトレキサート5～7.5mg/週の経口投与も試みられている．しかし心病変に対する本剤の使用経験は少なく，その有用性も十分には明らかにされていない

Ⅲ．効能

1) 房室ブロックでは，伝導障害が改善し正常化する例が存在する
2) 収縮能は改善するまでには至らないが，心収縮はそれ以上悪化しない例が多い
（ステロイド治療を行わない場合には，一般的に収縮能は次第に悪化する）

Ⅳ．注意事項

1) ステロイドの一般的な副作用
2) 投与後，心室頻拍が出現あるいは悪化する例が存在する
3) 投与後，心室瘤を形成する例が存在する
（付）心臓サルコイドーシスのステロイド治療の有用性については，二重盲検比較試験で確認されているわけではなく，その意味ではエビデンスはない．サルコイドーシスでは，心病変の存在は予後を左右する要因と考えられているが，他臓器と同じく自然寛解する可能性も否定できない

（文献16より引用）

後に終了するべきかについては確立されたものはないが，中止による再燃例もみられ，心病変の進展・拡大が突然死など生命予後に大きくかかわる性質上，中止は困難なことが多い．当施設においては，ステロイド治療による副作用の発現に留意しながら，基本的に投与を継続している．

また，免疫抑制薬であるメトトレキサート（methotrexate：MTX）を少量投与（5～7.5mg/週1回）することにより，PSLの投与量を減量することが可能な場合もある[15)]．しかしながら，MTXにも肝障害などの副作用があり，また心病変に対して有効であったとの報告はあるものの，多数例における検討はない．心臓サルコイドーシスに対するMTXの投与は，現段階ではステロイド治療に対する難治例に限定される．他臓器においては，ステロイド剤・MTXのほか，免疫抑制薬のアザチオプリン，シクロホスファミド，シクロスポリンA，サリドマイド，抗TNFα薬のインフリキシマブなども治療に応用されている

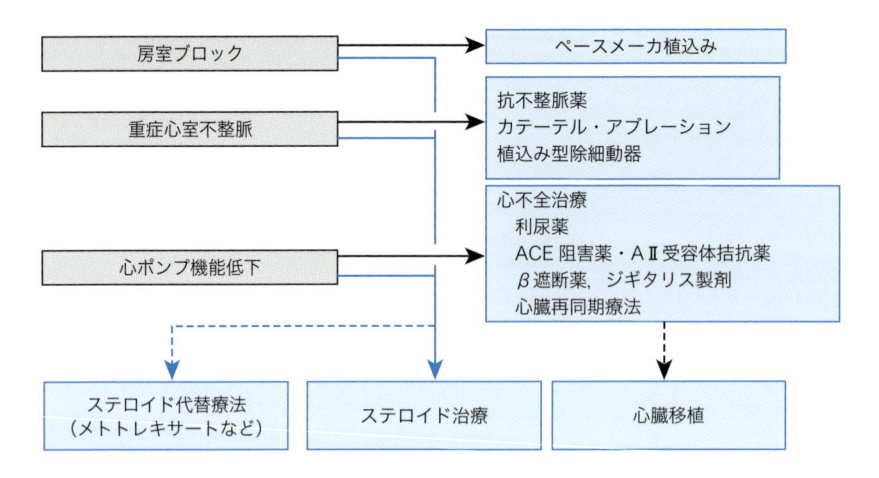

● 図6　心臓サルコイドーシスの治療指針
（文献16をもとに作製）

が，心臓サルコイドーシスにおける効果は定かではない．また，最近，病因としてPropionibacterium Acnes が起因する可能性が示唆され，ミノサイクリン塩酸塩などの抗菌薬による治療も試みられている．

心不全に対する治療は，通常の心不全治療と同様に，利尿薬・ジギタリス製剤・ACE阻害薬/ARB・β遮断薬などの薬物治療，心臓再同期療法（CRT）などが行われる．

3　処方の実際

プレドニゾロン（プレドニゾロン，プレドニン®）

初期投与量30mg/日で開始とし，4週間継続する．その後，2〜4週間ごとに5mg/日ずつ減量し，維持投与量は5〜10mg/日とする．

4　おわりに

心臓サルコイドーシスの病態は非常に多彩であり，感度・特異度の高い臨床所見に乏しいため，**診断が遅れ，重症化しやすい**．特に，他の臓器病変が明らかでない場合には，診断に難渋することが多く，原因の明らかでない心機能低下や不整脈症例においては，初期に「診断の手引き」を満たさなくとも，常に本症の可能性を念頭に置くことが，より早期の診断につながり，ステロイド治療により重症化を予防することができる．

<文　献>

1) Rybicki, B. A. et al. : Am. J. Epidemiol., 145 : 234-241, 1997
2) Iwai, K. et al. : Sarcoidosis, 11 : 26-31, 1994
3) Silverman, K. J. et al. : Circulation, 58 : 1204-1211, 1978
4) Iwai, K. et al. : Acta. Pathol. Jpn., 43 : 372-376, 1993
5) Naruse, T. K. et al. : Tissue Antigens, 56 : 52-57, 2000
6) Takashige, N. et al. : Tissue Antigens, 54 : 191-193, 1999
7) Otsuka, K. et al. : Circ. J., 71 : 1937-1941, 2007
8) Luk, A. et al. : J. Cardiol., 25 : e48-e54, 2009
9) 森本紳一郎　ほか：呼吸と循環器，54：955-961，2006
10) Uemura, A. et al. : Am. Heart J., 138 : 299-302, 1999
11) Yoshida, Y. et al. : Am. Heart J., 134 : 382-386, 1997
12) Kato, Y. et al. : Sarcoidosis Vasc. Diffuse. Lung Dis., 20 : 133-137, 2003
13) 日本サルコイドーシス/肉芽腫性疾患学会，日本呼吸器学会，日本心臓病学会，日本眼科学会，厚生省科学研究−特定疾患対策事業−びまん性肺疾患研究班：日呼吸会誌，41：150-159，2005
14) Hiramitsu, S. et al : Sarcoidosis Vasc. Diffuse. Lung Dis., 22 : 210-213, 2005
15) 加藤靖周　ほか：日サ会誌，23：83-86，2003
16)「サルコイドーシス治療に関する見解−2003」（日本サルコイドーシス/肉芽腫性疾患学会，日本呼吸器学会，日本心臓病学会，日本眼科学会，厚生省科学研究−特定疾患対策事業−びまん性肺疾患研究班　編）

➡ 次頁：患者抄録

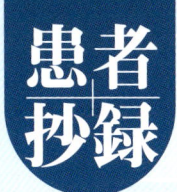

完全房室ブロックで発症した心臓サルコイドーシス

患者抄録

【患　者】68歳女性
1. 診　　断　①慢性心不全，②心室頻拍，③完全房室ブロック，④心臓サルコイドーシス
2. 主　　訴　呼吸困難
3. 既 往 歴　10年前から高血圧症，糖尿病にて近医通院中
4. 家 族 歴　特記事項なし
5. 生 活 歴　特記事項なし
6. 現 病 歴

　　2007年10月から突然の眼前暗黒感を繰り返し自覚し，11月に意識消失発作を生じて緊急入院．心エコーにて左室収縮は正常で，不整脈などの異常を捉えられず，退院となった．しかし，2008年5月，意識消失発作を繰り返し，ホルター心電図で10秒間のポーズを伴う完全房室ブロックが認められたため，緊急入院（図1A～C）．入院時検査で心筋トロポニンIの高値（2.28ng/mL：正常値＜0.04ng/mL），血清ACE活性の上昇（26.0 IU/L：正常値8.3～21.4 IU/L），心エコーでは左室拡大と壁運動低下，心室中隔基部の菲薄化が認められた．入院後第4病日に持続性心室頻拍が出現し（図1D），EPSにて心室細動が誘発されたため，ICD植込みが行われた．

　　原因疾患として虚血性心疾患，心筋炎，心臓サルコイドーシスなどが考えられ，心臓カテーテル検査を施行．冠動脈は正常で，右室心内膜心筋生検では間質の線維化を認める以外，特異的所見は認められなかった．心筋血流・脂肪酸代謝シンチグラフィーでは，前壁と心尖部を中心に広範な集積低下がみられた（図2）．胸部CTにて大動脈弓部・気管前リンパ節の腫大が認められ，^{67}Gaシンチグラフィーでは縦隔に集積亢進が認められた．眼科診察で異常所見もなく，サルコイドーシスを示唆する他臓器病変は明らかではなく，心臓サルコイドーシスと確定できず，退院．外来にて経過観察中であった．

　　同年12月，呼吸困難・起座呼吸が出現し，再度緊急入院となった．

7. 入院時現症

　　身長145.0cm，体重49.5kg，BMI 23.5，意識清明，血圧128/58mmHg，脈拍98/分 整，呼吸回数40/分，起座呼吸，体温37.4℃，結膜 黄染・貧血なし，冷汗なし
　　頸部：甲状腺腫なし，リンパ節腫大なし，血管雑音なし
　　胸部：心音S1（→），S2（→），S3（＋），S4（－），心雑音なし，両側全肺音に湿性ラ音を聴取
　　腹部：平坦，圧痛や自発痛および血管雑音なし，鼠径部の血管雑音なし，肝脾触れず
　　四肢：下腿浮腫（＋），チアノーゼ（＋），末梢動脈拍動触知良好
　　皮膚：前額部に小円形の紅斑

8. 入院時検査成績

　① 血　算：WBC 13,600/μL（分葉核球91％，リンパ球5％，単球4％），RBC 510万μ/L，Hb 16.1g/dL，Ht 49.0％，Plt 14.9万/μL
　② 生化学：TP 6.9g/dL，Alb 3.8g/dL，T-Bil 0.6mg/dl，AST（GOT）78 IU/L，ALT（GTP）109 IU/L，LDH 306 IU/L，ALP 442 IU/L，γ-GTP 199 IU/L，CPK 42 IU/L，BUN 13.5mg/dL，Cre 0.55mg/dL，UA 3.7mg/dL，T-Cho 226mg/dL，TG 88mg/dL，CRP 0.6mg/dL，BS 147mg/dL，HbA1c 6.5％，TnI 0.27ng/mL，BNP 832pg/mL，ACE 29.4 IU/L
　③ 血液ガス（マスク5L/分）：pH 7.054，PCO_2 76.3mmHg，PO_2 53.1mmHg，HCO_3^- 20.8mEq/L，BE-11.4，SaO_2 74.9％
　④ 尿一般検査：タンパク（±），糖（＋），潜血（2＋）

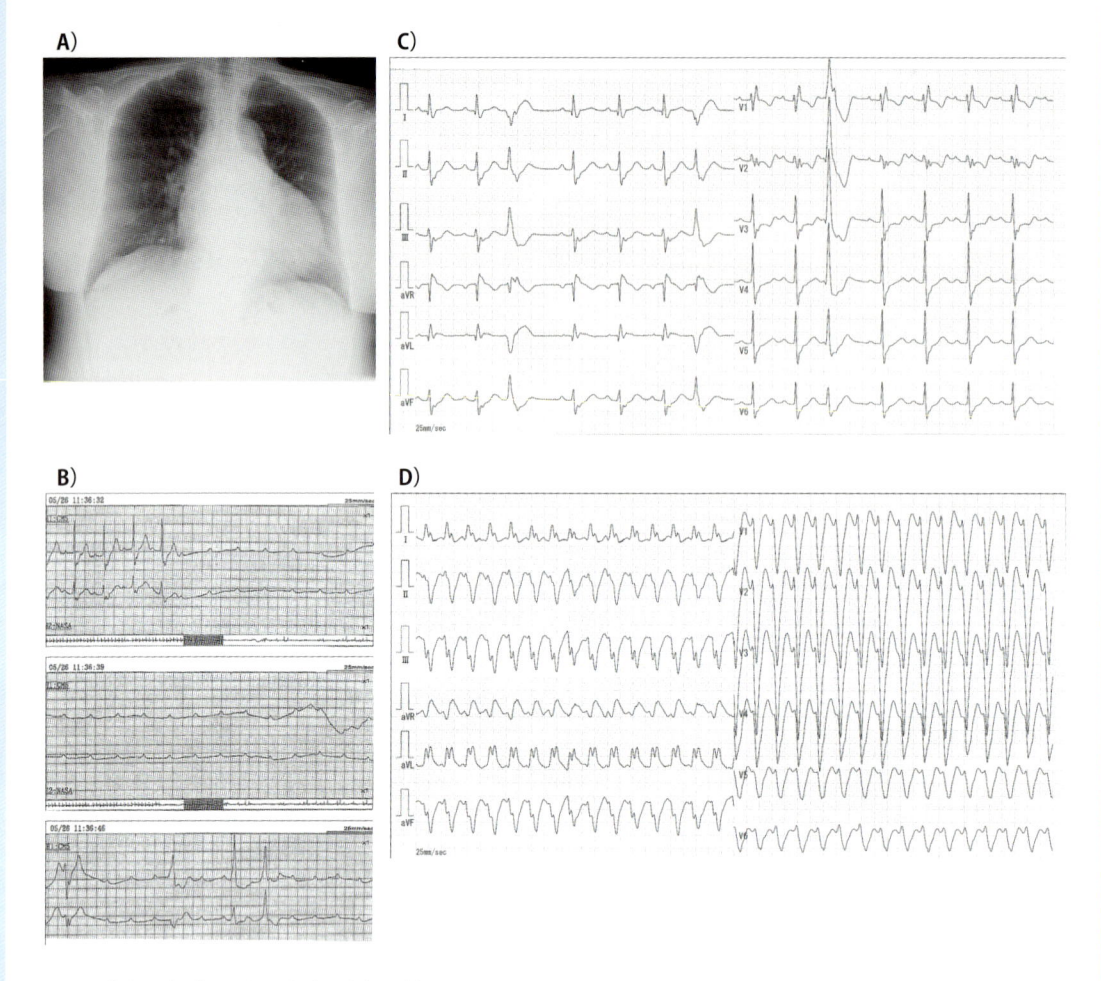

図1 完全房室ブロック発症時の胸部X線・心電図
 A) 胸部X線．心胸郭比59％
 B) Holter心電図．完全房室ブロックと最長10秒間のポーズが認められた
 C) 2008年5月，完全房室ブロックのため入院．入院時の心電図ではPQ延長と完全右脚ブロック，心室期外収縮が認められた
 D) 入院後第4病日に持続性心室頻拍が認められた

⑤ **胸部単純X線**：CTR 56.0％，著明な肺うっ血
⑥ **心電図**：人工ペースメーカ
⑦ **経胸壁心エコー図**（図2）：壁運動は全周性に低下し，心室中隔はペーシングによるasynchronyあり，AR（−），MR（2），TR（trivial），PR（−）．AoD 23mm，LAD 49mm，IVSTd 8mm，LVPWTd 10mm，LVDd/Ds 61/54mm，EF 34％，E/A 0.88，Dct 109msec，心室中隔基部に菲薄化

9．入院後の経過
 ① 臨床経過（図3）
　　入院後，BiPAPによる補助換気を開始し，フロセミド（ラシックス®）の静脈投与およびカル

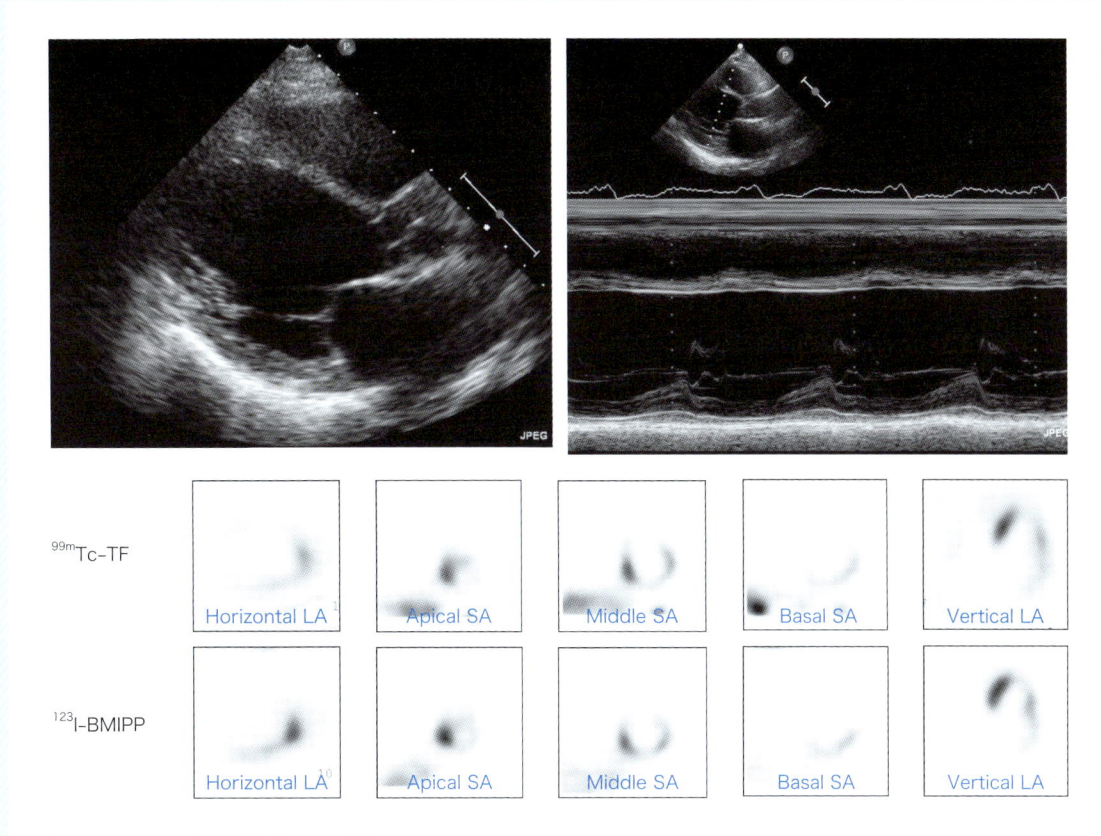

図2 心エコーおよび心筋シンチグラフィー
　心エコーでは左室拡大と壁運動低下，心室中隔基部の菲薄化が認められ，心筋シンチグラフィーでは心筋血流および脂肪酸代謝シンチとも心尖部・下壁・心室中隔基部などpatchyな集積欠損がみられる

　ペリチド（ハンプ®）の持続点滴静注（2.8μg/kg/分）の投与を開始した．その後，利尿は良好，肺うっ血の改善を認め，第2病日にBiPAPを離脱した．
　2008年5月の入院時以降，アラセプリル（セタプリル®）12.5mg，カルベジロール（アーチスト®）5 mg，トラセミド（ルプラック®）4 mgのほか，アミオダロン（アンカロン®）200mgを投与されていたが，心不全に対しCRT-Dへのup-gradeを行った．
　前額部の皮疹の生検にてサルコイド肉芽腫を認め，心臓サルコイドーシスと確診し，プレドニゾロン（プレドニゾロン®）30mg/日よりステロイド治療を開始した．その後，心筋トロポニンIと血清ACE活性の正常化を認め，左室駆出率の改善はないものの，NYHA Iにて経過良好である．退院後，現在はプレドニゾロン5 mg/日まで漸減，投与を継続している．

② 退院時処方
　　プレドニゾロン5 mg，1回3錠，朝1回
　　カルベジロール（アーチスト®）10mg，1回0.5錠，朝1回
　　アラセプリル（セタプリル®）25mg，1回0.5錠，朝1回
　　トラセミド（ルプラック®）4 mg，1回1錠，朝1回
　　アミオダロン（アンカロン®）100mg，1回1錠，朝夕2回
　　ランソプラゾール（タケプロン®OD）15mg，1回1錠，朝1回
　　リセドロン酸ナトリウム（ベネット®）17.5mg，起床時週1回

CTR	55%		59%	58%	58%	63%	59%		55%	53%		53%
LVDd	55mm		63mm	57mm	61mm	59mm	62mm		64mm	64mm		63mm
LVEF	50%		29%	40%	35%	22%	23%		34%	24%		28%
TnI	2.28	0.34	2.41	0.15	0.41	0.21	0.27	0.12	0.04	<0.04	<0.04	<0.04
BNP	286	357		267	494	770	832	295	281	173	239	209
ACE	26.0		16.6		29.6	14.8	29.4	31.0	14.9	10.4	12.9	13.7

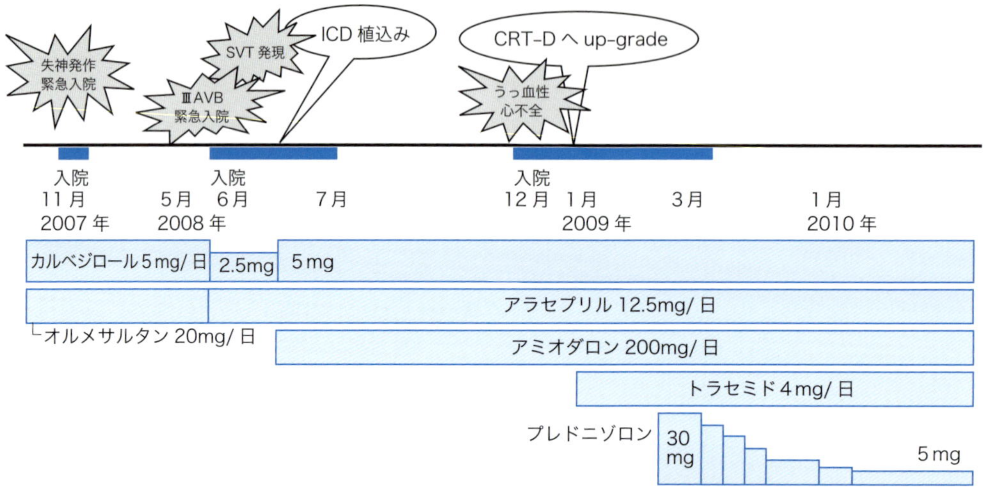

イベント：失神発作緊急入院 → SVT発現／ⅢAVB緊急入院 → ICD植込み → うっ血性心不全 → CRT-Dへup-grade

入院：2007年11月／2008年5月・6月・7月／2008年12月・2009年1月・3月／2010年1月

投薬：
- カルベジロール 5mg/日 → 2.5mg → 5mg
- オルメサルタン 20mg/日
- アラセプリル 12.5mg/日
- アミオダロン 200mg/日
- トラセミド 4mg/日
- プレドニゾロン 30mg → 5mg

図3　臨床経過表

2007年11月に意識消失発作を発症．2008年5月，ホルター心電図で完全房室ブロックと診断され，緊急入院し，一時ペーシングを開始．入院中第3病日に持続性心室頻拍を認めたため，ICD植込みを施行した．退院後は外来通院中であったが，2008年12月，うっ血性心不全のため緊急入院．2010年1月，プレドニゾロン30mg/日よりステロイド治療を開始し，血清ACE活性・心筋トロポニンIの正常化を認めた．現在，プレドニゾロン5mg/日にて維持療法としているが，ACE・心筋トロポニンとも再上昇は認められていない

10. 考案　▶Advice from Professional ❶参照

　　ステロイドは，サルコイドーシスの肉芽腫性炎症を寛解させ，ステロイド治療により^{67}Gaシンチでの異常集積は消失し，血清ACE活性は正常化がみられる．房室ブロックなどの心電図異常が改善することもあるが，心室性不整脈については減少がみられることもあれば，ときに悪化する例もあり注意が必要である．心臓サルコイドーシスでは，心機能正常の病早期にステロイド治療を開始することによって心機能悪化を抑制し[1]，早期治療開始が本症の予後改善にとって非常に重要である[2]．また，Chiuらは，軽度～中等度の心機能低下例においてはステロイド治療により左室拡張末期容積と左室駆出率の改善が認められたと報告している[3]．

　　しかしながら，心臓サルコイドーシスが強く疑われながらも，他臓器病変が明らかでないために「診断の手引き」を満たさない症例をしばしば経験する．本例のように，比較的短期間のうちに病態が進展し，心室頻拍など致死的不整脈や重症心不全に発展することがあり，注意を要する．心症状を注意深く観察するとともに，診断のための検索を繰り返し行うことが重要である．また，早期診断に役立つ感度・特異度に優れた診断ツールの開発が切望される．

【文献】（▶ Advice from Professional ❷ 参照）
1) Kato, Y. et al：Sarcoidosis Vasc. Diffuse Lung Dis., 20：133-137, 2003
2) Yazaki, Y. et al：Am. J. Cardiol., 88：1006-1010, 2001
3) Chiu, C. Z. et al.：Am. J. Cardiol., 96：276-282, 2005

Advice from Professional

1 考察ポイント

Point 1
心機能が低下する以前の早期にステロイド治療を開始することが，本症における心不全発症の予防となるが，本症例のように「診断の手引き」を満たさず，診断に難渋する場合も多い．

Point 2
本症が強く疑われ，病態が悪化する可能性が高いと考えられる場合には，「診断の手引き」を満たさなくともステロイド治療を考慮する必要がある．

Point 3
心機能がすでに低下した例であっても，それ以上の心機能悪化・致死的不整脈の発症抑止の観点から積極的なステロイド治療が必要である．

2 押さえておきたい論文

文献1：Kato, Y. et al：Sarcoidosis Vasc. Diffuse Lung Dis., 20：133-137, 2003

完全房室ブロックにより発症し，発症時に心機能が正常であった心臓サルコイドーシス40例をステロイド薬投与の有無により2群に分け，左室駆出率，心室頻拍の出現についてレトロスペクティブに検討した．ステロイド非投与群では投与群に比して，有意に左室駆出率の低下を認め，また心室頻拍の出現頻度も高い傾向にあった．

文献3：Chiu, C. Z. et al.：Am. J. Cardiol., 96：276-282, 2005

心臓サルコイドーシス43例を左室駆出率（LVEF）が正常（LVEF≧55％），軽度〜中等度低下（54％＞LVEF≧30％），高度低下（LVEF＞30％）に分け，ステロイド治療によるLVEFの低下と左室リモデリングの進行につき検討した．LVEF正常群では長期に左室機能が保たれ，軽度〜中等度LVEF低下群でも有意なLVEFの改善と左室拡張末期容積（LVEDV）の減少が認められたのに対して，LVEF高度低下例ではLVEFの改善もLVEDVの減少もみられなかった．

3. 心アミロイドーシス

木原康樹

Point

1. 種々の前駆タンパクが形成するアミロイド線維の心臓への沈着により発症する
2. 免疫グロブリン軽鎖の沈着によるAL型はきわめて予後不良である
3. 心不全の特徴は拡張不全，持続性心筋障害，うっ血，末梢虚脱である

1 病因と疫学

アミロイドーシスは元来可溶性であるべきタンパク質（前駆タンパク）がさまざまな原因によりその立体構造変化により非可溶性となり諸臓器に慢性的に沈着をする疾患群である．心臓にも沈着が生じ次第に循環動態が障害されていく病態を心アミロイドーシスと称する．したがって心アミロイドーシス症例においてはそれを全身疾患の一部として考察を進めることが必要である．米国での疫学によれば，全身性アミロイドーシスの発症頻度は年間10万人の人口に対して1人程度と報告されており，比較的稀有な疾患と考えられる．一方，英国の剖検報告によれば，1,000人の死亡で1人が診断されるとされており，実際には高齢者を中心に未診断患者が相当数存在することが想像されている．アミロイドの前駆タンパクは現在20種以上が知られているが，大別すると以下のようである．病態や予後，治療法はそれぞれの病型により大きく異なる．

1）AL型アミロイドーシス

従来「原発性アミロイドーシス」と称されていた疾患群であり，心アミロイドーシスの最も一般的な病形である．AL型の前駆タンパクはモノクローナルな免疫グロブリン軽鎖でありその可変領域（variable domain：LV）の全部あるいは一部によって構成される．原因疾患としては，B細胞悪液質（B-cell dyscrasia）である多発性骨髄腫，リンパ腫，マクログロブリン血症などが挙げられるが，それらは一部分であり，大半はいわゆる良性モノクローナルガンマグロブリン血症を背景としている．多臓器に侵潤，沈着を生じることを特徴とし，男女比はほぼ同数で，50歳以上の中年で好発する．90％以上で病理学的な心内沈着が認められるとされ，50％以上が心不全徴候を呈する．予後はきわめて不良であり，心不全発症後は平均9カ月とされる．

2）AA型アミロイドーシス

従来「続発性アミロイドーシス」と称されていた疾患群である．結核や関節リウマチなど慢性炎症性疾患に合併し，炎症反応物質である血清アミロイドA（serum amyloid A：SAA）を前駆タンパクとする．SAAは主として腎臓を標的とするため，心合併は稀である．

3）遺伝性アミロイドーシス

トランスサイレチン（tranthyretin：TTR）あるいはアポリポタンパクA-I，リゾチーム，フィブリノーゲンα鎖などの遺伝子異常により家族性発症が認められる一群である．TTR変異では心臓と末梢神経へのアミロイド沈着が好発する．また，TTR遺伝子異常はアメリカンアフリカンの4％に知られており，黒人のアミロイドーシスの4人に1人はこの部類に属することが知られている．

4）老人性アミロイドーシス

TTRに遺伝的異常がなく正常タンパク構造であっても，高齢者においてはそれが，心臓に徐々に沈着してゆく．60歳代での発症はきわめて稀であるが，80歳以上となるとその病理学的頻度は25％以上と報告されている．男性に多く，進行が緩徐で診断後の生命予後が平均75カ月と，他のアミロイドーシスに

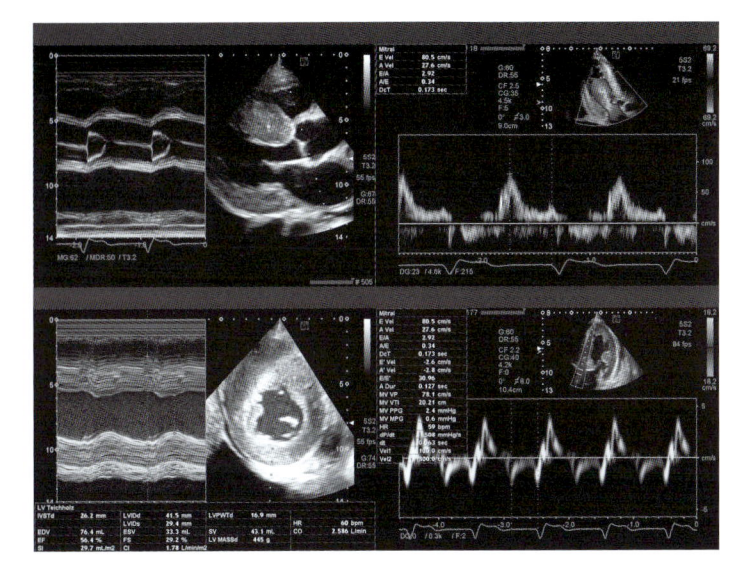

● 図1　進行したAL型心アミロイドーシスの心エコー図（p. 9, Color Atlas ⑥参照）

比較すると良好である．

5）透析アミロイドーシス

腎不全により長期にわたり慢性透析を受けている患者では，β2マイクログロブリンの血液からの除去が不完全であるため，その血中濃度高値が継続するにつれて，心臓や関節への沈着を生じる．

6）心房孤立性アミロイドーシス（AANF）

弁膜症患者や慢性心房細動患者，あるいは超高齢女性において，心臓心内膜に沿った心房性利尿ナトリウムペプチド（atrial natriuretic peptide：ANP）の沈着が報告されている．病態や血行動態への影響は十分に解明されていない．

2　病態の特徴と診断

1）臨床症状

心アミロイドーシスの特徴は拡張不全とそれに引き続く右心不全である．左室収縮能は終末期まで比較的保たれている場合が多い．したがって，軽労作による息切れ，低血圧，胸痛，肝腫大，頸静脈怒張，食思不振，腹部膨満感，両側下腿浮腫などが出現する．アミロイド浸潤により伝導系が侵されると房室ブロックによる徐脈や失神を訴える．心房細動もしばしば合併する．アミロイド沈着による神経障害と末梢血管障害はときに著明な起立性失神として訴えられる．また，静脈血管壁へのアミロイド沈着は血管の脆弱性を助長し，口腔内，歯肉，鼻腔，消化管などに紫斑，出血をきたすことも稀でない．

2）電気的左室肥大を伴わない心肥大

アミロイド沈着の進行に伴い正常心筋細胞は減少してゆくため心電図は次第に全誘導で低電位を示す．T波の平低化，陰転化，異常Q波の出現やQRS幅の増大，房室ブロックが認められる．心房細動，心室性期外収縮も稀でない．これら肥大の存在下での低電位が診断のきっかけとなる．一方，緩徐に進行する老人型アミロイドーシスにおいては，この低電位が明確でないので留意を要する．

3）心エコーにおける心肥大と左室拡張障害

心エコーの特徴は著明な左室肥大と拡張障害の存在である．前述の心電図低電位と組み合わせることにより，感度72〜79％，特異度91〜100％の診断精度を得ることができると報告されている．図1に示すごとく，拡張期後壁後退速度は低下しており，パルスドプラによる拡張早期流入波形は急峻の減衰し，

組織ドプラで僧帽弁輪部移動速度の測定と合わせて，E/E'の増大が示される．本例のような進行例では，大動脈弁の収縮中期閉鎖も認められる．しばしば心アミロイドーシスにおける心筋性状の変化（granular sparkling）が強調されるが，その診断における感度は高いものではない．むしろ，左室同様な壁肥厚の傾向が右室自由壁にも認められること，僧帽弁などにも肥厚傾向が示唆されること，少量から中等量の心囊水が合併することなどの方が所見として参考になる．

4）持続的心筋障害の進行

心アミロイドーシスにおいてはしばしばトロポニンTなど心筋特有逸脱酵素が持続的に高値を示すことが知られており，予後不良のサインとされる．最近のCMRによるガドリニウム造影撮影では，びまん性に心内膜下にいわゆるlate enhancementが示されることが報告されており，広範な心筋障害の進行が病態の背景にあることに対応している．

5）確定診断

心筋心内膜下生検が確定診断をもたらす．上記の病態を示す患者が他の臓器（胃粘膜下，直腸，歯肉など）よりアミロイド沈着所見を得ているならば，心筋生検の必要はない．生検標本コンゴレッド染色するとアミロイド沈着が小血管周囲や心筋線維間に桃色で均一・無機質な領域として表わされる．無機質部分を電子顕微鏡で観察すると，繊維状物質のメッシュ構造により形成されている（図2）．

3 治療

1）早期診断と基礎疾患のコントロール

根本的治療の確立していない心アミロイドーシスにおいて，アミロイドの沈着を最小限にとどめることと，それ以上の沈着を防止することはきわめて重要である．とりわけ予後不良であるAL型については，血液疾患の診断と化学療法を含めた治療の導入が必要となる．AA型では原疾患による炎症素因の把握と治療により腎へのアミロイド沈着が回復したとの報告がある．透析によるアミロイドーシスは腎移植により軽快する．老人性アミロイドーシスはおおむね進行が緩徐であり，治療を要しない場合が多い．

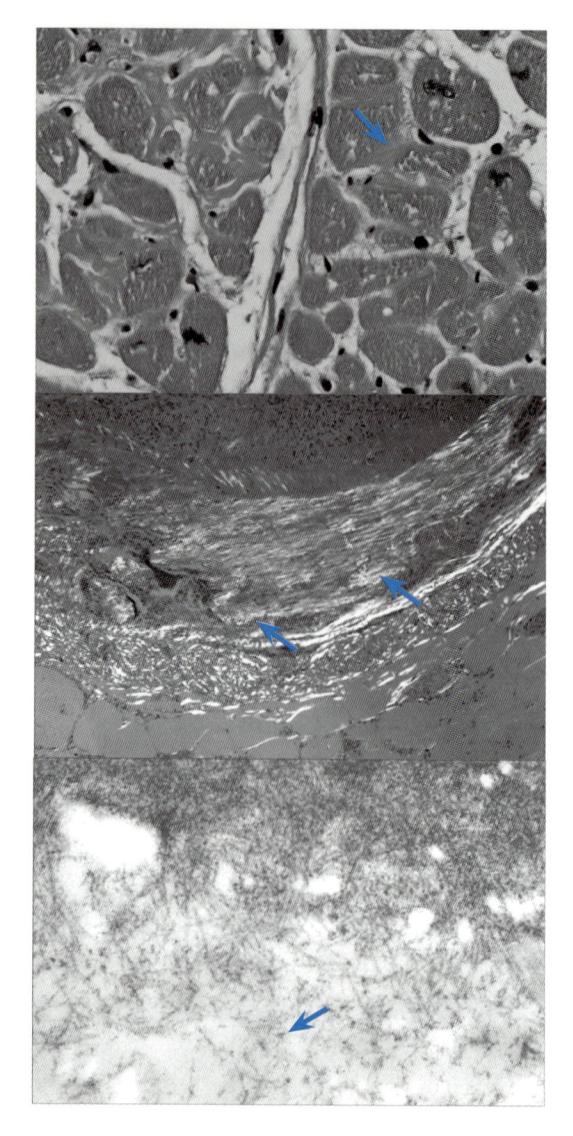

● 図2 心アミロイドーシスの組織所見[1]（p. 10, Color Atlas⑦参照）

上段より，コンゴレッド染色，コンゴレッド染色の偏光顕微鏡所見，アミロイド沈着部位の電子顕微鏡所見

2）心不全と全身管理

海外では少数例に心移植が試みられているがAL型については5年生存率20%と良好ではない．基礎疾患の管理がなされなければ，移植心にもアミロイド沈着が生じることが判明している．心不全治療薬として確立しているACE阻害薬やβ遮断薬についても

心アミロイドーシスの予後改善に役立つとの証明はない．ジギタリスは治療域が狭く容易に中毒を起こすことがよく知られている．カルシウム拮抗薬を含め末梢血管拡張薬は起立性低血圧を助長するため勧められない．したがって，せいぜい利尿薬を中心としたうっ血の管理が中心となる．一方，心房細動合併例では出血傾向の有無にかかわらずワルファリンカリウムによる塞栓症予防が必要である．徐脈性不整脈に対してペースメーカを必要とする場合も少なくない．

4 おわりに

心アミロイドーシスの病態と診断を概括した．予後不良疾患であるだけに，今後の治療法の開発が望まれる．アミロイド線維やその前駆体に対する抗体や低分子リガンドの臨床試験も行われており，新たな活路が展開される可能性がある．

<文　献>
1) Shah, K. B. et al.：Arch. Intern. Med., 166：1805-1813, 2006
2) Falk, R. H. et al.：Circulation, 112：2047-2060, 2005
3) Selvanayagam, J. B. et al.：J. Am, Coll. Cardiol., 50：2101-2110, 2007
4) Dubrey, S. W. et al.：J. Heart Lung Transplant 23：1142-1153, 2004

➡ 次頁：患者抄録

多発性骨髄腫に合併した心アミロイドーシス

【患　者】 42歳女性：主婦

1. **診　断**　心アミロイドーシス（AL型），多発性骨髄腫（IgA-γ型Mタンパク血症），ネフローゼ症候群，うっ血性心不全（拡張障害），慢性心嚢水，1度房室ブロック，皮下・粘膜血腫，反復性消化管出血
2. **主　訴**　労作時息切れ，下腿浮腫，口腔内血腫（反復性），タンパク尿
3. **既往歴**　特記すべきものなし
4. **家族歴**　特記すべきものなし
5. **生活歴**　特記すべきものなし．出産2回，正常分娩．喫煙歴なし．アレルギーなし
6. **現病歴**

    41歳の時初めて上口蓋の疼痛を自覚した．口腔内出血を認めたため近医を受診，上口蓋の毛細血管拡張を指摘された．胃内視鏡検査においても毛細血管拡張が認められたためOsler病と診断された．その際，尿タンパク（＋＋）であり，肉眼的血尿も数日間合併した．本年夏ごろより，全身倦怠感と労作時の息切れを自覚，買い物に行けなくなった．夏休み終了のころから下腿の浮腫にも気づいた．その後，2度の血尿再発があり，体重増加，下腿浮腫も進行し，屋内家事仕事にも苦痛を感じるようになった．知人の勧めで当科を受診した．

7. **入院時現症**

    身長164cm，体重52Kg，体温36.4℃，脈拍93/分　整，血圧108/52mmHg，結膜，出血班と貧血を認める，口腔粘膜　粘膜下出血斑あり，頸静脈怒張陽性，肺野　清，呼吸　正常，心尖部に2/6駆出性収縮期雑音あり，心尖拍動を触れず，肝 正中にて2横指触知，腎脾触れず，両下腿に浮腫あり，表在静脈瘤なし．

8. **入院時検査成績**
    1. 尿所見：タンパク 5.8～7.8g/dL，糖（－），沈査：RBC 1-2/HPF，WBC 1-2/HPF，Cast（－），β_2-MG 82ng/L，NAG 8.3U/L，Bence-Jonesタンパク（－）
    2. 血液所見：WBC 7,070/mm^3，RBC 457万/mm^3，Hb 11.6g/dL，Plt 20.1万/mm^3，ESR 42/82mm
    3. 生化学検査：TP 5.0g/dL，Alb 2.5g/dL，GOT 15 IU/L，GPT 5 IU/L，T-Chol 333mg/dL，TG 301mg/dL，BUN 6mg/dL，Cr 0.6mg/dL，CCr 84.6mL/min，β_2-MG 1.9mg/L，f-T4 0.6ng/dL，f-T3 2.1pg/dL，TSH 4 U/mL
    4. 免疫学的検査：CRP 0.3mg/dL，RAT（－），LE細胞テスト（－），サイロイドテスト（－），マイクロゾームテスト（－），ANF×160，抗DNA抗体 3U/mL，IgG 777mg/dL，IgA 809mg/dL，IgM 193mg/dL，C3 71mg/dL，C4 22mg/dL，CH50 26U/dL，OKT$_4$/OKT$_8$ 1.25，免疫電気泳動（図1）
    5. 凝固検査：APTT 30秒，PT 11.6秒，fibrinogen 327mg/dL，FDP 30.2μg/mL，AT-Ⅲ 76.1%
    6. 骨髄細胞検査：TCC 6.7×10^4/mm^3，Myeloma cell 18.0%
    7. 生理学的検査：心電図，洞調律，四肢誘導にて低電位，T波の平低化，心エコー図検査，左室肥大著明で拡張障害を認める．心筋性状はgranular sparklingパターン，右室壁や僧帽弁にも肥厚が示唆される．中等度の心のう水貯留と下大静脈の拡張（図2）
    8. 病理学的検査：皮膚生検により，皮下小血管周囲を中心にコンゴレッド陽性のアミロイド沈着を認める．

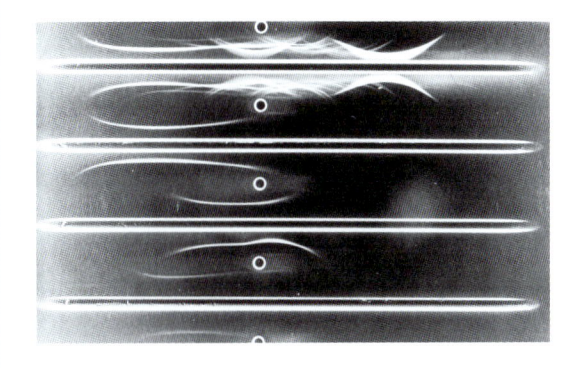

図1　血清免疫電気泳動

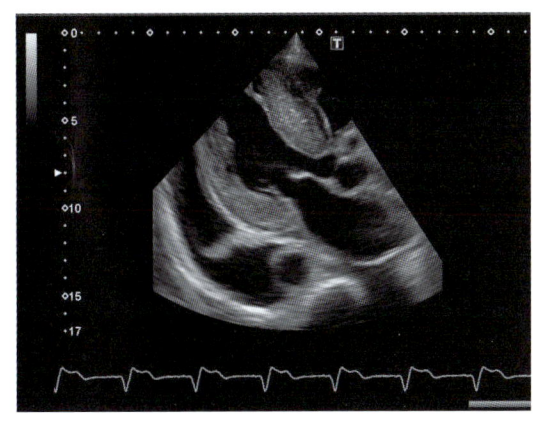

図2　心エコー心尖部長軸像

9．入院後の経過

　　入院後，上述の諸検査を施行し，IgAγモノクローン血症を伴う多発性骨髄腫とAL型アミロイドーシス（心，皮膚・粘膜，血管壁），その結果としての拡張不全を主体とする心不全，心タンポナーデを伴わない慢性心外膜炎，皮下・粘膜血腫と診断した．腎アミロイドーシスの関与も否定はできないが，血尿の直接原因は膀胱粘膜よりの出血と考えた（膀胱鏡所見）．異形性を伴う形質細胞（骨髄腫細胞）の骨髄占有率は高々18％であったが，臨床症状より考えて，モノクローナルタンパク生成を抑制することを目標に，フサン®の持続点滴下にサイメリン®，プレドニゾロン®による化学療法を行った．結果血清IgA値を800mg/dLより400mg/dLまで減少させ，FDPも著減させることができた．しかしながらそれら減少効果は一時的であり，同時に拡張不全を含め臨床症状を改善させることは困難であった．数回の入退院を経て7カ月後に心不全死した．

10．考　察　▶ Advice from Professional **1** 参照

　　多発性骨髄腫に合併したAL型心アミロイドーシスの1例を経験した．心肥大と拡張障害は本症例の直接死因となり，心機能改善や心肥大の軽減は原疾患に対する化学療法が一時的に奏功したにもかかわらず，自覚的・他覚的には得ることができなかった．本例は皮下・粘膜を中心に出血を繰り返していた．その原因は皮下小血管壁に沈着したアミロイドが血管の脆弱性を生じ，わずかな外的圧力に対しても血管構造が断裂・破綻した結果と想像された．腎生検は行っていないが，小血管の塊である子球体においても同様なアミロイド病変の進行があったのではないかと考えている．その意味ではAA型的な病態とAL型の双方を兼ね備えた症例であったともいえる．

【文 献】(▶Advice from Professional ❷ 参照)
1) Selvanayagam, J. B. et al.：J. Am. Coll. Cardiol., 50：2101-2110, 2007

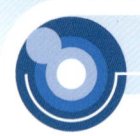

Advice from Professional

❶ 考察ポイント

Point 1
アミロイドーシスの病形やステージを把握し，患者に合った治療を選択することが肝要である．予後不良と判断されれば，無闇な延命ではなくQOLを十分に考慮した総合的なサポートを企画するべき．

Point 2
アミロイドーシスを疑いながら確定診断に至らない場合には，心筋生検を躊躇するべきではない．陽性診断率が高く，次になすべきことを明確にする診断のマイルストーンになりうる．

❷ 押さえておきたい論文

文献1：Selvanayagam, J. B. et al.：J. Am. Coll. Cardiol., 50：2101-2110, 2007
最近のレビューでは最もよくまとまっている．

memo

第4章 患者に学ぶ心不全の診断と治療　§3 特定心筋症

4. 心ファブリー病

竹中俊宏, 鄭　忠和

Point

1. 心ファブリー病は, 左室肥大を主とする心障害のみを認め, 多臓器障害を欠く非典型的ファブリー病である
2. 心ファブリー病やファブリー病は, 原因不明の左室肥大患者の中に少なからず存在する
3. 心ファブリー病やファブリー病は, 病初期には肥大型心筋症様の病態を呈し, 次第に拡張相肥大型心筋症様の病態へと移行する
4. 心ファブリー病やファブリー病では, 根本的治療法のひとつである酵素補充療法が可能となっており, 早期診断が臨床的にきわめて有意義である

1 病態の特徴・疫学

1) 臨床病型

ファブリー病は, 細胞のリソソームに存在するα-ガラクトシダーゼA酵素タンパクの遺伝子異常に起因したα-ガラクトシダーゼA酵素活性低下により, α-ガラクトシダーゼAの基質であるグロボトリアオシルセラミドを主としたスフィンゴ糖脂質が全身の細胞のリソソームに進行性に蓄積し, 多臓器障害を呈する先天性スフィンゴ糖脂質代謝異常症である[1]. α-ガラクトシダーゼA遺伝子はX染色体上に存在するため, 本症はX染色体性の遺伝形式を示す. ファブリー病男性患者（ヘミ接合体）では, 発作性の四肢末端痛, 低汗症・無汗症, 腹部・臀部・外陰部・大腿部に好発する被角血管腫, 角膜混濁, 消化器障害, 精神障害, 自律神経障害, 聴覚障害などの多臓器障害を認め, 病期の進行とともに脳血管障害, 腎不全, 心不全を発症し, 40～50歳代で死亡する.

これに対し, ファブリー病とは異なり, 左室肥大を主とした心障害を認めるものの他の臓器障害を欠くファブリー病の亜型として心ファブリー病がある[1]. 心ファブリー病男性患者は, 多くの例で若年期には無症状であるが, 中高年以降に心不全や徐脈性・頻脈性不整脈など, 心障害による症状が出現し, 心不全死, 不整脈死に至る.

2) 心ファブリー病・ファブリー病の疫学

ファブリー病は, 欧米では40,000人～117,000人に1人の比較的稀な疾患と推測されている[1,2]. 一方われわれは, 心ファブリー病が左室肥大を有する日本人男性患者の3％（230例中7例）という, それまで考えられていたよりも多い頻度で存在したことや, 英国人肥大型心筋症男性患者153例中6例（4％）にファブリー病が検出され, そのうち5例が心ファブリー病であったことを報告した[3,4]. その後, イタリアから遅発型肥大型心筋症と診断された男性患者の3％, 女性患者の12％, スペインからは肥大型心筋症と診断された男性患者の0.9％, 女性患者の1.1％に心ファブリー病が存在したことが報告されている[5,6].

最近になり, 台湾で行われた新生児スクリーニングでファブリー病が男児1,250人～1,370人に1人の頻度で検出され, その80％以上に心ファブリー病で報告された遺伝子異常を認めたことが報告された[7,8]. 以上より, **心ファブリー病は, 原因不明の左室肥大や肥大型心筋症と診断された患者の中に少なからず存在する**と考えられる.

3) 心ファブリー病・ファブリー病の心病変

心ファブリー病やファブリー病では, 心筋細胞にスフィンゴ糖脂質が蓄積し, 病初期には進行性の左室肥大や右室肥大を認める（図1）[1]. 左室肥大は, 多くが対称性であるが, 非対称性中隔肥大, 左室流

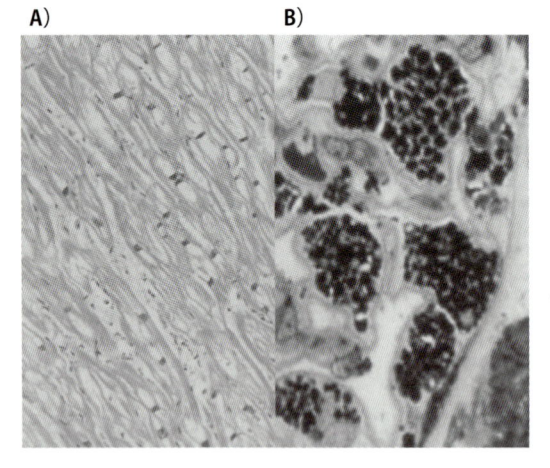

● 図1　心ファブリー病男性患者の左室心内膜心筋生検所見
　A）ヘマトキシリン-エオジン染色で，心筋細胞の細胞質の著明な空胞化や間質の線維化を認めた．
　B）トルイジンブルー染色では，心筋細胞の細胞質にオスミウム親和性強陽性物質の蓄積が観察された

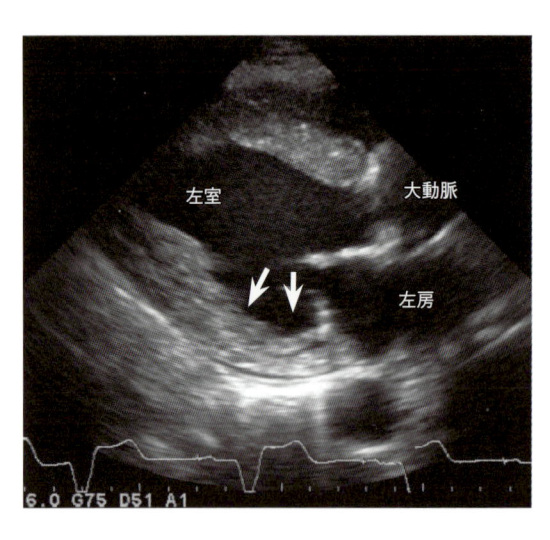

● 図2　心ファブリー病男性患者の心エコー図，傍胸骨長軸像
　心室中隔壁厚は19mmと肥大を認めたのに対し，左室後壁基部は11mmと心室中隔に比し菲薄化しており（⇨），左室は軽度拡大（左室拡張末期径59mm）していた．左室壁運動は，左室後壁基部の菲薄化部位は高度に低下，他の部位はびまん性に低下しており，左室駆出率36％であった

出路狭窄を呈する例もある．この時期には肥大型心筋症に類似した左室拡張能障害を主とした病態を呈する．加齢とともに病期は進行し，左室収縮能障害が出現，拡張相肥大型心筋症に類似した病態へと移行する（図2）．末期に至ると，左室肥大の退縮や左室後壁基部に限局した菲薄化が出現，心不全や致死性不整脈を発症する．われわれが経験した心ファブリー病男性患者13例において心障害の経時的変化を評価したところ，平均67.2歳で左室後壁基部の菲薄化が出現，その平均4.0年後にNYHA Ⅲ度以上の末期心不全を発症し，平均4.7年後に心臓死に至っていた[9]．また，当施設の心ファブリー病男性患者の剖検例7例を検討した結果，死因は全て心臓死であり，6例が心不全死，1例が不整脈死であった[10]．心不全死の6例は，全例で左室後壁基部は菲薄化しており，

同部位に高度な線維化を認めた．

心ファブリー病やファブリー病では，刺激伝導系の細胞にもスフィンゴ糖脂質が蓄積する[1]．心電図では，左室側高電位，異常Q波，QSパターン，ST-T変化などの異常の他に，洞徐脈，洞機能不全，PQ短縮，房室ブロック，心室内伝導障害などの刺激伝導障害を認めることが多い．また，多くの例で心房細動，上室性期外収縮，心室性期外収縮，心室頻拍などの不整脈が出現し，これらの刺激伝導障害や不整脈は病期の進行にともない増悪する．

2 治療のメカニズムとストラテジー

1）根本的治療法

心ファブリー病やファブリー病は，α-ガラクトシ

ダーゼA遺伝子異常の結果生じた細胞のリソソームにおけるα-ガラクトシダーゼA酵素活性低下がその病因である．その病因に対応した根本的治療法，すなわち低下したα-ガラクトシダーゼA活性を改善させる治療法として，遺伝子組換えヒトα-ガラクトシダーゼA酵素タンパクを用いた酵素補充療法が近年開発された．この酵素補充療法は，遺伝子組換え技術を用いて作製されたヒトα-ガラクトシダーゼA酵素タンパクを2週間に1回，点滴で静脈内投与するもので，わが国においては2004年4月から一般臨床での使用が可能となっている．

心障害に対する酵素補充療法の効果として，これまでに左室心筋重量や左室壁厚の減少，左室機能や刺激伝導障害の改善が報告されている．最近になりWeidemannら[11]は，ファブリー病の心障害に対する3年間の酵素補充療法の効果を，治療開始時に心筋線維化を認めない群，軽度に認める群，高度に認める群の3群に分けて検討したところ，**左室壁厚，左室心筋重量の有意な減少，心機能や運動耐容能の有意な改善を認めたのは，心筋線維化を認めない群においてのみであった**ことを報告している．この結果から，心ファブリー病やファブリー病を早期に診断し，治療を開始することの重要性が示唆される．

2）対症療法

心ファブリー病やファブリー病の心障害に対しては，酵素補充療法に加えて循環器的治療の併用が必要となることが多い．肥大型心筋症様の病態を示す時期には，肥大型心筋症の治療に準じ，β遮断薬，カルシウム拮抗薬などが用いられることが多い．左室流出路圧較差の改善のために，シベンゾリンコハク酸塩（シベノール®）の投与や経皮的心室中隔焼灼術が行われることもある．

病期の進行により拡張相肥大型心筋症様の病態を呈し，左心不全や右心不全を発症すると，既存の心不全薬物治療，すなわちアンジオテンシン変換酵素阻害薬，アンジオテンシンII受容体拮抗薬，β遮断薬，利尿薬などの投与がなされる．心室再同期療法や心臓移植が行われることもある．

洞機能不全や完全房室ブロックなどの徐脈性不整脈に対しては，恒久ペースメーカの植込みが行われる．また，心房細動により抗不整脈薬，抗凝固薬が必要となる症例も多い．病期の進行とともに出現する心室頻拍，心室細動など，致死性不整脈に対してはアミオダロン塩酸塩（アンカロン®）の投与や植込み型除細動器が用いられている．

ファブリー病では，冠血管平滑筋細胞や血管内皮細胞へのスフィンゴ糖脂質の蓄積により生じた虚血性心疾患に対し，冠動脈バイパス術が行われることもある．

3 処方の実際

本項では，根本的治療法である酵素補充療法について述べる．

現在，わが国には遺伝子組換えヒトα-ガラクトシダーゼA酵素タンパク製剤として，2004年4月から使用可能となったアガルシダーゼベータ（ファブラザイム®）および2007年2月から使用可能となったアガルシダーゼアルファ（リプレガル®）の2種類が存在する．アガルシダーゼベータは，チャイニーズハムスター卵巣細胞を用いて産生される遺伝子組換えヒトα-ガラクトシダーゼA酵素タンパク製剤であり，アガルシダーゼアルファは，ヒト線維肉腫細胞を用いて産生される遺伝子組換えヒトα-ガラクトシダーゼA酵素タンパク製剤である．アガルシダーゼベータ，アガルシダーゼアルファともに，隔週で点滴静注を行う．

1）アガルシダーゼ ベータ（ファブラザイム®）

1回，体重1kgあたり1mgを隔週で点滴静注

2）アガルシダーゼ アルファ（リプレガル®）

1回，体重1kgあたり0.2mgを隔週で点滴静注

4 おわりに

心ファブリー病やファブリー病に対しては，現在，根本的治療法の1つである酵素補充療法が可能となっており，治療を早期に開始することの重要性が報告されている．このため，原因不明の左室肥大や肥大型心筋症と診断された患者の中に少なからず存在する心ファブリー病やファブリー病を早期に診断することは，臨床的にきわめて重要と思われる．

<文　献>
1) Desnick R. J. et al.：The metabolic and molecular bases of inherited disease, 8th ed.（eds Scriver CR, Beaudet AL, Sly WS, Valle D.）, p3733-3774, McGraw-Hill, New York, 2001
2) Meikle, P. J. et al.：JAMA., 281：249-254, 1999
3) Nakao, S. et al.：N. Engl. J. Med., 333：288-293, 1995
4) Sachdev, B. et al.：Circulation, 105：1407-1411, 2002
5) Chimenti, C. et al.：Circulation, 110：1047-1053, 2004
6) Monserrat, L. et al.：J. Am. Coll. Cardiol., 50：2399-2403, 2007
7) Hwu, W.L. et al.：Hum. Mutat., 30：1397-1405, 2009
8) Lin, H. Y. et al.：Circ. Cardiovasc. Genet., 2：450-456, 2009
9) Kawano, M. et al.：Am. J. Cardiol., 99：261-263, 2007
10) Takenaka, T. et al.：J. Cardiol., 51：50-59, 2008
11) Weidemann, F. et al.：Circulation, 119：524-529, 2009

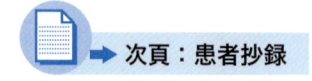

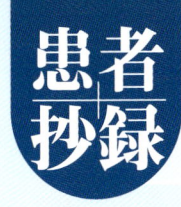

心不全で発症した心ファブリー病

患者抄録

【患　者】66歳男性

1. 診　断　心ファブリー病，うっ血性心不全
2. 主　訴　労作時呼吸困難
3. 既往歴　特記事項なし
4. 家族歴　母親の兄と弟が心不全死
5. 生活歴　職業：農業，喫煙歴：なし，飲酒歴：焼酎1合／日
6. 現病歴

    2007年4月より労作時呼吸困難が出現，かかりつけ医でうっ血性心不全と診断され，同院外来で内服加療を行っていた．2007年10月，心不全の原因精査目的でN総合病院に紹介入院となり，拡張相肥大型心筋症と診断された．2008年になり心不全の増悪傾向を認め，同年2月，7月，11月にそれぞれ約3週間の同院入院での心不全加療を要した．2009年1月から約6週間，心不全加療目的で同院に入院となった際，原因不明の左室肥大に対するファブリー病の鑑別目的で行った血漿α-ガラクトシダーゼA活性測定で低値（0.4nmol/時/mL，正常8.4±2.4）を認め，初めて施行された左室心内膜心筋生検でもファブリー病に特徴的な所見が確認された．臨床症状として，心障害を呈するものの典型的ファブリー病で認める多臓器障害を欠くことから，心ファブリー病と診断された．2009年5月1日，心不全の増悪にて同院入院となるも，心不全のコントロールが困難なため5月8日当科へ転院となった．

7. 入院時現症

    酸素投与下に救急車で搬送入院．
    身長160.7cm，体重50.1kg，体温36.4℃，呼吸回数36回／分，脈拍72回／分，不整，血圧110/80mmHg
    胸部：心音；心尖部を最強点とする全収縮期雑音（LevineⅢ/Ⅵ）聴取，Ⅲ音聴取，呼吸音；両側下肺野にfine crackle聴取
    腹部：軟，剣状突起下に肝臓を2横指触知，腎，脾 触知せず
    四肢：下腿浮腫なし，末梢動脈触知良好

8. 入院時検査成績

    ①血算：WBC 6,000/μL，RBC 468万/μL，Hb 15.8g/dL，Ht 48.1％，Plt 14.2万/μL
    ②生化学：TP 7.2g/dL，AST 32 IU/L，ALT 22 IU/L，LDH 590 IU/L，ALP 224 IU/L，CHE 184 IU/L，T-Bil 2.0mg/dL，D-Bil 0.7mg/dL，γ-GTP 38 IU/L，CK 68mg/dL，BUN 35.1mg/dL，Cr 1.4mg/dL，Na 141mEq/L，K 4.7mEq/L，Cl 102mEq/L，UA 6.4mg/dL，T-Cho 162mg/dL，TG 55mg/dL，HDL 40mg/dL，LDL 111mg/dL，FBS 102mg/dL，CRP 0.2mg/dL，BNP 1,605pg/mL
    ③尿一般検査：pH 7.42，比重 1.020，Glu（－），Pro（－），RBC（－），WBC（－），Ket（－）
    ④動脈血ガス分析（マスクで酸素3L／分 投与下）：pH 7.498，PCO_2 30.2Torr，PO_2 105.0Torr，HCO_3^- 24.0mmol/L，SaO_2 98.6％
    ⑤胸部単純X線：心胸郭比 62.2％，左第4弓突出，C-P angle dull，肺野 肺血管陰影増強，肺うっ血（＋）
    ⑥心電図：心房細動，左軸偏位，完全右脚ブロック，心拍数 76/分，Ⅰ度房室ブロック，Ⅰ・aVLで陰性T波，V3～6でST低下
    ⑦経胸壁心エコー図：LAD 48mm，LVDd/Ds 67/53mm，IVSth/LVPWth 16/17mm，後壁基部は

第4章 患者に学ぶ心不全の診断と治療

壁厚 6 mm；左室壁運動，後壁 severe hypokinesis–dyskinesis，その他の部位は hypokinesis；左室駆出率 33 %，DcT 152msec，LV Tei index 0.64，RV Tei index 0.85；弁，僧帽弁尖の cusp separation あり，severe MR，TR moderate で PFV ＝ 4.0m/秒であり推定右室収縮期圧 75mmHg，IVC 拡大あり

9．入院後の経過

入院時，NYHA IV度の心不全を呈しており，Swan–Ganz カテーテルでは CI 1.21L/分/m^2，PCWP 32mmHg と ForresterⅣ型であった．このため，Swan–Ganz カテーテルでの血行動態モニター下に，ドーパミン，HANP，ACE 阻害薬，利尿薬の投与を行った．しかし，心不全は治療抵抗性であり，5 月 28 日にはモニター心電図で 4 秒の洞停止（意識消失を伴う）が出現，恒久ペースメーカ植込み術施行となった．モニター心電図で心室頻拍を認めたが，アミオダロン 100mg にてコントロール可能であった．7 月になり肺炎を契機に多臓器不全を発症，7 月末に敗血症を併発，播種性血管内凝固症候群を生じ，8 月 2 日永眠された．

10．考察　▶ Advice from Professional ❶ 参照

ファブリー病は，リソソーム加水分解酵素の 1 つである α–ガラクトシダーゼ A 活性の低下により，本酵素の基質であるスフィンゴ糖脂質が全身の細胞のリソソームに進行性に蓄積することにより生ずる X 染色体性の先天代謝異常症である．典型的ファブリー病男性患者では全身の臓器障害を呈するが，1990 年以降，心障害のみを呈する非典型的ファブリー病患者の報告が散見されるようになった．その後，この心障害のみを認め，他の臓器障害を欠く非典型的ファブリー病患者が，原因不明の左室肥大患者の数％に存在することが報告され[1]，心ファブリー病という疾患概念が提唱された．

本症例は，高度左心機能障害に起因したうっ血性心不全が初発症状である心ファブリー病であるが，当初は拡張相肥大型心筋症と診断されていた．剖検において著明な左室肥大，心内腔の拡大を認めた．心筋細胞には高度なスフィンゴ糖脂質の蓄積を認め，この所見は刺激伝導系の細胞でも確認された．左室後壁基部は限局性に菲薄化しており，この部位では心筋の消失と線維化が著明であった．

心ファブリー病を含むファブリー病に対して可能な治療は対症療法のみであったが，近年，本症に対する根本的治療法の 1 つとして遺伝子組換えヒト α–ガラクトシダーゼ A 酵素タンパクを用いた酵素補充療法が開発された．酵素補充療法は，2004 年 4 月からわが国でも可能となっており，左室心筋重量や左室壁厚の減少，左室機能や刺激伝導障害の改善が報告されている．しかし最近になり Weidemann ら[2]は，本症の心障害に対する酵素補充療法の効果を治療開始時の心筋線維化の程度で群分けし評価した結果，左室心筋重量や左室壁厚の有意な減少，心機能や運動耐容能の有意な改善を認めたのは，心筋線維化を認めない群においてのみであったことを明らかにし，心筋線維化が生じる以前の早期に治療を開始することの重要性を報告している．本症例では酵素補充療法は未施行であったが，本症例のごとく末期心不全を呈するに至った状態では，酵素補充療法の有効性が乏しいことが推測された．早期の治療開始が有効な根本的治療法が可能となった現在，心ファブリー病やファブリー病の早期診断は臨床的にきわめて重要な意義をもつものと考えられる．

【文献】　▶ Advice from Professional ❷ 参照

1) Nakao, S. et al.：N. Engl. J. Med., 333：288–293, 1995
2) Weidemann, F. et al.：Circulation, 119：524–529, 2009

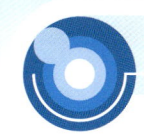

Advice from Professional

1 考察ポイント

Point 1
症例に関する考察を作成する際には，その症例をいかなる所見に基づいて診断し，いかなる知見に基づいて治療し，それがどのような結果をもたらしたかについて記載し，既報の論文と比較検討することが重要と思われる．

Point 2
心ファブリー病・ファブリー病症例の記載にあたっては，本症が先天性代謝異常症であり，診断には臨床症状や臨床所見の評価に加え，本症に特異的な代謝異常を証明することが必須であることを念頭に置く必要がある．また，治療においては，各症例の病期の把握が重要と考えられる．

2 押さえておきたい論文

文献1：Nakao, S. et al.：N. Engl. J. Med., 333：288-293, 1995

左室肥大を有する日本人男性患者の中に，心障害のみを呈し多臓器障害を欠く非典型的ファブリー病が3％というそれまで考えられていたよりもはるかに多い頻度で存在したことを示した報告である．この報告により心ファブリー病の疾患概念が提唱され，原因不明の左室肥大患者における本症の鑑別の重要性が示された．

文献2：Weidemann, F. et al.：Circulation, 119：524-529, 2009

ファブリー病の心障害に対する3年間の酵素補充療法の効果を，治療開始時にガドリニウム造影MRIで心筋線維化の指標とされる心筋遅延造影部位を認めない群，軽度に認める群，高度に認める群の3群に分けて検討した報告である．この研究により，心ファブリー病やファブリー病を臓器組織の線維化が生じる以前の早期に診断し，治療を開始することの重要性が示された．

memo

第4章 患者に学ぶ心不全の診断と治療　§3 特定心筋症

5. ミトコンドリア心筋症

石川和信

Point

1. 糖尿病，難聴を伴う心筋症患者ではミトコンドリア心筋症の可能性を考える
2. ミトコンドリアは母系遺伝を示すので母方の家系の遺伝歴をしっかりと確認する
3. 末梢血や心筋組織などからのミトコンドリアDNAの遺伝子診断と心筋生検によるミトコンドリアの形態異常の証明が確定診断に重要である
4. ミトコンドリアDNAのA3243G点変異の頻度が臨床的に最も高い．病初期から種々の心筋症の臨床像を呈するが心不全は進行性である
5. 慢性心不全や致死性不整脈の治療は標準治療に準ずるが酸化ストレスの関与が大きく予後は不良である

1 病態の特徴・疫学

ミトコンドリア病はミトコンドリアの機能異常により生ずる疾患と定義される．ミトコンドリアは生体のエネルギー源ATPを産生する細胞内小器官として，赤血球を除く各細胞に数百〜数千個存在する．ミトコンドリア病にはミトコンドリアのエネルギー代謝に関わる酵素欠損による生化学的分類もあるがミトコンドリアDNA異常による分類が使われることが多い．

ヒト・ミトコンドリアDNAは環状構造16,569塩基対からなり，2つのリボソームRNA（rRNA）と22のトランスファーRNA（tRNA）をコードする（図）．ミトコンドリアは卵細胞から次世代に受け継がれ母系遺伝を示すため，ミトコンドリア病を疑う際には母型の家族歴をしっかり聴取する．ただし，変異が孤発した患者では遺伝歴は確認できない．

ミトコンドリア病ではエネルギー（ATP）依存度の高い**中枢神経系**（精神遅滞，けいれん，脳卒中様発作），**骨格筋**（外眼筋を含む筋力低下），**心筋**（心筋症，伝導障害），**内耳**（感音性難聴），**膵臓β細胞**（糖尿病）の障害が出現することが多い．しかし，患者個人により各臓器での変異ミトコンドリアDNAの蓄積のパターンが異なるため，同一変異でも脳筋症，糖尿病，感音性難聴，心筋症などの臨床徴候の出現パターンは多彩である[1〜4]．ミトコンドリアDNAの変異がヘテロプラスミー※と呼ばれる様式，すなわち，正常DNAと変異DNAが細胞で混在しながら各臓器内で異なる速度で進行するためである．

ミトコンドリア病をきたすミトコンドリアDNA変異は50種類以上報告されている．中枢神経系と骨格筋が主に障害されるミトコンドリア病はミトコンドリア脳筋症と呼ばれ，KSS（kearns sayre syndrome），MERRF（myoclonus epilepsy with ragged-red fibers），MELAS（mitochondrial encephalopathy lactic acidosis and stroke-like episodes）の3病型に代表される．これらの脳筋症での心合併症頻度は20〜30％程度の報告が多い（表）．心合併症は生命予後を左右し，心不全と心伝導障害が問題となる．KSSでは高度房室ブロックなどからペースメーカの植込みが高率に必要となる．

脳筋症の病型をとらず，糖尿病，難聴を生じ，その後，心筋症を合併する患者がいわいるミトコンドリア心筋症と呼ばれ，循環器内科医が継続診療を担

※ **ヘテロプラスミー（heteroplasmy）**
1つの細胞内に正常ミトコンドリアDNAと変異ミトコンドリアDNAが混在していることを指す．組織や細胞の機能異常は変異ミトコンドリアの存在比がある閾値以上に至った場合に発生すると考えられている．一般に血液細胞中では変異ミトコンドリアの存在比は低く，一方，筋組織では変異ミトコンドリアの存在比は高い．

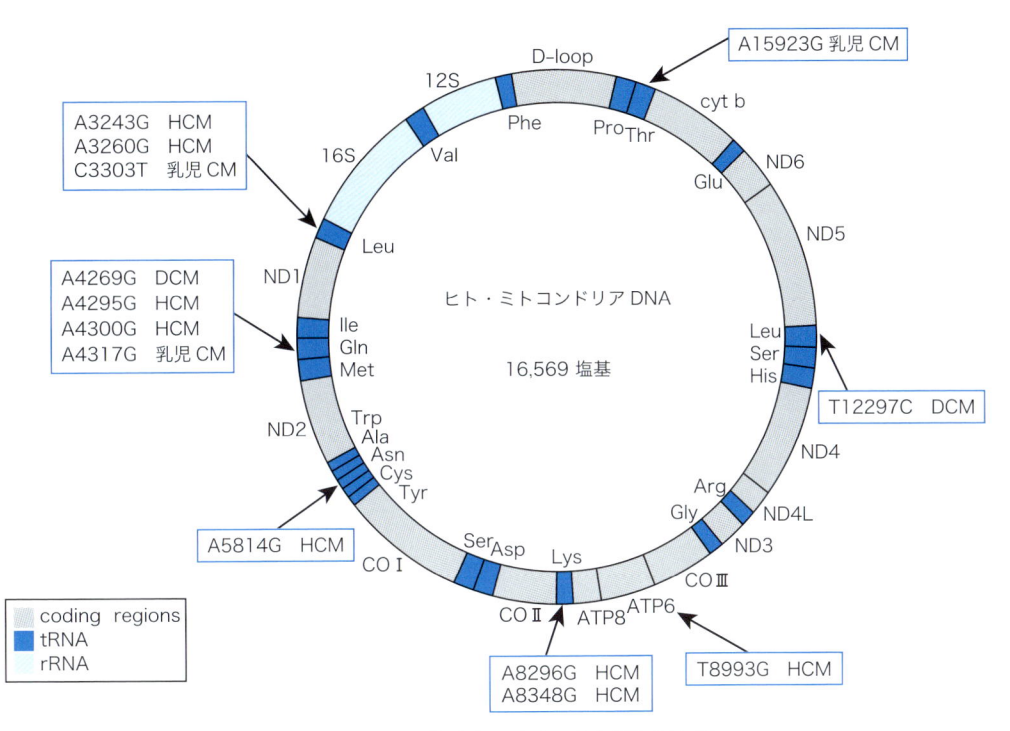

● 図　ヒト・ミトコンドリア DNA の構造と心筋症を発症する主な遺伝子変異

● 表　各ミトコンドリア脳筋症における心合併症

	心伝導障害	心不全
Kearns-Sayre Syndrome (KSS)	＋	±
Myoclonus Epilepsy with Ragged-Red Fibers (MERRF)	－	－
Mitochondrial Encephalopathy, Lactic Acidosis, and Stroke-like Episodes (MELAS)	±	±
Neuropathy, Ataxia, Retinitis Pigmentosa	－	－
Maternally Inherited Leigh Syndrome	－	±

当する場合が多い．ミトコンドリア心筋症ではミトコンドリア DNA3243 の変異が最も頻度が高い[2, 4, 5]．この変異では 3243 のアデニンがグアニンに変異し（A3243G），ロイシン tRNA の機能異常から翻訳障害が生じ，ミトコンドリア電子伝達障害から ATP 産生が低下する．細胞のエネルギー代謝不全が継続し，機能不全に至り，心筋変性・壊死に陥ると考えられている．3243 変異以外にも心筋症を発症する 10 種以上の変異が報告されている（図）．

ミトコンドリア心筋症は 30 歳頃に糖尿病で初発する．この時点で感音性難聴障害がほとんどの症例で認められる．心筋症は糖尿病，難聴に遅れて 40〜50 歳代で指摘されることが多い．肥大型心筋症の特徴を示すことが多いが，拡張型や拘束型心筋症を呈す

ることもある[5〜8]．慢性心不全は進行性で拡張相肥大型心筋症に類似する例も多い．洞機能不全，房室伝導障害を伴う例もある．断層心エコー，^{123}I-MIBG シンチグラフィー，MRI は心機能・心筋傷害局在の判定に有用である．冠動脈は通常，冒されないが，糖尿病性血管障害の合併を念頭に置いて管理する．

病理学的診断のための生検心内膜心筋では肥大，変性所見を認めるが特異的ではない．Gomori トリクローム染色による ragged-red fiber の証明は有用である．電顕観察ではミトコンドリアの巨大化，膨化，クリスタの消失，類結晶状封入体などの所見を認める．一方，ミトコンドリア DNA の変異の一部は外注検査により診断可能である．末梢血を検体とした場合，末梢白血球中の異常ミトコンドリアの頻度（正

常＜1％）として報告される．異常ミトコンドリアの頻度は必ずしも臨床的重症度を反映しないとする報告が多い．外注検査で変異が確認されない場合には全ミトコンドリアDNAの塩基配列決定などが確定診断に必要になる．分子生物学的検討が可能な専門施設に依頼できるか検討する．

ミトコンドリア心筋症に合併する糖尿病は診断から数年でインスリン加療が必要となる．また，糖尿病性合併症，すなわち，末梢神経障害，網膜症，腎症の進行も早い．難聴も進行性である．低身長，やせていることが身体的特徴である（肥満者は少ない）．脳筋症では精神遅滞などが問題となるが，糖尿病，難聴，心筋症の3主徴を示す病型では正常である．

2 治療のメカニズムとストラテジー

ミトコンドリア心筋症患者は全身に複数の問題を抱えている．**主治医となった循環器医はトータルケアを心がけ，糖尿病専門医，耳鼻科医，他職種スタッフとの連携をはかり包括的な診療・マネージメントを心がけることが重要である**．慢性心不全の進行に伴い異常ミトコンドリアが蓄積していくことから臓器障害は進行性である．特定疾患申請や身体障害者申請を考慮する．また，母系遺伝を示すことから患者の子供の心機能，糖尿病・聴力の検査を配慮する．

ミトコンドリア心筋症の心不全治療として特異的なものはない．ループ利尿薬，β遮断薬，ACE阻害薬・ARBなどの心不全治療にエビデンスがある薬物療法を行う．本疾患の頻度が低いためにランダム化した臨床試験によるエビデンスはない．変異ミトコンドリアを多く含む細胞で減少するコエンザイムQ_{10}の補充療法が行われる．この他にビタミンB_1，ビオチンなどの投与の報告もあるが有用性は不明である．ジクロロ酢酸ナトリウムの投与は副作用から推奨されない．

ミトコンドリア心筋症患者の慢性心不全が非代償化した場合には代謝性（乳酸）アシドーシスが急速に進展することを考慮する．インスリン治療を行っている患者が多いことから集中治療室において，血糖，アシドーシス，電解質などをモニタリングしながら全身を管理した方がよい．

3 処方の実際

1）レニン・アンジオテンシン（RA）系抑制薬

a）ARB

カンデサルタン（ブロプレス®）4～8mg, 1回1錠, 朝1回
ロサルタン（ニューロタン®）25～50mg, 1回1錠, 朝1回
バルサルタン（ティオバン®）40～80mg, 1回1錠, 朝1回
テルミサルタン（ミカルディス®）20～40mg, 1回1錠, 朝1回
イルベサルタン（アバプロ®）50～100mg, 1回1錠, 朝1回など

b）ACE阻害薬

エラナプリル（レニベース®）2.5～10mg, 1回1錠, 朝1回
イミダプリル（タナトリル®）2.5～10mg, 1回1錠, 朝1回など

病初期から使用し，慢性心不全を進展させるRA系亢進による活性酸素の発生を抑制することにより心不全・リモデリングを防止する．

2）β遮断薬

カルベジロール（アーチスト®）1回1.25～20mg, 朝1回
ビソプロロール（メインテート®）1回1.25～5mg, 朝1回
メトプロロール（ロプレソール®）1回10～120mg, 朝1回, など

RA系抑制薬と同時か，追加する薬剤として少量から使用する．血圧低下，徐脈に注意する．心機能が安定しない例では入院治療が望ましい．

3）利尿薬

フロセミド（ラシックス®）1錠20mg, 1回1～2錠, 朝1回
トリクロルメチアジド（フルイトラン®）1錠2mg, 1回0.25～1錠, 朝1回など

肺うっ血や浮腫のコントロールに用いる．食塩摂取制限が守れない患者に有効．NYHA Ⅱ～Ⅳで用いる．

4）ジギタリス製剤

ジゴキシン（ハーフジゴキシン®）1錠
0.125mg，1回1～2錠，朝1回

生命予後の改善はない．QOL改善，頻脈性心房細動を合併する慢性心不全の心拍コントロールに有用．血中濃度は低めにコントロールする．

5）アルデステロン拮抗薬

スピロノラクトン（アルダクトン®A）1錠
25mg，1回1～2錠，朝1回

エプレレノン（セララ®）1錠50mg，1回1～2錠，朝1回

NYHA Ⅲ以上の心不全に用いる．高カリウム血症の発生に留意する．

6）ジギタリス製剤以外の強心薬

ピモベンダン（アカルディー®）1錠2.5mg，1回0.5～1錠，朝夕2回

上述の薬剤で心不全がコントロールできない例に追加する．

7）その他

ユビデカレノン・コエンザイムQ10（ノイキノン®）1錠10mg，1回3～5錠，朝昼夕3回

不全心筋でのATP産生を賦活化し，酸素利用効率を改善する．保険適用は1日量30mgまでであるが150mgを用いて臨床的に有用とする報告がある．至適投与量は症例ごとに検討が必要となる．

注意点

① 治療は糖尿病（多くはインスリン投与を要する）を合併した慢性心不全患者を対象としたものとなる．したがって糖尿病合併症のコントロールにも配慮した投薬を加える．

② 治療薬の使用は一般的な慢性心不全の治療に準じる．

4 おわりに

ミトコンドリア心筋症は分子生物学的アプローチの進歩により病因が特定されてきている側面もあるが根治的な治療法がなく難病に指定されている．臓器障害が全身に及ぶため，難治性心不全に対する心臓移植の有効性は否定的である．心臓再同期療法の適応については指針がなく，症例ごとに総合的な視点から検討されるべきであろう．一方，心伝導障害に対するペースメーカの植込みや致死的不整脈に対するICDの適応は標準的に考えてよいと思われる．今後，ミトコンドリア病の根治療法として変異ミトコンドリアを含む細胞への遺伝子治療と再生医療技術を駆使した新規治療の開発が望まれる．

> **memo** ミトコンドリアでの酸化ストレスと慢性心不全・心リモデリング
>
> 酸化ストレスは慢性心不全・心リモデリングの進展・増悪に深く関与する[9]．ATP産生のために酸化的リン酸化を繰り返すミトコンドリアの電子伝達系では生理的にも活性酸素を発生するが不全心筋ではこの発生が亢進する．ミトコンドリアには酸化ストレスに対抗する複数の防御系が備わっているが，ミトコンドリアDNA傷害が次第に進展すると防御系は破綻し心筋細胞はエネルギー代謝不全に陥る[10]．

<文 献>

1) Reardon, W. et al.: Lancet, 340: 1376-1379, 1992
2) Kadowaki, T. et al.: N. Engl. J. Med., 330: 962-968, 1994
3) DiMauro, S. et al.: N. Engl. J. Med., 348: 2656-2668, 2003
4) Anan, R. et al.: Circulation, 91: 955-961, 1995
5) Ishikawa, K. et al.: Circ. J., 69: 617-620, 2005
6) Yoshida, R. et al.: Lancet, 344: 1375, 1994
7) Ueno, H., and Shiotani, H.: Jpn. Circ. J., 63: 877-880, 1999
8) Momiyama, Y. et al.: Jpn. Circ. J., 63: 130-132, 1999
9) Tsutsui, H. et al.: Cardiovasc. Res., 81: 449-456, 2009
10) Neubauer, S. N.: N. Engl. J. Med., 356: 1140-1151, 2007

→ 次頁：患者抄録

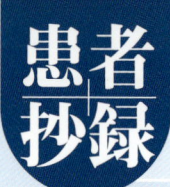

糖尿病と難聴を合併した拡張相肥大型心筋症

【患　者】 61歳女性

1. **診　断**　①慢性心不全の急性増悪, ②ミトコンドリアDNA3243点変異（拡張相肥大型心筋症, 糖尿病, 感音性難聴を合併）
2. **主　訴**　呼吸困難
3. **既往歴**　23歳 糖尿病, 34歳 難聴, 50歳 肥大型心筋症
4. **家族歴**　祖母に心不全, 息子に難聴, 糖尿病 （図1）
5. **生活歴**　職業：主婦（ひとり暮らし）, 喫煙歴：なし, 飲酒歴：なし
6. **現病歴**

    23歳で糖尿病と診断され28歳からインスリン治療している. 34歳頃から難聴となった. 50歳頃から労作時息切れが出現し肥大型心筋症（IVSd 19mm, LVPWTd 13mm, LVDd/Ds 43/35mm, EF 41%, FS 20%）と診断されている. 数日前から労作時の息苦しさが増悪し, 起座呼吸の状態で救命センターに救急搬送された.

7. **入院時身体所見**

    著しい呼吸切迫　発汗著明　口唇チアノーゼ（＋）　血圧132/70mmHg　脈拍112bpm 整　発熱なし　るいそう（＋）　眼瞼結膜 貧血なし　眼球結膜黄疸なし　手指振戦なし　心音S4（＋）　胸骨左縁第4肋間　LevineⅡ/Ⅵ収縮期駆出性心雑音　全肺野に湿性ラ音を聴取　肝腫大（－）　下腿浮腫（＋）

8. **入院時検査成績**

    ① 血算：WBC 9,100/μL, RBC 498万/μL, Hb 15.1g/dL, Ht 46.3%, Plt 19万/μL
    ② 生化学：TP 7.8g/dL, AST 89 IU/L, ALT 61 IU/L, LDH 424 IU/L, ALP 252 IU/L, CPK 125 IU/L, T-Bil＜0.1mg/dL, BUN 33mg/dL, Cr 0.7mg/dl, Na 137mEql/L, K 5.0mEq/L, Cl 98mEq/L, UA 5.8mg/dL, CRP＜0.1mg/dL, BS 193mg/dL, HbA1c 6.2%, BNP 372（＞18.8）pg/mL
    ③ 血液ガス分析：pH 7.10, pO_2 51.6mmHg, pCO_2 69.3mmHg, HCO_3^- 20.6mmol/L, BE －10.5mmol/L, $SatO_2$ 71.4%
    ④ 尿一般検査：尿糖（＋＋）, 尿タンパク（－）, 尿ケトン体（－）
    ⑤ 胸部単純X線（仰臥位）：心胸郭比57%, 左第4弓の突出, 両側胸水と著明な肺うっ血（＋）
    ⑥ 心電図：洞性頻脈132/分, 左房負荷, 心室内伝導障害を認める
    ⑦ 経胸壁心エコー図（図2）：Ao 20mm, LAD 37mm, IVSd 11mm, LVPWTd 11mm, LVDd/Ds 50/43mm, EF 32%, FS 15%, E/A 2.4, Dct 121msec, IVC 10mm, 呼吸性変動（＋）

9. **入院後の経過**

    慢性心不全の急性増悪として緊急入院となった. 救急搬送後, 状態がさらに悪化し, 呼吸性アシドーシスが進行したため, 集中治療室にて人工呼吸管理とした. 心不全増悪の原因は家事労働などの過労が誘因と考えられた. 酸素投与, ループ利尿薬, ヒト心房性利尿ホルモン製剤, カテコラミンの投与を開始した. 肺うっ血は数日で改善し, 第3病日に抜管し集中治療室を退室した. 第6病日の心エコー所見ではLVDd 42mm, EF 41%まで改善した. カテコラミンを徐々に減量しながら, β遮断薬（カルベジロール）とARB（ロサルタン）を少量（各2.5mg, 12.5mg）から追加した.

    ① 心臓カテーテル検査と心内膜心筋生検

    心不全の代償化後に心臓カテーテル検査を行った. 左室造影では全周性に左室収縮が低下し,

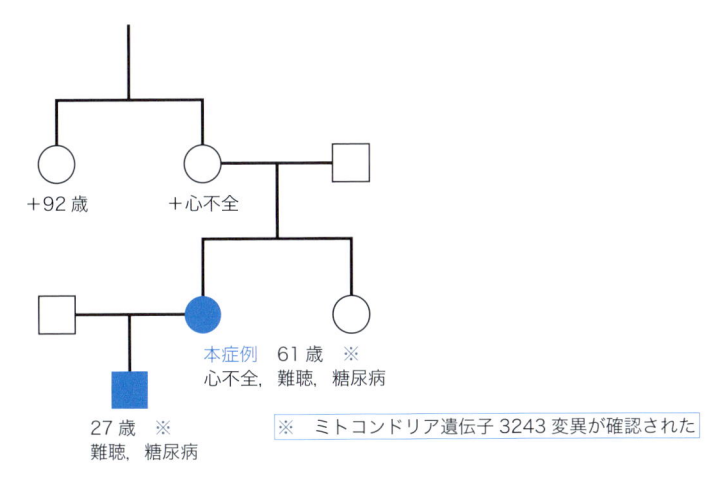

図1　遺伝歴

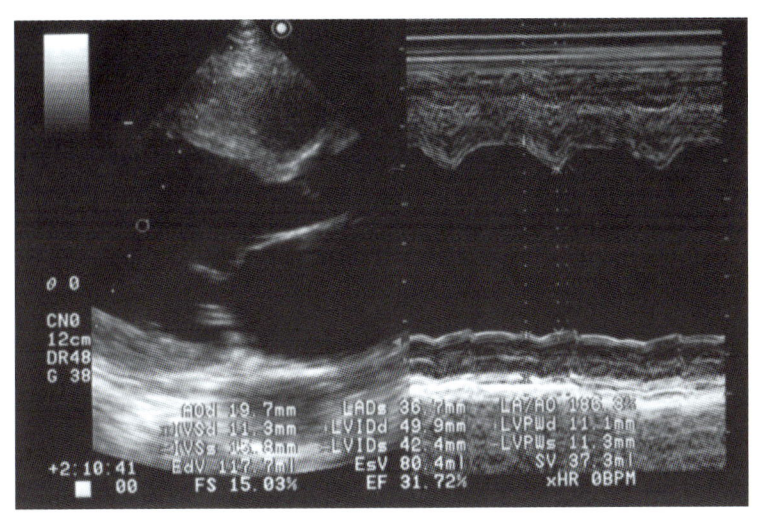

※ミトコンドリア遺伝子3243変異が確認された

図2　心エコー図
　拡張相肥大型心筋症の形態学的特徴を示した．左室収縮能低下に加えて拡張能低下（拘束性変化）を認めた

　EF 29％，心係数1.93L/分/m²であった．冠動脈造影は異常がなかった．左室心内膜心筋生検では光顕レベルでは著明な心筋細胞の変性・脱落と間質の線維化を認め，残存心筋細胞に肥大（平均横径26.8±7.9μm）がみられた．

② 心筋核医学検査
　¹²³I-MIBGシンチグラムでは心筋/縦隔集積比（H/M）比が初期像1.56（中等度低下），後期像1.35（高度低下），washout rate 30.5％（上昇）であった．¹²³I-BMIPPシンチグラムでは左室心筋への不規則な取り込み低下を広範囲に認めた．QGS解析では左室の非拡張性収縮不全（LVEDV 79m/L，LVDSV 56mL，LVEF 29％）を認めた．

ミトコンドリア心筋症の診断

糖尿病と難聴を伴う拡張相肥大型心筋症であることからミトコンドリア心筋症の可能性を考え，ミトコンドリアDNAの遺伝子検索を行った．A3243G変異が末梢血中の白血球ミトコンドリアの5％に認められた．息子に糖尿病と難聴が確認され，母親に心不全が確認された．ミトコンドリア脳筋症を疑い，脳CTや神経内科にて骨格筋の評価を依頼したが異常は認められなかった．患者は身長143cm，体重28kg，BMI 13.7kg/m^2 と小柄でるいそうがありミトコンドリア心筋症患者の身体的特徴と考えられた．

10．退院時処方

ロサルタン（ニューロタン®）25mg，1回1錠，朝1回
カルベジロール（アーチスト®）2.5mg，1回3錠，朝1回
フロセミド（ラシックス®）20mg，1回1錠，朝1回
ジゴキシン（ハーフジゴキシン®）0.125mg，1回1錠，朝1回
スピロノラクトン（アルダクトン®A）25mg，1回1錠，朝1回
ピモベンダン（アカルディ®）1.25mg，1回1錠，朝夕2回
コエンザイムQ10（ノイキノン®）5 mg，1回2錠，朝昼夕3回
メコバラミン（メチコバール®）500μg，1回1錠，朝昼夕3回
ファモチジン（ガスター®D）10mg，1回1錠，朝夕2回
速効型インスリン（ノボリン®R注フレックスペン）15U（5-5-5）

11．考　察　▶ Advice from Professional 1 参照

ミトコンドリア心筋症はミトコンドリアDNA変異が原因となり心筋細胞のエネルギー代謝の破綻により発症する[1]．最も臨床的に頻度が高い変異であるミトコンドリアDNAの3243塩基AdenineのGuanineへの置換は末梢血を検体として外注検査で証明しえた．難聴，糖尿病を合併する心筋症患者ではミトコンドリア心筋症の可能性を考える必要がある．遺伝歴を調べたところ，息子に同様の変異が確認された．心筋症として経過観察されている患者の中で臨床的特徴から本症を思い浮かべることが大切である．異常ミトコンドリア内における好気的リン酸化の破綻や活性酸素の発生が心筋細胞を傷害しているという報告[2]からノイキノン（コエンザイムQ10）の投与を試みた．

【文　献】 ▶ Advice from Professional 2 参照

1) DiMauro, S. et al.：N. Engl. J. Med. 348：2656-2668, 2003
2) Ishikawa, K. et al.：Circ. J., 69：617-620, 2005

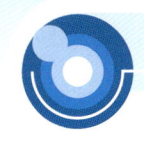

Advice from Professional

1 考察ポイント

Point 1
慢性心不全の基礎疾患としてミトコンドリア心筋症を想起できることが大切である．遺伝子診断，病理学的診断に至るプロセスをしっかり論述する．

Point 2
ミトコンドリアDNA3243変異の診断は末梢血を検体として外注検査で可能である．末梢血中の白血球中の異常ミトコンドリアの頻度が報告される（通常＜1％）．この数値が正常であっても本変異以外で外注できない遺伝子異常もあり得るのでミトコンドリア心筋症を否定できない．家族歴，合併する臓器障害から総合的に診断する．

Point 3
ミトコンドリア心筋症の病理診断として心内膜心筋生検組織の検討を行う場合，電顕レベルの観察をする必要がある．検体の固定をグルタルアルデヒドで行う必要があるので，あらかじめ病理部に本症を疑っている旨を連絡しておく．

2 押さえておきたい論文

文献1：DiMauro, S. et al.：N. Engl. J. Med., 348：2656-2668, 2003

ミトコンドリア病の発症機序にとどまらず，ミトコンドリアDNAの構造・バイオロジーをわかりやすく述べた総説である．

文献2：Ishikawa, K. et al.：Circ. J., 69：617-620, 2005

わが国におけるミトコンドリアDNA・A3243G変異による心筋症の症例で心筋生検組織における活性酸素の発生や抗酸化酵素の発現を証明している．

memo

第4章 患者に学ぶ心不全の診断と治療　§3 特定心筋症

患者抄録

6. 薬剤性心筋症（アドリアマイシン）

倉林正彦

Point

1. アドリアマイシン心筋症は，用量依存的に起こる
2. アドリアマイシンが心筋細胞ミトコンドリアおよび細胞質中でフリーラジカルを産生する
3. 急性心毒性と慢性心毒性がある．シクロホスファミドとの併用で心毒性作用は増加する
4. 遅延性毒性では，拡張型心筋症様の所見を示し，慢性心不全の治療と同様である
5. 早期発見が重要である

1 病態の特徴・疫学

アントラサイクリン系に属する抗がん剤であるアドリアマイシン（ドキソルビシンともいう）は，白血病，悪性リンパ腫，肺癌など多種の悪性腫瘍に対して広く用いられる非常に有効性の高い化学療法剤である[1]．しかしながら，用量依存的に起こる非可逆的心筋障害のため，その投与量は制限を受けている．現在，日本においてその投与量は 500mg/m² 以下とされ，心機能異常またはその既往歴のある患者では禁忌となっている[2]．小児悪性腫瘍などでは，治療により長期生存が可能になっても心筋症を発症することがあり，治療による有益性と副作用を推しはかるのが難しい薬剤である．

2 発症機序

アドリアマイシンはDNAと複合体をつくることにより，DNAポリメラーゼ，RNAポリメラーゼ反応を阻害し，DNA，RNAの双方の生合成を抑制することにより抗腫瘍効果をもたらす．心筋毒性については，これ以外にさまざまな機序が報告されており，複雑な機序を介すると思われる（表1）．

アントラサイクリンのキノンは，心筋小胞体やミトコンドリア内で電子を受け取りセミキノンフリーラジカル型に還元される．そのセミキノンフリーラジカルは酸素に電子を供与し，スーパーオキサイド陰イオン（O^{2-}），過酸化水素，水酸化ラジカル

● 表1　アドリアマイシン心筋症の発症機序

- 核DNA，ミトコンドリアDNAとの結合
- 活性酸素および過酸化脂質の生成
- 膜リン脂質との結合
- Ca^{2+}輸送や細胞内電解質の異常
- 収縮タンパクとの結合
- ヒスタミン，カテコラミン，プロスタグランジンの放出
- 心筋特異的遺伝子の発現抑制
- 収縮タンパク：筋型トロポミオシン，クレアチニンキナーゼ，ミオシン軽鎖，トロポニンC
- 筋小胞体：Ca^{2+}-ATPase
- ミトコンドリアタンパク：鉄イオウタンパク，ADP/ATPトランスロケース

（・OH）を産生する．これら活性酸素に対して，カタラーゼやスーパーオキサイドデスムターゼなどの防御系があるが，心筋組織での含有量が他組織と比較して少なく処理能力は劣るため，心筋組織では活性酸素による障害が起きやすい．このような活性酸素を介した非特異的障害に加えて，心筋特異的遺伝子の発現抑制がアドリアマイシンにより起こる[3〜8]．

memo アドリアマイシン心筋症の病理

遅延性毒性では，拡張型心筋症様の所見を示す．壁在血栓を認めるが，冠動脈や弁の異常は認めない．心内膜心筋組織の光顕所見では，心筋細胞の脱落，心筋細胞の変性を認める．電顕所見では筋線維束の消失，筋線維の融解，Zバンドの変性や断裂，ミトコンドリア変性（膨化，クリスタの破壊や封入体）を認める．

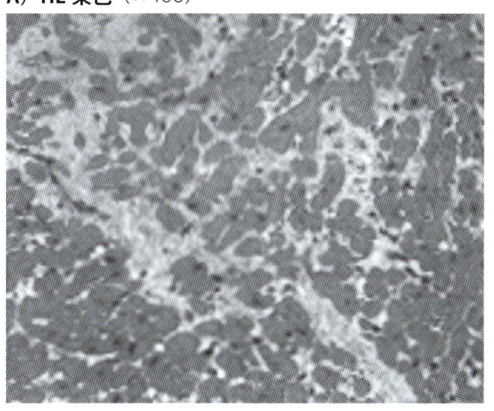

A) HE染色（×400）　　　B) Masson染色（×400）

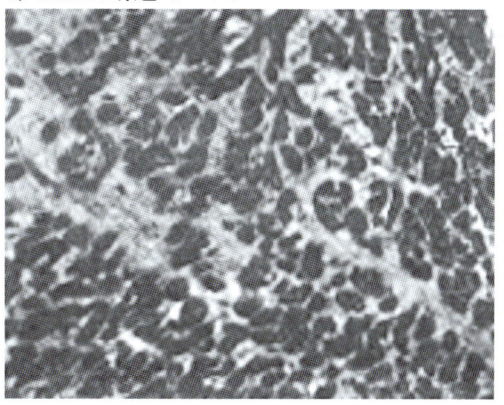

● 図1　心筋生検組織像（p.10 Color Atlas ⑧参照）
　　HE染色（A）にて心筋細胞の変性，間質の線維化を認める．Masson染色（B）により，膠原線維が青く，筋線維が赤く染め分けられている

> **memo　アドリアマイシン心筋症の分子生物学**
> 　アドリアマイシンは心筋特異的な遺伝子の発現変化を起こす．この変化は，活性酸素を介する機序と介さない機序がある．これら機序を解明することはアドリアマイシン心筋症を解明することにとどまらず，虚血心などの酸化ストレスに対する心筋細胞応答や拡張型心筋症の発症に関与する遺伝子応答などの解明にもつながる．

3　発症頻度・臨床症状

　アドリアマイシンによる心臓への作用は，急性心毒性と慢性心毒性に分けられる．急性心毒性として，不整脈（上室性頻拍，心室性期外収縮など），心電図異常（非特異的ST-T変化，左軸偏位，QRS電位減高など）が，投与後数日以内に約11％の症例にみられる．これらは，低用量でも起こるが，一過性の変化である．また，稀に左心機能不全，心膜炎，心筋炎がみられる．

　慢性心毒性は，用量依存的に起こる心筋症である．アドリアマイシンによる心筋症の頻度は1.7％，致死率は50％以上である．その心毒性は用量依存的であり，アドリアマイシンの総投与量が550mg/m^{2}以下では，心筋症発症頻度は0.4％であるのに対して，550mg/m^{2}以上投与の患者の35％にみられる．照射やシクロホスファミド自体が心毒性をもつことから，併用療法では注意を要する．制限投与量以下でも（400mg/m^{2}以下），シクロホスファミドとの併用例では心毒性を示す．臨床所見は洞性頻脈，頻呼吸，心拡大，浮腫，肺水腫，肝腫大，胸水などである．最終投与から平均34日で発症する．特に投与後4週以内にうっ血性心不全を呈した症例は2週間以内の予後とされ，重症である．中等症以下の多くの患者でジギタリス製剤や利尿薬による治療に反応するが，予後は不良である．悪性腫瘍治療後の長期生存患者ではアドリアマイシン最終投与後6～10年後に心不全を発症する例が数多く報告されており，**投与終了後も長期にわたる経過観察が必要である**．

4　早期発見

　非侵襲的に心機能異常をとらえるという点で心エコーが有用である．しかし，心機能は心筋障害だけでなく，前負荷や後負荷の変化により影響を受けることから，悪性腫瘍など全身消耗性疾患の場合，変動幅が大きいと思われる．よって，異常値が不可逆的心筋異常を反映したものかどうかについては，連続した検査値を比較検討することが必要である．

　心内膜心筋生検は侵襲的検査であるが，もっとも心筋症の診断率が高い検査である（図1）．心エコー検査では400mg/m^{2}以上の投与量で心機能低下を認めるが，心内膜心筋生検では240mg/m^{2}以上投与の患者で投与量依存的に心筋細胞の変性を認める．こ

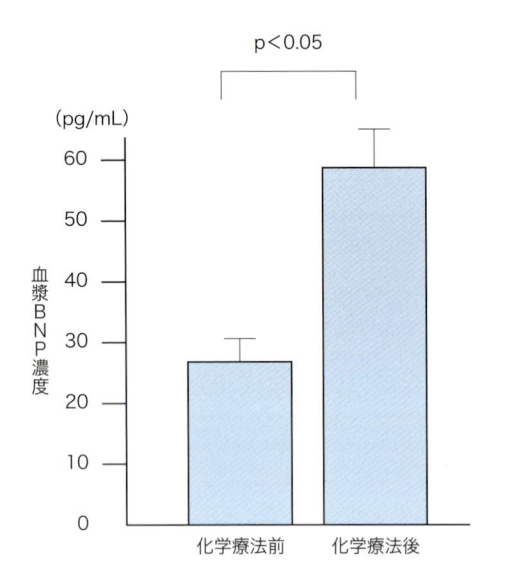

●図2 アドリアマイシンによるBNPの変化
アドリアマイシンによる治療を受けた28人の患者における治療前後の血漿中BNP濃度の変化を示す

のことから，心内膜心筋生検は心機能低下に至る以前の代償段階から心筋症を診断可能である．

東京大学の鈴木らはアントラサイクリン系薬剤（$221.4±53.7 mg/m^2$）投与後，3～7日後に血漿BNP値およびANP値が有意に増加することを報告した[9]（図2）．このほか，心機能障害をきたす以前の早期心筋障害の評価法として，^{123}I-MIBGシンチグラフィを用いた心臓交感神経活性の評価や，あるいは^{123}I-BMIPPやPETを用いた脂肪酸代謝や糖代謝の評価，抗ミオシン抗体シンチグラフィーによる障害心筋の検出が有用であるとされている．

5 治療

アドリアマイシン心筋症の心不全の治療はほかの原因による心不全の治療と同様である．また，アドリアマイシン心筋症の発症予防対策として，抗酸化作用を有するフリーラジカルスカベンジャー（ビタミンE），スルフヒドリル配合体，コエンザイムQ10（ミトコンドリアキノン），プロブコール，過酸化反応を止める鉄キレート剤ICRF-187（ビスピペラジン）やカルシウム拮抗薬の投与がアドリアマイシンによる心筋毒性を抑えると報告があるが，一定の結論は出ていない．

6 処方の実際（表2）

ループ利尿薬，アンジオテンシン変換酵素（ACE）阻害薬またはアンジオテンシンⅡ受容体拮抗薬（ARB），β遮断薬，アルドステロン拮抗薬を用いる．心房細動例においては，心拍数をコントロールする目的でジギタリス製剤を用いる．また，ワルファリンカリウム（ワーファリン®）による抗凝固療法が必要である．

1) 利尿薬

例．フロセミド（ラシックス®），40mg，1日1回，朝食後

うっ血症状を軽減させるために最も有効である．ループ利尿薬を用いる．低カリウム血症をきたしやすい．

2) アンジオテンシン変換酵素（ACE）阻害薬

例．ペリンドプリルエルブミン（コバシル®），4mg，1日1回，朝食後

左心機能不全に基づく心不全に対して生命予後を改善する効果が大規模臨床試験にて証明されている．無症状の心不全患者でも心不全による入院の頻度を減少させる．血圧，血清クレアチニン値，血清カリウム値の上昇に注意する．

3) アンジオテンシンⅡ受容体拮抗薬（ARB）

例．バルサルタン（ディオバン®），80mg，1日1回，朝食後

心不全患者に対してACE阻害薬と同等の効果が証明されている．ACE阻害薬とARBとの併用もCHARM added試験で有効性が示されている（p.303，エビデンス7参照）．β遮断薬，ACE阻害薬，およびARBの3者併用のエビデンスは定まっていない．

4) β遮断薬

例．カルベジロール（アーチスト®），2.5mg，1日1回，朝食後

体液貯留がないことを確認したうえで，少量より導入する．1～2週間ごとに段階的に増量していく．

● 表2　薬剤性心筋症の処方の実際

優先順位	分類	薬剤名	量	処方例	副作用・禁忌
第一選択薬	利尿薬	フロセミド（ラシックス®）	1錠40mg	40mg, 1日1回, 朝食後	低カリウム血症
第二選択薬	ARB	バルサルタン（ディオバン®）	1錠20mg, 40mg, 80mg	80mg, 1日1回, 朝食後	高カリウム血症
		テルミサルタン（ミカルディス®）	1錠20mg, 40mg, 80mg	40mg, 1日1回, 朝食後	
		カンデサルタンシレキセチル（ブロプレス®）	1錠2mg, 4mg, 8mg, 12mg	8mg, 1日1回, 朝食後	
		オルメサルタン（オルメテック®）	1錠10mg, 20mg	20mg, 1日1回, 朝食後	
第三選択薬	β遮断薬	カルベジロール（アーチスト®）	1錠1.25mg, 2.5mg, 10mg, 20mg	初期量1.25mg〜2.5mg 1日1回朝食後 維持量2.5〜10mg	喘息, 末梢循環障害
	アルドステロン拮抗薬	スピロノラクトン（アルダクトン®A）	1錠25mg, 50mg	25mg, 1日1回, 朝食後	高カリウム血症

心不全症状のない左室機能低下患者にも有効である.

5）アルドステロン拮抗薬

　例．スピロノラクトン（アルダクトン®A），25mg, 1日1回, 朝食後

NYHA Ⅲ度以上の左室収縮能低下患者に対する有効性が証明されている．高カリウム血症に注意する.

7 おわりに

アドリアマイシンの使用に当たっては，**累積用量の把握，心筋症の早期発見を怠らないようにする**ことが重要である．早期発見をするため，心エコー，血清BNPの測定，あるいは高感度トロポニンTの測定が有効である．心毒性作用を軽減させたアントラサイクリン系薬剤の開発に期待するとともに，有効な抗酸化剤の開発が待たれる疾患である．

<文　献>

1) 倉林正彦：アドリアマイシン心筋症．「心不全」（篠山重威　編），pp. 394-404, 医薬ジャーナル社，1997
2) Fu, L.X. et al.：Int. L. Cardiol., 29：15-20, 1990
3) Ito, H. et al.：Proc. Natl. Acad. Sci. U S A, 87：4275-4279, 1990
4) Jeyaseelan, R. et al.：J. Biol. Chem. 272：5828-5832, 1997
5) Kurabayashi, M. et al.：J. Biol. Chem., 268：5524-5529, 1993
6) Jeyaseelan, R. et al.：J. Biol. Chem., 272：22800-22808, 1997
7) Kurabayashi, M. et al.：Mol. Cell. Biol., 15：6386-6397, 1995
8) Aihara, Y. et al.：J. Mol. Cell Cardiol., 32：1401-1414, 2000
9) Suzuki, T. et al.：Am. Heart J.,136：362-363, 1998

➡ 次頁：患者抄録

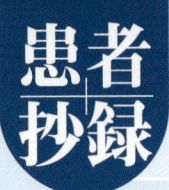

乳癌の化学療法後に発症した重症アドリアマイシン心筋症

【患者】 29歳女性

1. **診　断**　乳がん，アドリアマイシン心筋症
2. **主　訴**　動悸，労作時呼吸困難
3. **既往症**　特記事項なし
4. **家族歴**　特記事項なし
5. **生活歴**　飲酒　なし，喫煙　なし
6. **現病歴**

　　1998年8月，左乳がんと診断され，胸筋温存乳房切除術実施．術後，フルオロウラシル(5-FU®)，シクロホスファミド水和物（エンドキサン®），UFT（以上3剤　2001年10月で終了），タモキシフェンクエン酸塩（2004年5月で終了），ゴセレリン酢酸塩（ゾラッデックス®）(2005年7月まで継続）にて化学療法を行った．2001年9月，骨髄転移を指摘され，放射線療法と頸椎固定術実施．FEC療法（フルオロウラシル500mg/m^2，エピルビシン塩酸塩240mg/m^2，シクロホスファミド100mg/body：4コース）に変更し，化学療法を行った．2002年，肺転移，骨転移，肝転移を認め，ドセタキセル（タキソテール®）による治療に変更した．2004年3月より，外来にてAC療法（アドリアマイシン60mg/m^2，シクロホスファミド600mg/m^2）を10コース実施した．その後も定期的に乳腺外来にて経過観察していた．2005年8月末より呼吸困難が出現したため，9月循環器内科に緊急入院となった．

7. **入院時現症**

　　身長160cm，体重52.1kg，BMI20.3，血圧84/48mmHg，脈拍109/分整，体温36.6℃，眼球結膜黄染・貧血なし，発汗あり，
　　頸部：甲状腺腫・リンパ節腫大なし，血管雑音なし
　　胸部：心音 S1（→）S2（→）S3（−）S4（−）
　　心雑音なし，肺音 清
　　腹部　平坦，肝臓を2横指触知，圧痛や自発痛および血管雑音なし，鼠径部の血管雑音なし，
　　四肢：下腿浮腫（−），チアノーゼ（−），末梢動脈触知良好

8. **入院時検査所見**

   ① 血算：WBC 6000/μL, RBC 312万/μL, Hb10.0g/dL, Ht 29.6%, Plt 10.8万/μL
   ② 生化学：TP 6.8g/dL, Alb 3.9g/dL, AST 171 IU/L, ALT 374 IU/L, LDH 390 IU/L, ALP 345 IU/L, LDH 390 IU/L, CK 51 IU/L, BUN 59mg/dL, Cre 1.5mg/dL, Na 128mEq/L, K 3.1mEq/L, Cl 86mEq/L, 直接Bil 0.5mg/dL, 間接Bil 0.8mg/dL, P 3.7mg/dL, Ca 8.8mg/dL, BNP 7125pg/mL,
   ③ 尿一般検査：5.0，比重　1.007，Pro（−），潜血（−），ケトン（−）
   ④ 胸部単純X線：心拡大（CTR 55%），肺野　うっ血あり（図1）
   ⑤ 心電図：洞性頻脈　120/分，左房負荷，V1-V3 QS型，V5, V6でST低下とT波の平坦化，肢誘導は低電位（図2）
   ⑥ 経胸壁心エコー図：LVDd 53mm, LVDs 51mm, EF 10%，全周性に壁運動低下

9. **入院後経過**

　　現病歴，心エコー所見から，乳がんに対する化学療法にて使用したアドリアマイシンによる心筋症と診断した．肺うっ血（＋），左室駆出率10%，BNP 7,125pg/dLと高度に心機能が低下していた．血液ガスは鼻カテ　1L/分下で，pH 7.522, PO$_2$ 139.0mmHg, PCO$_2$ 28.0mmHg,

図1　入院時胸部X線

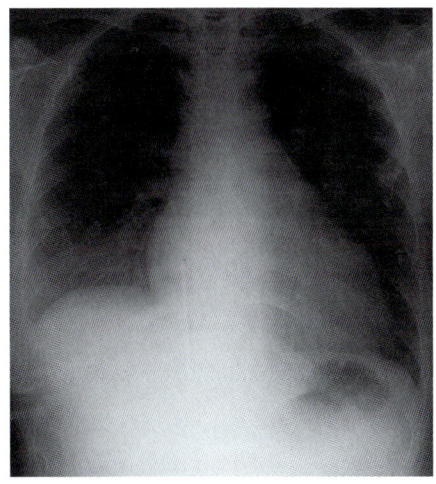

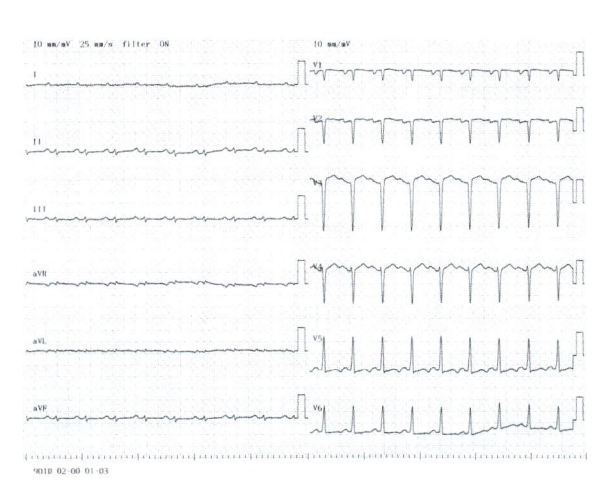

図2　入院時12誘導心電図

HCO_3^- 23.2mmol/Lで呼吸性アルカローシスであった．Swan-Ganzカテーテル検査では肺動脈楔入圧29mmHg，肺動脈圧45/28mmHg（平均37mmHg），右室圧45mmHg，右房圧24mmHg 心拍出量2.1L/分であり，Forrester分類のサブセットIVであった．

上記の検査結果から，イノバン®3μg/kg/分，ミルリーラ®0.33μg/kg/分，ハンプ®0.025μg/kg/分，ラシックス®4A，ルネトロン®1A，ソルダクトン®1Aを使用した．その結果，約2,000mL/日の利尿がみられるようになり，BNPや肝酵素は低下した．収縮期血圧は約70mmHgであり，β遮断薬の導入は行なわなかった．また，ACE阻害薬の使用も困難であった．尿量の増加とともに，心エコー上，左駆出率は18％とやや改善し，一時，外泊が可能となった．しかし，感染を契機に心不全が増悪し，播種性血管内凝固症候群，多臓器不全を併発し，11月11日死亡した．

10. 考 察 ▶ Advice from Professional 1 参照

乳がんに対し，エピルビシン塩酸塩 240mg/m² を1日4回，アドリアマイシン60mg/m² を1日10回と高用量のアントラサイクリン系薬剤を使用し，使用開始から約4年後に重症の拡張型心筋症による心不全にて死亡した症例である．肺転移，骨転移，肝転移を伴う進行乳がんであり，アドリアマイシンを含む化学療法を継続せざるを得なかった．また，アルキル化剤であるシクロホスファミドにも心筋毒性があり，アドリアマイシンとの併用によって，アドリアマイシンの心毒性を増強した可能性がある．

【文 献】▶ Advice from Professional 2 参照

1) Ayash, L. J. et al.：J, Clin, Oncol., 10：995-1000, 1992

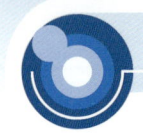

Advice from Professional

1 考察ポイント

Point 1

アドリアマイシンは非可逆的な心筋傷害をきたすことから，心エコーや血清BNP測定を行い，早期に，心機能の変化を検出することが重要である．

Point 2

アドリアマイシン心筋症は拡張型心筋症の病態を呈する．一般に，中等度以下の重症度の心不全では，心臓リモデリングを抑制する薬剤（β遮断薬，ACE阻害薬，アンジオテンシンⅡ受容体拮抗薬など）による治療が心不全の改善に有効であるが，血圧低下を伴う高度の心機能低下の症例に対しては，これらの薬剤の使用は困難であり，強心薬が必要となる．

2 押さえておきたい論文

文献1：Ayash, L. J. et al.：J, Clin, Oncol., 10：995-1000, 1992

心筋毒性の程度は，基礎疾患，他の併用抗がん剤の種類，シクロホスファミドの投与方法などによってかなり変わる．シクロホスファミドの96時間の持続点滴の治療を受けた19人の転移性乳がん患者のシクロホスファミド血中濃度を測定した報告によると，ピークのシクロホスファミド濃度が低く，また，血中に検出される時間が短い症例で，心不全を呈した例が多い．このことは，シクロホスファミドの代謝が強く起こる症例ほど，心不全を起こしやすいことを示している．

memo

第4章 患者に学ぶ心不全の診断と治療　§3 特定心筋症

患者抄録

7. アルコール性心筋症

川井　真，吉村道博

Point

1. 飲酒が可能な成人において，日常診療の中で遭遇しうる心筋疾患であるが，頻度は不明である．また個人差も大きいと思われる
2. 二次性心筋症であり拡張型心筋症類似の心不全や頻拍性不整脈を呈する
3. 断酒に加えて利尿薬，ACE阻害薬，ARB，カルペリチド，強心薬，血管拡張薬などの一般的な心不全治療を行う
4. 断酒にて改善しうることもあるが，不可逆的な場合もある．また，習慣である飲酒により悪化する

1 特徴・疫学

時として身体に害を及ぼす原因にもなりうる飲酒は，日常生活上切り離せない習慣であり，わが国では成人になれば，法律上誰でも酒を飲むことが許可される．しかしながら，長期かつ大量の飲酒は，肝，胆，膵などの臓器に障害を与え，個人差が大きいながら**心筋障害**が生じると**二次性心筋症**が発症する．

大酒家に生じた心筋症で，飲酒以外の他に病因がないものを，**アルコール性心筋症**と定義している[1]．古くはEvans[2]が，拡張型心筋症から独立して提唱した概念であり，時に日常診療の中で遭遇しうる病態である．しかしながら，詳細な調査は行われておらずその発症頻度などは不明である．

2 病因・病理

原因となるアルコールの飲酒歴は，エタノールに換算して一日当たり100mL程度を，10年以上飲み続けた場合に発症するとされている[1]．日本酒なら，"1日5合以上を週5日以上"を10年間続けたときに，発症リスクが高まるといわれている．しかしながら，動物実験データでは，ラットにアルコールだけを大量かつ長期に用いても発症しないという報告もあり[3]，病因は十分に解明されているわけではない．

アルコール性心筋症では二次性心筋症のなかでも，**大酒家**ということ以外には明らかな原因がなく，長期にわたる大量の飲酒により**頻脈性不整脈**や**心不全**症状が出現する．アルコールによる**中毒性心筋症**である．左心室内腔拡大，左室壁運動の低下，うっ血性心不全所見など拡張型心筋症に類似した病態を呈するが，ほかの心筋症とは異なり断酒によって**速やかに改善**することもあるが，**不可逆的**なこともある．

組織学的には断酒による改善が難しいと考えられていたが，いくつかの症例では飲酒により変性した心筋組織でも，断酒により組織像の改善を認めた報告もある[4]．発症機序に関しては，アルコールそのものによる毒性や，代謝産物である**アセトアルデヒド**の影響と考えられているが，結論は出ていない．

病理所見では，左心室内腔拡大が著明な症例で心重量の増加を認めるが，壁肥厚は軽度のことが多い．組織学的には，心筋細胞の肥大，大小不同，空洞化と，心筋細胞周囲の浮腫やびまん性線維症，脂肪滴沈着，リポフスチン沈着などの所見を認め，これらの所見は特に**心内膜下**に著しい．肥大型心筋症でみられる心筋錯綜配列は認めない[5]．

---

memo その他の二次性心筋症

二次性心筋症にはアルコール以外に，**虚血性**，**感染症**，**内分泌疾患**，**膠原病**，**遺伝性**（糖尿病，甲状腺機能亢進症，ヘモクロマトーシス，サルコドーシス，筋ジストロフィーなど）の特定された原因が報告されている．アルコール性に関しては，大量飲酒以外の原因がないことが特徴となるが，そのほかの二次性心筋症でも特徴的な臨床，病理所見を呈するものもあるが，病態だけでは鑑別を行うことは難しいことも多い．特に，拡張型心筋症や，心房細動，動悸症状を伴う甲状腺機能亢進性心筋症との鑑別は重要と思われる[1]．

3 症候・診断

患者背景では**中高年（30～50歳代）の男性**が圧倒的に多いが、**大酒飲み**であることが必須条件である。主訴としては心不全症状は必発ではないが、低拍出量性心不全で緩徐に体動時**息切れ**や**動悸**を感じるようになり来院する。なかには著明な**呼吸困難**や**心房粗細動**などの頻脈性不整脈にて、急激に発病することもある。この低拍出量性心不全と壁運動低下や頻脈性不整脈の合併により、**突然死**の原因にもなりうる。

身体所見では、胸部聴診所見上典型的にはギャロップリズムや左室内腔拡大に伴う僧帽弁閉鎖不全の**心雑音**、肺野にはうっ血による**湿性ラ音**を聴取する。また、頸静脈怒張と下肢を中心とした**浮腫**を認め、胸部単純X線写真で高度心拡大と肺うっ血像や胸水貯留を認める。心エコー図所見では、左室内腔拡大により僧帽弁逆流や三尖弁逆流を認め、左室壁運動は**びまん性に低下**し両心房は拡大し、下大静脈にも拡張と呼吸性変動の消失を認める。これらの所見は拡張型心筋症に類似するが、なかには肥大型心筋症や拘束型心筋症に類似し、心室壁の肥厚を認めることもある[6]。虚血性心筋症を除外するためには冠動脈病変の否定が必要であり、**心筋生検**にて特発性拡張型心筋症などの疾患を否定することも重要である。

4 治療・予後

治療に際して成功の鍵は、いかに長期にわたり、患者本人に**断酒**を実行させるかである。心臓にとどまらずアルコール性臓器障害という、全身疾患の一側面として治療にあたる必要がある。

初期には、**心不全の一般的治療**を組み合わせて（**利尿薬、ACE阻害薬またはARB、血管拡張薬、カルペリチド、強心薬**などの投与）行う。アスピリン製剤は必須ではないが、低左心機能性の心不全治療において血栓塞栓症予防としての**ヘパリンナトリウム投与**は推奨される。また、β遮断薬はアルコール性心筋症に対しての確立されたエビデンスはない。各々の治療薬の具体的な使用法に関しては、他項での解説に委ねる。

心不全症状は、断酒と上記の一般的な心不全治療にて容易に改善しうるが、左室拡大や左室駆出率低下などの低心機能は数～6カ月程度断酒を継続することで改善する[7]。しかしながら、経過中に飲酒を再開した症例は、左室拡大や壁運動低下が改善しなかった[2]。Nicolasら[8]によると、100mgエタノールを10年以上摂取した心筋症患者について、治療後に断酒継続群、エタノール20～60mg摂取群、60～80mg摂取群、80mg以上摂取群の4群に分けて4年に渡り経過をみると、**60mgまでの摂取群**は十分に改善を認めたとの報告を行っている（図）。無論、断酒継続群が最も改善を呈したが、エタノール用量依存的に改善度は悪化することを示した重要な結果である。

> **memo 頻脈性不整脈に関して**
>
> アルコール多飲により栄養状態が偏り、**低マグネシウム血症**、**低カリウム血症**を認めることがあり不整脈が起きやすい状態にあると考えられる。**QT時間延長**を認めることもあり、**心室頻拍**などにも注意が必要である。特に心房細動は比較的よくみられるが、そのほかの心房粗動や心室性不整脈が出現し難治性となることもあり、状況に応じて**マグネシウム製剤（硫酸マグネシウム）**の静注を行うことも必要となる。また、ジギタリス製剤に対する感受性も上昇しているため、本剤の使用にあたっては注意が必要である。

5 おわりに

断酒にて改善するが飲酒の再開にて再び心機能が低下して心不全状態に戻ってしまう、という病態の特性上、外来での管理、**患者の生活指導**は、治療を継続していくうえで非常に重要である。明らかな心機能低下や心不全状態とならないまでも、週末の休日前夜にのみアルコールを大量摂取して、心房細動が出現して動悸を訴える「holiday heart syndrome」と呼ばれる現象は[9]、**発作性心房細動患者**の日常診療のなかでも時にみられることであり、本疾患の予備段階であることが推察される。また、断酒の継続で心機能改善に伴い心不全症状が消失し胸部単純X線上の心胸郭比が縮小するが、飲酒が再開されることで改善した心胸郭比が容易に再拡大することを繰り返すことがあり「アコーディオン現象」[10]と称して報告されている。

治療上最も重要なことは患者本人の自覚と家族の認識であり、いかに大量の飲酒が心機能に悪影響を与えているかを、理解させることにある。また、飲

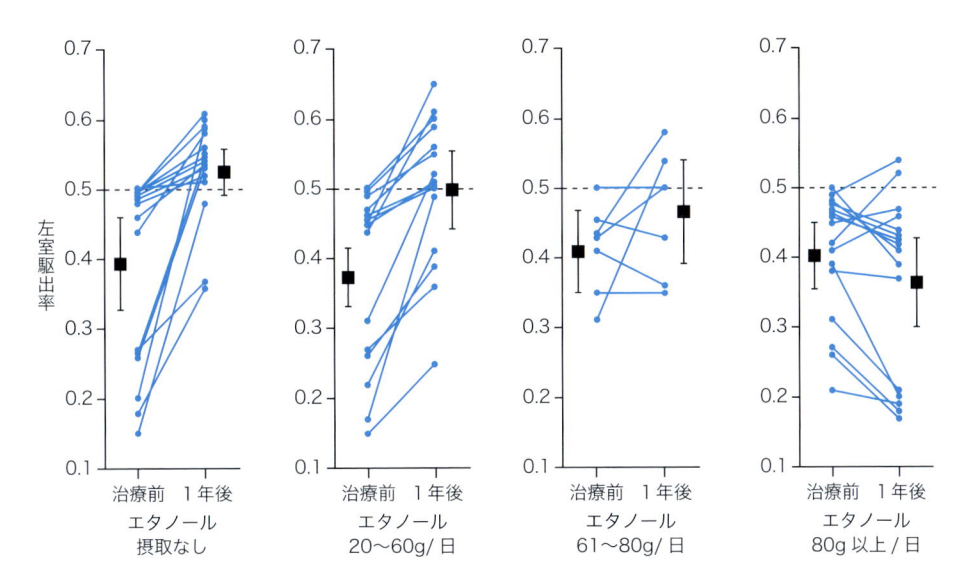

● 図 100mgエタノールを10年以上摂取した心筋症患者において，左室駆出率の変化を治療後のエタノール摂取量別に比較

■とエラーバーはそれぞれ各群における平均値と95％信頼区間をあらわす
（文献8より引用）

酒の再開と共に心機能低下や心不全が再発することも，十分認識させることが必要であり，患者本人の協力なしにはよりよい予後はあり得ないであろう．

＜文　献＞
1）小出　直：内科，56：1072-1076, 1985
2）Evans, W.：Br. Heart J., 21：445-456, 1959
3）政二文明ほか：臨床科学，28：1217-1221, 1992
4）上北和実ほか：呼吸と循環，2：201-205, 1997
5）谷村　晃：病理と臨床，1：549-554, 1983
6）竹端　均ほか：日本臨床，58：151-156, 2000
7）和泉　徹ほか：日本臨床　別冊循環器症候群Ⅲ：15-21, 1996
8）Nicolás, J. M. et al.：Ann. Intern. Med., 136：192-200, 2002
9）Ettinger, P. O. et al.：Am. Heart J., 95：555-562, 1978
10）Braunwald, E.：Heart Disease（A textbook of cardiovascular medicine, 5th ed）：1412-1414, （W. B. Saunders Company, Philadelphia）, 1997

➡ 次頁：患者抄録

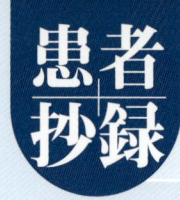

アルコール性心筋症

【患　者】 60歳男性

1. **診　断**　①急性心不全，②アルコール性心筋症の疑い
2. **主　訴**　下肢浮腫，労作時呼吸困難
3. **既往歴**　虫垂炎手術（13歳時）
4. **家族歴**　特記事項なし
5. **生活歴**　職業：会社員，喫煙歴：なし，飲酒歴：日本酒4合/日×40年間
6. **現病歴**

    生来健康であったが，最近の健康診断にて心電図異常を指摘された．3週間ほど前より下肢に浮腫を認め，安静時には問題ないが軽労作時には息切れを感じるようになり，当院外来を受診し急性心不全の診断にて入院となった．

7. **入院時現症**

    身長162cm，体重64kg，BMI24.4，血圧132/102mmHg，脈拍98/分　整，体温36.8℃，意識清明，眼瞼結膜貧血認めず，眼球結膜黄染なし

    頸部：表在リンパ節触知せず，軽度頸静脈怒張あり，甲状腺腫大なし

    胸部：心音S1（→），S2（→），S3（＋），S4（−），心雑音は心尖部に全収縮期逆流性雑音LevineⅡ/Ⅵを聴取，肺音清明

    腹部：平坦で軟，心窩部に肝3横指触知，脾は触知せず，その他異常なし

    四肢：下腿浮腫（＋），チアノーゼ（−）

    神経学的異常所見はなし

8. **入院時検査成績**

    ① 血　算：WBC 5,000/μL，RBC 511万/μL，Hb 16.4g/dL，Ht 46.8％，Plt 15.3万/μL

    ② 生化学：AST 48mg/dL，ALT 67mg/dL，LDH 171mg/dL，ChE 3883mg/dL，T-Bil 1.2mg/dL，ALP 232mg/dL，γGTP 189mg/dL，BUN 12mg/dL，Cr 0.8mg/dL，UA 5.2mg/dL，Na 141mEq/L，K 3.1mEq/L，Cl 103mEq/L，Mg 1.4mg/dL，TC 153mg/dL，TG 67mg/dL，HDL 51mg/dL，CRP 0.1mg/dL，FBS 89mg/dL，HbA1c 5.4％

    ③ 胸部単純X線：CTR 61％，肺野に明らかなうっ血所見はなし，軽度右側胸水を認める

    ④ 動脈血ガス検査（酸素投与なし）：pH 7.485，PCO_2 34.8mmHg，PO_2 52.4mmHg，HCO_3^- 26.2mmol/L，$SatO_2$ 89.7％

    ⑤ 心電図（図1）：正常洞調律76/分，左軸偏位とⅢ，aVF，V5〜V6で軽度T波平低化所見を認める

    ⑥ 経胸壁心エコー図（図2）：AoD 30mm，LAD 42mm，LVDd/Ds 65/59mm，IVSTd 8mm，LVPWTd 10mm，EF 20％，FS 9％で，壁運動は著明にびまん性低下を認める，AR（−）MR mild TR mild PR mild

9. **入院後の経過**

    ① 検　査

    　　血液生化学検査では肝機能障害とγGTPの上昇，血中カリウムとマグネシウム濃度の低下を認め，臨床経過と飲酒歴ならびに胸部単純X線，心エコー図からアルコール性心筋症を疑った．

    ② 治療方針

    　　心不全に対する治療として，点滴による電解質補正を行いながらカルペリチド（ハンプ®）0.05〜0.1μg/kg/分とヘパリンナトリウム（ヘパリン®）1.5万単位/日持続点滴静注と，フロセミ

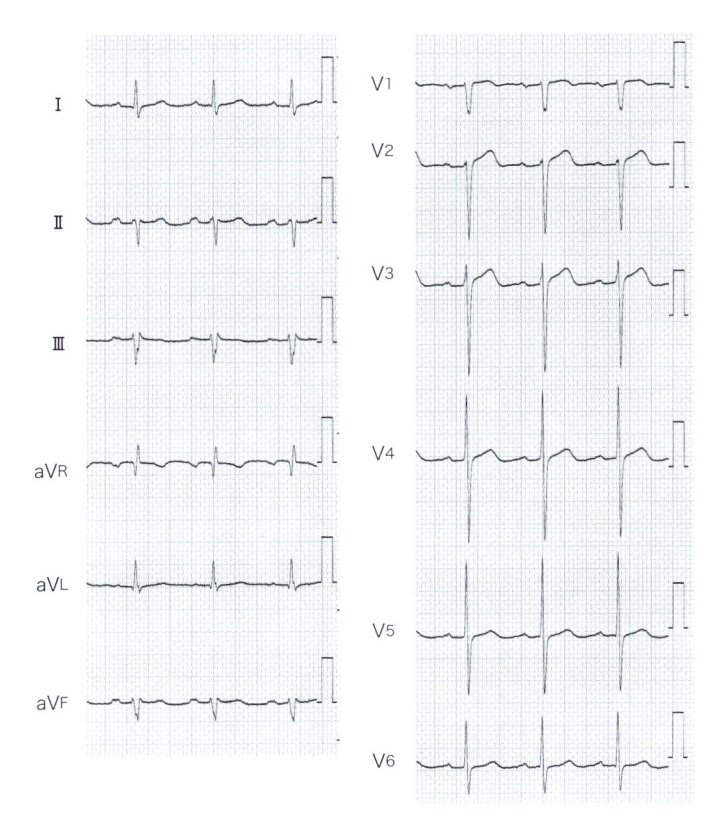

図1 入院時心電図検査
（文献2より転載）

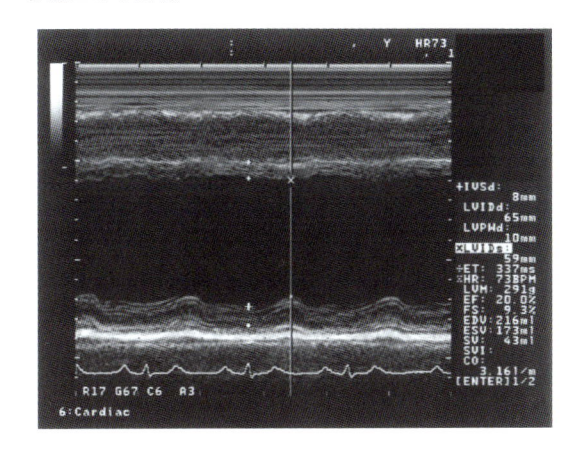

図2 心エコー図検査（Mモード像）
（文献2より転載）

ド（ラシックス®注）10〜20mg適宜静注投与を行った．利尿薬に対する反応は良好で，臨床症状と動脈血ガス所見ならびに，血液生化学検査所見は速やかに軽快し，胸部単純X線所見も改善した．

A) H. E. 染色（×40）

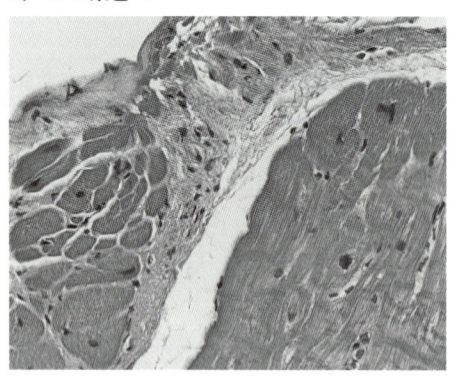

B) マッソントリクローム染色（×40）

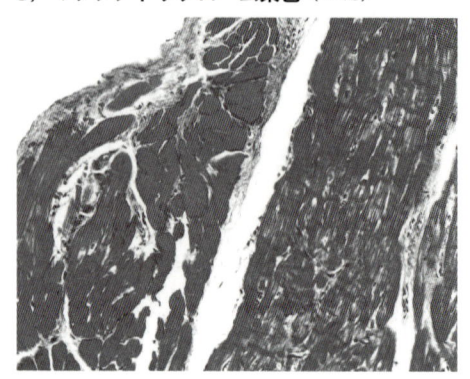

C) エラスチカ・ワンギーソン染色（×40）

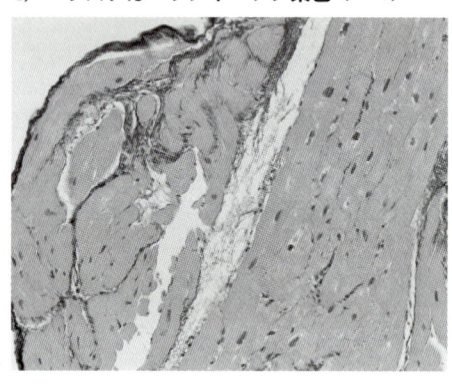

図3　左室心内膜下心筋生検像（p.11, Color Atlas⑨参照）

A) 心臓カテーテル検査

　入院中に心臓カテーテル検査を施行したが，冠動脈造影で有意狭窄は認めず，虚血性心疾患は否定された．左心室造影では，EFが30％でびまん性に低下し，特に拡張障害所見を強く認め心筋症を疑い，左室内膜下心筋生検を行った．

B) 病理組織診断

　心筋生検による病理組織所見では，軽度の心筋線維肥大と核の大小不同，心筋線維間に膠原線維の不均等な増生を認めたが，心筋細胞の錯綜配列は認めなかった（図3）．特に心内膜でより強い膠原線維の増生を認め，病理所見では特発性心筋症は否定的であり，二次性心筋症の診断であった．

③ 退院処方

　入院中の心不全に対する一般的な治療に引き続き，エナラプリル（レニベース®）5 mg，フロセミド（ラシックス®）20mg，ジゴキシン（ジゴシン®）0.25mg 1日1回朝と低左心機能による心室内血栓予防のためワルファリンカリウム（ワーファリン®）3 mg 1日1回夕内服とし，断酒を続けるように生活管理指導した．退院後も内服治療と断酒を継続することができたため，一年後の胸部単純X線検査ではCTR 48%にまでに改善し，心エコー図でも，LVDd/Ds 51/29mm，IVSTd 9mm，LVPWTd 9mm，EF 74％，FS 43％と，正常範囲内にまで改善したため，フロセミドとワルファリンカリウムは中止とした．

10. 考察　▶Advice from Professional ❶ 参照

　日常診療において，心不全や心筋症といった低左心機能患者に遭遇した場合に，常に頭の片隅

に鑑別診断として覚えておかないと診断が難しい病態である．問診において飲酒歴を正確に聞き出して，エタノール摂取量を推定することで，診断への糸口を掴むことができる．確定診断には二次性心筋症の原因となるほかの疾患を除外する必要があり，心臓カテーテル検査や心筋生検が必要となる．治療は急性期に一般的な心不全治療を行うが，入院中の断酒による改善効果が大きい．退院後には病態に応じた内服治療を継続し，断酒を継続できるかが治療のポイントとなる．飲酒習慣の再開によりエタノール摂取量に依存して，左心機能低下が再燃する[1]．本症例は心機能改善に可逆性な病期であったことと，断酒を守ることができたため，心機能はほぼ正常値まで改善した．

【文献】（▶ Advice from Professional ❷ 参照）
1）Nicolás, J. M., et al.：Ann. Intern. Med., 136：192-200, 2002
2）川井　真，望月正武：若い頃から毎日3〜4合，最近足にむくみが…！？アルコール性心筋症，「シュミレイション内科心不全を探る」，pp.137，永井書店，2005

Advice from Professional

❶ 考察ポイント

Point 1
本症例の診断に至るために，疾患概念をよく知ったうえで，診察の基本である問診によって飲酒歴を詳細に聴取することは重要である．考察ではこの病態の特徴をよく踏まえて検証する．

Point 2
二次性心筋症の他の原因による病態の除外診断や複合要因による病態も考えられるので，診断までのプロセスがしっかり行われていることが重要である．

Point 3
退院後では断酒を中心とした生活指導が，心不全の再発防止に重要なポイントであり，できる限り退院後の経過を含めて検討し，初期の診断に関する妥当性をコメントするべきである．

❷ 押さえておきたい論文

文献 1：Nicolás, J. M., et al.：Ann. Intern. Med., 136：192-200, 2002

少なくとも10年間1日につき最低100gのエタノールを飲んでいた心筋症の55人のアルコール中毒の男性に対して，飲酒量を調節することによる心機能改善効果に関して検討している．1年後，断酒群とエタノール60g/日までの飲酒群は心機能改善を示したが，80g/日以上の飲酒群では悪化し，4年後までに10名が死亡した．アルコール性心筋症患者において，エタノール60g/日までの節制で心機能改善を認めた．

第4章 患者に学ぶ心不全の診断と治療　§3 特定心筋症

8. 産褥性心筋症

大内田昌直，今泉　勉

Point

1. 産褥性心筋症とは，妊娠後期から分娩後の周産期に突然発症する原因不明の心不全であり，拡張型心筋症と類似の病態を示す
2. 一般に治療により速やかに回復するが，一部の症例では心機能障害が遷延し，致死的となるので注意深い観察が必要である
3. 血栓症の合併が高く，特に肺，脳，腎臓，脾臓に梗塞を起こしやすい
4. 再妊娠で再発する傾向があり，心機能の回復が思わしくなければ避妊を勧めるべきである

1 病態の特徴・疫学

　産褥性心筋症とは，心疾患の既往がない元来健康な女性が，妊娠後期から産褥期にかけて拡張型心筋症（dilated cardiomyopathy：DCM）様の病態を呈し，心不全を発症する稀な疾患である．原因は未だ不明であり，米国の報告[1]では分娩3,000〜4,000例に1例の頻度といわれ，黒人＞アジア人＞白人＞ヒスパニックの順に多い．以前は，潜在している心筋症が妊娠や分娩を契機に顕著化したとの見方もあったが，本疾患の半数以上は完全治癒しており，これはDCMにおいてはきわめて稀である．また，双胎妊娠や多胎妊娠に頻度が高く，その後の妊娠で再発傾向を認めることから，現在では妊娠との因果関係が強く示唆されている．

　病因についてはさまざまな説があり，ウイルス感染説，異常免疫反応説，妊娠中毒症との関連，栄養障害説，内分泌異常説などあげられるが，特定されていない．特に，妊娠後期には循環血液量や心拍出量が増大し，血管抵抗は低下するなど生理学的な変化が起こるが，これが心臓への容量負荷となり発症するとする説は，現在受け入れられてない．

　元来，わが国では「産褥性心筋症」と呼ばれてきたが，妊娠後期にも発症例を認めることより，最近では英語のperipartum cardiomyopathyを直訳し「周産期心筋症」と呼ぶことが多い．本疾患の診断基準は，1971年にDemakisらが提唱した診断基準[2]に，心エコー検査による心収縮能の低下を加えたも

● 表1　産褥性心筋症の診断基準

1. 分娩前1カ月から分娩後5カ月以内に新たな心不全症状が出現
2. 心不全を発症する原因がほかに見当たらない
3. 分娩1カ月前までに心疾患の既往がない
4. 左室収縮能の低下（左室駆出率＜45％，左室短縮率＜30％）

（文献3をもとに作製）

のが広く用いられている（表1）．心電図では特徴的な所見はないが，左室肥大やPQ延長，非特異的ST-T変化，左脚ブロック型のwideQRS波などが出現しやすい．右脚ブロックが出現した場合は肺塞栓症の鑑別が重要となる．

　リスクファクターとして①30歳以上での出産，②多産婦，③多胎妊娠，④妊娠中毒症，⑤高血圧合併，⑥栄養不良，などがあげられる．また喫煙や子宮収縮抑制薬の使用例に多いとの報告[4]もある．80％が分娩後3カ月以内に発症し，残り10％はそれ以降，また10％は妊娠後期の3カ月に発症する．病理組織所見は，DCM類似の退行変性が主で，炎症細胞浸潤は軽微である．しかし，一部には心筋炎の所見を認めたとの報告もある[5]．しばしば心腔内に壁在血栓を認め，塞栓症の頻度はDCMより高頻度である．特に肺塞栓は高率であり，他にも脳，腎，脾梗塞などを合併し重篤となりうる．

　予後は，心不全回復の程度によるが，心拡大の改善が1つの目安となる．約50〜60％の症例では，数

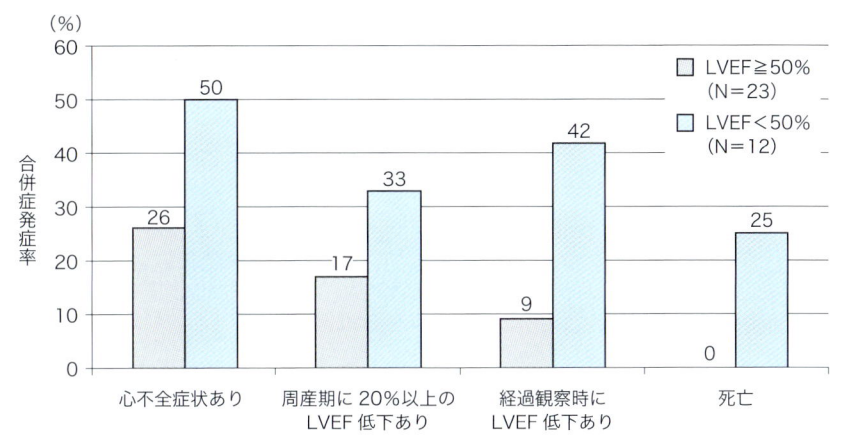

● 図　産褥性心筋症のLVEFによる再妊娠時の合併症発生率
LVFE：left ventricular ejection fraction（左室駆出率）
（文献6をもとに作製）

週間から6カ月以内に心拡大や心収縮能は改善し予後は良好である．しかし，6カ月以上遷延した場合は予後不良である．また本症の特異な病像として，再妊娠にて再発しやすい傾向がある．

2　治療のストラテジー

初発の心不全症状は，通常の治療で速やかに軽快するが，ギャロップ音や心拡大は長く残る．初期治療が奏功するにもかかわらず，急性期死亡率は20〜60％であり決してよくない．しかし最近の報告[1]では，心不全治療学の進歩によりそこまでは高くない．主な死因は心不全の進行や脳梗塞，不整脈死である．なかには急性期に両心不全の病態を呈し，重篤な心不全に陥る場合もある．初期には慎重な重症度評価を行ない，難治例には積極的に静注強心薬を併用する．また，ショック例やカテコラミン抵抗例には躊躇せず大動脈内バルーンパンピング（intra aortic balloon pumping：IABP）や経皮的心肺補助装置（percutaneous cardiopulmonary assist：PCPS）など補助循環を導入する．これらの集中治療で救命した例や心臓移植に至った報告もある．

慢性期には原則として，RAA系抑制薬とβ遮断薬，利尿薬などを用いた加療を心機能が回復するまで継続する．ガイドラインに基づき重症例には強心薬や硝酸薬も併用する．ただし，授乳中では薬物使用に注意を払う必要がある．血栓症に対して全例に抗凝固療法が必要だが，分娩前妊婦へのワルファリンカリウム（ワーファリン®）は禁忌であり，未分画ヘパリン（ヘパリンカルシウム®）を使用する．心内膜生検で心筋炎を呈するものがあり，ステロイドや免疫抑制薬が奏功したとの報告もある．2週間以上続く治療抵抗性には生検を検討すべきかもしれない．

また，**本疾患の管理で重要なことは，再妊娠により再発率が高いことである**（図）．よって，心機能低下が持続する場合は避妊すべきである．しかし，心機能改善例においては今のところ見解は一致しておらず，2009年8月まで行なわれた厚生労働科学研究「周産期心筋症調査」の解析結果がホームページに掲載されている（http://www.ncvc.go.jp/cvdinfo/pro/index.html）．

3　処方の実際

1）急性期治療

安静と酸素吸入に加え，肺水腫に対しては静注薬で加療する．母子ともに副作用が少ない利尿薬や血管拡張薬から開始する（表2）．ただし低心拍出量状態ではカテコラミンやPDE Ⅲ阻害薬などの点滴静注薬も併用し（表3），重篤な場合はIABPやPCPS，人工呼吸を積極的に用いて血行動態の回復をはかる．

2）慢性期治療（表4）

血行動態安定後はアンジオテンシン変換酵素阻害

● 表2　処方の実際（急性期：肺水腫に対して）

優先順位	分類	薬剤名	量	処方例	副作用・禁忌
第一選択薬	利尿薬	フロセミド（ラシックス®）	1A = 20mg	1回20〜40mg, 1日2〜4回, 単回静注	子宮循環低下, 胎児利尿による脱水, 電解質異常
第二選択薬	血管拡張薬	ニトログリセリン（ミリスロール®）	1V = 25mg	0.05〜0.5μg/kg/分, 持続静注	血圧低下, 授乳
第三選択薬	血管拡張薬	カルペリチド（ハンプ®）	1V = 1,000μg	0.025〜0.1μg/kg/分, 持続静注	血圧低下, 脱水, 授乳

● 表3　処方の実際（急性期：低心拍出量に対して）

優先順位	分類	薬剤名	量	処方例	副作用・禁忌
第一選択薬	強心薬	ドブタミン（ドブトレックス®）	1A = 100mg	1.5〜8.0μg/kg/分, 点滴静注	不整脈
第二選択薬	強心薬	ミルリノン（ミルリーラ®）	1A = 10mg	0.25〜0.75μg/kg/分, 点滴静注	不整脈, 血圧低下

● 表4　処方の実際（慢性期）

優先順位	分類	薬剤名	量	処方例	副作用・禁忌
第一選択薬	ACE阻害薬	エナラプリル（レニベース®）	1錠5mg	1回0.5〜2錠, 1日1回, 朝食後	ショック, 高カリウム血症, 急性腎不全, 無顆粒球症
第一選択薬	ARB	カンデサルタン（ブロプレス®）	1錠8mg	1回0.5〜1.5錠, 1日1回, 朝食後	
第二選択薬	β遮断薬	カルベジロール（アーチスト®）	1錠2.5mg	1回1錠, 1日2回, 朝, 夕	喘息, 徐脈
第二選択薬	β遮断薬	ビソプロロール（メインテート®）	1錠2.5mg	1回0.25〜2錠, 1日1回, 朝食後	（国内未承認）
第三選択薬	利尿薬	フロセミド（ラシックス®）	1錠40mg	1回1錠, 1日1〜2回, 朝食後または朝, 昼	電解質異常, 難聴, 肝性昏睡
第三選択薬	利尿薬	スピロノラクトン（アルダクトン®A）	1錠25mg	1回1錠, 1日1〜2回, 朝食後または朝, 昼	高カリウム血症, 急性腎不全
第四選択薬	ジギタリス製剤	ジゴキシン（ジゴシン®）	1錠0.25mg	1回0.5〜2錠, 1日1回, 朝食後	房室ブロック, ジギタリス中毒

薬（ACE阻害薬）やアンジオテンシンⅡ受容体拮抗薬（ARB），β遮断薬など内服薬を開始し，心機能が回復するまで長期的なフォローを行なう．強心薬としてジギタリス製剤は妊婦にも比較的安全に使用できる．本剤は胎盤を容易に通過するが，胎児血中のジギタリス濃度は母体より低濃度に維持されるため中毒症状を起こすことは少ない．ただし，母体の血中濃度モニタリングは必ず行う．

● 表5 処方の実際：抗凝固療法

優先順位	分類	薬剤名	量	処方例	副作用・禁忌
第一選択薬	抗凝固薬	ワルファリンカリウム（ワーファリン®）	1錠1mg	1回1～5錠，1日1回，朝食後	出血傾向，血友病，分娩直前後
第二選択薬		未分画ヘパリン（ヘパリンカルシウム®）	1V＝10000単位	1日5,000～10,000単位を持続静注	出血，血小板減少

3）抗凝固療法（表5）

本疾患は高頻度に血栓症を合併し予後を左右するので，急性期からヘパリンにて十分な抗凝固を行なう．未分画ヘパリンは分子量が大きく胎盤移行性がないため，胎児への影響が少ない．しかし，出産前後では母体の凝固能は亢進しておりAPTTによる細やかなモニタリングが必要となる．その点，ワルファリンカリウムは長期安定性が高いので，投与可能となれば早期に変更すべきである．乳汁中へはワルファリンカリウムの不活化な代謝物のみが移行され，授乳中の乳児への悪影響はないといわれている[7]．

注意点

① ACE阻害薬，ARBは，妊娠中の発症では羊水過小症，胎児の腎形成障害などあり禁忌である（特に早期）．

② ループ利尿薬は胎盤を通過し，胎児に電解質異常をもたらす．また胎盤の血流障害や子宮循環低下に注意する．

③ PDE III阻害薬のミルリノンは妊婦に使用可能だが，オルプリノンは禁忌である．

④ ワルファリンカリウムは，出産前後では禁忌である．分娩時の母体の出血および胎児の脳内出血がありうる．妊娠34週以降はヘパリンに切り替える．

4 おわりに

産褥性心筋症は稀な疾患であり，一般には予後良好とされる．しかし，なかには重篤な心不全から死に至ることもあり，周産期の妊婦で浮腫や呼吸困難をみたら，本疾患を念頭において検査を進めるべきである．

> **memo 産褥性心筋症の発症メカニズム**
>
> 本疾患のメカニズムは未だ不明だが，TNFαやIL-6の上昇を認め生検組織でも心筋炎の所見をみることから炎症に起因すると考えられている．Sandersonら[5]は11人の産褥性心筋症の生検で5例に，O'Connellら[8]は連続14例の生検で4例に心筋炎の所見を認めた．これは明らかにDCMと比べ高頻度の検出率としている．しかし最近Hilfiker-Kleinerらは，カテプシンDにより分解されたプロラクチン産物が血管内皮細胞のアポトーシスや毛細血管新生を阻害し，この心筋障害により産褥性心筋症が発症すると報告[9]した．また彼らは，産褥心にブロモクリプチンメシル酸塩を投与して心機能の改善を認めたとも報告[10]している．

＜文　献＞

1) Brar, S.S. et al.：Am. J. Cardiol., 100：302-304, 2007
2) Demakis, J.G. et al.：Circulation, 44：964-968, 1971
3) Pearson, G.D. et al.：JAMA, 283：1183-1188, 2000
4) Amos, A.M. et al.：Am. Heart J., 152：509-513, 2006
5) Sanderson, J.E. et al.：Br. Heart J., 56：285-291, 1986
6) Elkayam, U. et al.：N. Engl. J. Med., 344 (21)：1567-1571, 2001
7) 「心疾患患者の妊娠・出産の適応，管理に関するガイドライン」（日本循環器学会）Circulation Journal 69 (suppl IV), 1267-1328, 2005
8) O'Connell, J.B. et al.：J. Am. Coll. Cardiol., 8：52-56, 1986
9) Hilfiker-Kleiner, D. et al.：Cell, 128：589-600, 2007
10) Hilfiker-Kleiner, D. et al.：J. Am. Coll. Cardiol., 50：2354-2355, 2007

➡ 次頁：患者抄録

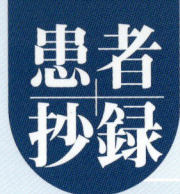

出産を契機に突然発症した急性心不全

【患 者】 24歳女性

1. **診 断** 産褥性心筋症
2. **主 訴** 起座呼吸
3. **既往歴** 特記なし
4. **家族歴** 特記なし
5. **生活歴** 喫煙歴：10本/日を3年間（妊娠により中止），飲酒歴：なし
6. **現病歴**

    生来健康であり，今回は初産である．平成某年9月27日に妊娠2カ月の診断を受け，経過は順調で妊娠33週までは問題なかった．妊娠35週より徐々に下肢の浮腫が出現し，タンパク尿も認め妊娠中毒症の診断を受ける．安静と減塩，食事療法にて加療行ない，薬の服用はなく，その後症状の悪化もなく某年5月20日に2,730gの男児を無事出産する．5月26日に退院するが，その晩より動悸や息切れ，倦怠感を自覚するようになる．5月29日下肢の浮腫が増悪し，起座呼吸を発症し近医受診する．急性肺水腫の診断にて当院救命センターCCUへ転送となる．

7. **入院時現症**

    身長154cm，体重67kg，BMI 28.2，意識清明，血圧118/80mmHg，脈拍140/分 整，呼吸数24回/分，体温36.5℃，眼球結膜 黄染・貧血なし，冷汗あり

    頸部：甲状腺腫・リンパ節腫大なし，血管雑音なし，頸静脈怒張あり

    胸部：心音S1（→），S2（→），S3（＋），S4（＋），心雑音なし，肺音 全肺野にcoarse cracklesを聴取

    腹部：肋骨縁下に肝臓2横指触知，圧痛あり，脾腫なし，血管性雑音なし，腸蠕動音の減弱

    四肢：下肢浮腫（＋），チアノーゼ（－）

8. **入院時検査成績**

    ① 血算：WBC 9,700/μL，RBC 414万/μL，Hb 11.0g/dL，Ht 35％，PLt 17.7万/μL

    ② 血液ガス：pH 7.49，PaO_2 74.4mmHg，$PaCO_2$ 29.4mmHg，HCO_3^- 22.2nmol/L，BE 0.4nmol/L，$SatO_2$ 95％（マスク5Lにて）

    ③ 生化学：AST 448 IU/L，ALT 297 IU/L，LDH 1,739 IU/L，ALP 10 IU/L，γGTP 7 IU/L，T-Bil 0.7mg/dL，T.P 5.6g/dL，alb 2.4g/dL，T-Cho 229mg/dL，CPK-MB 2.7 IU/L，BUN 30mg/dL，Cr 0.9mg/dL，Na 138mEq/L，K 4.2mEq/L，CL 110mEq/L，UA 11.4mg/L，CRP 2.1，BS 108mg/dL，BNP 1,200pg/mL，トロポニンT（－）

    ④ 凝固系：PT-INR 1.1，APTT 26.4秒，血中FDP 775ng/mL

    ⑤ 尿一般検査：pH 5.5，比重1.024，GLu（－），Pro（＋/－），RBC（－），WBC（－），ケトン（＋），

    ⑥ 胸部単純X線（図）：CTR 69％，肺血管陰影増強，両側胸水（＋）

    ⑦ 心電図：正常洞調律，右軸偏位，全誘導にて平坦T波，V4，5，6のT波陰性化，左室肥大（－），異常Q波（－）

    ⑧ 経胸心エコー検査：びまん性の壁運動低下あり，MR mild，AR（－），TR（－），AoD 28mm，LAD 39mm，IVSTd 9mm，PWTd 8mm，LVDd/Ds 58/49，EF＝39％，心嚢液少量貯留，左室心尖部に血栓像あり

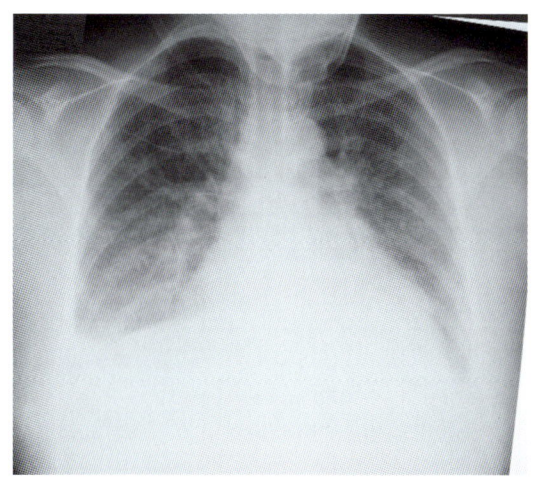

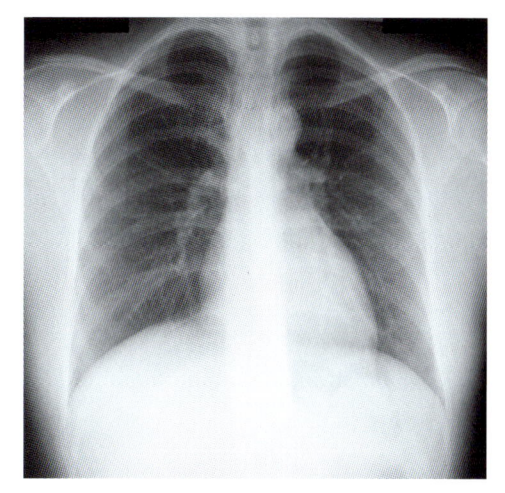

　　　　　　　　　入院時　　　　　　　　　　　　　　　　退院時

図　胸部単純X線

9．入院後の経過

① 検査（表）

　　血行動態の評価目的でSwan-Ganzカテーテルにて管理し，治療方針を決定した．入院時ドパミンとニトログリセリンがすでに開始されていたが，PCWP 26mmHg，C.I 2.0L/分/m^{2}とForrester Ⅳ型相当であった．

② 治療方針

　　Killip Ⅲ，Forrester Ⅳの重症左心不全であり，ドパミン（イノバン®）による頻拍の副作用もみられ，カルペリチド（ハンプ®）とドブタミン（ドブトレックス®）に変更した．しかし，血行動態の改善が乏しく，尿量も十分得られずミルリノン（ミルリーラ®）を併用した．その後PCWPの低下とC.Iの増加を認め，尿量も増加し第3病日に自覚症状は改善した．第4病日にはカルペリチド（ハンプ®）を中止し，同日カプトプリル（カプトリル®）を6.25mgから開始，漸増した．静注薬の漸減中止に伴い，C.Iの低下と自覚症状の増悪を認めた為，ピモベンダン（アカルディ®）やジギタリス製剤など経口強心薬を併用した．また，抗凝固療法として入院時からヘパリン持続点滴に加え，ワルファリンカリウム（ワーファリン®）を開始した．体重は67Kg→59kgまで改善した．

10．退院時処方

　　ジゴキシン（ジゴシン®）1錠0.25mg，1回1錠，朝1回
　　ピモベンダン（アカルディ®）1錠1.25mg，1回1錠，朝夕2回
　　カプトプリル（カプトリル®）1錠12.5mg，1回0.5錠，朝夕2回
　　フロセミド（ラシックス®）1錠20mg，1回1錠，朝1回
　　ワルファリンカリウム（ワーファリン®）1錠1mg，1回4錠，朝1回

11．考察　▶Advice from Professional ① 参照

　　元来健康な女性が，出産を契機に突然心不全を発症し，心エコー所見で拡張型心筋症様の左室収縮能の低下を認め産褥性心筋症と診断した．本疾患はDCMや心筋炎との鑑別が重要だが，それまでの健診では異常を指摘されず，先行感染もないこと，妊娠中毒症や喫煙のリスクを有していることより本疾患を強く疑った．本患者は重篤な低心機能で発症し，母体の救命目的で初期から

表 Swan-Ganzデータと治療経過

	第1病日 17:00	21:00	23:00	第2病日 3:00	第4病日	第5病日	第6病日
HR	142	144	140	133	120	118	110
BP	112/80	108/76	108/76	116/80	102/54	100/58	108/50
RA	12	12	8	6	4	5	6
PA	38/26	42/20	35/22	32/12	28/8	34/12	28/10
PCWP	26	28	21	15	12	15	11
C.I	2.0	2.1	4.4	3.5	4.4	4.2	4.2
治療薬 (単位は全てμg/kg/分)	ドパミン2 --- 1 --- ⇒ ニトログリセリン 0.5 -- ⇒ ドブタミン 2.5 -- 5 --- ⇒ カルペリチド 0.15 ----------------------------------- ⇒ ミルリノン 0.25 -- ⇒ フロセミド 20-----10------------------10--10---20------60--------70----------40mg						
時間尿量 (mL)	100/h	50/h	220/h	100/h	120/h	150/h	120/h

HR：心拍数（/分）　　BP：血圧（mmHg）　　RA：右房圧（mmHg）　　PA：肺動脈圧（mmHg）
PCWP：肺動脈楔入圧（mmHg）　　C.I：心係数（L/分/m^2）

　積極的に種々の静注薬を試みた．妊婦という特別な環境だが，低心機能が持続すれば予後不良とされる本症には血栓症合併の報告も多く，余儀なく経口強心薬やワーファリン®を使用した．今後は長期予後の改善目的で，可能な限り早期にβ遮断薬の導入が望まれる．また，本患者は再妊娠の可能性があるが，長期に心機能低下例では再発しやすいとされ，避妊を勧めるべきであろう．

【文献】▶ Advice from Professional ❷ 参照
1）神谷千津子：心臓, 41（4）：395-400, 2009
2）Pearson, G.D. et al.：JAMA, 283：1183-1188, 2000

Advice from Professional

1 考察ポイント

Point 1
稀な疾患で文献の数も少なく，成書や症例報告を参考にする．発生頻度や背景，臨床的特徴などについては考察にしやすいと思われる．可能なら以前の報告と比較検討してもよいかもしれない．

Point 2
本例のように重症例では，救命医療が目標となるので，あまり一般的治療にとらわれる必要はない．しかし考察では，何故その必要性があったか？また反省点はなかったか？などを記載し，今後の自分自身の診療に役立てられるようにしておく．

2 押さえておきたい論文

文献1：神谷千津子：心臓, 41（4）：395-400, 2009
2000年以降に発表された国内外の論文をベースにまとめあげた総説であり，症例報告も1例提示されている．非常にわかりやすい内容となっている．

文献2：Pearson, G.D. et al.：JAMA, 283：1183-1188, 2000
2000年にNHLBIとNIHが稀な疾患，産褥性心筋症についてのワークショップからの報告を行った．いわゆる古典的な産褥性心筋症について定義，疫学，病因，治療について理解できる．

memo

第4章 患者に学ぶ心不全の診断と治療　§3 特定心筋症

患者抄録

9. 不整脈源性右室心筋症

堀江　稔

Point

1. 不整脈源性右室心筋症（ARVC）は，特異な右室の形態異常と左脚ブロック型の心室頻拍をきたし，ときに心臓突然死に至り，さらに末期には右心不全のみならず左心不全を招来する遺伝疾患である
2. 遺伝的な背景の研究が進み細胞接着に働くデスモゾーム分子をコードする遺伝子に異常が発見され，その一部はデスモゾーム病であることが分かってきた
3. 本症は，若年者に発症し心不全・突然死を起こすことから，早期の診断と治療介入が重要である

1 病態の特徴・疫学

ARVCの記載は，1902年にW. Oslerが出版した，「The principles and practice of medicine」の中で，病理学的な検討から，すでにfatty overgrowth or "cor adiposum"として述べられている．特に右室側では，心内膜にまで達する脂肪浸潤（fatty infiltration）があり，重症例では筋細胞を認めないことがあるとの記載がある．しかし，ARVCと不整脈との関連については，1977年のFontaineらの報告を待たなければいけない．彼らは，原因不明の右室拡大・収縮不全に左脚ブロック型の心室頻拍を合併する症例を経験して，はじめて不整脈源性右室異形成（arrhythmogenic right ventricular dysplasia：ARVD）の概念を提唱した[1, 2]．イタリアのThienneら[3]は，同じ病態が若年者の心臓突然死を起こし，かつ遺伝的な背景をもつ心筋症であることから不整脈源性右室心筋症（arrhythmogenic right ventricular cardiomyopathy：ARVC）と命名した．本項では，この表記を用いる．

その後，本症の鑑別診断が盛んに議論され，1994年にまとまった診断基準[4]が示されたが，今年になって大幅な修正版が出版された（表1）[5]．

2 病理病態と遺伝的背景

Corradoらの報告[6]では，ARVCの発症頻度は，2,000～5,000人に1人で，発症は3：1の率で男性に多い．イタリアでは50％以上の発端者で家族内発症を認め，通常，常染色体優性遺伝を示す．最初の遺伝的背景に関する報告は，1994年のRampazzoら[7]のもので，14番染色体（14q23-24）に，さらに，その後の検討で6つの異なる染色体座との連鎖が示された（表2）．

エーゲ海Naxos島にみられるARVCであるNaxos病家系[8]で連鎖解析が行われ原因遺伝子としてデスモゾーム分子の遺伝子であるJUPが同定された[9]．この報告が契機となり病因としてデスモゾームが注目され，多くの研究者が他のデスモゾーム分子も調べはじめ，desmoplakin, plakophilin2, desmoglein2, desmocollin2などの遺伝子変異が発見され，現在，合計12個の異なる染色体座が報告されている（表2）．これらの遺伝子はデスモゾーム構成タンパクをコードしており，一体となって機能的な巨大分子を構築している．デスモゾームは細胞間の接着に関与する巨大膜タンパクであり，隣同士の細胞内にある細胞骨格のデスミン（中間径フィラメント）同士をつなぎ止める架橋のような働きをしている．

3 診断と治療

前述の新しい診断基準[5]について簡単に紹介する．Ⅰの項目で，右室機能や形態の観察には，①MRI，②心エコー，③右室造影が用いられ，診断基準が示されている．右室拡大を決める数値が具体的に示されている（表1）．さらに，これらの画像診断を行うプロトコールも詳しく解説されている．わが国ではMDCTの普及が早く，右室拡大の測定も容易である

● 表1　ARVCの鑑別診断

Ⅰ. 全体・局所の機能障害と構造変化

大項目
●心エコー
右室壁に局所的にakinesiaかdyskinesiaか瘤があり，
かつ，以下のいずれか1つを満たす
・長軸で右室流出路の拡張末期径が32mm以上（体表面積あたり：19mm/m² 以上）
・短軸で右室流出路の拡張末期径が36mm以上（体表面積あたり：21mm/m² 以上）
・右室面積変化率FACが33%以下（正常46±7%）
●MRI
・右室壁に局所的にakinesiaかdyskinesiaか非同期右室収縮がみられる，かつ，以下のいずれか1つを満たす
　－ 右室の拡張末期容積（体表面積補正）が110mL/m² 以上（男性）か100mL/m² 以上（女性）
　－ 右室駆出率が40%以下
●右室造影
・右室壁に局所的にakinesiaかdyskinesiaか瘤がみられる

小項目
●心エコー
右室壁に局所的にakinesiaかdyskinesiaがあり，かつ，以下のいずれか1つを満たす
・長軸で右室流出路の拡張末期径が29mm以上32mm未満（体表面積あたり：16以上19mm/m² 未満）
・短軸で右室流出路の拡張末期径が32mm以上36mm未満（体表面積あたり：18以上21mm/m² 未満）
・33%＜FAC≦40%
●MRI
・右室壁に局所的にakinesiaかdyskinesiaか非同期右室収縮がみられるかつ，以下のいずれか1つを満たす
　－ 右室の拡張末期容積（体表面積補正）が100以上110mL/m² 未満（男性）か90以上100mL/m² 未満（女性）
　－ 40%＜右室駆出率≦45%

Ⅱ. 右室壁の組織学的特徴

大項目
・形態学的解析で残存心筋細胞が60%未満
・右室自由壁の線維置換が1サンプル以上にみられる
・心内膜心筋生検で組織の脂肪置換がみられる，あるいはみられない
小項目
・形態学的解析で残存心筋細胞が60%〜75%
・右室自由壁の線維置換が1サンプル以上にみられる
・心内膜心筋生検で組織の脂肪置換がみられる，あるいはみられない

Ⅲ. 再分極異常

大項目
・右前胸部リード（V1〜3）でT波の陰転化
・14歳以上
・完全右脚ブロックがない（QRS幅≧120msec）
小項目
・右前胸部リード（V1〜3）でT波の陰転化，14歳以上で完全右脚ブロックがない，もしくはV4-6でT波の陰転化
・V1〜4でT波陰転化，14歳以上で完全右脚ブロックがある

Ⅳ. 脱分極/伝導の異常

大項目
　右前胸部リード（V1-3）にイプシロン波（QRS波の終わりからT波の始めの間にみられる再現性のある低振幅波）がある
小項目
　平均加算心電図

＜次頁に続く＞

<表1の続き>

V. 不整脈	

大項目
　左脚上軸の非持続性あるいは持続性心室頻拍（II，III，aVF誘導でQRS波陰性あるいは不明瞭，aVLで陽性）
小項目
・右室流出路，左脚下軸の非持続性あるいは持続性心室頻拍（II，III，aVF誘導でQRS波陽性，aVL誘導で陰性）
・Holter心電図で24時間あたり500回以上の心室性期外収縮

VI. 家族歴	

大項目
・一等親血縁者（自分と1/2の遺伝子を共有している関係＝親子・兄弟・姉妹）の中に診断基準を満たすARVC/Dがいる
・剖検や外科手術で病理学的にARVC/Dとされるものが一等親血縁者にいる
・評価段階である患者が，ARVC/Dに関連する病因性突然変異があるとわかる
小項目
・一等親血縁者の中にARVC/Dの既往
・一等親血縁者の中に35歳未満で早期突然死をした者がいる
・二等親血縁者（遺伝子を1/4共有する祖父母・孫・叔父叔母・姪・甥・異父母兄弟）にARVC/Dの存在を病理学的あるいは診断基準で確定できる

（文献5をもとに作製）

● 表2　ARVCの遺伝子異常

タイプ	遺伝子座	遺伝形式	遺伝子	タンパク
ARVC 1	14q24.3	常染色体優性	*TGE-β3*	TGE-β3
ARVC 2	1q42-43	常染色体優性	*RYR2*	リアノジン受容体
ARVC 3	14q12-22	常染色体優性	不明	不明
ARVC 4	2q32	常染色体優性	不明	不明
ARVC 5	3p23	常染色体優性	不明	不明
ARVC 6	10p12-14	常染色体優性	不明	不明
ARVC 7	10q22	常染色体優性	不明	不明
ARVC 8	6p24	常染色体優性	*DSP*	Desmoplakin
ARVC 9	12p11	常染色体優性	*PKP2*	Plakophillin2
ARVC10	18q12.1-12.2	常染色体優性	*DSG2*	Desmoglein2
ARVC11	18q12.1	常染色体優性	*DSC2*	Desmocollin2
Naxos病	17q21	常染色体劣勢	*JUP*	Plakoglobin

ため，MRIの代わりに使用できる．II．右室の病理組織学的特徴についても，数値で詳しくcutt-offが示されている．さらに以前と異なり再分極と脱分極過程の異常は別々の項目に分けられ（IIIとIV），前者ではV1，2，3の陰性T波が新たに加えられ，後者では同じ誘導でのイプシロン波とlate potential陽性が引続き加えられた．VとVIの項目として，不整脈と家族歴が，以前の診断基準から引き継がれているが，そ

の基準決定はより定量的になった．詳細は，文献5を参照いただきたい．

また，最近，免疫組織化学の手法を用いたARVC診断が研究されている．すなわち，プラコグロビンに対する抗体を用いて心筋生検標本を染色し，その発現レベルを，ARVCと各種疾患で調べると，ARVC確診例では，有意に抗プラコグロビン染色レベルが低下していた[10]．遺伝子診断に代わる新しい診断法となる可能性がある．

ARVCに伴う心室頻拍（ventricular tachycardia：VT）で血行動態が維持される症例では，カテーテルアブレーションの適応となるが，本疾患自体が進行性であり，再発の頻度が他の特発性VTと比べると高い．また，pulseless VTや心室細動のCPA例では，植込み型除細動器（ICD）の適応となる．しかし，病態本来の特性から右心室内に留置する心筋電位が時間とともに低下し，ICD治療の誤作動につながることが報告されている．

<文　献>
1) Fontaine, G. et al.：Reentrant Arrhythmias, pp.334-350 MTP Pub. Lancaster, 1977
2) Marcus, F. I. et al.：Circulation, 65：384-399, 1982
3) Thiene, G. et al.：N. Engl. J. Med., 318：129-133, 1988
4) McKenna, W. J. et al.：Br. Heart J., 71：215-218, 1994
5) Marcus, F. I. et al.：Circulation 121：1533-1541, 2010
6) Corrado, D. et al.：J. Am. Coll. Cardiol., 30：1512-1520, 1997
7) Rampazzo, A. et al.：Hum. Mol. Genet., 3：959-962, 1994
8) Protonotarios, N. et al. Br. Heart J., 56：321-326, 1986
9) Mckoy, G. et al.：Lancet, 355：2119-2124, 2000
10) Asimaki, A. et al.：N. Engl. J. Med., 360：1075-1084, 2009

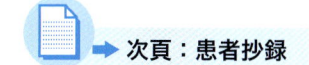

→次頁：患者抄録

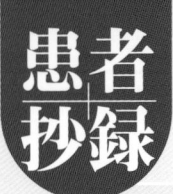

動悸・眼前暗黒感により発症した不整脈源性右室心筋症

患者抄録

【患　者】45歳女性
1. 診　断　　#不整脈源性右室心筋症　　#持続性心室性頻拍
2. 主　訴　　動悸，眼前暗黒感
3. 既往歴　　特記事項なし
4. 家族歴　　特記事項なし
5. 生活歴　　飲酒歴：機会飲酒のみ
6. 現病歴

　　41歳時に動悸で他院を受診，Holter心電図で心室性期外収縮3連発がみられたが経過観察となった．43歳時ジョギング中に動悸に引き続き眼前暗黒感が出現して失神し，当院へ救急搬送された．搬送時，左脚ブロック型の持続性心室性頻拍（図1）がみられ緊急入院となった．

7. 入院時現症

　　身長160cm，体重53kg，血圧71/40mmHg，脈拍186/分，体温36.5℃，意識清明，結膜；貧血・黄染なし，頸静脈怒張なし，心音；Ⅰ→Ⅱ→Ⅲ（－），Ⅳ（－），心雑音なし，肺野；ラ音聴取せず，腹部；軟，肝・脾触知せず，血管雑音なし，下腿浮腫なし．

8. 入院時検査所見

　①血液：WBC 6,400/μL，HGB 13.4mg/dL，PLT 26.5×10^4/μl，AST 20 IU/L，ALT 33 IU/L，LDH 163 IU/L，CRE 0.9mg/dL，BUN 21mg/dL，Na 139mEq/L，K 3.8mEq/L，Cl 104mEq/L，BNP 185pg/mL↑

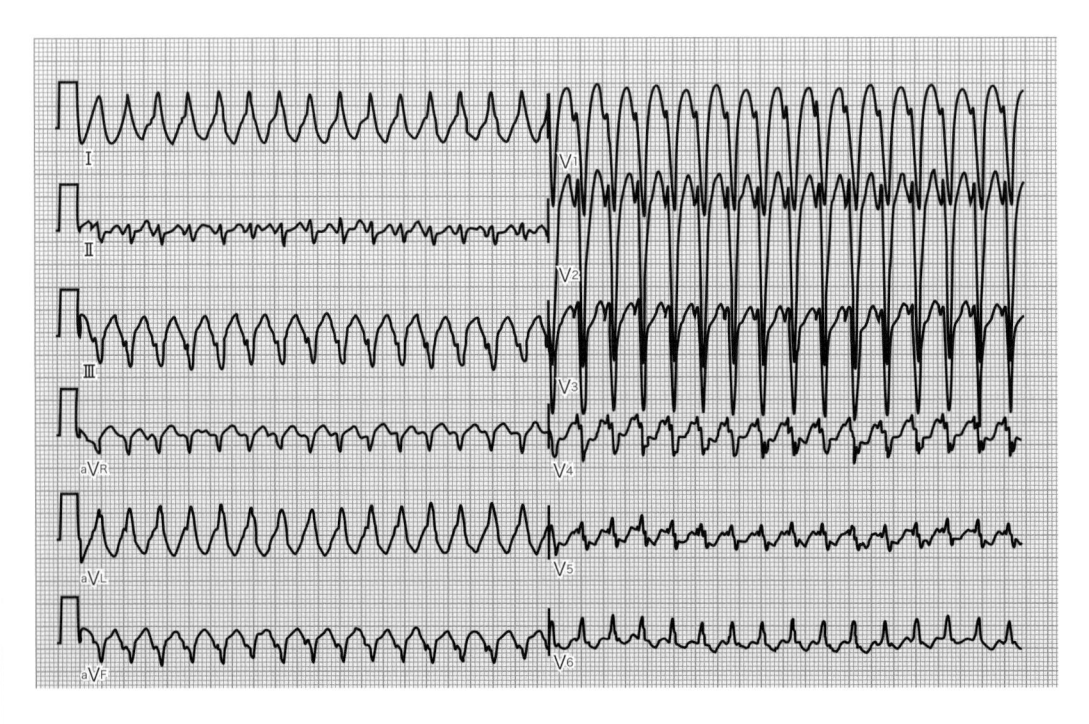

図1　緊急入院時の12誘導心電図

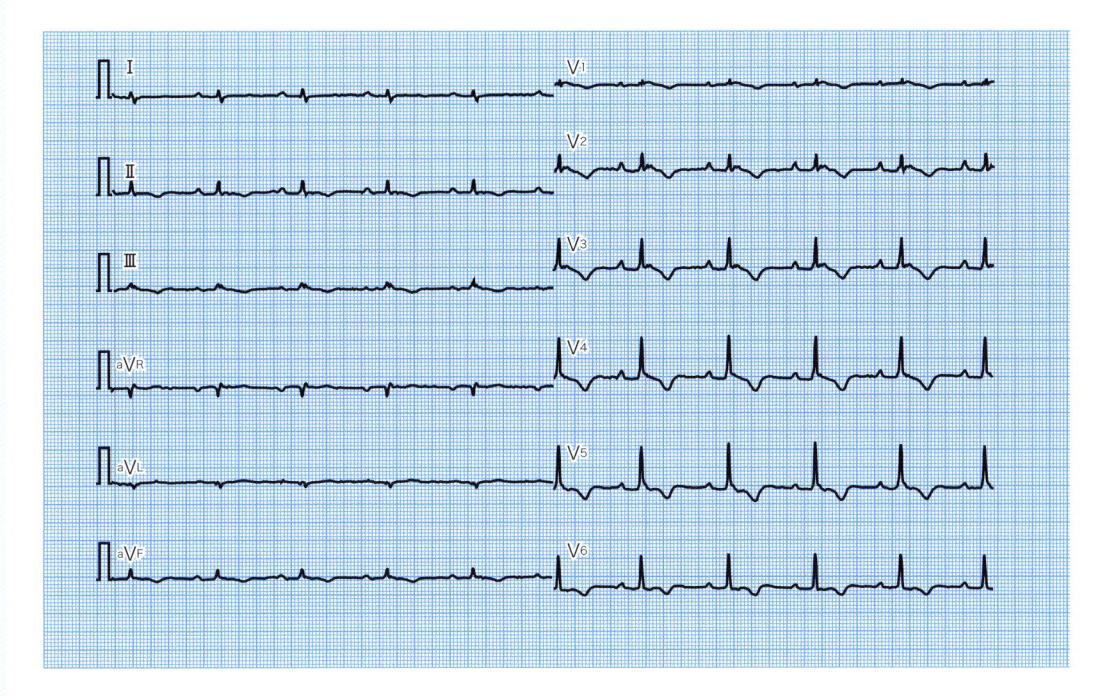

図2　洞調律時の12誘導心電図

② 胸部単純X線：CTR56％，肺うっ血（−），胸水貯留（−）
③ 心電図：持続性心室性頻拍（185bpm），左脚ブロック型（図1）
④ 経胸壁心エコー：右室の高度拡大とびまん性壁運動低下，LVDd/Ds 48/36mm，LVEF 64％，MR trivial，TR slight

9．入院後経過

　　持続性心室性頻拍はリドカインの静注では停止せず，電気的除細動（100J）にて停止した．洞調律時の心電図（図2）ではε波陽性，V1〜6，Ⅱ，Ⅲ，aVFで陰性T波を認めた．心エコーでは右室の高度拡大とびまん性壁運動低下がみられた．心臓カテーテル検査では，冠動脈に有意狭窄はなし．左室造影ではLVEF 66％と正常，右室造影では右室の高度拡大および壁運動低下あり．右室心筋生検（図3）では，心筋組織間の線維化が強く脂肪変性を伴った．不整脈検査では，TWA（T wave alternans），LP（Late potential）ともに陽性．以上より，不整脈源性右室心筋症（ARVC：arrhythmogenic right ventricular cardiomyopathy）と診断した．

　　入院後も持続性心室性頻拍が出現して収縮期血圧60代まで低下し，電気的除細動を施行．植込み型除細動器の装着を行ったが，その後も頻回に頻拍発作が出現したためアミオダロンを開始したところ発作は消失し，退院となった．

10．退院時処方

　　1．アミオダロン（アンカロン® 1錠100mg，1回1錠，1日2回）
　　2．カルベジロール（アーチスト® 1錠10mg，1回1錠，1日2回）

11．考察　▶Advice from Professional 1 参照

　　ARVCは，右室優位の心拡大と心機能低下，右室起源の重症心室性不整脈を特徴とし，病理学的には主に右室自由壁における脂肪沈着と心筋細胞の脱落ならびに線維化を認める心筋疾患であ

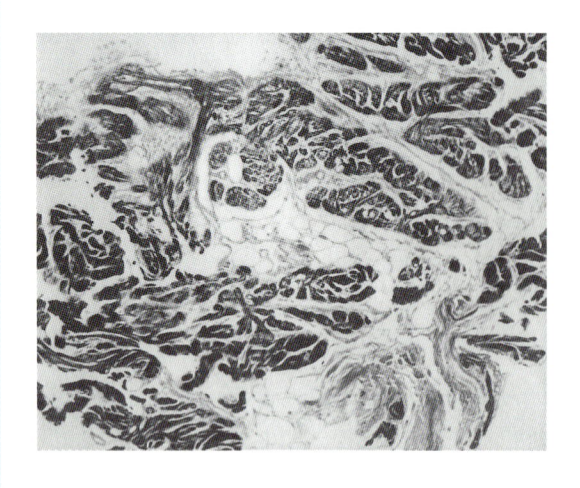

図3 右室心筋生検所見（p.11, Color Atlas⑩参照）
高度の線維化と脂肪変性を認める

る．日本における総患者数は600人程度と推定されている[1]．海外における報告では，家族歴（遺伝性）をもつ症例が30～50％程度であり，浸透率が低いことが知られている．近年，細胞間接着装置であるデスモゾーム関連遺伝子の異常で発病することが報告された[2]．

本症例では，ARVC診断基準[3]において，大基準①高度の右室拡張と右室駆出率低下　②心筋生検における線維脂肪変性　③右側前胸部誘導の陰性T波，④ε波陽性，⑤左脚ブロック型持続性心室性頻拍，さらに小基準の①心室遅延電位陽性を満たしており，ARVCと診断した．また運動中に初回の持続性心室性頻拍を発症して失神し，日本循環器病学会ガイドラインclass Iに該当したため，除細動器の植込みを施行した．今後，デスモゾーム関連遺伝子の検索を予定している．

【文献】 ▶ Advice from Professional ❷ 参照
1) Matsumori, A. et al.：Circ. J., 66：323-336, 2002
2) Mckoy, G. et al.：Lancet, 355：2119-2124, 2000
3) Marcus, F. I. et al.：Circulation 121：1533-1541, 2010

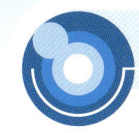

Advice from Professional

1 考察ポイント

Point 1
ARVCの場合，まず，この疾患を疑うことが，スタートポイントである．ポイント制で疾患の確からしさを判定するCirculation誌に掲載された診断基準を利用する[3]．

Point 2
特徴的な病理所見も有用であるが，ほかの所見がそろっている場合，必須ではない．

Point 3
治療，治療方針についても言及したい．ARVCの病期を踏まえての考察が必要である．

2 押さえておきたい論文

文献3：Marcus F. I. et al.：Circulation, 121：1533-41, 2010

1994年にでたTask Force Reportの改訂版が16年後に発表された．ARVCの病態生理としてデスモゾーム関連遺伝子の種々多様な変異により招来されることが明らかとなり，以前の診断基準がより定量的に改訂されている．ARVCを疑う患者さんを診るとき，必読の資料である．

memo

第4章 患者に学ぶ心不全の診断と治療　§3 特定心筋症

患者抄録

10. 頻脈誘発性心筋症

佐々木真吾，奥村　謙

Point

1. 頻脈誘発性心筋症は頻脈の持続に起因する心機能低下と心不全を特徴とする症候群である．心機能低下を説明しうる器質的心疾患を認めず，また頻脈の治療により心機能は改善する
2. 頻脈誘発性心筋症の治療メカニズムは頻脈（心室拍数）のコントロールであり，頻脈を抑止し洞調律を維持するか，頻脈自体より心室レートを減少させることが重要である
3. 三次元心内マッピングシステムをはじめとする不整脈の診断ならびに治療技術の進歩により，今日では頻脈誘発性心筋症の原因となりうる，より多くの頻脈性不整脈が高周波カテーテルアブレーションにより根治可能である

1 病態の特徴・疫学・発症機序

1) 頻脈誘発性心筋症の病態

頻脈による心機能低下は年齢から予想される平均的な心拍数の150％以上（120～200/分）で総心拍数の10～15％以上を占める場合に起こるとされている．頻脈誘発性心筋症（tachycardia-induced cardiomyopathy：TIC）はこの頻脈の持続に起因する心機能低下と心不全を特徴とする症候群で，心機能低下を説明しうる器質的心疾患を認めず，また頻脈の治療により心機能は改善する[1]．TICの臨床徴候は拡張型心筋症と同様であるが，TICはいかなる年齢においても認められ，またTIC発症までの期間は頻脈の程度や頻度，基礎疾患による元々の心筋障害の程度により異なり，最初の頻脈の発生から数週間のこともあれば，20年程度の期間を有する場合もある．頻脈発症からの期間が長い症例や，総心拍に占める頻脈の割合が低い症例では，その頻脈自体が原因で心不全が起こっていると気付かれにくいため注意が必要である．TICの正確な発症時期は不明であるが，心房細動（atrial fibrillation：AF）患者における左室機能障害の25～50％がTICによるとされており，また，TICの多くがAFによるものである．AFは高齢者に多く，また高齢社会がさらに進行すると予測されるわが国ではTICは臨床的に重要な病態といえる．TICによる心不全は可逆性であるため，頻脈性不整脈，とくにAFを伴う心機能低下，心不全を見た場合，常にTICの要素の関与を考慮し，治療方針を検討することがきわめて重要である．

2) AFによる心機能の低下

TICはAF，心房粗動，心房頻拍など，あらゆる頻脈性不整脈で発症しうるが，臨床的に最も頻度が高く，原因として重要な不整脈はAFである．AFの血行動態に及ぼす悪影響としては，①心房収縮（atrial kick）の消失に伴う心室充満の減少，②僧帽弁開口中の心室収縮による僧帽弁逆流，③速い心室応答に伴う拡張期時間短縮により生じる心室充満の減少，さらには持続性の心室筋の高頻度興奮によるTICなどがある（図1）．AFになると拡張末期の能動的心房収縮が消失し，booster pump作用や房室弁を閉じやすくする作用（atrial contribution）は消失する．その結果，心室充満の全てが心室筋のコンプライアンスに依存し，心拍出量は15～20％減少する．心肥大のような心室コンプライアンスが低下している病態では，AFによる心拍出量の低下や左房圧の上昇が一層著明となり心不全をきたしやすくなる．さらに，頻脈状態では左室充満のほとんどが拡張期前半になされるため，その影響がより大きくなる．一方，頻脈状態が長時間持続すると心筋細胞レベルで変化が生じ，TICの状態となり心機能低下がさらに加速される．AFによる左室機能障害には心房収縮（atrial kick）の消失よりもTICが大きく関わっているとされ，ほかの頻脈性不整脈に関しても同様とされてい

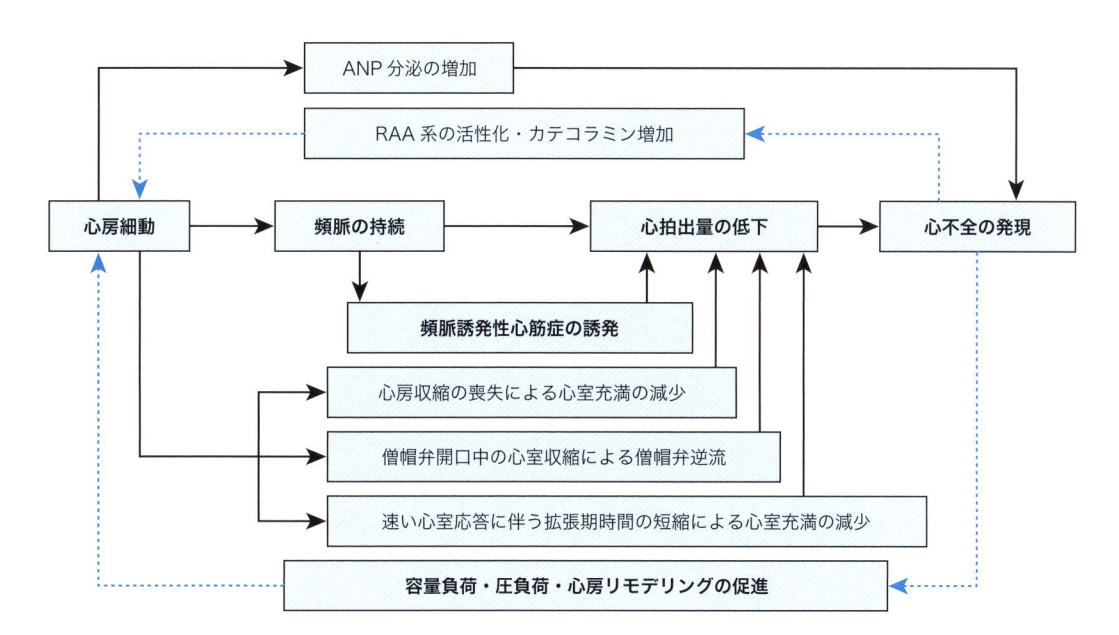

● 図1　心房細動と心不全発現に至るまでの過程
（文献6をもとに作製）

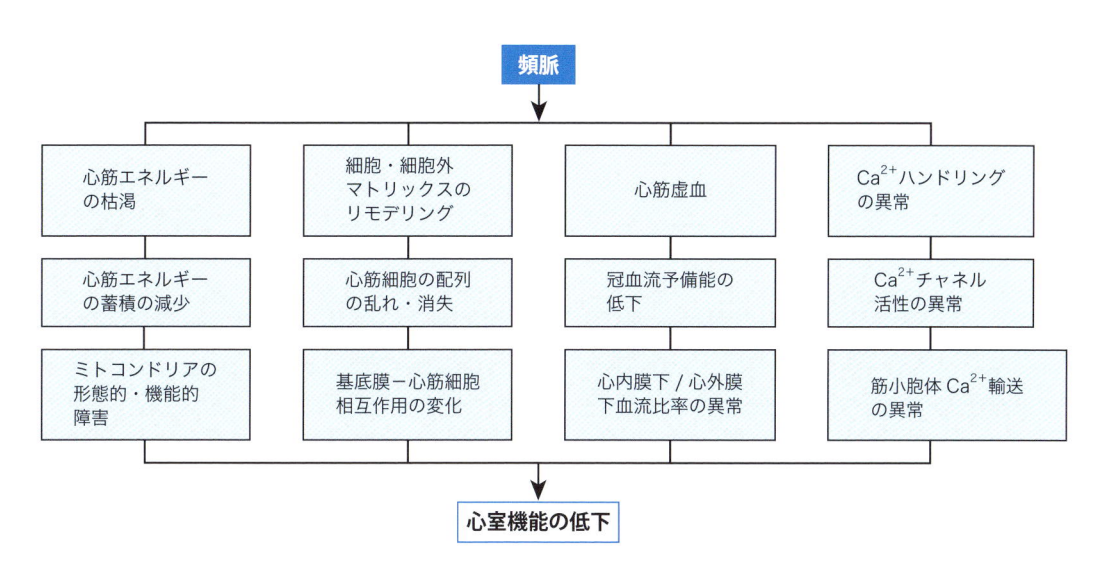

● 図2　頻脈が左室機能障害をもたらすメカニズム

3）左室機能障害の原因

　頻脈が左室機能障害をもたらす原因としてはさまざまなメカニズムが考えられている（図2）．動物実験モデルの検討によると心筋障害のメカニズムとして，心筋のエネルギー枯渇が大きな原因として考えられており，クレアチニン，リン酸化クレアチニン，ATPといった心筋エネルギーの蓄積の減少や，ミトコンドリア異常などが報告されている[2, 3]．また，心内膜下/心外膜下血流比率の異常，冠血流予備能の低下による心筋虚血と気絶心筋による可逆的な心室機能障害がもたらされる可能性も指摘されている[4]．さらに細胞内Ca^{2+}ハンドリング異常も心筋障害の原

因の有力な候補であり，その障害の程度が左室機能障害の程度と相関するとされている[3]．Ca^{2+}感受性の低下や興奮収縮連関の異常，Ca^{2+}動態の変化がそのメカニズムとして考えられている．ほか，β受容体およびその細胞内情報伝達経路の障害，β受容体の発現低下，アデニルシクラーゼの発現低下，Gsタンパクの分解亢進，さらには心筋細胞や細胞外基質のリモデリングも左室機能障害の1つと考えられている．これらの構造的機能障害が前述の機能的障害と相まって，TICの病態が形成されると考えられている．

2 治療のメカニズムとストラテジー

TICの治療メカニズムは頻脈（心室拍数）のコントロールであり，このために頻脈を抑止し洞調律を維持するか，頻脈自体より心室レートを減少させる．頻脈の抑制には抗不整脈薬が用いられるが，多くの薬剤は陰性変力作用を有するため，TICには使用困難である．一方，最近の三次元心内マッピングシステムをはじめとする不整脈の診断ならびに治療技術の進歩により，今日では多くの頻脈性不整脈が高周波カテーテルアブレーション（radiofre quency cacthter a blation：RFCA）により根治可能となっている．例えば心房粗動，心房頻拍，発作性上室性頻拍のほとんどは1回のRFCAで根治可能であり，したがってこれらの上室頻拍を原因とするTICの治療はRFCAによる頻拍の根治となる．AFに関しては，特に発作性AFは，最近はRFCAにより根治される例も多くなっているが，TICの原因となる持続性〜永続性AFの多くは現段階ではRFCA単独では治療困難で，以下の薬物治療によりコントロールする．

AFの治療ストラテジー：直流通電または薬物投与による除細動により洞調律に復帰させ，さらに洞調律を維持させる治療（リズムコントロール）と，薬理学的に心拍数をコントロールする治療法（レートコントロール）がある．発作性AFには，症状とQOL改善を目的として抗不整脈薬によるリズムコントロールがまず行われることが多く，再発例に対してはレートコントロールまたはRFCAによる根治療法が行われる．持続性〜永続性AFに対してはレートコントロールが中心で，症状の強い例に対しては抗不整脈薬投与が行われる．最近はRFCAが行われることもある．

無治療のAF，特に持続性AFでは頻脈のために心不全を呈している場合もあるが，一方，心不全のためにAFを合併している例も多く存在する．そのため，いずれの治療ストラテジーにおいても心不全を合併する場合には，まず心機能低下を改善するという目的でレートコントロールが最も重要となる．リズムコントロールをする場合も，まずレートコントロールし，心不全が改善された後に電気的，薬理学的除細動を試みた方が除細動率も高く，早期の再発率も低くなる．

心拍数をコントロールするための薬剤は房室結節抑制作用を有する薬物を選択する．房室結節抑制作用のある薬物としては非ジヒドロピリジン系カルシウム拮抗薬，β遮断薬，ジギタリス製剤などが選択される．これまで汎用されてきたジギタリス製剤は副交感神経活性時に効果が発揮されることから，運動時や発熱，脱水などの内因性交感神経活性亢進による心拍数上昇に関する効果は少ない．また，ジギタリス製剤はその効果発現までに60分以上を要し最大限の効果発現までには6時間程度を要する．そのため，早急にレートコントロールが必要な場合にはカルシウム拮抗薬やβ遮断薬が第一選択となる．ただし，これらはいずれも陰性変力作用を有しており，すでに心不全をきたしている場合にはカルシウム拮抗薬は避け，β遮断薬では投与量，投与方法などの調節が必要である．図3に日本循環器学会による心房細動治療ガイドラインにおけるレートコントロールの治療戦略を示す．

一方，Ⅲ群抗不整脈薬であるアミオダロンは陰性変力作用がなく，低心機能例や心室コンプライアンスの低下した心肥大例での使用が可能である．わが国でも2007年に使用開始となった静注用アミオダロンは，頻脈性上室性不整脈に対するレートコントロールに安全かつ効果的に投与が可能であると報告されている[5]．新たに頻脈性心房粗動，心房細動を発症した重症患者に対してカルシウム拮抗薬（ジルチアゼム）またはβ遮断薬（エスモロール）を投与したところ，心拍数には変化がなく，収縮期血圧が有意に低下したのに対し，アミオダロン投与後には心拍数が平均37bpm低下し，収縮期血圧は平均24mmHg上昇，さらに心拍出量の増加が得られた．このようにアミオダロンの静脈内投与は頻脈性心房細動に対

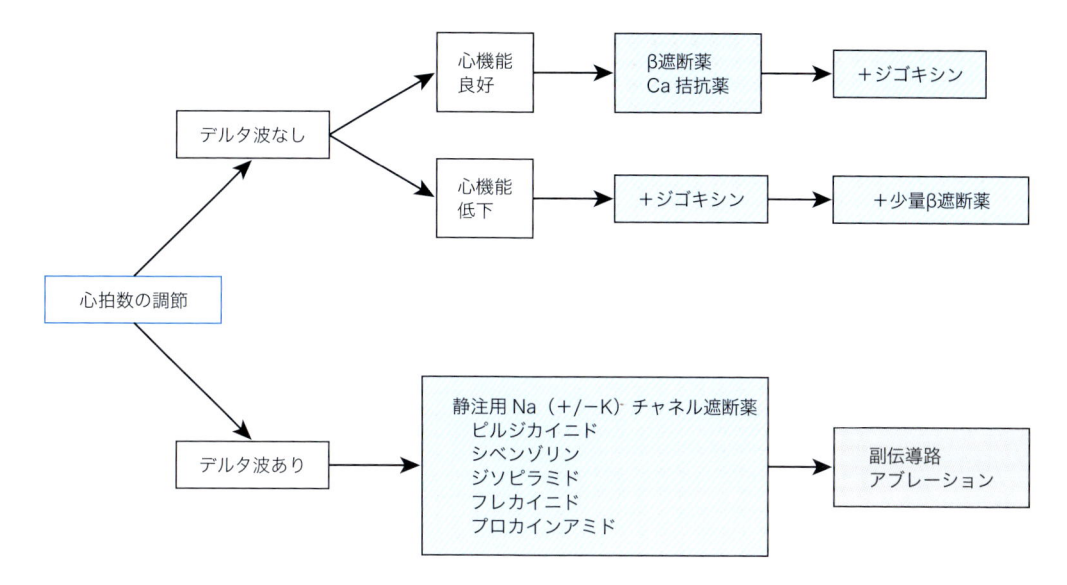

● 図3　ガイドラインに基づいた心拍数の調節と治療の選択肢
（文献7より転載）

するレートコントロールに安全に使用できる可能性があり，今後の適用拡大が期待される．

3 処方の実際

TICの急性期には循環不全を呈していることも多く効果発現が緩徐な経口薬では期待された効果が発現されにくいため，静脈内投与を優先する（表）．頻脈の停止や良好なレートコントロールが得られた場合には，徐々に経口薬への移行をはかる．

1）急性期治療

いずれの場合にも各薬剤の薬理学的特徴を十分に把握したうえで適切な症例の選択を行うとともに，投与中には循環動態に十分に注意しながら心電図モニター監視下に慎重投与することが大切である．心不全を併発している場合には心不全に対する加療を優先し，それのみで十分なレートコントロールや洞調律化が得られることも多い．

① ジゴキシン（ジゴシン®）
　0.125〜0.25mgを5〜10分間かけて緩徐に静注
② ベラパミル（ワソラン®）
　5〜10mgを5〜10分間かけて緩徐に静注
③ ジルチアゼム（ヘルベッサー®）
　(0.25mg/kg)を3〜5分間かけて緩徐に静注
④ ランジオロール（オノアクト®）
　半減期は4分間で，β_1選択性が高い．50〜125（μg/kg/分）で1分間持続静注後，反応をみながら，5〜40（μg/kg/分）で調節を行う（投与量は心拍数，血圧など循環モニタリングを行いながらできる限り低用量から開始する）．なお，低心機能例の場合には1（μg/kg/分）より投与を開始し，モニタリング下に効果をみながら投与量を慎重に調節する．
　なお，保険適用外であるが低心機能例や頻脈の持続により著しい心機能の低下をきたしている場合には，⑤⑥⑦の方法が緊急避難的に必要となる場合もある．
⑤ アミオダロン（アンカロン®）
　125mgを10分間かけて循環モニタリング下に静注．以後0.8（mg/時）で6時間持続静注後，0.4（mg/時）で効果の発現をみながら持続静注を継続し経口薬へ移行する．
⑥ アミオダロン（アンカロン®）経口投与
　静注薬を必要とするほどに緊急性がなく，経口投与が可能な場合は最初から経口投与を行う．我々は600〜800（mg/日）を1〜3日間投与後400（mg/日）を1〜2週間投与している．

● 表　レートコントロールのための静注薬

薬剤	初期投与量	効果発現開始	維持量	主な副作用
ジルチアゼム（ヘルベッサー®）	0.25mg/kg 静注 3分以上	2〜7分	5〜15mg/時間	低血圧，心ブロック，心不全
エスモロール（グレビロック®）	0.25〜0.5mg/kg 1分間	5〜20分	0.05〜0.2mg/kg/分	低血圧，心ブロック，徐脈，喘息，心不全
プロプラノロール（インデラル®）	0.5〜1.0mg 静注 5分以上，最大0.15mg/kgまで	5分	なし	低血圧，心ブロック，徐脈，喘息，心不全
ベラパミル（ワソラン®）	0.075〜0.15mg/kg 静注 5分以上	3〜5分	なし	低血圧，心ブロック，徐脈，喘息，心不全
ジゴキシン（ジゴシン®）	0.25mg 静注 2時間ごとに1.5mgまで	2時間	0.125〜0.25mg/日	ジギタリス中毒，心ブロック，徐脈
アミオダロン（アカカロン®）	125mg 静注 10分間	数分〜数時間	0.8mg/分で6時間持続静注した後0.4mg/分で18時間持続静注	低血圧，甲状腺ホルモン異常，QT延長
ランジオロール（オノアクト®）	50〜125μg/kg 静注 1分間	5〜20分	5〜40μg/kg/分	低血圧，心ブロック，徐脈，喘息，心不全

⑦ ニフェカラント（シンビット®）

0.3（mg/kg）相当を5分間かけて循環モニタリング下に静注．単回静注が有効な場合，0.2〜0.4（mg/kg/時）でQT延長に注意しながら持続静注．

2）慢性期治療

① ジギタリス（ジゴキシン®）

0.125〜0.375mgを1日1回経口投与

② ベラパミル（ワソラン®）

1回40〜80mgを1日3回経口投与（120〜240mg/日）

③ β遮断薬

ビソプロロール（メインテート®）1.25〜5 mgを1日1回経口投与

メトプロロール（セロケン®）10〜40mgを1日3回経口投与（20〜120mg/日）

低心機能例で他剤無効である場合

④ アミオダロン（アンカロン®）

400（mg/日）を1〜2週間投与後，効果や副作用発現の有無をみながら100〜200（mg/日）へと漸減し，維持量で継続する．

<文　献>

1）Whipple, G. H. et al.：Proc. N. Engl. Cardiovasc. Soc., 20：39-40, 1962
2）Spinale, F. G. et al.：Am. J. Physiol., 259（1 Pt 2）：H218-229, 1990
3）O'Brien, P. J. et al.：Can. J. Physiol. Pharmacol., 68（1）：34-39, 1990
4）Perreault, C. L. et al.：J. Clin. Invest., 89（3）：932-938, 1992
5）Clemo, H. F. et al.：Am. J. Cardiol., 81：594-598, 1998
6）志賀　剛：心房細動・病態別の頻度・治療の実際・予後　275-279,（医学書院），1999
7）「心房細動治療（薬物）ガイドライン（2008年改訂版）」（日本循環器学会）Circulation journal, 72（Suppl Ⅳ）：1581-1638, 2008
8）Maisel, W. H. & Stevenson, L. W.：Am. J. Cardiol., 91（6A）：2D-8D, 2003

➡ 次頁：患者抄録

患者抄録 頻脈誘発性心筋症

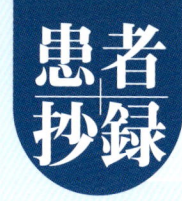

【患　者】67歳女性
1．診　断　①頻脈誘発性心筋症　②持続性心房頻拍　③うっ血性心不全
2．主　訴　呼吸苦，全身浮腫
3．既往歴　特記事項なし
4．家族歴　特記事項なし
5．生活歴　職業：農業，喫煙歴：なし，飲酒歴：なし
6．現病歴
　　　これまで通院歴なく，また健康診断でも異常をしてきされたことは一度もなかった．約1週間前より主に労作時に増悪する動悸や胸苦を自覚．仕事の都合により医療機関は未受診の状況にあったが，自覚症状が次第に増悪し，全身浮腫を認めるようになったため近医を受診．12誘導心電図にて上室性頻拍，胸部単純X線検査にて心拡大，肺うっ血，両側胸水貯留を認め（図1），急性うっ血性心不全の診断にて当科紹介となる．
7．入院時現症
　　　身長165cm，体重60kg，BMI 21.8，意識清明，血圧100/68mmHg，脈拍210/分，体温36.7℃，眼球結膜　黄染・貧血なし，冷汗なし
　　　頸部：甲状腺腫・リンパ節腫大なし，血管雑音なし，頸静脈の怒張あり
　　　胸部：Ⅲ音ギャロップあり，両側肺の呼吸音低下あり
　　　腹部：平坦，圧痛や自発痛および血管性雑音なし
　　　四肢：全身浮腫あり，チアノーゼなし，末梢動脈触知良好

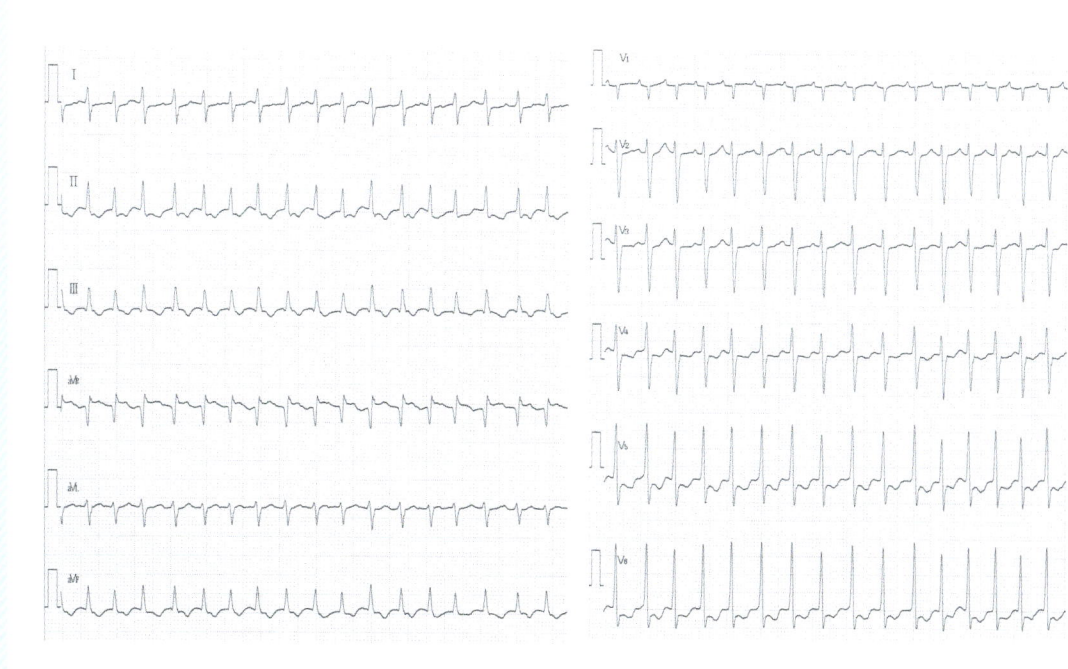

● 図1　当科初診時の12誘導心電図

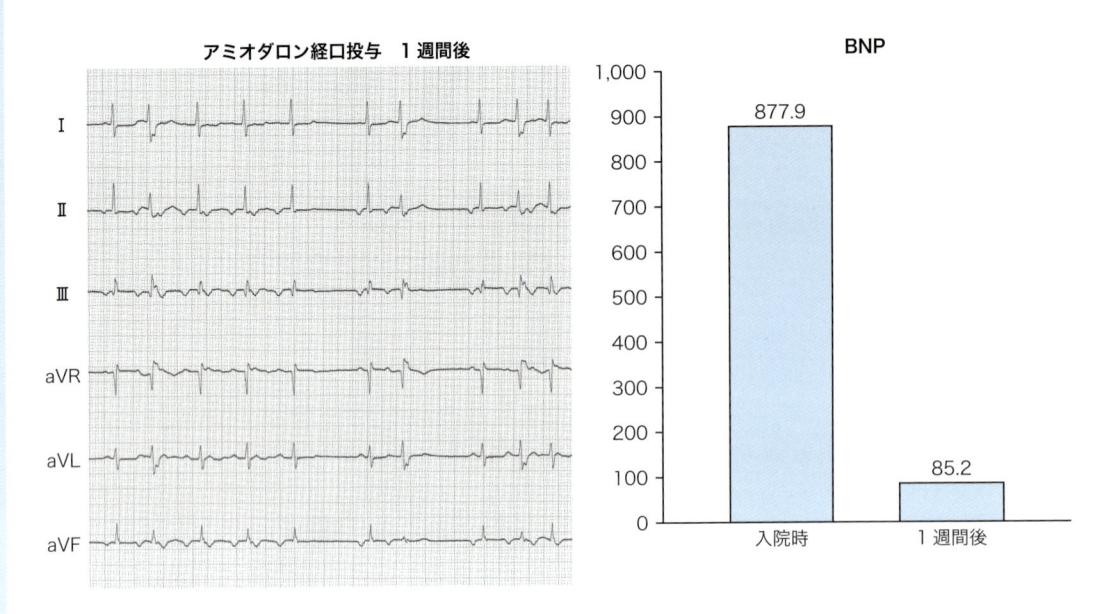

● 図2　アミオダロンによるレートコントロールとBNP値の変化

8．入院時検査成績
① 血　算：WBC 5,300/μL，RBC 446万/μL，Hb 13.9g/dL，Ht 40.7%，Plt 17.3万/μL
② 生化学：TP 6.7g/dL，Alb 4.1g/dL，AST 92U/L，ALT 115U/L，LDH 340U/L，ALP 274U/L，γ-GTP 67U/L，CPK 130U/L，CK-MB 12U/L，トロポニンT（－），BUN 12mg/dL，Cre 1.1mg/dL，Na 146mEq/L，K 3.9mEq/L，Cl 108mEq/L，UA 5.4mg/dL，T-Cho 194mg/dL，HDL 66.2mg/dL，TG 69mg/dL，CRP 0.2mg/dL，FBS 105mg/dL，HbA1c 5.8%
③ 胸部単純X線：CTR 65%，両側肺うっ血ならびに胸水貯留あり
④ 心電図：HR 210bpm, narrow QRS regular tachycardia（図1）
⑤ 経胸壁心エコー図：びまん性壁運動低下あり，AR（－），MR mild，TR mild，PR mild，AoD 30mm，LAD 40mm，IVSTd 10mm，LVPWTd 10mm，LVDd/Ds mm，EF 23%，IVC 20mm，呼吸性変動なし

9．入院後の経過
① 治療方針
　　本症例は健康診断で異常を指摘されず，また通院歴もなかったことから，心拍数200/分を越える頻脈の持続により頻脈誘発性心筋症が誘発され心不全を呈したことが強く疑われ，はじめに頻脈の停止を試みた．頻脈はATP, verapamil, β遮断薬による停止が不能であり，直流通電によっても容易に再発を認めることからレートコントロールを選択した．またうっ血性心不全に対してもうっ血の解除を行った

② 実際の治療
　　低心機能例であり，β遮断薬やカルシウム拮抗薬による陰性変力作用によりさらに心不全のコントロールが悪化するリスクが高いことから，アミオダロン経口投与によるレートコントロールを実施した．アミオダロンは800（mg/日）を3日間，600（mg/日）を3日間投与した後，400（mg/日）を1週間投与し200（mg/日）を維持量とした．アミオダロン投与開始から1週間後には良好なレートコントロールが得られ，心不全の改善が認められた（図2）．心不全が改善後，頻

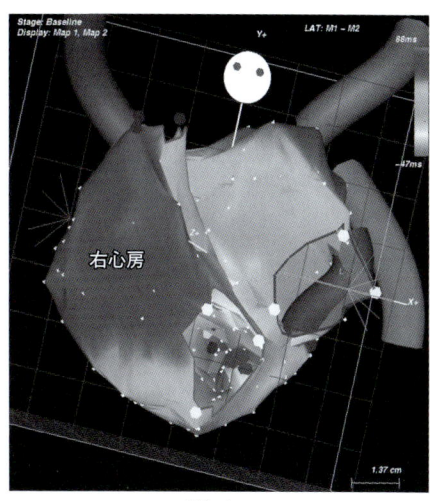

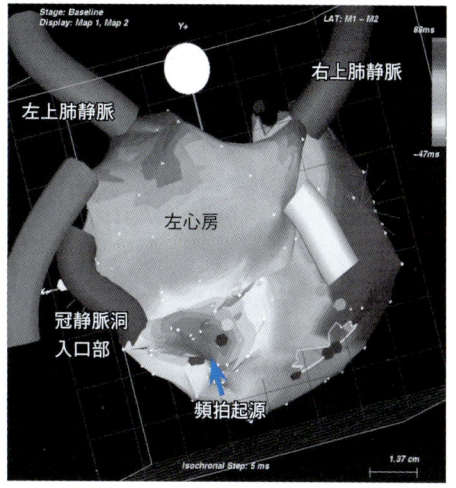

● 図3　心房頻拍に対するカテーテルアブレーション

脈に対する根治療法としてのカテーテルアブレーションを実施した．electroanatomical mapping（carto）を用いた心臓電気生理学的検査では左心房起源の巣状興奮パターンを呈する心房頻拍（atrial tachycardia：AT）が確認され（図3），AT起源に対する高周波通電により根治に成功した．

③ 退院処方

　　エナラプリルマレイン酸塩（レニベース®）1錠5 mg，1回1錠，1日1回朝食後

10. 考察　▶Advice from Professional 1 参照

　　アブレーション後よりアミオダロン投与を中止し，ACE阻害薬のみで経過観察を行った．約1カ月後の心臓超音波検査では心機能の正常化が認められた．本例は低心機能の心不全例かつ多剤抵抗性であったことから，アミオダロンによるレートコントロールを選択した．アミオダロンは低心機能例に対しても安全に使用可能であるが，少なからず心外副作用の発現する危険性がある．そのためカテーテルアブレーションによる根治が期待される例に対しては薬物治療のみならず，積極的に根治療法としてのカテーテルアブレーションを検討すべきと思われる．

Advice from Professional

1 考察ポイント

Point 1
TICにより心機能の低下をきたした例では心室拍数のコントロールを積極的に行い，心不全の管理を最優先する．β遮断薬やカルシウム拮抗薬の陰性変力作用によりさらに心不全コントロールを悪化させる危険性が高い．

Point 2
アミオダロンは心機能低下例に対しても安全に使用可能であるが，心外副作用の発現する危険性のあることも忘れてはならない．薬物治療のみならず，カテーテルアブレーションにより根治が期待される例に対しては，積極的に応用すべきである．

memo

第4章 患者に学ぶ心不全の診断と治療　§3 特定心筋症

患者抄録

11. たこつぼ(型)心筋障害ないし心筋症

土橋和文, 長谷 守

Point

1. たこつぼ（型）心筋障害ないし心筋症とは成因不詳の急性心筋梗塞に類似した左心室心尖部を中心とした一過性心筋障害である
2. 高齢女性に好発し、医療行為・薬剤を含めた身体的・精神的苦痛ないし緊張を背景とする
3. 褐色細胞腫・くも膜下出血・脳出血・心筋炎でも類似の一過性心筋障害が知られ鑑別が重要である

1 病態の特徴・疫学

1) 定義と背景

たこつぼ（型）心筋障害ないし心筋症は,「急性心筋梗塞に類似した胸痛と心電図変化を有しながら,それに伴う左心室心尖部を中心とした壁運動異常が1つの冠動脈の支配領域を超えて,典型例では特異な"ツボ型"を呈する.壁運動異常は短期間でほぼ正常化し冠動脈造影には有意の狭窄を認めない」と定義される.成因の不詳の急性発症の一過性心筋障害である（図1）.わが国で急性冠症候群・急性心筋梗塞に類似した急性発症の冠動脈疾患の例外的事例として疾患概念が確立され,心筋症分類（AHA-ACC 2006年）では後天性一次性心筋症に区分される.「たこつぼ型心筋障害」ないし「たこつぼ心筋症」: takotsubo (ampulla) cardiomyopathy と称するが,欧米では reversible myocardial infarction, stress cardiomyopathy, brocken heart syndrome, apical ballooning などの複数の名称が同一病態で使用されている[1〜5].

高齢女性に好発（女性で6〜8倍）,医療行為に伴う発症では男女差は相対的に軽微である.頻度は急性冠症候群の0.5〜0.75%で地域差はなく人種差は不詳である.発症月には一定の傾向はみられないが発症時刻は睡眠中・早朝直後には稀で日中活動時に身体・医療活動と関連が窺える.家族内発生はないが再発例がある.

2) 病態

特徴的病態として,①突然の胸痛・胸部症状ないし心電図変化（ST上昇・異常Q波・T波逆転など）,②トロポニンを含め心筋酵素逸脱は明確ではないか左室壁運動異常に合致しない程度に軽微,③発症早期冠動脈には有位の狭窄病変を有さない.④左室心尖は膨隆し乳頭筋付着部が開大し,心基部が過収縮した特異な形態の壁運動異常を示し慢性期には改善,⑤医療行為を含めた身体的および精神的苦痛ないし緊張を背景とした発症が高頻度である（表1）.褐色細胞腫・くも膜下出血・脳出血では類似の一過性心筋障害（カテコラミン心筋障害ないし neurogenic stunning）が知られ,ほかの要因による心筋炎とともに鑑別が重要である.

3) 診断

急性冠症候群に準じた胸痛・胸部不快感などの胸部症状,呼吸困難,血圧低下ないしショックが診断の経緯となる（表2）.強く持続する胸痛は少なく比較的軽微であることが多く（表3）,持続時間も急性心筋梗塞に比して短時間である.疾患の増悪ないし処置による発現例では相対的に胸部症状の頻度が低く,血圧低下・呼吸困難は唯一の症候であることがある.心筋逸脱酵素の上昇が軽微である.このうち,クレアチンキナーゼ（CK）上昇は500未満と軽微であるがトロポニンTは高頻度で陽性となる.急性期心電図ではST上昇を90%で呈し,最大変化誘導はV3〜V4である.そのほか,ST低下,冠性T波8例,異常Q波も高頻度で慢性期には正常化するが残存例もある.

壁運動異常の部位は左心尖部の膨隆ないし無収縮が典型的であるが,右室・非心尖部壁運動異常例（通

§3 特定心筋症 ● 11 たこつぼ(型)心筋障害ないし心筋症　247

左室造影

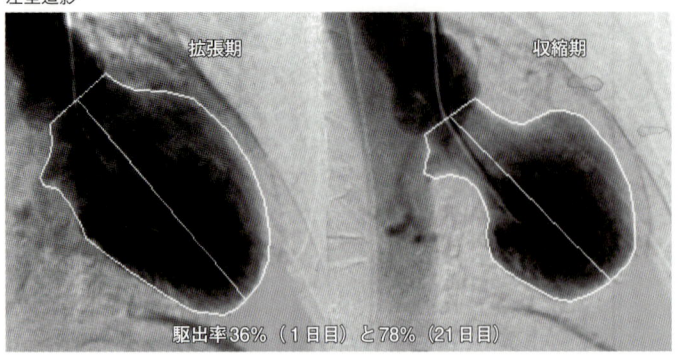

拡張期　　収縮期

駆出率36％（1日目）と78％（21日目）

心電図

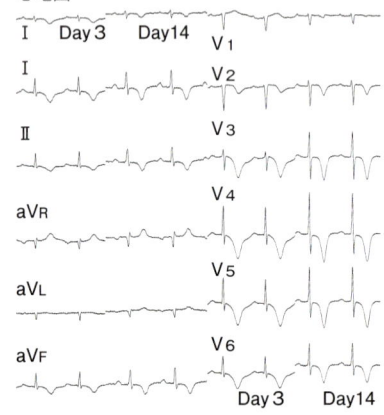

I　Day 3　Day14　V1
I　　　　　　　　V2
II　　　　　　　　V3
aVR　　　　　　　V4
aVL　　　　　　　V5
aVF　　　　　　　V6
　　　　　　　Day 3　Day14

主　訴：胸部不快感
既往歴：自律神経失調症（パニック障害）
家族歴：特記すべきことなし
現病歴：ときどき誘因なく，冷汗・動悸自覚・胸部の不快感自覚，上記診断にて近医（心身症外来）通院中であった．また，平成9年よりくり返すめまいのため耳鼻科通院していた．平成12年11月8日，突然いつもの冷汗・動悸に加えてやや強い胸の痛み出現．改善しないため当院受診．心電図上ST上昇
入院現症：Killip I
検査所見：peak CK 203 IU/L，CK-MB 25，MLC＜2.5

● 図1　たこつぼ型心筋障害ないし心筋症代表例

● 表1　発症の背景となる要因・疾患

心理的関連因子	18（20％）	疾患の発症・増悪		38（43％）
家族の事故・事故目撃	2	心血管疾患		3（4％）
近親の死亡・葬儀	7	心室頻拍発作後		1
喧嘩・過度の飲酒	5	急性腱索断裂		1
興奮	4	下腿血栓栓塞		1
過度（非日常）の運動	6（7％）	神経疾患		6（7％）
非心臓手術・処置	11（12％）	急性脳血管疾患		3＊
挿管	1	てんかん発作		3＊
TBLB	1	呼吸器疾患		7（8％）
胃亜全摘	1	急性肺炎		3
胆囊切除	1	喘息増悪		3
気管切開	1	肺梗塞		1
分娩	1	代謝性疾患		2（2％）
整形外科的手術	4	糖尿病性昏睡		1
大腸切除	1	低血糖発作		1
明確な誘因がない	23（26％）	腎・尿路疾患		5（6％）
		透析導入		4
		膀胱痛		1
		消化器疾患		6（7％）
		出血		2
		胆石		2＊
		急性膵炎		2

（＊重複要因例）

● 表2　たこつぼ心筋障害（心筋症）診断の手引き

1．定義
　たこつぼ心筋障害（たこつぼ心筋症）：takotsubo (ampulla) cardiomyopathy とは，急性発症の原因不明の左心室心尖部バルーン状拡張（無収縮）を呈する症例を指す．

　本症ではあたかも「たこつぼ」様の形態をとる．心尖部の無収縮は，数週から1カ月以内に，大部分の症例において，ほぼ正常化する．

　心室収縮異常は主に左心室に生じるが，右心室にも認められる例がある．心室流出路機能的狭窄（圧較差，血流速度亢進，心雑音）も観察される

　（注）他の原因，例えば，脳血管障害患者が，本疾患と同様の心室収縮異常を呈する場合には「脳血管障害に合併したたこつぼ心筋障害」として，特発性と区別して扱う

2．除外項目
　たこつぼ心筋障害（たこつぼ心筋症）の診断にあたっては，以下の病変，疾患による異常を除外しなければならない

a）冠状動脈の器質的有意狭窄または攣縮，特に左心室心尖部を含めて広範に還流する左前下枝病変による急性心筋梗塞（冠動脈造影は，急性期の造影が望ましいが，慢性期に行い有意狭窄病変がないか，心室収縮異常形態に関与する病変がないことを確認することが必要である）

b）脳血管障害

c）褐色細胞腫

d）ウイルス性もしくは特発性心筋炎

　（注）冠状動脈病変の除外には冠状動脈造影が必須である．脳血管障害，褐色細胞腫などでたこつぼ様の心筋障害を合併することがある

3．診断の参考事項
1）症状：急性冠症候群に類似の胸痛，呼吸困難，症状なく発症することもある
2）契機：精神的ストレス，身体的侵襲，明らかな契機なしに発症することもある
3）高齢者ことに女性に多い傾向が知られる
4）左室造影または心エコー図における心尖部バルーン状拡張とその速やかな改善
5）心電図：発症直後はST上昇が見られることがある．その後，典型例では広範な誘導でT波が陰転し，次第に陰性部分が深くなり，QT延長を伴う．この変化は徐々に回復するが，陰性T波は数カ月続くことがある．急性期に異常Q波やQRS電位差の変化を認めることもある
6）検査項目：典型例においては，心筋逸脱酵素上昇は中等度以下に留まる
7）予後：大部分が速やかに回復するが，肺水腫や他の後遺症を呈する例，死亡例がある

厚生労働省特定疾患特発性心筋症調査研究班：平成15年

称，「逆たこつぼ」）も散見される．慢性期には壁運動は正常化するので急性期の左室造影が望まれるが，典型例では非侵襲的手段（心エコー，心臓核医学検査，心臓CT，MRIなど）で十分に診断可能であるが特異的所見はない．冠動脈造影は急性期での評価が必要であり灌流域と壁運動異常の乖離を検証する必要がある．慢性期では冠攣縮が20％程度で誘発可能である．急性心筋梗塞でも類似病態を合併することがある．急性期の内因性交感神経指標は発症早期では異常高値が確認される例がある．

　頻拍ならびに徐脈性および心室頻拍・心室細動などの頻脈性の不整脈合併は高頻度である．肺水腫，ポンプ失調（血圧低下・心原性ショック症状）も高頻度で少数ながら心破裂，院外心肺停止，心腔内血栓栓塞例など急性心筋梗塞と同等の急性期合併症も知られる．

2　治療のメカニズムとストラテジー，処方の実際

　本疾患は軽症の病態ではなく，急性期合併症の適切な観察と管理がきわめて重要である．背景病態の

● 表3　たこつぼ心筋症の臨床像のまとめ

年齢（歳）	67±13（10〜88）		心筋梗塞の診断基準	
性（男性/女性）	12/76		確診例	34（39%）
冠危険因子			疑診例	38（43%）
高血圧	42（48%）		心電図変化単独	16（18%）
糖尿病	10（12%）		合併症	
高脂血症	21（24%）		〈不整脈〉	
家族歴	2（2%）		洞不整脈	9（10%）
発症の契機			房室ブロック	4（5%）
胸部症状	59（67%）		心房細動	6（7%）
呼吸困難	6（7%）		心室頻拍・細動	8（9%）
ショック	4（5%）		〈ポンプ失調〉	
心電図異常	18（20%）		肺水腫	19（22%）
心筋逸脱酵素			心原性ショック	13（15%）
CK上昇（%）	49（56%）		DOA/DOB使用	17（19%）
範囲	480±212（209〜1625）		IABP使用	7（8%）
その他			短期および中期予後	
TnT上昇	31（72%）		院内死亡	1（1%）
心電図変化			退院時心不全	1（1%）
ST上昇	79（90%）		反復発症	2（2%）
異常Q波	24（27%）		心臓突然死	1（1%）
T波逆転	39（44%）			
ST低下のみ	1（1%）			

管理により院内死亡は少なく院内の予後は一般的には良好である．急性期の心室内圧較差例では心雑音聴取，遷延性低血圧が高頻度である．このような症例ではβ遮断薬の急性効果が期待される．陽性変力作用薬使用で増悪遷延する可能性があり，最小限の使用に限定すべきである．低血圧遷延例では大動脈内バルーンパンピングが有効である．再発例は少ないが経験され精神的背景・明確な誘因（アルコールなど）が不可避な例に多いのでケアが必要となる．長期の薬剤治療方策，必要性およびその効果は不明である．

3 おわりに

原因病態とその発症機序の詳細はなお不明である．病理学的には程度の差異はあるが全心筋に心筋障害が観察される．然るに心尖部壁運動異常が高頻度である理由は心筋構造の特殊性，灌流境界，冠攣縮を含めた微小循環障害，交感神経受容体の相違などに起因するとされる．また，高齢女性に高頻度に発症するかについては不明であり，今後の検討課題である．

<文　献>
1) 佐藤　光　ほか：多岐spasmにより特異な左室造影像「ツボ型」を示したstunned myocardium．「臨床からみた心筋細胞障害—虚血から心不全まで—」（児玉和久ほか 編），p.56-64科学評論社，1990
2) Kawai, S., et al. Jpn. Circ. J., 64:156-159, 2000
3) Tsuchihashi, K., et al. : J. Am. Coll. Cardiol., 38：11-18, 2001
4) Bybee, K. A., Ann. Int. Med., 141：858-865, 2004
5) Prasad, A. et al. Am. Heart J., 155：408-417, 2008

➡ 次頁：患者抄録

患者抄録

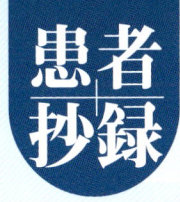

たこつぼ型心筋症様の空間的・時間的多発性の一過性心筋障害を呈した褐色細胞腫

【患　者】 40歳代女性

1. **診　断** ①褐色細胞腫（左副腎髄質腫瘍），②カテコラミン心筋障害による再発性急性心不全，③二次性高血圧，④脂質代謝異常
2. **主　訴** 呼吸困難
3. **既往歴** 発作性高血圧（37歳時）
4. **家族歴** 特記すべきことなし
5. **生活歴** 主婦，喫煙・飲酒歴なし
6. **現病歴**

    数年前より，時折，月経前期に誘因なく，発作性の動悸（規則的で100～120/分程度）および胸部不快を自覚した．なお，顔面紅潮，発汗異常，体重減少は認めなかった．発作時の家庭血圧値は測定不能（300mmHg以上）であったが，非発作時には正常血圧値であり放置した．

    2006年12月30日，年末の餅つき後の飲酒中，同様の発作自覚，軽快せず近医に緊急搬送され急性肺水腫と診断された．血圧値正常，心電図上，異常Q波V2，ST上昇Ⅱ，V1～V4を示した．一般検査でCK 320 IU/L，CK-MB 43 IU/L，トロポニンT 1.14 IU/Lと軽度上昇，血糖値88mg/dL，HbA1c 4.6％と正常．第10病日に実施された冠動脈造影で有為の狭窄を示さないが，左室造影（図）にて心尖部の壁運動低下（左室駆出率30％）していた．数日の経過で回復（退院時左室駆出率70％）し，アンジオテンシンⅡ受容体拮抗薬とループ利尿薬内服にて退院となる．

    2007年10月13日，同様に月経期間，夜間食事中に動悸発作出現，急性心不全再発，緊急カテーテル検査（図）では心室中部の壁運動異常（冠動脈造影は有意狭窄なし），急速に回復し，第5病日に退院となる．2008年5月29日にも同様の誘因で急性心不全発症した．このため繰り返す急性心不全の原因検索目的に2008年5月29日当院初診し入院となる．

7. **入院時現症**

    身長156cm，体重62kg，BMI 25.4，意識清明，血圧136/78mmHg，脈拍73回/分，体温36.3℃，結膜：黄疸，貧血なし，頸部リンパ節・甲状腺：触知せず．胸部：過剰心音，心雑音なし．肺野：ラ音聴取せず．腹部：肝臓・脾臓触知せず．下腿浮腫なく，神経学的に異常なし．

8. **入院時検査所見**

    ① 検尿：pH 7.44，比重1.008，タンパク（－），糖（－），尿沈渣：異常なし

    ② 一般血算：RBC 467万/μL，Hb 13.5g/dL，Ht 41.6％，WBC 4,700/μL（分画：好中球63.1％，好酸球1.5％，単球4.9％，リンパ球29.4％），血小板29.2万/μL

    ③ 血液生化学検査：TTT 3.7，ZTT 7.0，TP 7.9g/dL，Alb 4.6g/dL，AST（GOT）14 IU/L，ALT（GPT）12 IU/L，LDH 163 IU/L，ALP 262 IU/L，γGTP 20 IU/L，ALP 262 IU/L，ChE 396 IU/L，BUN 8mg/dL，Cr 0.6mg/dL，UA 3.9mg/dL，T-Cho 292mg/dL，TG 169mg/dL，HDL 32mg/dL，Na 141mEq/L，K 3.9mEq/L，Cl 103mEq/L，Ca 9.4mg/L，Mg 1.9mg/L，P 2.8mg/L，TB 0.4mg/dL（DB 0.1mg/dL）CRP＜0.01 IU/L，BS 78mg/dL，HbA1c 4.9％，インスリン10.5 IU/L，iPTH 45IU/L，ACTH，TSH，fT4，fT3正常

    ④ 尿中および血中カテコラミン

    尿中値：アドレナリン45.6～63.2μg/日（1.0～23.9），ノルアドレナリン201～253μg/日（29～120），メタネフリン0.52～0.56mg/日（0.05～0.20），ノルメタネフリン0.89～1.2mg/日（0.1～0.28），血漿値：アドレナリン160pg/mL，ノルアドレナリン629pg/mL

    ⑤ 胸部単純X線：心胸比48％，肺うっ血所見なし

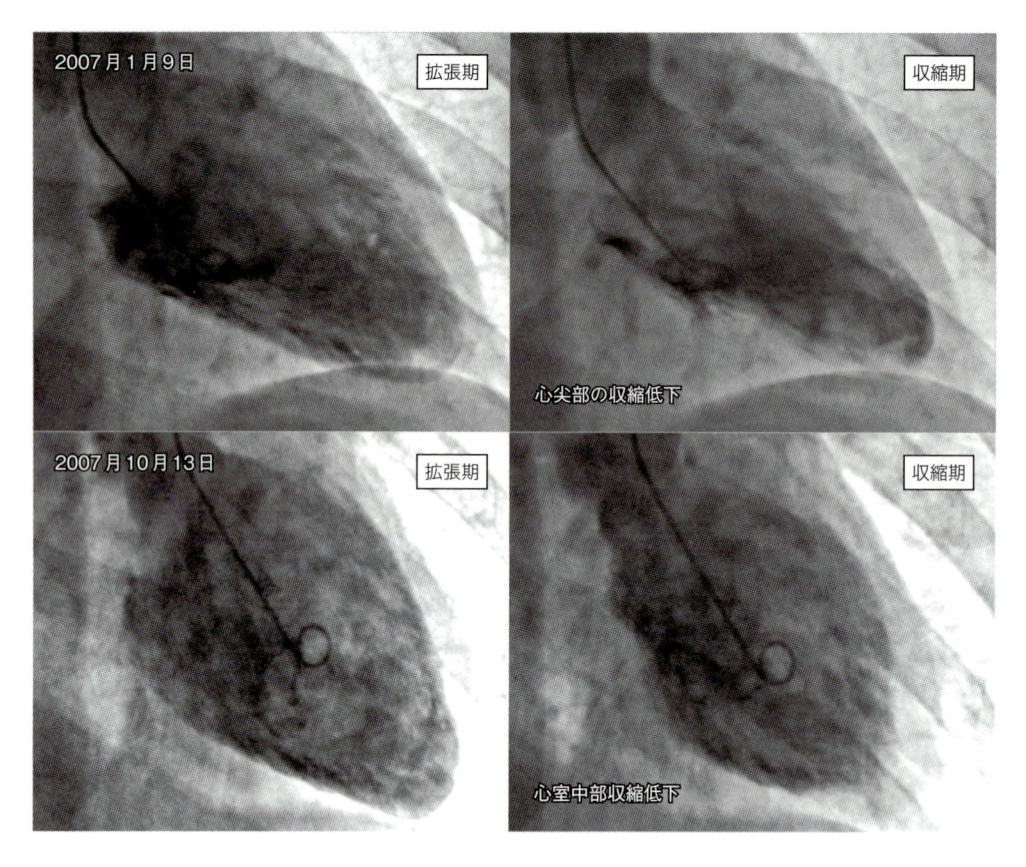

図　左室造影所見
褐色細胞腫によるカテコラミン心筋障害による時間的および空間的に多発するたこつぼ心筋障害類似の一過性左室壁運動異常

- ⑥ **心電図**：正常洞調律心拍数63/分，正常軸，PQ時間0.18秒，QRS時間0.08秒，QTc 0.39秒，異常Q波なし，T波逆転V1〜V4
- ⑦ **経胸壁心エコー図**：壁運動異常なし，壁厚異常なし，LVDd/LVDs＝46/30mm，左室駆出率63％
- ⑧ **MIBG全身シンチグラフィ**：副腎への強度の腫瘍状集積
- ⑨ **腹部X線CT**：左副腎髄質腫瘍（腫瘍内壊死所見あり，サイズ4.5cm）

9．入院後経過と治療方針

　以上から，短時間の動悸・胸部不快を示し，うち3回は持続し急性心不全を惹起した．また，うち2回は明確な心尖部と心室中部のたこつぼ心筋症様の限局性壁運動異常を呈した．その成因として左副腎に正所性褐色細胞腫によるカテコラミン心筋障害と診断した．過剰な降圧がないのを確認のうえαβ遮断薬に変更し，泌尿器科に転科した．腹腔下の腫瘍摘出術を実施し，以後発作なく経過した．なお，主に性周期，ことに月経前期に発作性に発現する詳細は不詳であった．

10．考案　▶ Advice from Professional 1 参照

　発作性型の褐色細胞腫および外因性のカテコラミン過剰投与による心筋障害は「たこつぼ」心筋症の病態モデルの1つである．また，本例のごとく空間的ならびに時間的に再発ないし多発性を示す急性心筋障害では常に鑑別を念頭に置くべき疾患である．

この際，血中カテコラミン測定は診断の端緒となる診断情報である．しかし，たこつぼ心筋症でもその既報値は一定しない[1, 2]．また，発作型および腫瘍サイズの小さい褐色細胞腫でも異常値とはならないことがある．さらに，通常の針採血，急性心不全では極端な高値となる．その評価には慎重を要する．

　治療においては診断後速やかな外科的切除を基本とするが生物学的悪性，多発性，副腎外発生は10％程度あり注意を要する．また，多系統内分泌腫瘍の合併に留意することが肝要となる．

【文献】（▶ Advice from Professional ❷ 参照）
1）Wittstein, I. S. et al.：N. Engl. J. Med., 339-348, 2005
2）Yoshioka, T. et al.：Am. Heart J., 155（3）：526e1-526e7, 2008

Advice from Professional

❶ 考察ポイント

Point 1
褐色細胞腫では血圧異常，急性心不全，不整脈など多彩な循環器徴候を示し，診断上留意すべき疾患とその鑑別診断について考案する．ことに，血漿カテコラミン値測定とその解釈の留意点を文献を交え記載する．

Point 2
たこつぼ心筋症の再発例は稀ながら報告される．この際，時間的・空間的な多発性は成因となる褐色細胞腫などの内因性疾患によるカテコラミン心筋症を積極的に疑うべき病態であることを記載する．

❷ 押さえておきたい論文

文献1：Wittstein, I. S. et al.：N. Engl. J. Med., 339-348, 2005
精神的要因による「たこつぼ」心筋症の成因としての内因性カテコラミン異常亢進の意義を明確とした臨床検討である．

文献2：Yoshioka, T. et al.：Am. Heart J., 155（3）：526e1-526e7, 2008
たこつぼ心筋症の重症合併症としての遷延性の低血圧の病態形成と維持・増悪での左室流出路狭窄の意義を明らかにし，β遮断薬の静脈内投与の効果を明らかにした臨床検討である．また，医療行為中の発症例での内因性カテコラミン亢進が乏しいことを明らかにした．

第4章 患者に学ぶ心不全の診断と治療　§4 弁膜症

患者抄録

1. 急性僧帽弁閉鎖不全（虚血）

大野正和，磯部光章

Point

1. 心筋虚血に伴う急性の僧帽弁閉鎖不全は，急性心筋梗塞の重篤な合併症の1つである
2. 聴診を含む診察と心エコー検査を行うことにより診断が可能である
3. 的確に診断し，冠血行再建と僧帽弁に対する手術を行うことが予後の改善へつながる

1 病態の特徴・疫学

心筋虚血により引き起こされる急性の僧帽弁閉鎖不全（mitral regurgitation：MR）は，急性心筋梗塞（acute myocardial infarction：AMI）の機械的合併症の1つである乳頭筋断裂により引き起こされる．

断裂に至らなくても，心筋虚血による乳頭筋の偏移と弁輪の拡大による僧帽弁のtethering※異常と左室収縮力の低下によるclosing forceのバランスがくずれ，虚血性のMRを生じ，心不全を合併する（図1）[1, 2]．

乳頭筋断裂は，AMI発症から，中央値で1日目（1～14日）に生じ，その頻度はAMIの約1％と報告されていた[3]．AMI急性期に経皮的冠動脈インターベンション（percutaneous coronary intervention：PCI）を施行する今日においては，乳頭筋断裂の頻度は，5,745例中15例で0.26％と報告されており[4]，血栓溶解療法が主治療であった以前より減少している．

軽度のMRを含めると，虚血性のMRは心筋梗塞後の64％で合併を認めており[5]，虚血性MRは急性期，慢性期ともに重要な合併症として念頭におく必要がある．

乳頭筋には前乳頭筋と後乳頭筋があるが，通常，前乳頭筋は左前下行枝と左回旋枝の両者から血液供給されており，後乳頭筋は右冠動脈もしくは左回旋枝の単独供給のため，後乳頭筋の断裂が多く認められている．

慢性のMRは，MRによって生じる容量負荷に対して，左心房と左心室がリモデリングにより拡大することで代償を行うが，急性に生じたMRでは，代償機構が働かない．その結果，容量負荷により左心室拡張末期圧の上昇，左心房内圧の上昇をきたす．肺動脈楔入圧のv波がこれを反映し，増高する．その結果，容易に左心不全による肺水腫を生じ，心原性ショックにまで至る例も多い．

SHOCK Trialによると，AMIによる心原性ショックの内6.9％が，虚血性MRが原因と報告され，その院内死亡率は，55％と高率である[6]．

2 治療のメカニズムとストラテジー

1）診断

治療を行うには，まず的確に診断することが重要である．AMI患者の経過中に，突然の胸痛，血行動態の破綻，呼吸状態の急激な悪化を認めた際の診断のポイントを以下に示す．

① 身体所見：血圧，脈拍，呼吸数，胸部聴診で全収縮期雑音の聴取．心不全の所見として，頸静脈怒張，肺野の雑音，肝臓の触知，浮腫
② 心電図：再梗塞の有無
③ 心エコー：MRの出現の有無，乳頭筋断裂の所見（図2），鑑別として，心破裂による心タンポナーデ，心室中隔穿孔
④ 右心カテーテル：肺動脈楔入圧での巨大v波（図3）
⑤ 血液検査：心不全の所見として，BNPの上昇

※ tethering
僧帽弁の弁葉は，腱索を通じ，乳頭筋により張力を受けている．これをtetheringといい，虚血により乳頭筋が変位するとtetheringにより，弁葉が心室側に変位し，僧帽弁の閉鎖が制限される．

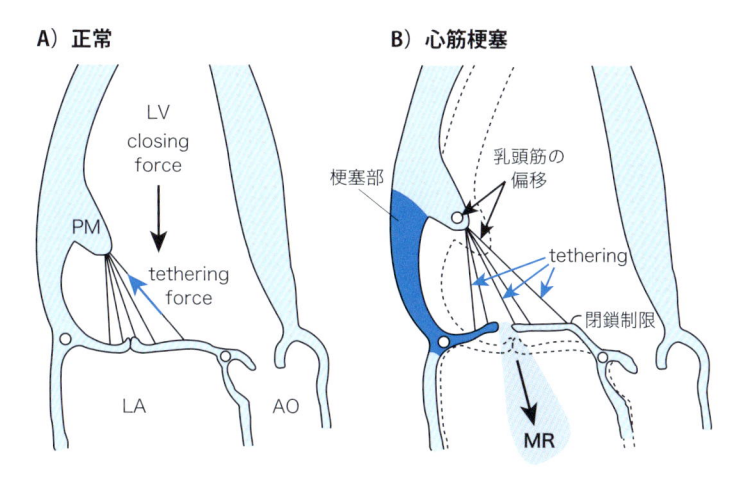

● 図1　虚血性僧帽弁閉鎖不全の機序
　A) 正常の心臓では，tethering force と closing force がバランスをとり，僧帽弁が閉鎖している
　B) 梗塞後は乳頭筋の偏移からバランスが崩れ，僧帽弁の閉鎖が制限され，僧帽弁閉鎖不全を生じる
　AO：大動脈　LA：左房　LV：左室　PM：乳頭筋
　（文献1, 2を和訳して引用）

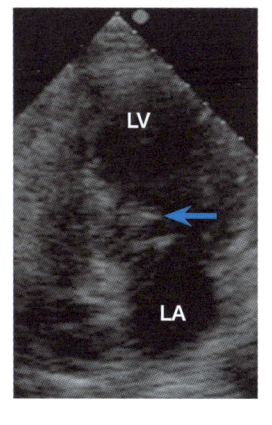

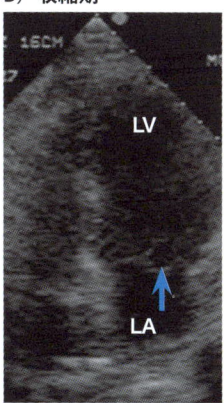

● 図2　経胸壁心エコー図
　断裂した前乳頭筋（→）を拡張期に左室内，収縮期に左房内に認める
　LA：左房，LV：左室

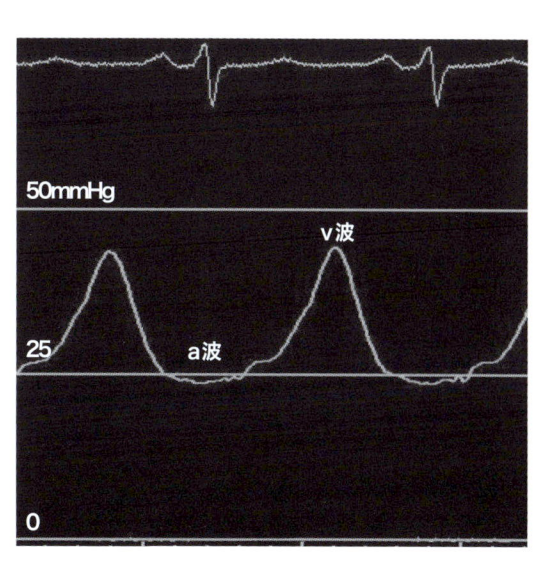

● 図3　肺動脈楔入圧波形
　僧帽弁閉鎖不全により，平均の肺動脈楔入圧の上昇と，巨大v波を認める

2）基本方針

　心原性ショックに至る例は，血行動態を安定させるため，ただちに大動脈内バルーンパンピング（intra-aortic balloon pumping：IABP）を留置する必要がある．内科治療のみでは予後不良であり，外科的治療が必要となるが，乳頭筋断裂を生じた直後は，心筋の浮腫のため，手術も難しく，数日後に行うのが望ましい．しかし内科的治療で血行動態が維持できない状況では緊急の手術が必要となる．

§ 4 弁膜症 ● 1 急性僧帽弁閉鎖不全（虚血）

3）急性期治療

外科的な治療が，効果的な治療であり，内科的治療の有効性は認められていない．

虚血性のMRに対し，ドブタミン塩酸塩（ドブポン®）が有効との報告[7]があるが，それ以外の治療薬の有効性は報告されていない．

IABPを留置し，急性心不全に対する一般的な加療，酸素投与，利尿薬，カテコラミンなどの強心剤投与などを行い，可能な限り内科的治療で状態をたちあげ，手術へ繋ぐことが重要である．

乳頭筋断裂による急性MRに対する外科治療は，1980年代は，周術期死亡率が，僧帽弁手術のみでは67％，冠動脈バイパス術（coronary artery bypass grafting：CABG）との併用でも17％と高率であった．90年代は単独で17％，CABGとの併用で8.7％と，特にCABGを同時に行い血行再建も行うことで，治療成績が向上している[8]．

4）慢性期の治療

血行再建と僧帽弁の手術を施行した例の投薬は，心筋梗塞の二次予防と慢性心不全に対する加療である．すなわち，抗血小板薬としてのアスピリン，PCIによるステント留置例は硫酸クロピドグレル，脂質代謝に対するスタチン製剤，β遮断薬，ACE阻害薬・ARBである[9]．

5）慢性期の手術

心筋梗塞後の慢性期には軽度のものを含めると虚血性のMRを64％に認め，その予後は，5年生存率が38％とMRを合併しない群の61％と比べ，有意に不良である．MRを心エコーでの逆流量で分けてみると，30mL/拍以上の例では，5年生存率は35％，30mL/拍以下の例では44％と，重症度によりさらに予後が悪いことが知られている（図4）[5]．

しかし，CABGを施行予定で軽度から中等度のMRを有する場合の，僧帽弁に対する手術適応は，いまだ確立されていない．CABGによる血行再建のみでMRの改善を認めるものもあれば，CABGのみでは不十分で僧帽弁に対する治療が必要であったとするものもある[10]．

慢性期の中等度のMRに対する，治療指針は確定されておらず，個々の症例をそれぞれ検討していく必要がある．

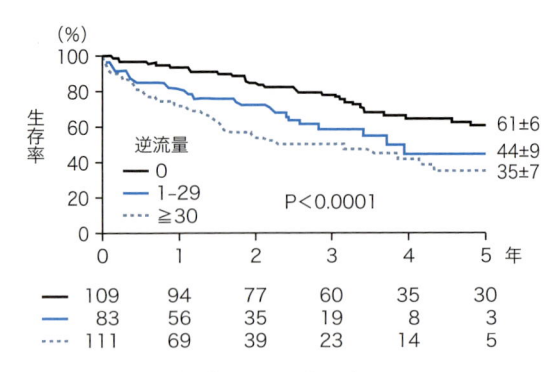

●図4　MRの重症度による予後の違い

陳旧性心筋梗塞患者をMRの有無と程度で，5年生存率を調べている．MR合併例は，合併していない例より生存率が低く，MRがより重症であるほど，予後が不良となっている
（文献5を和訳して引用）

3 処方の実際（表）

急性期の治療は，前述の通り，内科治療の有効性は認められていない．心不全と心原性ショックに対する加療を行い，循環動態をできるだけ立ち上げ，外科的治療に繋げるものである．

後負荷をとることは，逆流量を減らすことになるため望ましい．硝酸薬やカルペリチド（ハンプ®）などの血管拡張薬は有用ではあるが，ショック状態では使用が難しい．カテコラミンで昇圧をはかり，フロセミド（ラシックス®）で利尿をはかることとなる．

IABP留置例では，ヘパリンによる抗凝固療法を行い，活性凝固時間（ACT）をモニタリングし容量を調整する．

注意点

① 利尿薬は，利尿に伴い低カリウム血症をきたしやすい．心筋梗塞急性期は特に致死的不整脈出現の原因となるので，電解質バランスに注意する必要がある．
② 血管拡張薬は，心原性ショックには基本的に禁忌となる．

● 表　急性期における処方例

分類	薬剤名	量	処方例	禁忌・副作用
利尿薬	フロセミド（ラシックス®）	1管20mg	1～5管を利尿状況に応じ適宜	低カリウム血症
強心薬	ドパミン塩酸塩（0.3%イノバン®）	1筒0.3%50mL	1～20μg/分/kgの範囲で血行動態をみながら調節	
強心薬	ドブタミン（0.3%ドブポン®）	1筒0.3%50mL	1～20μg/分/kgの範囲で血行動態をみながら調節	
抗凝固薬	ヘパリンナトリウム（ヘパリンNa®）	1瓶 10,000単位/10mL	ACTが200秒前後になるように調節	ヘパリン起因性血小板減少症
血管拡張薬	カルペリチド（ハンプ®）	1瓶1,000μg	0.025～0.2μg/分/kgの範囲で血行動態をみながら調節	重篤な低血圧，心原性ショック，右室梗塞
血管拡張薬	ニトログリセリン（ミリスロール®）	1瓶50mg/100mL	0.1～2μg/分/kgの範囲で血行動態をみながら調節	低血圧

4 おわりに

　AMIに対し，急性期にPCIによる血行再建が行われるようになった現在では，以前より頻度は減っているが，いまだ重篤な転帰をたどる合併症である．AMIを診療する際には，常に合併症が生じる可能性を念頭において，状態に変化が生じたときに的確に診断し，すばやく治療を行っていくことが必要である．

<文　献>
1) Noah, L. et al.: Circulation, 101 : 2756-2763, 2000
2) Robert, A. et al.: Circulation, 112 : 745-758, 2005
3) Birnbaum, Y. et al.: N. Engl. J. Med., 347 : 1426-1432, 2003
4) John, K. et al.: Am. J. Cardiol., 105 : 59-63, 2010
5) Francesco, G. et al.: Circulation, 103 : 1759-1764, 2001
6) Judith, S. et al.: J. Am. Coll. Cardiol., 36 : 1063-1070, 2000
7) Shelia, K. et al.: J. Am. Coll. Cardiol., 25 : 122-127, 1995
8) Antonio, R. et al.: Circulation, 118 : 1528-1534, 2008
9) Takano, T. et al. : Circ. J., 72（Suppl. IV）: 1347-1442, 2008
10) Robert, O. et al. Circulation, 114 : 450-527, 2006

→ 次頁：患者抄録

患者抄録

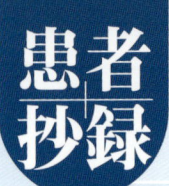

急性僧帽弁閉鎖不全症により心原性ショックに陥った急性心筋梗塞

【患者】73歳女性

1. **診　断**　①急性心筋梗塞　②うっ血性心不全　③急性僧帽弁閉鎖不全
2. **主　訴**　胸痛，呼吸困難
3. **既往歴**　5年前から　高血圧　脂質代謝異常　糖尿病
4. **家族歴**　姉が急性心筋梗塞
5. **生活歴**　喫煙歴なし　飲酒歴なし
6. **現病歴**

    5年前より，高血圧，脂質代謝異常，糖尿病で近医通院中であった．
    某年某月20日に，前胸部痛と呼吸困難が出現したが，1時間ほどで自然軽快し様子をみていた．23日21時就寝中に，再度前胸部痛と呼吸困難が出現し，改善しないため，当院救急外来受診となった．

7. **入院時現症**

    身長145cm，体重50kg，BMI 23.8，意識清明，血圧142/70mmHg，脈拍154/分 整，体温35.4℃，呼吸数22/分
    頭部：眼球結膜黄染なし　眼瞼結膜貧血なし
    頸部：甲状腺腫・リンパ節腫大なし，血管雑音なし，頸静脈怒張あり
    胸部：心音S1（→），S2（→），S3（+），S4（−），
    　　　心尖部にLevine Ⅲの汎収縮期雑音を聴取，全肺野にcoarse cracklesを聴取
    腹部：平坦，圧痛や自発痛および血管性雑音なし
    四肢：下腿浮腫（+），チアノーゼ（+），冷汗（+）

8. **入院時検査成績**

    ① 血算：WBC 15,200/μL，RBC 406万/μL，Hb 12.1g/dL，Ht 39.3%，Plt 23.2万/dL，
    ② 生化学：TP 6.3g/dL，AST 28 IU/L，ALT 28 IU/L，LDH 611 IU/L，CPK 73 IU/L，CK-MB 13 IU/L，トロポニンI 2.32ng/mL，BUN 25mg/dL，Cre 0.7mg/dL，Na 141mEq/L，K 4.9mEq/L，Cl 106mEq/L，T-Cho 154mg/dL，HDL 39mg/dL，LDL 98mg/dL，CRP 3.73mg/dL，PG 312mg/dL，HbA1c 6.4%，BNP 1599pg/mL
    ③ 胸部単純X線：CTR 56%，肺野うっ血あり
    ④ 心電図：洞性頻脈 140/分 正常軸，R波増高不良，Ⅰ，aVL，V5〜6，Ⅱ，Ⅲ，aVF誘導でST低下を認め心筋虚血の所見（図1）
    ⑤ 経胸壁心エコー図（図2）：下壁で高度の壁運動低下，心尖部中隔で壁運動低下
    AR moderate，MR moderate-severe，TR mild，PR（−）
    AoD 25mm，LAD 45mm，IVSTd 9mm，LVPWTd 10mm，LVDd/Ds 48/35，EF 48%，E/A 1.40，Dct 175ms，IVC 20mm，呼吸性変動（+）

9. **入院後経過**

    ① 検査

    　心電図，心エコーから非ST上昇型心筋梗塞と考え，緊急で冠動脈造影を施行した．右冠動脈Segment #3にAHA分類100%病変，左冠動脈主幹部Segment #5に75%病変，左前下行枝Segment #6から#7へびまん性90%病変，左回旋枝Segment #11に100%病変を認め，左前下行枝から左回旋枝と右冠動脈へ側副血行を認めた．

図1　12誘導心電図

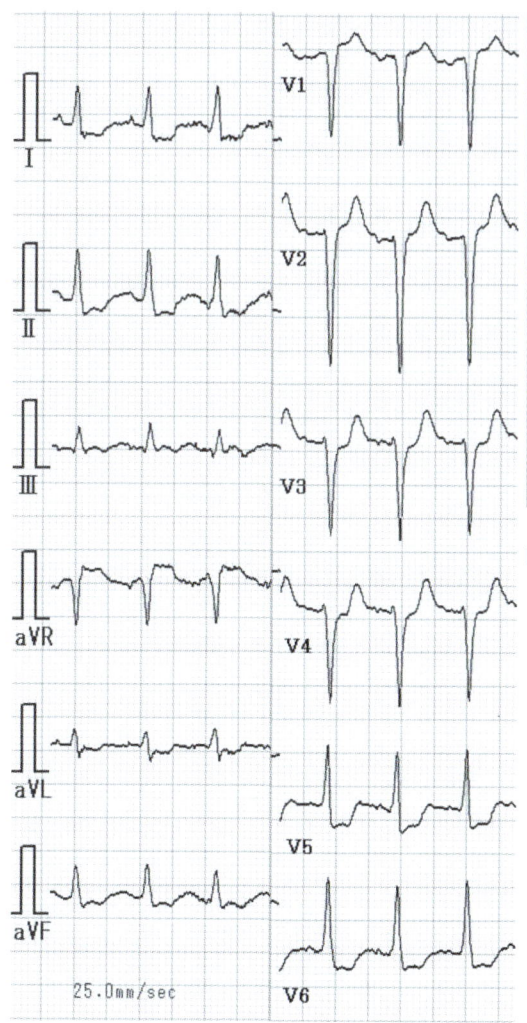

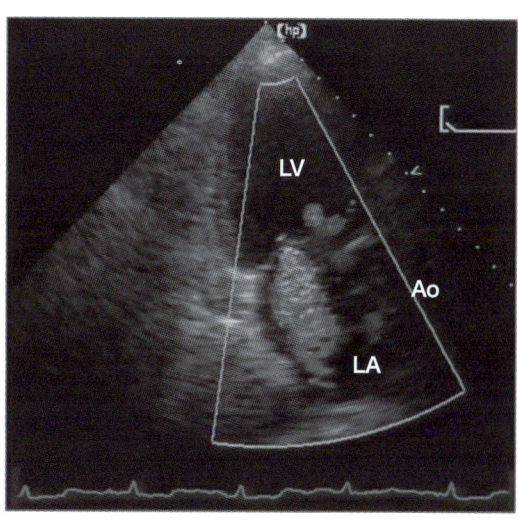

図2　経胸壁心エコー図　心尖部三腔像
高度の僧帽弁閉鎖不全を認める
Ao：大動脈　LA：左房　LV：左室

② 治療方針

　右冠動脈の非ST上昇型心筋梗塞により，急性の僧帽弁閉鎖不全をきたし，心不全を合併したと考えられた．心不全の加療後，手術の方針とし，心不全の加療を開始した．

　非侵襲的持続陽圧呼吸，フロセミド（ラシックス®）の静注，ヘパリンナトリウム（ヘパリンNa®）の持続点滴による治療を行った．利尿に伴い，呼吸状態の改善を認めていた．CPKは発症14時間後に最大1,000 IU/L，CK-MB 70 IU/Lであった．第7病日に呼吸状態の再増悪を認め，血圧も低下し，心原性ショックに陥った．心エコーでは，乳頭筋断裂は認めなかったが，MRが高度へ増悪していた．ただちに気管内挿管し人工呼吸管理し，大動脈内バルーンパンピング（IABP）を挿入し，ドパミン塩酸塩（イノバン®）とドブタミン（ドブポン®）を使用し血行動態の改善をはかったところ，ショック状態からは改善した．第11病日に冠動脈バイパス術（左内胸動脈－左前下行枝，橈骨動脈－後側壁枝，胃大網動脈－後下行枝）と僧帽弁置換術を施行した．術後MRは消失し，左室壁運動も改善した．第13病日にIABP抜去し，第14病日に抜管した．心臓リハビリ

テーションを行い，第27病日に退院となった．
③ 退院時処方
　　アスピリン（バイアスピリン®）100mg，1回1錠，朝1回
　　ワルファリン（ワーファリン®）1 mg，1回3錠，夕1回
　　フロセミド（ラシックス®）40mg，1回1錠，朝1回
　　スピロノラクトン（アルダクトン®A）25mg，1回1錠，朝1回
　　カンデサルタン（ブロプレス®）8 mg，1回1錠，朝1回
　　ロスバスタチン（クレストール®）2.5mg，1回1錠，夕1回
　　ヒトインスリン（イノレット®R）1回8 U，朝，昼，夕3回
　　ヒトインスリン（イノレット®N）1回6 U，眠前1回

10. 考 案　▶Advice from Professional [1] 参照

　本症例は，急性下壁心筋梗塞から，心原性ショックに陥ったものである．

　急性僧帽弁閉鎖不全により心原性ショックに至った症例の内科治療の院内死亡率は71％と高率であり[1]，外科的治療が必要である．本例も可能な限りの内科治療を行い，外科的治療につなげ，救命に成功した．

　乳頭筋断裂による急性のMRにおいて，僧帽弁の手術のみ施行した例の死亡率は高く，同時にCABGを施行した例の方が死亡率が低かったことが報告されている[2]．本例は，乳頭筋断裂には至っていないが，急性の虚血性MR例で，僧帽弁手術のみでなく，CABGを同時に行い，心筋虚血を解除することにより，心機能の良好な改善を得ることができ，救命に成功した．

【文 献】　▶Advice from Professional [2] 参照

1) Christopher, R. et al.：J. Am. Coll. Cardiol., 36：1104-1109, 2000
2) Antonio, R. et al.：Circulation, 118：1528-1534, 2008

Advice from Professional

1 考察ポイント

Point 1

本症例のように，急性心筋梗塞の経過中に，ショックを呈した際は，再梗塞，左室機能不全，機械的合併症として乳頭筋断裂を含む急性僧帽弁閉鎖不全，心室中隔穿孔，心破裂を鑑別とし，検査を進めることが大切である．

2 押さえておきたい論文

文献1：Christopher, R. et al.：J. Am. Coll. Cardiol. 36：1104-1109, 2000

急性心筋梗塞で心原性ショックに至った症例を集めたSHOCK Trialのなかで，急性僧帽弁閉鎖不全についてまとめている．左室機能不全群と比べ，心駆出率が良好にもかかわらず，院内死亡率は同程度であり，特に内科治療群の予後がきわめて不良であることを示したものである．外科的治療が救命に重要であることを認識できる．

文献2：Antonio, R. et al.：Circulation, 118：1528-1534, 2008

乳頭筋断裂による急性僧帽弁閉鎖不全に対し，手術を施行した54例について予後をまとめている．1980年代は，周術期死亡率が僧帽弁手術のみの群では67％であったが，90年代はCABGとの併用群で8.7％と著明に改善している．僧帽弁に対する治療だけでなく，虚血を解除することが予後の改善につながることを示している．

memo

第4章 患者に学ぶ心不全の診断と治療　§4 弁膜症

患者抄録

2. 慢性僧帽弁閉鎖不全症

齋藤　顕, 吉田　清

Point

1. 僧帽弁閉鎖不全症は，弁膜疾患の中でも頻度が高く，左心不全を引き起こす重要な疾患である
2. 臨床症状，身体所見，心エコー図所見を包括的に評価し，"手術の至適時期"を見極めることが最重要である
3. MRの病態解明がすすみ，MR全般に対して僧帽弁置換術に代わって形成術が応用されてきている

1 病態の特徴・疫学

近年，わが国においては，抗菌薬の使用により新たなリウマチ熱の発生は減少し，リウマチ性弁膜症が激減する一方で，高齢化社会の到来に伴い，加齢変性や石灰化，虚血などに関連する弁膜症が増加している．なかでも僧帽弁閉鎖不全症（mitral regurgitation：MR）は遭遇する機会が多い．MRの病態は，左室の容量負荷，左室後負荷の減少，左房圧の上昇であり，左心不全を引き起こす重要な疾患である．MRの原因としては，弁尖，弁輪，腱索，乳頭筋，左室の一部からなる僧帽弁複合体（図1）の異常であり，リウマチ性，僧帽弁逸脱，感染性心内膜炎などの器質性MRや虚血性心疾患や心筋症などに伴って僧帽弁の閉鎖が制限される機能性MRなど多様である（表1）．そのため，僧帽弁複合体の形態を詳細に心エコー図で観察し，内科的治療の選択および外科と手術適応について議論することが重要である．手術適応に関しては，2006年に改定された弁膜症患者の管理に関するACC/AHAのガイドライン[1]が発表され，世界中で弁膜症治療の指針となっている．

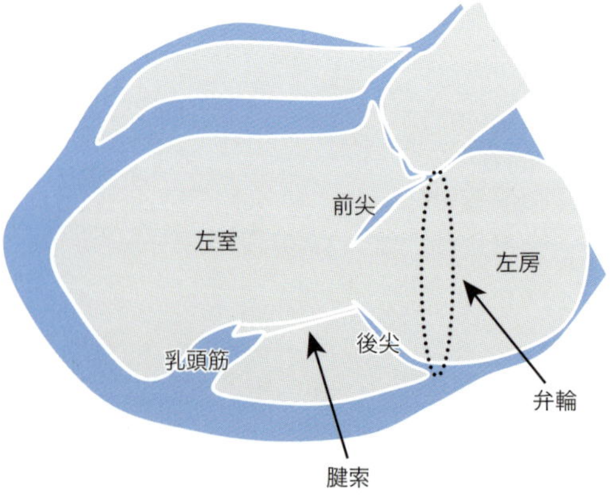

2 治療のメカニズムとストラテジー

1) 基本方針

a) 薬物療法

無症候性のMRに対しては，特に薬物療法の適応はない．慢性MRに基づく心不全合併例では，アンジオテンシン変換酵素（ACE）阻害薬やβ遮断薬，スピロノラクトンは有効である．血圧が保てないような症例ではカテコラミンを用いて血行動態の改善を図る．心不全症状を有する群ではない群と比較して手術をしない場合の死亡率[2]や，術後の心不全再発率や死亡率が高くなる[3]．また，Lingらの報告では，重症MR例を内科的治療でみた場合の予後は悪く，心

● 図1　僧帽弁複合体

● 表1　僧帽弁逆流の原因疾患

- リウマチ性
- 非リウマチ性
    僧帽弁逸脱
        原発性 / 腱索断裂 / straight back 症候群 / 漏斗胸
        家族性 / Marfan症候群 / Ehlers-Danlos症候群
        心房中隔欠損症 / 肥大型心筋症 / 甲状腺機能亢進症
- 虚血性心疾患
- 感染性心内膜炎
- アミロイドーシス

（文献9より転載）

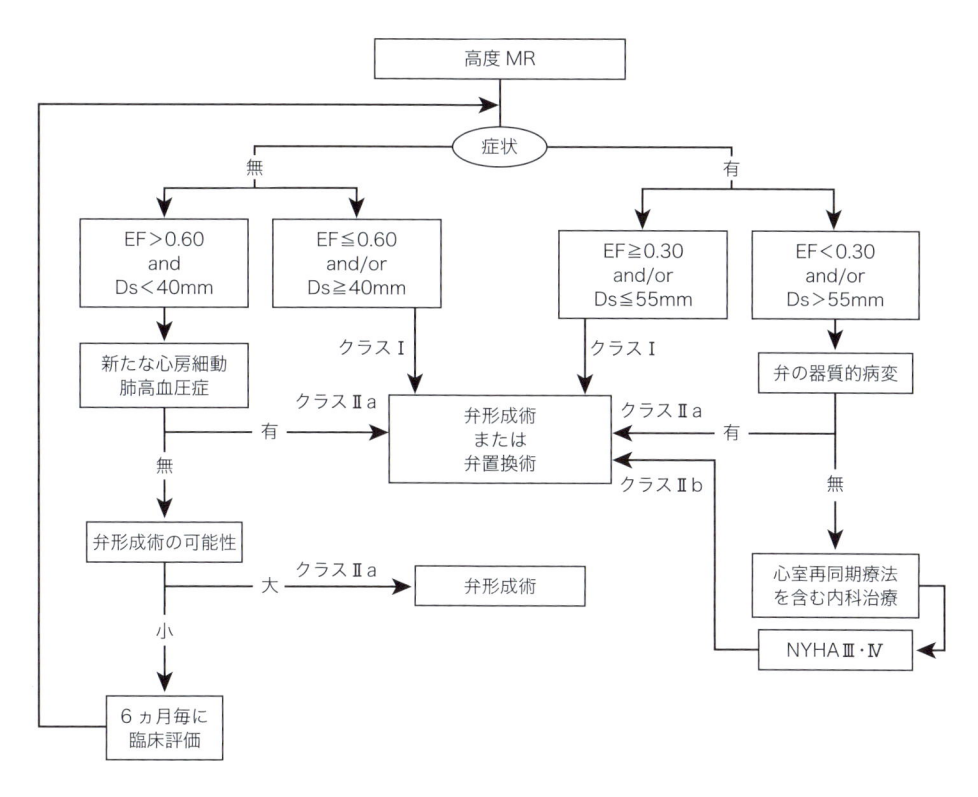

●図2　弁膜疾患の非薬物治療に関するガイドライン
（文献9より転載）

雑音などで偶然みつかった無症候性MRであっても10年以内には手術の必要性が高まることが示唆された[4]．そのため，**いたずらに慢性期まで薬物療法を行わず，手術適応となる患者をいかに見逃さないかが重要である**．他疾患の合併や心機能低下が進行し，僧帽弁手術のリスクが高く施行不可能な場合は，レニン・アンジオテンシン系阻害薬やβ遮断薬[5]，利尿薬といった心不全治療を行う．心房細動の合併や塞栓症の既往があれば抗凝固療法を行う．

b）非薬物治療

中等度以下のMRは，それ単独では外科治療の対象には通常ならない．重症のMRについてはガイドラインに基づいて治療を行う（図2，表2）．薬物療法単独では心不全症状がコントロールできない症例や，無症状でも軽度～中等度の左室機能低下（左室駆出率が60％以下または左室収縮末期径が40mm以上）がある場合には手術を考慮する．近年，自己弁を温存する僧帽弁形成術が広く行われるようになっており，従来の置換術よりも形成術が推奨されている．また，MRが重症であれば無症候性の患者でも，形成術の成功率が高ければ（90％以上），classⅡaで僧帽弁形成術の手術適応となっており，形成術の達成率が手術適応に影響している．低左心機能でdyssynchrony（同期不全）が存在する例では，心臓再同期療法（cardiac resynchronization therapy：CRT）によってMRが減少する場合があり，心エコー図によるdyssynchronyの評価を行うことも重要である．

2）僧帽弁形成術

自己の僧帽弁を温存し，人工弁を回避するため，通常人工弁輪を用いるが，心房細動の合併がなければ，術後の抗凝固療法が3カ月で終了となるため術後のQOLが維持される．形成術は弁置換術と比較し術後の心不全発症率および死亡率が低いことが示された[6,7]．MRの病態解明が進み，MR全般に対して僧帽弁置換術に代わって形成術が応用されてきている（表2）．なかでも最もよい適応は僧帽弁逸脱症であ

● 表2　僧帽弁閉鎖不全症に対する手術適応と手術法の推奨

クラスⅠ
1. 高度の急性MRによる症候性患者に対する手術
2. NYHA心機能分類Ⅱ度以上の症状を有する，高度な左室機能低下を伴わない慢性高度MRの患者に対する手術
3. 軽度～中等度の左室機能低下を伴う慢性高度MRの無症候性患者に対する手術
4. 手術を必要とする慢性の高度MRを有する患者の多数には，弁置換術より弁形成術が推奨され，患者は弁形成術の経験が豊富な施設へ紹介されるべきである

クラスⅡa
1. 左室機能低下がなく無症状の慢性高度MR患者において，MRを残すことなく90％以上弁形成術が可能である場合の経験豊富な施設における弁形成術
2. 左室機能が保持されている慢性の高度MRで，心房細動が新たに出現した無症候性の患者に対する手術
3. 左室機能が保持されている慢性の高度MRで，肺高血圧症を伴う無症候性の患者に対する手術
4. 高度の左室機能低下とNYHA心機能分類Ⅲ～Ⅳ度の症状を有する，器質性の弁病変による慢性の高度MR患者で，弁形成術が高い場合の手術

クラスⅡb
1. 心室再同期療法（CRT）を含む適切な治療にもかかわらずNYHA心機能分類Ⅲ～Ⅳ度にとどまる，高度の左室機能低下を続発した慢性の高度二次性MR患者に対する弁形成術

クラスⅢ
1. 左室機能が保持された無症候性のMR患者で，弁形成術の可能性がかなり疑わしい場合の手術
2. 軽度～中等度のMRを有する患者に対する単独僧帽弁手術

左室機能（LVEFまたはLVDsによる）
　正常　　　：LVEF≧60％，LVDs＜40mm
　軽度低下　：LVEF50～60％，LVDs40～50mm
　中等度低下：LVEF30～50％，LVDs50～55mm
　高度低下　：LVEF＜30％，LVDs＞55mm

肺高血圧症
　収縮期肺動脈圧＞50mmHg（安静時）または＞60mmHg（運動時）

（文献9より転載）

る．手術の成否は術者の経験と技量およびMRの成因に依存し，後者は心エコー図の術前評価が重要になる．僧帽弁逸脱の場合，後尖逸脱は前尖逸脱より容易であるため，心エコー図を用いて逸脱部位を入念に観察する．また，通常後尖逸脱の場合は矩形もしくは三角切除が行われるが，逸脱範囲が広い場合は切除のみでは対応できない場合，人工腱索を用いるなど術式の追加が必要になることもあるため，逸脱範囲の詳細な観察も心掛ける．

3）機能性僧帽弁閉鎖不全症（functional mitral regurgitation：FMR）

FMRは拡張型心筋症や虚血性心筋症で，弁尖自体に明らかな器質的異常がないものの，左室拡大や弁輪拡大，左室収縮能低下やtethering（僧帽弁が腱索によって左室側に引っ張られること）などが複合的に関与し合い，二次的に僧帽弁接合不全が生じるものをいう（図3）．FMRを呈する症例では死亡率はほぼ倍増し，症例の予後を悪化させる独立した因子である[8]．さらに，軽度の虚血性僧帽弁閉鎖不全であっても症例の予後を悪化させることが知られている[8]．機能性逆流は弁膜疾患というよりむしろ左室の疾患であるため，薬物治療のポイントは左室のリモデリングの伸展を抑制することであり，ACE阻害薬，ARB，β遮断薬，利尿薬などが用いられる．外科治療については，心機能が低下しているため，重症MRに対する手術はリスクが高い．そのため，心臓再同期療法を含めた集学的治療が必要となる．大動脈内バルーンポンプ（intra aortic balloon pump：IABP）などの機械的補助循環を含めた集学治療でも

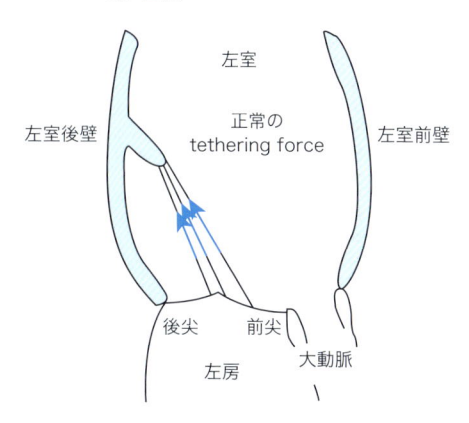

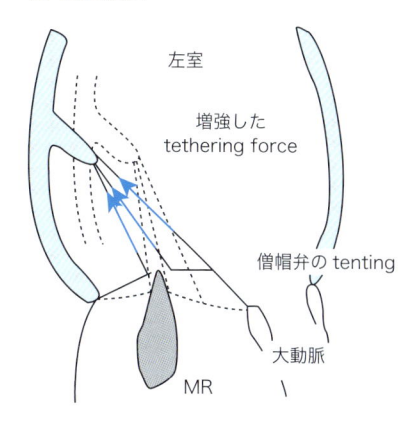

●図3　機能性僧帽弁閉鎖不全の機序
左室リモデリングにより左室乳頭筋が外側へ変位し，弁尖が牽引される．これにより弁尖の接合が妨げられ僧帽弁逆流が生じる
（文献10をもとに作製）

心不全のコントロールが難渋する例では，僧帽弁手術（±左室形成術）を検討する．

3　処方の実際

1）心不全合併例

a）ACE阻害薬
　エナラプリル（レニベース®錠）1錠5 mg，1回1〜2錠，1日1回（5〜10mg/日）
　リシノプリル（ロンゲス®錠）1錠5 mg，1回1〜2錠，1日1回（5〜10mg/日）

b）ARB
　カンデサルタン（ブロプレス®錠）1錠4 mg，1回1〜2錠，1日1回（4〜8 mg/日）

c）β遮断薬
　カルベジロール（アーチスト®錠）
　　初期量1錠1.25mg，1回1〜2錠，1日2回
　　維持量1錠10mg，1回0.5〜1錠，1日2回

d）利尿薬
　フロセミド（ラシックス®錠）1錠20mg，1回1〜2錠，1日1回（20〜40mg/日）
　スピロノラクトン（アルダクトン®A錠）1錠25mg，1回1〜2錠，1日1回（25〜50mg/日）

e）ジギタリス製剤
　ジゴキシン（ジゴシン®錠）1錠0.25mg，1回0.5〜1錠，1日1回（0.125〜0.25mg/日）
　腎機能低下例，高齢者は中毒に注意する．

2）心房細動合併例

　ワルファリンカリウム（ワーファリン®錠）1錠1 mg，1回1〜5錠，1日1回（1〜5 mg/日），年齢や合併疾患により，血栓症のリスクを分類しPT-INRの目標値を定める．

注意点

① ジギタリス：腎機能障害例，高齢者には中毒に注意する．
② ACE阻害薬，ARB，アルドステロン拮抗薬（スピロノラクトン）：高カリウム血症に注意する．
③ ACE阻害薬，ARB：重篤な腎機能障害では慎重投与であり，両側腎動脈狭窄では禁忌である．

4　おわりに

　僧帽弁閉鎖不全症を診た場合，治療もしくは経過観察が必要なのかを判断しなくてはならない．そのために，重症度，急性か慢性の病態か，原因は何か，

● 表3　僧帽弁閉鎖不全症に対する僧帽弁形成術の推奨

クラスⅠ

1　僧帽弁逸脱症（後尖）
2　感染性心内膜炎の非活動期

クラスⅡa

1　僧帽弁逸脱症（前尖）
2　感染性心内膜炎の活動期で感染巣が限局しているもの

クラスⅡb

1　感染性心内膜炎の活動期で感染巣が限局しているもの
2　リウマチ性MR
3　虚血性MR

（文献9より転載）

について心エコー図を中心に検査を行う．慢性で重症と判断された場合も，少なくとも経過観察は必要であるが，僧帽弁手術が必要かどうか判断するために，自覚症状，左心室の大きさ，左心機能，心房細動の有無，肺高血圧の有無，僧帽弁形成術に適した病態か，について検討する．

<文　献>

1) Bonow, R. O. et al.：J. Am. Coll. Cardiol., 48：e1-148, 2006
2) Enriquez-Sarano, M. et al.：Circulation, 90：830-837, 1994
3) Tribouilloy, C. M. et al.：Circulation, 99：400-405, 1999
4) Ling, L. H. et al.：N. Engl. J. Med., 335：1417-1423, 1996
5) Capomolla, S. et al.：Am. Heart J., 139：596-608, 2000
6) Enriquez-Sarano, M. et al.：Circulation, 79：1022-1028, 1995
7) Mohty, D. et al.：Circulation, 104（12 Suppl. 1）：II-I7, 2001
8) Grigioni, F. et al.：Circulation, 103：1759-1764, 2001
9)「弁膜疾患の非薬物治療に関するガイドラン（2007年改訂版）」（日本循環器学会）
http://www.circ.or.jp/guideline/pdf/JCS2007_matsuda_h.pdf
10) Kumanohoso, T. et al.：J. Thorac. Cardiovasc. Surg., 125：135-143, 2003

➡ 次頁：患者抄録

患者抄録 僧帽弁逸脱による重症僧帽弁逆流

【患　者】 62歳女性

1. **診　断** ①僧帽弁逸脱症　②心房細動
2. **主　訴** 脈の不整，呼吸困難
3. **家族歴** 特記事項なし
4. **既往歴** 特記事項なし
5. **生活歴** 喫煙歴なし．機会飲酒
6. **現病歴**

    15年ほど前から健康診断で心雑音を指摘．近医で心エコー検査を施行され，僧帽弁逸脱症と診断された．僧帽弁逆流は中等度で左室機能は良好であり，心不全症状なく，経過観察されていた．数週間程前から脈の不整と動悸を自覚し，坂道歩行で呼吸困難が出現．精査目的で来院された．

7. **入院時現象**

    身長162cm，体重52.8kg，血圧140/88mmHg，脈拍120/分　不整，不整眼球結膜に貧血，黄疸なし．頸動脈雑音聴取せず．心音は心尖部に汎収縮期雑音を聴取（Levine Ⅱ/Ⅳ）．呼吸音はラ音聴取せず．腸音良好で圧痛なく，肝脾触知せず．

8. **入院時検査成績**
    1. 血算：WBC 8,430/μL，RBC 425万/μL，Hb 14.6g/dL，Ht 41.8％，Plt 16.2×10^4/μL
    2. 生化学：TP 6.5g/dL，Glu 101mg/dL，T-Bil 0.7mg/dL，ALP 269 IU/L，γ-GTP 17 IU/L，T-Cho 172mg/dL，LDH 254 IU/L，Alb 4.2g/dL，GPT 20 IU/L，GOT 66 IU/L，Crn 0.77mg/dL，BUN 19mg/dL，UA 5.0mg/dL，Na 146mEq/L，K 4.0mEq/L，Cl 105mEq/L，BNP 639pg/mL
    3. 胸部単純X線：CTR 58％と拡大し，左第3，4号突出を認める．肺うっ血所見は軽度．
    4. 心電図：心房細動　118/分
    5. 経胸壁心エコー図：壁運動は異常なし．僧帽弁後尖 middle scallop（P2）の逸脱と同部位からの重度の逆流ジェットを認めた（図）．三尖弁逆流速度から求めた推定右室圧は約40mmHg．左室拡張末期径（LVDd）51mm，左室収縮末期径（LVDs）32mm，左室駆出率（EF）は68％，左房径43mm

9. **入院後経過**
    1. 検査

        前述したとおり，経胸壁心エコー図検査にてP2の逸脱に伴う重症僧帽弁逆流と肺高血圧所見と認めた．経食道心エコー図検査ではP2の逸脱（図）と腱索断裂を認めた．左房内モヤモヤエコーは認めず，左房内および左心耳内に血栓は認めなかった．

    2. 治療方針

        心エコー図検査の結果から，腱索断裂を伴ったP2の逸脱に伴う慢性重症MRと診断した．利尿薬を中心とした前負荷軽減にて心不全症状は消失した．心機能は保たれているが，数週間前から心不全症状および心房細動が出現し，肺高血圧も合併していることから，手術適応であり，待機的に僧帽弁形成術・Maze手術を施行する方針とした．

10. **考　察**　▶ **Advice from Professional** 1 参照

    本症例はNYHA心機能分類Ⅱ度以上の症状を有する，高度な左室機能低下を伴わない慢性高度MRであり，手術適応はClass Ⅰである．近年，僧帽弁形成術の術式が確立してきており，形成の成功が望めそうな場合は，早期に僧帽弁手術を行うことが推奨されている．弁形成術は自己の弁

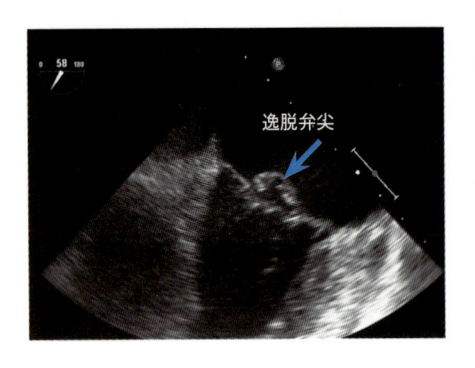

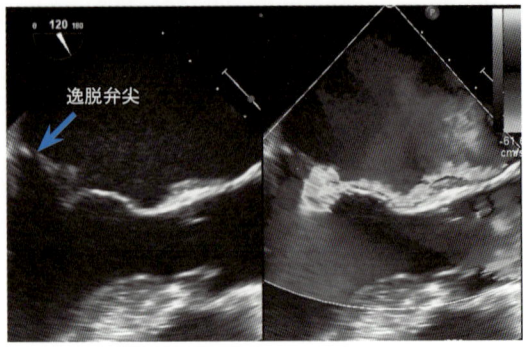

図 経食道心エコー図（p.11, Color Atlas⑪参照）
後尖middle scallop（P2）の逸脱と同部位から左房前面に向かう逆流ジェットを認める

が温存され，弁置換術と比較し術後遠隔期成績が良いため[1]，全ての症例で可能な限り弁形成術の可否を判断することが重要である．本症例のような僧帽弁逸脱によるMRは弁形成術のよい適応で，なかでも後尖の逸脱は成功率が高い．そのため，僧帽弁複合体の形態を詳細に心エコー図検査で観察することが重要である．本症例は外科と手術適応について議論し，待機的に形成術を施行する方針となった．

【文 献】 ▶ Advice from Professional ❷ 参照

1）Mohty, D. et al.：Circulation, 104（12 Suppl. 1）：I1-I7, 2001

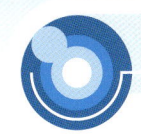

Advice from Professional

1 考察ポイント

Point 1

慢性の重症僧帽弁閉鎖不全症と診断された場合，僧帽弁手術が必要かどうか判断するために，自覚症状の有無，左室径，左心機能，心房細動の有無，肺高血圧の有無の確認が必要である．

Point 2

ガイドラインはエビデンスに基づき作成されているため，考察に用いる文献は，ガイドラインで用いられた文献を参考にすることが勧められる．

2 押さえておきたい論文

文献1 ：Mohty, D. et al.：Circulation, 104（12 Suppl. 1）：Ⅰ1-Ⅰ7, 2001

重度僧帽弁逆流を伴う僧帽弁逸脱患者に対する，僧帽弁形成術と僧帽弁置換術の長期予後と再手術を比較検討した論文．再手術は形成術と置換術とに差はなかったが，長期予後は形成術で優れていた．術前に心エコー図検査で僧帽弁形成術に適した病態かを確認することの重要性を認識させるデータであると考える．

memo

第4章　患者に学ぶ心不全の診断と治療　§4 弁膜症

3. 大動脈弁狭窄症

兒玉和久, 野出孝一

Point

1. 近年, 大動脈弁狭窄症 (AS) は高齢化および動脈硬化性疾患の増加に伴い頻度が増加している
2. 症状が出現してからの高度ASの予後は不良であり, 無症状の時期に診断し, 適切な時期に手術療法の適応を判断するかが重要となる
3. 動脈硬化の危険因子を多くもつ患者などでは特徴的な身体所見に注意して診察を行い, ASが疑われた場合には心エコー図で診断・重症度分類を行い, 手術適応を考慮する

1　病態の特徴・疫学

大動脈弁狭窄症 (aortic valve stenosis: AS) は大動脈弁の退行変性や先天性二尖弁大動脈弁, リウマチ・炎症性変化などによって大動脈弁の狭窄を生じる病態である[1]。成人のASの最も一般的な原因は正常な三尖弁または先天性二尖弁の石灰化である。石灰化大動脈弁狭窄症は脂質蓄積, 炎症, 石灰化を特徴とし, アテローム性動脈硬化症との類似点を多くもつ活動性の疾患過程をたどる。リウマチ性大動脈弁狭窄症は減少傾向にあり, 僧帽弁疾患を伴うことが多い。

近年ASは高齢化および動脈硬化性疾患の増加に伴い頻度が増加しており, 65歳以上の2〜7％にASが認められ, ASの前段階である大動脈弁硬化症に至っては, 65歳以上の26％, 75歳以上では37％に認められるとする報告もある[2]。

ASの自然歴には長い潜伏期間があり, その間の合併症発現率や死亡率は非常に低い (図1)。一方で, 最高血流速度4.0m/秒以上のASにおいては無症状であっても2年以内に心事故を発生することが多いと報告されている[3] (図2)。また症状が出現してからの

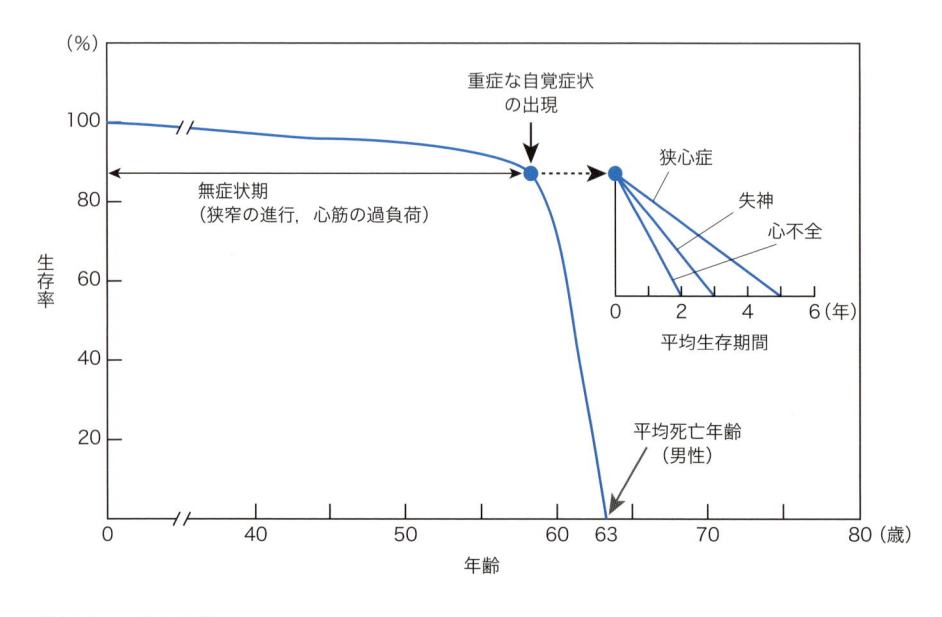

● 図1　ASの自然歴

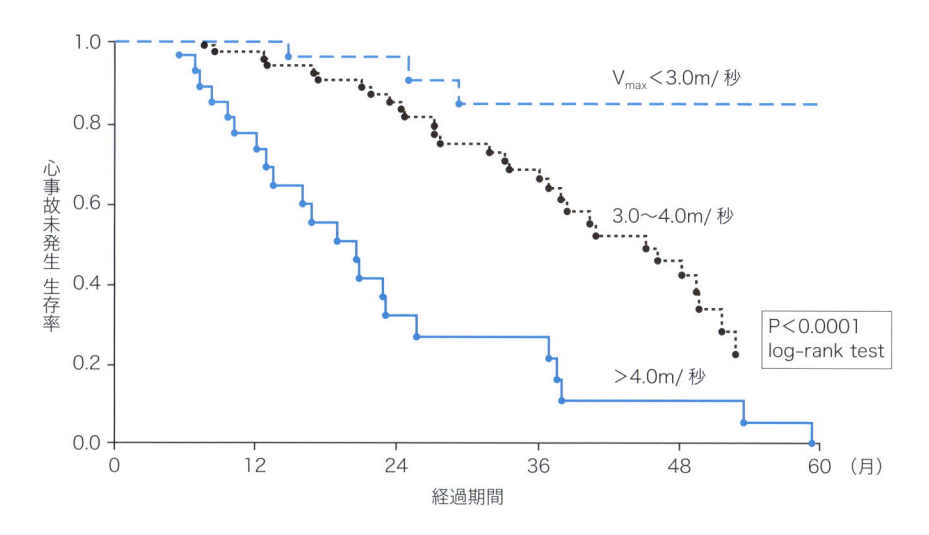

● 図2 心事故発生までの期間の最高血流速度による比較
（文献3より引用）

高度ASは予後不良であり，狭心症が出現してからの平均余命は5年，失神では3年，心不全は2年とされている[1]（図1）．

多くの場合ASは進行し，弁間圧較差で年間7 mmHg増加し，弁口面積で0.1〜0.14cm²減少するとする報告がある．しかし，進行度合いは症例ごとにばらつきが多く，ASの進展を予測することは困難である．リウマチ性や先天的二尖弁性のASの進行は退行変性に伴うものと比べ遅いとされている．

重症度判定は心エコー図を用いて行われ（表1），その重症度や合併する心疾患，患者の日常生活動作（ADL）などを顧慮し手術適応が判断される．現時点ではASに対する有効な内科的療法は確立しておらず，適切な時期に大動脈弁置換術（aortic valve replacement：AVR）を検討することが重要である．また後述するが，近年カテーテルを用いた経皮的大動脈弁置換術が海外にて盛んに臨床研究されており，国内においても施行例が報告されている．

2 治療のメカニズムとストラテジー

1) 基本方針

ASの診断は特徴的な身体所見（収縮期雑音や頸動脈波の弱い遅脈），心電図所見などでも可能であるが，その重症度判定や経過観察に関しては心エコー図での定期的な評価が重要である．ASに対する内科的療

● 表1 大動脈弁狭窄症の重症度

	軽度	中等度	高度
連続波ドプラ法による最高血流速度（m/秒）	＜3.0	3.0〜4.0	≧4.0
簡易ベルヌイ式による収縮期平均圧較差（mmHg）	＜25	25〜40	≧4.0
弁口面積（cm²）	＞1.5	1.0〜1.5	≦1.0
弁口面積係数（cm²/m²）	-	-	＜0.6

（文献1より転載）

法は確立していないが，ACE阻害薬などのRA系薬剤，スタチン製剤に関してはAS進行の抑制効果について検討がなされているものの，現段階では推奨されるには至っていない．ただし退行変性によるAS患者においては，ASは動脈硬化と同様の持続的炎症変化とする報告もあり，AS経過観察においては糖尿病や高血圧，脂質代謝異常症，喫煙などの動脈硬化の危険因子を改善させることが望ましいと思われる．

高度なASや自覚症状を伴うなど手術適応となった場合には，手術を前提とした心臓カテーテル検査を施行する．心臓カテーテル検査の役割は，術前精査としての冠動脈造影や右心カテーテルによる血行動態の評価が中心となる．ルーチンでの弁口面積測定，

圧較差測定は脳梗塞発症の危険性が高く推奨されないが，臨床所見と心エコー所見が一致しない場合などには行われる．

　高齢者や低左心機能患者での手術適応が問題となる．高齢者では，手術死亡率は若年者に比べて不良ではあるが，非手術例との比較では明らかな余命延長効果を認めており，躊躇すべきではない．心機能の低下を伴うASの予後は不良である．大部分は過大な後負荷による左室駆出率低下であり，AVR術後に心機能は改善することが多い．高度AS症例で左室収縮生涯が出現したら早期の手術を検討するべきである．

2）内科療法

　弁膜症の進行の抑制に関してはACE阻害薬やスタチン製剤，エゼチミブ（ゼチーア®）などで検討がなされているが，現時点では有効であるとの報告はない．しかし，前述のようにASの進行が動脈硬化と同様の機転が考えられている以上は，血圧，脂質，糖代謝，禁煙などの管理を厳重に行うべきである．高度AS患者では利尿薬や血管拡張薬などが心機能維持に必要な前負荷を減少させ，ショックに陥る可能性があるため厳重に管理する必要がある．ASによる心不全を起こした患者に対しては，少量の利尿薬や血管拡張薬を血圧値に注意しながら用いる．また，この際に低左心機能や血圧低下症例などではドブタミンなどのカテコラミンを併用するべきである．

　ASの内科療法には現時点では限界があり，経過観察および適切な時期に手術適応を判断することが重要である．

3）外科治療

　ASは症状が出現し始めると予後不良である．このため，有症状患者ではできるだけ早期にAVRを行わなければならない．日本循環器学会が提唱する手術適応を表2に示す[1]．高齢者では必然的に周術期合併症や死亡率が高くなり，開胸手術を躊躇することが多い．しかし，手術適応があるAS患者の非常に悪い予後を考慮すると，積極的に手術療法を進めるべきであると考える．

4）カテーテル治療

　2005年に初めてヒトに対して経皮的大動脈弁置換

● 表2　大動脈弁狭窄症に対するAVRの推奨

クラスI	
1	症状を伴う高度AS
2	CABGを行う患者で高度ASを伴うもの
3	大血管または弁膜症にて手術を行う患者で高度ASを伴うもの
4	高度ASで左室機能がEFで50％以下の症例

クラスIIa	
1	CABG，上行大動脈や弁膜症の手術を行う患者で中等度ASを伴うもの

クラスIIb	
1	高度ASで無症状であるが，運動負荷に対し症状出現や血圧低下をきたす症例
2	高度ASで無症状，年齢・石灰化・冠動脈病変の進行が予測される場合，手術が症状の発現を遅らせると判断される場合
3	軽度なASを持ったCABG症例に対しては，弁の石灰化が中等度から重度で進行が早い場合
4	無症状でかつ弁口面積＜0.6cm^2，平均大動脈—左室圧格差＞60mmHg，大動脈弁通過血流速度＞5.0m/秒

クラスIII	
1	上記のClass IIa及びIIbに上げられている項目も認めない無症状のASにおいて，突然死の予防目的のAVR

（文献1より転載）

術が施行されて以来，海外では盛んに臨床研究およびデバイスの開発がなされている．まだ長期予後が不確定であり，開胸手術でのAVRに替わる治療手段になるか否かは結論が出ていない．しかし高齢者や多疾患併存例などこれまでAVRを施行できずにいた症例への期待は大きい．経大腿動脈アプローチと経心尖部アプローチで行われており，現在外科的AVRと経皮的AVRを比較する試験や，外科手術が施行できない超ハイリスク症例を対象とした経皮的AVRと薬物療法を比較する試験が進行しており結果が待たれる．

3　処方の実際

　心不全のコントロールにはACE阻害薬や利尿薬などが使われる．心房細動合併の低左心機能などでは

ジギタリス製剤，脂質代謝異常症がある症例ではスタチンなどを使用することがある．

1) ACE阻害薬

> エナラプリル（レニベース®）2.5〜5mg，1錠，1日1回朝食後

高齢者や腎機能低下例では，腎機能増悪や高カリウム血症に注意しながら用いる．過度な降圧は避け，降圧剤開始時は緩徐に降圧するように心がける．

2) ジギタリス製剤

> ジゴキシン（ジゴシン®）0.125〜0.25mg，1錠，1日1回朝食後

心房細動の合併がある症例に対して用いることができる．やはり高齢者や腎機能低下例では注意が必要であり，血中濃度をモニターしながら投与することが望ましい．

3) スタチン製剤

> アトルバスタチン（リピトール®）5〜10mg，1錠，1日1回夕食後

大動脈弁硬化がみられる症例で脂質代謝異常症を認める場合には，スタチン製剤を投与する．胃腸障害や肝機能障害のほかに横紋筋融解症を認めることがあり，高齢者や腎機能低下例では特に注意を行う．

4 おわりに

高齢化や生活習慣の変化によりASは今後も増加することが予想される．ASを早期に発見し，適切な経過観察を行うことが重要である．従来の開胸手術に加え，経皮的AVRという選択肢は高齢者や多疾患併存患者にとっては福音であり，早期の実現を期待したい．

＜文　献＞

1) 「弁膜疾患の非薬物治療に関するガイドライン（2007年改訂版）」（日本循環器学会）
http://www.j-circ.or.jp/guideline/pdf/JCS2007_matsuda_h.pdf
2) Stewart, B. F. et al.：J. Am. Coll. Cardiol., 29：630-634, 1997
3) Otto, C. M. et al.：Circulation, 95：2262-2270, 1997

➡ 次頁：患者抄録

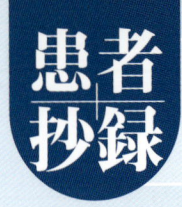

大動脈弁狭窄症に伴う心不全

【患　者】86歳女性
1．診　　断　①大動脈弁狭窄症，②僧帽弁逆流症，③高血圧症，④慢性腎疾患，⑤脂質異常症
2．主　　訴　体動時の呼吸困難感
3．既 往 歴　56歳　胆石症のため胆嚢摘出術
4．家 族 歴　両親に高血圧
5．嗜好・生活歴　喫煙歴，飲酒歴なし
6．現 病 歴
　　　2003年頃より労作時に息切れを自覚していたが，加齢の影響と考え医療機関への受診はしていなかった．当初は安静により5分間で消失していたが徐々に頻度や症状改善までの時間が長くなっていた．2009年3月23日就寝時に息切れ，動悸を自覚し，呼吸困難感を伴った．2時間ほど自宅で様子をみていたが，改善がないため救急車にて前医を受診した．前医救急外来にて酸素投与，安静にて症状は改善，いったん帰宅となったが，このときの経胸壁心エコー図にて大動脈弁狭窄症が疑われたため翌日当院へ紹介，手術適応と考えられ，精査目的に入院となった．
7．入院時現症
　　　身長143cm，体重54.0kg，BMI 26.4，意識清明，血圧148/84mmHg，脈拍68/分　整，体温36.7℃，呼吸数14/分，SpO_2 98%（room air），眼球結膜黄染・眼瞼結膜貧血なし
　　　頸部：頸静脈怒張なし，血管雑音なし
　　　胸部：呼吸音　ラ音なし　心音：2LSBを最強点とする収縮期雑音3/6　Ⅲ（－）Ⅳ（－）
　　　腹部：血管雑音なし．その他特記すべき異常所見なし
　　　四肢：両鼠径，膝下，足背での動脈触知良好．下腿には浮腫はみられないが，足背にpitting edemaあり．チアノーゼなし．
8．入院時検査成績
　　①血算：WBC 8,900/μL，RBC 396万/μL，Hb 10.8g/dL，Ht 34.0%，Plt 16.4万/μL
　　②生化学：TP 7.5g/dL，Alb 4.1g/dL，AST 16 IU/L，ALT 10 IU/L，LDH 185 IU/L，ALP 258 IU/L，γGTP 10 IU/L，T-Bil 0.4mg/dL，CK 61 IU/L，CK-MB 6 IU/L，BUN 16.8mg/dL，Cr 1.93mg/dL，UA 6.6mg/dL，Na 139mEq/L，K 4.6mEq/L，Cl 102mEq/L，LDL 129mg/dL，HDL 36mg/dL，TG 141mg/dL，FBS 96mg/dL，CRP 0.09mg/dL，BNP 692.0pg/dL，HbA1c 5.2%
　　③凝固系：PT秒 12.6秒，APTT秒 32.1秒，Fib 342.0mg/dL
　　④尿一般検査：pH 7，比重1.015，Glu（－），Pro（－），WBC（－），潜血（－）
　　⑤胸部単純X線（図1）：CTR 55%，肺野に異常陰影なし，軽度の胸水・うっ血あり
　　⑥心電図所見（図2）：洞性不整脈あり．HR 65bpm　QTc 0.464 SV1＋RV5 4.06mV　V5～6 ST低下
　　⑦経胸心エコー（図3）：LVDd 44mm LVDs 25mm FS 43%　AoD 20mm LAD 48mm
　　　大動脈弁は3尖とも石灰化著明であり可動性は低下．平均圧較差69mmHg，AVA 0.44cm^2 peak AoV 5.3m/秒 Ao-LV PG 112mmHg (peak) concentric hypertrophy＋（IVS/PW 13/13）
　　　MR mild-moderate，Ar trace，Pr trace，Tr mild，RVSP 59mmHg
9．入院後の経過
　　　大動脈弁狭窄症（重症）および僧帽弁逆流症（中等度）による慢性心不全，慢性腎疾患を有する症例の術前評価目的の入院．高血圧および慢性腎疾患を有する症例であったため，入院時より

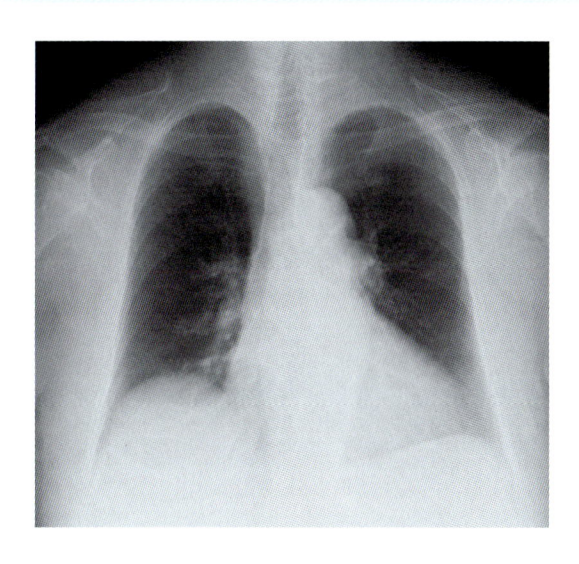

図1　入院時胸部単純X線

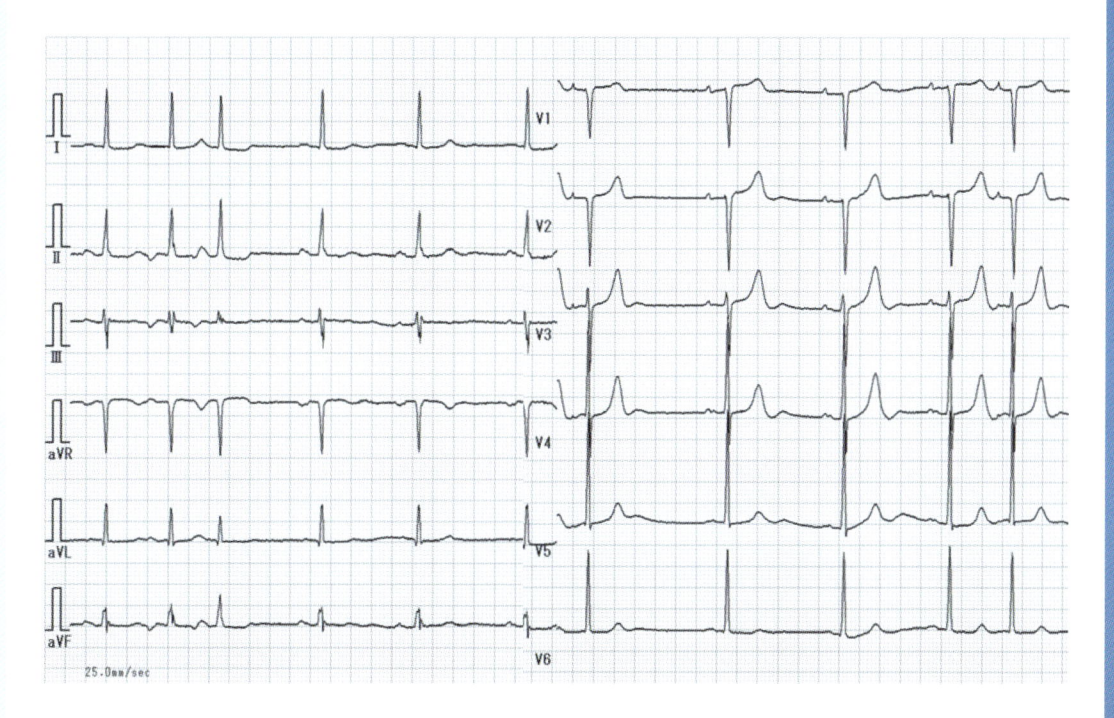

図2　入院時心電図

　ロサルタン25mgおよびフロセミド20mgを開始し，その後血圧は130/70mmHg程度で経過した．また，脂質異常症に対してはプラバスタチン5mgを開始した．入院経過中腎機能障害の増悪などは認めず，労作時の呼吸困難感は軽度改善を認めた．また，この間にABI，頭部MRI，Holter ECG等で精査を行ったが明らかな異常所見は得られなかった．造影剤腎症予防を行い，心臓カテーテル検査施行したところ冠動脈には器質的病変は認めなかった．右心カテーテル検査では心係数は2.9L/分/m^2，PCWP 13mmHgであったが，PA圧43/14mmHg，RV圧44mmHgと高値を認めた．

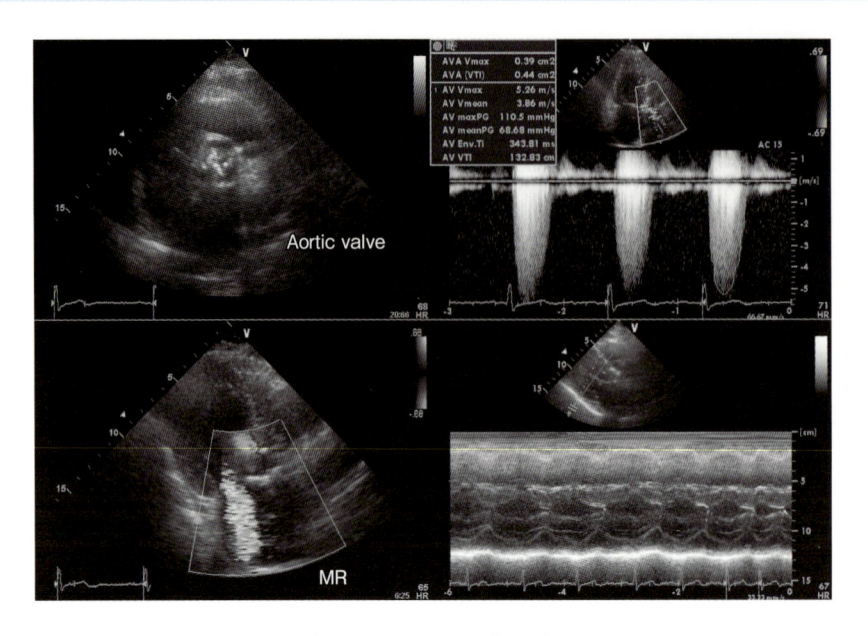

図3 入院時経胸心エコー図（p.12，Color Atlas ⑫参照）

左室造影検査，引き抜き圧測定は慢性腎疾患があることや超音波図で十分な情報が得られていることより施行しなかった．術前の経胸壁心エコー図では AVA 0.44cm^2（連続式），V_{max} 5.3m/秒，PG（peak）112mmHg，PG（mean）69mmHg の高度大動脈弁狭窄症を認めており，心不全症状があることからも，大動脈弁狭窄症単独であっても十分に手術適応と考えた．86歳女性であることから Euro Score は 7 点（Standard），6.96％（Logistic）と高値であったが ADL は完全に自立していることから十分に手術浸襲に耐えうると判断した．本人・家族に対して治療方針について説明を行い，外科手術を希望されたため心臓外科転科とした．

10. 退院時処方

　　ロサルタン（ニューロタン®）25mg，1回1錠，1日1回朝食後
　　フロセミド（ラシックス®）20mg，1回1錠，1日1回朝食後
　　プラバスタチン（メバロチン®）5 mg，1回1錠，1日1回夕食後

11. 考察　▶Advice from Professional ❶ 参照

　　本症例では高血圧を伴う慢性心不全があったため，ARB および利尿薬を投与し，血圧や自覚症状の改善が得られた．また，AS 患者に対するスタチンのエビデンスは弁膜疾患の進行抑制では得られていないが，SEAS 試験[1]では脳梗塞や冠動脈疾患などの虚血性心血管イベントの抑制には効果があり導入を行った．心エコー図での評価では重症 AS であり，手術適応と考えられたが，年齢や Euro score からも手術療法については医療者側，患者・家族でも多くの議論が必要であったが，UK Heart Valve Registry[2]で証明されているように 80 歳上の患者であっても AVR の予後は良好であることや，患者本人の希望を優先し開胸手術の方針とした．

【文 献】　▶Advice from Professional ❷ 参照

1) SEAS investigators：N. Engl. J. Med., 359：1343-1356, 2008
2) Asimakopoulos, G. et al.：Circulation, 96：3403-3408, 1997

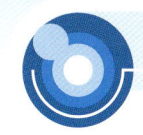

Advice from Professional

1 考察ポイント

Point 1
AS患者では左室収縮能が保たれていても拡張障害を有する症例が多く，血圧管理は重要である．降圧にはRA系薬剤などを用いることが多く，急激な降圧は避けるべきである．

Point 2
弁膜症手術における死亡率の検出にはEuroScoreやlogistic Euroscore，STS Online RiskCalculatorなどがあり，術前に評価しておくことが望ましい．

2 押さえておきたい論文

文献1：SEAS investigators：N. Engl. J. Med., 359：1343-1356, 2008

1,873例の無症候性の軽症～中等症ASにおいてシンバスタチン（simvastatin）＋エゼチミブ（ezetimibe）の有効性を検討した研究である．プラセボ群と比較し脳梗塞や心筋梗塞，入院を要する心血管イベントなどの抑制効果はみられたが，大動脈弁狭窄症関連イベント（心血管死，AVR，ASの進行による心不全）は抑制しなかった．

文献2：Asimakopoulos, G. et al.：Circulation, 96：3403-3408, 1997

英国における80歳以上のAVR1,100例での検討．80歳未満の症例に比べるとやはり死亡率は高いが，死亡の原因は肺炎や悪性腫瘍など心関連以外の原因が多いと報告されている．重症AS患者の非常に悪い予後を考えると，高齢患者にAVRを積極的に勧める根拠となりうる．

memo

第4章 患者に学ぶ心不全の診断と治療　§4 弁膜症

患者抄録

4. 急性大動脈弁閉鎖不全（感染性心内膜炎）

山室　惠，小川久雄

Point

1. 急性大動脈弁閉鎖不全の発症原因として感染性心内膜炎や急性大動脈解離が多く，この場合，急速に病態が進行し重症化する
2. 軽症であれば慢性大動脈弁閉鎖不全に準じて薬物療法でコントロール困難である場合もあるが，重症化が予測される場合は速やかに大動脈弁置換術が必要になる

1 病態の特徴

急性大動脈弁閉鎖不全の発症原因として，感染性心内膜炎による大動脈弁の破壊や急性大動脈解離による弁輪拡大，弁基部の障害，Valsalva洞動脈瘤破裂などが挙げられる．

高度の大動脈弁逆流が急性発症すると肺静脈→左心房→僧帽弁→左心室と順行性に循環してきた血流に，大動脈弁閉鎖不全による逆流血が左心室に急激に流れ込むため急激な左室の容量負荷を生じる．（図）また左室拡張末期圧の急激な上昇を認める．

慢性に進行するのであればFrank-Starling機構が働くことで左室の1回拍出量は上昇する．しかし，急性変化の場合はその容量負荷に対して心拡大による代償機能が起こるまでの十分な時間がないため一回拍出量は結果として減ってしまう．その結果として，心拍出量を維持するために頻脈となっていく．慢性に進行する大動脈弁閉鎖不全であれば心拍数や左室駆出率の増加，左室肥大，左室拡大などといった代償機能が働き対応できるが，急性に大動脈弁逆流が生じると慢性に進行する大動脈弁閉鎖不全と比較しその代償機能が働く余裕がまったくないため，循環血行動態は急速に破綻してしまう．結果として，肺うっ血や肺水腫，心不全による心原性ショックを起こしてしまう[1,2]．

2 治療のメカニズムとストラテジー

1）基本方針

日本循環器学会，アメリカ心臓病学会のガイドラ

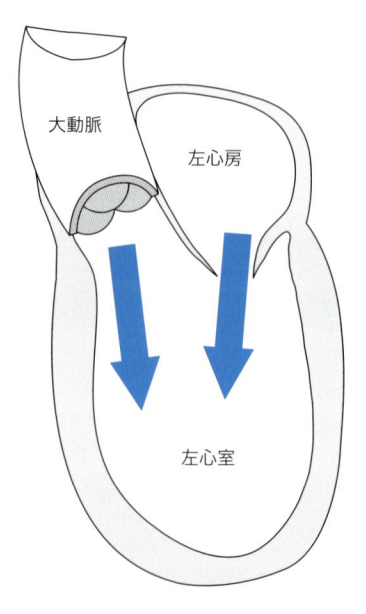

● 図　急性大動脈弁閉鎖不全による急激な左心室の容量負荷

インによると，感染性心内膜炎や急性大動脈解離によって急性に進行した高度の弁逆流を呈する患者については手術の必要性が検討される[1]（表1）．軽症であればまずは慢性大動脈弁閉鎖不全に準じて薬物療法でコントロールする．中等度の弁逆流であっても，他の弁膜疾患や冠動脈疾患，上行大動脈疾患などに対して手術が必要な場合には，同時に大動脈弁の手術も考慮されることがある．

高度大動脈弁逆流を呈する患者について手術適応を決定する際には，弁膜症を起こした原因を念頭においてその予後を十分に考慮すべきである．影響す

● 表1　大動脈弁閉鎖不全症に対する手術の推奨

クラスⅠ

1. 胸痛や心不全症状のある患者（但し，LVEF＞25%）
2. 冠動脈疾患，上行大動脈疾患または他の弁膜症の手術が必要な患者
3. 感染性心内膜炎，大動脈解離，外傷などによる急性AR
4. 無症状あるいは症状が軽微の患者で左室機能障害（LVEF 25〜49%）があり，高度の左室拡大を示す

クラスⅡa

無症状あるいは症状が軽微の患者で
1. 左室機能障害（LVEF 25〜49%）があり，中等度の左室拡大を示す
2. 左室機能正常（LVEF≧50%）であるが，高度の左室拡大を示す
3. 室機能正常（LVEF≧50%）であるが，定期的な経過観察で進行的に，収縮機能の低下／中等度以上の左室拡大／運動耐容能の低下を認める

クラスⅡb

1. 左室機能正常（LVEF＞50%）であるが，軽度以下の左室拡大を示す
2. 高度の左室機能障害（LVEF＜25%）のある患者

クラスⅢ

1. 全く無症状で，かつ左室機能も正常で左室拡大も有意でない

（文献2より転載）

● 表2　感染性心内膜炎に対する手術の推奨

○自己弁および人工弁心内膜炎に共通する病態

Class Ⅰ

1. 弁機能障害による心不全の発現
2. 肺高血圧（左室拡張末期圧や左房圧の上昇）を伴う急性弁逆流
3. 真菌や高度耐性菌による感染
4. 弁輪膿瘍や仮性大動脈瘤形成および房室伝導障害の出現
5. 適切かつ十分な抗生剤投与後も7〜10日以上持続ないし再発する感染症状

Class Ⅱa

1. 可動性のある10mm以上の疣腫の増大傾向
2. 塞栓症発症後も可動性のある10mm以上の疣腫が観察される場合

Class Ⅱb

1. 弁形成の可能性がある早期僧帽弁感染

Class Ⅲ

上記の何れにも当てはまらない疣腫

○人工弁心内膜炎における病態

Class Ⅰ

1. 急速に進行する人工弁周囲逆流の出現

Class Ⅱa

1. 弁置換後2ヶ月以内の早期人工弁感染
　抗菌薬抵抗性のブドウ球菌，グラム陰性菌による感染
2. 適切かつ充分な抗菌薬投与後も持続する菌血症で他に感染源がない場合

（文献3より転載）

る因子としては心不全や心原性ショックなどの臨床症状，左室機能，左室拡大，さらに年齢，他疾患の合併などがある（慢性大動脈弁閉鎖不全の項，p.284, 4章§4-5を参照）[1,2]．

> **memo　急性大動脈弁閉鎖不全の手術適応について**
> 感染性心内膜炎や急性大動脈解離によって起こる急性大動脈弁閉鎖不全症は，急峻に症状を起こし状態を悪化させる．軽症の大動脈弁閉鎖不全症であれば緩徐に病態が進行する慢性大動脈弁閉鎖不全症の治療に準じて治療する．しかし，重症の場合は外科的治療に移行する可能性が非常に高い．

2）感染性心内膜炎の場合

　感染性心内膜炎は多くの重篤な合併症を起こす重大な疾患である．その頻度は人口100万人あたり年間10〜50症例と考えられている．早期に診断し，内科的治療を施行しながら「うっ血性心不全」「抵抗性感染」「感染性塞栓症」などの合併症が予測できるときに手術適応とそのタイミングを考慮するべきである（表2）．急性大動脈弁閉鎖不全を生じるときは重症化している場合が多く，上記の合併症の可能性が少ない患者ではまず感染のコントロールが必要である．その場合は通常の慢性大動脈弁閉鎖不全症の適応に準じてよいが，感染性心内膜炎による重篤な合併症が起こってしまっては意味がない．手術時期を逸することのないよう注意深く診察することが肝要である[3]．

● 表3 Stanford A 型大動脈解離における急性期治療の適応

クラスⅠ
1. 偽腔開存型A型解離に対する外科治療（緊急手術）（Level C）
2. 解離に直接関係のある，重症合併症*をもち，手術によりそれが軽快するか，または，その進行が抑えられると考えられる大動脈解離に対する外科治療
　*偽腔の破裂，再解離，心タンポナーデ，脳循環障害，大動脈弁閉鎖不全，心筋梗塞，腸管虚血，四肢血栓塞栓症など（Level C）

クラスⅡa
1. 血圧コントロール，疼痛に対する薬物治療に抵抗性の大動脈解離に対する外科治療（Level C）

クラスⅡb
1. 偽腔閉塞型A型解離に対する外科治療（Level C）
2. 偽腔閉塞型A型解離に対する内科治療（Level C）
3. 上行大動脈の偽腔が血栓閉塞したDeBakey Ⅲ型の逆行性解離に対する内科治療（Level C）

（文献4より転載）

3）急性大動脈解離の場合

Stanford A型※の急性大動脈解離により，大動脈弁交連部が離開し，弁尖が左室方向に下垂し，弁逆流が発生する．60～70％に大動脈弁閉鎖不全を認めるとの報告もある．上行大動脈に解離が及ぶStanford A型はきわめて予後不良な疾患である．症状の発症から1時間あたり1～2％の致死率が認められると報告されている．破裂，心タンポナーデ，循環不全，脳梗塞，腸管虚血などが主な死因である．このような病態が出現した場合は一般に内科療法の予後はきわめて不良で，Stanford A型の急性大動脈解離は緊急の外科治療の適応（Class1-2）とするのが一般的な考え方である[4]（表3）．

※ Stanford A型
大動脈解離の範囲からみた分類としてStanford分類とDeberkey分類がある．Stanford分類は入口部（内膜亀裂）の位置にかかわらず解離が上行大動脈におよんでいるとA型，解離が上行大動脈におよんでいないとB型となる．

3 おわりに

急性大動脈弁閉鎖不全の場合は急速に病態が進行し重症化する．軽症であれば慢性大動脈弁閉鎖不全に準じて薬物療法でコントロールをするが，重症の場合は大動脈弁置換術が必要になる．手術適応を決定する際にはその予後を十分に考慮し，絶好の時期に手術を行うことが大変重要である．

<文　献>
1) Bonow, R. O. et al. : J. Am. Coll. Cardiol., 52 (13) : el-142, 2008
2) 「弁膜疾患の非薬物治療に関するガイドライン（2007年改訂版）」（日本循環器学会ガイドライン）
http://www.j-circ.or.jp/guideline/pdf/JCS2007_matsuda_h.pdf
3) 「感染性心内膜炎の予防と治療に関するガイドライン（2008年改訂版）」（日本循環器学会ガイドライン）
http://www.j-circ.or.jp/guideline/pdf/JCS2008_miyatake_h.pdf
4) 「大動脈瘤・大動脈解離診療ガイドライン（2006年改訂版）」（日本循環器学会ガイドライン）
Circulation Journal, 70 (SupplementⅥ), 1569-1646, 2006

➡ 次頁：患者抄録

感染性心内膜炎による急性大動脈弁閉鎖不全症

患者抄録

【患 者】61歳男性

1. **診 断** 感染性心内膜炎（大動脈弁），大動脈弁閉鎖不全症，糖尿病，高血圧
2. **主 訴** 発熱，悪寒，全身倦怠感
3. **既往歴** 50歳，高血圧
   55歳，糖尿病，脂質異常症
4. **家族歴** 父，狭心症
5. **現病歴**

　　2004年に心雑音を指摘され，心エコーで軽度の大動脈弁狭窄症を指摘されている．近医で内服加療されていた．糖尿病，高血圧にて近医で加療されており，コントロールは良好で経過は安定していた．

　　以前より歯槽膿漏あり，2006年5月頃から近所の歯科医で治療されている．

　　2006年8月22日朝から39度代の発熱，悪寒を認め，近医を受診され，感冒と判断され内服抗菌薬，非ステロイド系抗炎症薬を処方されたが発熱，悪寒といった症状は改善していない．9月1日に労作時の呼吸困難を認め近医を受診され，心雑音から感染性心内膜炎を疑われたため心エコーを施行したところ，重度の大動脈弁閉鎖不全症と感染性心内膜炎が疑われたため当院へ転院となった．

6. **入院時現症**

　　意識：clear，身長：152cm，体重：78kg，BMI：33.8，体温：37.5℃，脈拍：100/分 不整，血圧：135/40mmHg，心音：no gallop，右第二肋間に拡張期雑音を聴取（Levine 3/VI），肺音：両下肺野にcoarse crackle（＋），腹部soft and flat，bowel sound normal，Osler結節（－），Roth斑（－）

7. **入院時内服薬**

　　アムロジピンベシル酸塩（アムロジピン®）5 mg錠，1回1錠，朝1回

8. **入院時検査**

　① 血液ガス（room air）：pH 7.401，PO$_2$ 72.3，PCO$_2$ 35.7，BE 3.6，SaO$_2$ 94.3%

　② 血算：WBC 10,400 /μL，RBC 408万，Hb 12.6 g/dL，Plt 26.5万/μL

　③ 血液生化：GOT 42 IU/L，GPT 8 IU/L，LDH 283 IU/L，CPK 176 IU/L，CKMB 19.0 IU/L，CRP 12.5mg/dL，Glu 105mg/dL，Bun 9.7mg/dL，Cr 0.57 mg/dL，UA 6.3 mg/dL，Na 141 mEq/L，K 3.2 mEq/L，Cl 101mEq/L，Ca 8.4mg/dL，トロポニンT 0.010ng/mL，BNP 484.5 pg/mL

　④ 胸部単純X線：CTR 60%，心拡大（＋），肺うっ血（＋）

　⑤ 心電図：洞調律，心拍数104bpm，正常軸，有意なST-T変化はなし

　⑥ 経胸壁心エコー：IVSTd/PWTd：8.4/10.3，LVDd/Ds：40.2/30.9，EF：50%，LAD：46.7，IVC：18.4-21.4，DcT：222ms，E/A：1.16，E/e'：15，AR severe，MR mild，TR severe，TR-PG 45mmHg

　⑦ 経食道心エコー（図1，2）：大動脈弁無冠尖に可動性のあるvegetation（＋）2.1×1.4mm，AR severe，僧帽弁，三尖弁，肺動脈弁にvegitation（－）

　⑧ 頭部CT：脳梗塞，脳出血所見なし

　⑨ 胸腹部CT：腎梗塞，脾梗塞や明らかな膿瘍形成はなかった

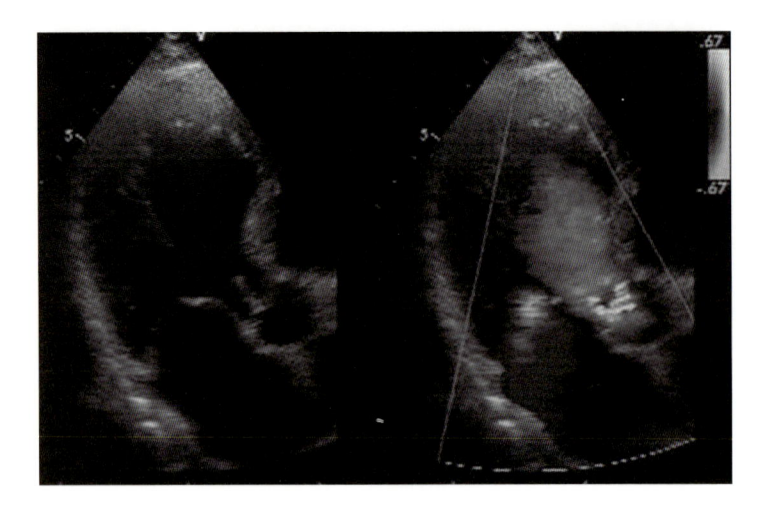

図1　重度の大動脈弁閉鎖不全症（四腔断面像）（p.12，Color Atlas⑬参照）

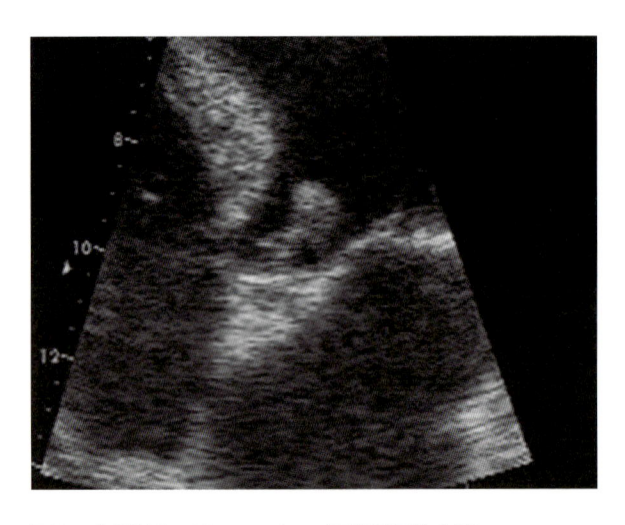

図2　大動脈弁のVegetation（四腔断面拡大像）

9．歯科
　　左上6,7歯根部に根尖病巣を有したう歯があり，抜歯を行った．今回の感染性心内膜炎の原因としてう歯が考えられた．

10．入院後の経過
　　血液培養で*Streptcoccus viridans*が陽性であった．入院時前医よりペニシリンGに感受性があったため2,400万単位を6回に分けて静脈内投与を引き続き開始した．しかし，1日後に心不全のコントロールが十分につかないこと，発熱はなくCRPも3.0mg/dLと低下したことから，心臓血管外科で大動脈弁人工弁置換術を施行した．

11．考察　▶ Advice from Professional ❶ 参照
　　感染性心内膜炎による重度の大動脈弁閉鎖不全，心不全NYHA Ⅲ，Ⅳの症例の場合は，かつては抗菌薬治療を優先させるあまり腎不全や多臓器不全を起こすことが多かった．死亡率は50〜

90％と報告されている．こういった症例で薬物治療と手術を併用した群で6カ月生存率は45～85％であったが薬物治療のみではかなり死亡率が高かったと報告されている．感染活動期の弁膜の破壊による逆流によりうっ血性心不全は急速に発症する．感染が抑えきれていない場合の弁破壊は進行性であると考えることができ，患者の生命予後は不良である．近年では感染性心内膜炎の外科治療がより積極的に行われるようになり，手術成績も一段と向上しているようである．

本症例では「手術をするタイミング」が非常に重要なポイントであったと考えられる．Vitalは安定してはいたものの心不全症状を起こしていた．徐々にではあるが心不全が少しずつコントロール不良となったこと，炎症を可能な限り抑え得たことから，比較的早くしかも安全な状態で本人や家族と話し合い理解を得た上で手術を行うことができた．

【文献】▶ Advice from Professional ❷ 参照
1）Bonow, R. O. et al.：J. Am. Coll. Cardiol., 52（13）：el-142, 2008
2）「弁膜疾患の非薬物治療に関するガイドライン（2007年改訂版）」（日本循環器学会ガイドライン）
　http://www.j-circ.or.jp/guideline/pdf/JCS2007_matsuda_h.pdf
3）「感染性心内膜炎の予防と治療に関するガイドライン（2008年改訂版）」（日本循環器学会ガイドライン）
　http://www.j-circ.or.jp/guideline/pdf/JCS2008_miyatake_h.pdf

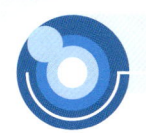

Advice from Professional

1 考察ポイント

Point 1
感染性内膜炎による急速に進行する大動脈弁閉鎖不全症の症例である．最適な手術のタイミングを決定し，そこまでに可能な限り患者の全身状態を最良に状態に持っていくべきである．

Point 2
患者の年齢，状態，家族・社会的背景をも考慮したうえで手術を可能な限り早く，しかも限りなく患者にとって安全に手術が行えるタイミングを選択する必要がある．

Point 3
非常に重篤な状態が多く，いずれの治療を行うにしても慎重なしかも迅速な躊躇ない判断が必要となる．客観的なデータを十分にそろえておかなければならない．

2 押さえておきたい論文

文献2：「弁膜疾患の非薬物治療に関するガイドライン（2007年改訂版）」（日本循環器学会ガイドライン）
　　　http://www.j-circ.or.jp/guideline/pdf/JCS2007_matsuda_h.pdf　p18～19

Web上で誰でも簡単に取得できるガイドラインである．急性大動脈弁閉鎖不全に関する記述は少ないものの，疾患，原因，対処法，予後について明快に記載されている．ガイドラインは急性期に患者へのインフォームドコンセント時などに非常に役に立つと考えられる．

第4章 患者に学ぶ心不全の診断と治療　§4 弁膜症

5. 慢性大動脈弁閉鎖不全

田中俊行

Point

1. 慢性大動脈弁閉鎖不全症の主な病態は前負荷，後負荷の長期間の増大によるものである
2. 内科的治療の主なターゲットは前負荷，後負荷の軽減であり，通常カルシウム拮抗薬やACE阻害薬など血管拡張薬が使用されるが，長期予後改善効果はさらなる検索が必要である
3. 近年のβ遮断薬の心不全に対する効果が証明され，AR患者にも使用されているが，高度徐脈による逆流量の増悪などに注意しながら使用する

1 病態の特徴・疫学

大動脈弁閉鎖不全症（aortic valve regurgitation：AR）は拡張期に大動脈から左室に血液が逆流することにより引き起こされる（図1）．急性の大動脈弁閉鎖不全症は重度の肺うっ血と血圧低下の原因となり，緊急の外科的治療の適応となる（図1B）．ここでは慢性の大動脈弁閉鎖不全症の病態について解説するが，慢性の場合，拡張期の左室への血液逆流による容量負荷（前負荷）と，収縮期に大動脈への前方駆出の増加による圧負荷（後負荷）の増大を引き起こす．前方駆出の増加は元来の収縮期前方駆出と拡張期の逆流血液量の和の結果である．収縮期高血圧によって大動脈の拡大が進展し，ARの程度がさらに増悪する．初期の代償されている段階では左室が求心性に肥厚することにより容量負荷に適合し，分子生物学的には心筋線維の延長がみられる．

求心性肥大は左室の拡張期コンプライアンスを維持し，その結果，拡張期の流入圧（filling pressure）は正常か軽度上昇に留まる．加えて求心性肥大は左室重量を増やし，左室重量/容量比（LV volume/mass ratio）は正常化し，左室駆出率は前負荷の増加により保たれる．つまり，左室圧—容量関係において左室エラスタンスまたはE_{max}は負荷から独立した収縮機能の指標だが，これは初期で代償されている段階では正常である（図1C）．しかし長い間，左室拡大および収縮期高血圧が持続すると左室のストレスが増大し，容量/重量比も増加する．その後，徐々にE_{max}が低下するが左室駆出率は前負荷の増大で維持される．この段階では左室駆出率は弁置換術によって改善する見込みがある．結局は過度の左室ストレスの増大は左室駆出率の低下やE_{max}の低下など左室収縮機能不全を生じる（図1D）[1]．

2 治療のメカニズムとストラテジー

1）基本方針

a）薬物治療

ARに対する薬物治療は主に容量負荷による前負荷の増加と後負荷の増加がターゲットとなるが，AR逆流量は僧帽弁閉鎖不全症など他の弁膜症に比べ，前・後負荷軽減による変化は少ない．したがって慢性のARに対しては左室肥大と拡大，左室リモデリング，線維化をいかに抑制するかが重要となる．血管拡張薬の左室機能や左室ストレスへの効果に関しては圧—容量カーブ，ストレス—容量/心筋重量カーブをもって説明される（図2，3）．実線（——）が血管拡張薬投与前の慢性のARの血行動態を示す．急性期の効果として前負荷軽減による心拍出量の低下は後負荷軽減による心拍出量増加をもって相殺され，心拍出量は保たれる（……）．慢性期の効果としては破線（－·－）のカーブで示しているが後負荷軽減により心筋重量増加と心拡大が抑制され，収縮期の心室ストレスが軽減し，心筋障害の進行を抑える[2]．現在使用されている薬剤としてカルシウム拮抗薬やACE阻害薬などの血管拡張薬，β遮断薬が主体となるが，これらの治療は無症状で左室収縮が保たれている症例の手術時期を遅らせたり，左室機能が高度に低下

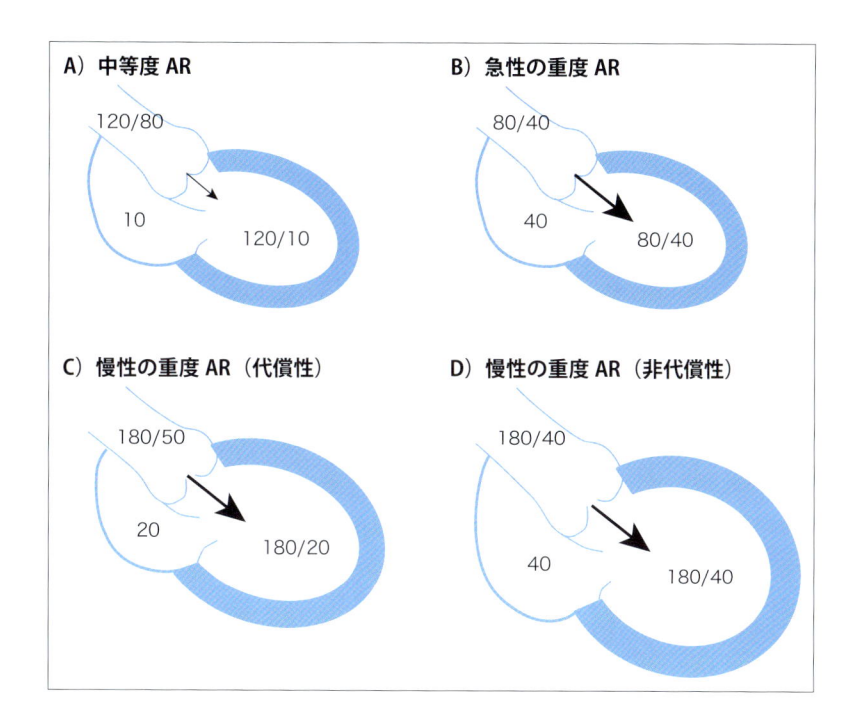

● 図1 各ステージにおけるARの血行動態
数値は各心腔内の圧を示している

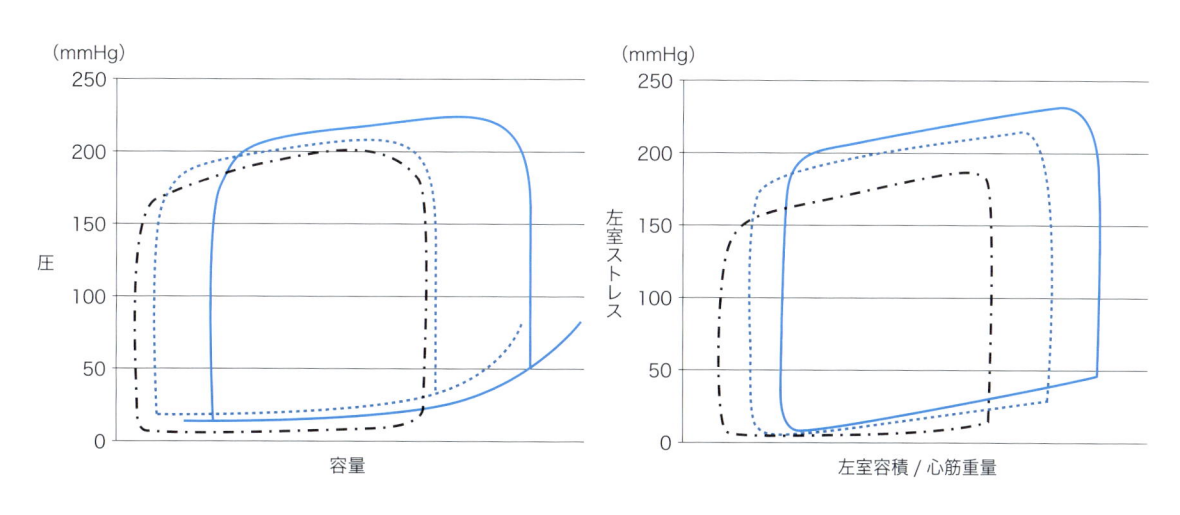

● 図2 圧―容量カーブ
―― ：慢性ARの血行動態（治療前）
・・・・：急性期に血管拡張薬を投与
－・－：慢性期に血管拡張薬を投与

● 図3 ストレス―容積／心筋重量カーブ
―― ：慢性ARの血行動態（治療前）
・・・・：急性期に血管拡張薬を投与
－・－：慢性期に血管拡張薬を投与

し手術適応のない症例に使用される場合が多い．血管拡張薬による治療の最終目標は収縮期の血圧を下げることである．

また近年，心不全に対するβ遮断薬投与のエビデンスが確立し，低心機能症例でも積極的に導入され，ARによる左室収縮機能障害で手術時期を逸した症例

§4 弁膜症 ● 5 慢性大動脈弁閉鎖不全

でもβ遮断薬導入で心機能が改善し、外科的治療が可能となるケースも存在する。

b) 非薬物治療

急性のARは前述のとおり、左室の代償機構が働かず血行動態の破綻をきたすため、緊急の手術適応である。慢性のARについては心不全症状をきたし、左室機能が保たれている患者は弁置換術の適応となるが、無症状の症例に関しては症状出現まで待つと左室のリモデリング、線維化、収縮機能障害を引き起こし、術後の左心機能の回復が期待できないため、自覚症状と左室機能低下の可逆的段階を見極めて、手術時期を決定する必要がある。

2) 血管拡張薬

従来、血管拡張薬としてヒドララジンによる慢性ARに対する効果が報告されていた。Kleavelandらの報告では中等度から重度のAR患者14名に収縮期血圧20％以上の降圧を目標にヒドララジンを導入した試験では6カ月後に運動時のLVEF、FSの改善がみられた[3]。

Greenbergらの報告では80名の中等度から重度のARの患者に約24カ月投与し、LVEDVI/EDVIの低下とLVEFの改善がみられている[4]。

近年使用されているカルシウム拮抗薬の有用性はScognamiglioらが報告している[5]。70名の重度ARに対しニフェジピン20mg×2回/日投与群とプラセボ群に分け、12カ月観察したところ、ニフェジピン群でLVEDVI、左室重量（LVmass）、平均壁ストレスは有意に低下し、LVEFの改善もみられた。またジゴキシンを対照群とした無作為割り付け試験ではニフェジピン群で有意にLVEF、LVESVI、LVmassの改善がみられた。さらに6年間の追跡で弁置換を行った割合がニフェジピン群15±3％、ジゴキシン群34±6％とニフェジピン群で有意に低く、弁置換までの期間を延長させる効果がある可能性が示唆された。

3) ACE阻害薬

近年、心不全の病態が解明され、神経内分泌因子の亢進が心不全の予後を左右することが判明してきた。特にレニン・アンジオテンシン・アルドステロン系の亢進が心筋の肥大やリモデリング、線維化を助長し、現在これらをターゲットにした治療がスタンダードとなっている。ACE阻害薬の有用性はさまざまな大規模臨床研究で証明されており、広く臨床の現場で使用されている。ARの患者にもその効果が期待され、いくつか報告がある。76名の軽度から重度のAR患者を対象とし、エナラプリル群とヒドララジン群に割り付け12カ月観察した研究では平均壁ストレスは両群で軽快したが2群間で有意差を認めなかった。LVEDVI/ESVI、LV mass指数はヒドララジン群と比べエナラプリル群で有意に改善を認めた[6]。しかしEvangelistaらの最近の報告では、95例の慢性の重度AR患者をエナラプリル群とニフェジピン群、プラセボ群に割り付け、7年間観察を行った結果、弁置換を行った割合は3群間で有意差は認めなかった[7]。

4) β遮断薬

従来はβ遮断薬の投与は、心拍数を減少させることにより拡張期を延長し、ARの逆流量を増加させる恐れがあるため、禁忌とされていた。しかし、近年のβ遮断薬の心不全に対する効果が証明され、慢性ARの病態が心不全と同じく、神経内分泌系の亢進が関与することが明らかとなり、ARに対する有用性が期待されている。756名の重度AR患者の予後を比較した報告では4.5年の観察でβ遮断薬投与群が非投与群と比較して有意に生存率が高く、β遮断薬投与が年齢、性別、心拍数、高血圧、冠動脈疾患、糖尿病、腎機能障害、駆出率、弁置換など他の因子と独立した予後決定因子であった[8]。

3 処方の実際

実際の臨床では、心不全の状態や血圧、心拍数、手術までの期間など臨床背景に応じていずれかの内服より開始し、血圧コントロールが不良の場合、他剤を併用する形となる。

1) ACE阻害薬

エナラプリル（レニベース®）1錠5 mg、1回1錠、1日1回朝食後
イミダプリル（タナトリル®）1錠5 mg、1回1錠、1日1回朝食後

高齢者や腎障害の患者、血圧が低めの患者には半錠（エナラプリル、イミダプリルなら2.5mg）より開始するとより安全に使用できる。空咳や高カリウ

● 表1　慢性大動脈弁閉鎖不全における処方の実際

優先順位	分類	薬剤名	量	処方例	副作用
第一選択薬	ACE阻害薬	エナラプリル（レニベース®）	1錠5mg	1回1錠，1日1回朝食後	空咳，高カリウム血症
		イミダプリル（タナトリル®）	1錠5mg	1回1錠，1日1回朝食後	
第二選択薬	β遮断薬	カルベジロール（アーチスト®）	1錠2.5mg	1回2錠，1日2回朝，夕食後	徐脈，気管支喘息
		ビソプロロール（メインテート®）	1錠2.5mg	1回1錠，1日1回朝食後	

ム血症，腎障害の悪化に注意しながら，可能であれば通常量まで増量する．

2）β遮断薬

　　カルベジロール（アーチスト®）1錠2.5mg，1回2錠，1日2回朝，夕食後
　　ビソプロロール（メインテート®）1錠2.5mg，1回1錠，1日1回朝食後

ARに対し投与する場合も心不全の場合と同様に8分の1～4分の1など少量より開始（カルベジロールなら1.25mg，ビソプロロールなら1.25mg）より開始し，徐脈や心不全症状に注意しながら3～7日ずつ通常量まで増量するのが望ましい．

3）カルシウム拮抗薬

　　ニフェジピン（アダラート®CR）1錠10mg，1回1錠，1日2回朝，夕食後

カルシウム拮抗薬は上記薬剤で血圧コントロールがつかない場合に追加処方として検討する．実際には長時間作用型のニフェジピンが推奨される．

注意点

① ACE阻害薬は高カリウム血症や腎機能の悪化に注意する．両側の腎動脈狭窄患者や妊婦には基本的に禁忌である．
② β遮断薬は気管支喘息や徐脈，心不全増悪に注意する．高度徐脈でARの増悪が見られる場合もあり，少量ずつ増量し，厳格なモニタリングが必要である．
③ カルシウム拮抗薬は血圧の過度の降下や浮腫などに注意する．

4　おわりに

重度の症候性の大動脈閉鎖不全症に対しては，基本的に弁置換の適応であるが，無症候の症例や手術不能例に対し，いかに左室のリモデリングを予防し，心不全の発症を防ぐかが重要であり，内服治療が鍵を握る．また内服加療が術後の心機能や予後に影響する可能性があり，その重要性を改めて認識する必要がある．

<文　献>

1) Raffi, B. et al.: Circulation, 112: 125-134, 2005
2) Herbert, J. et al.: JACC., 28: 1083-1091, 1996
3) Kleaveland, J.P. et al.: Am. J. cardiol., 57: 1109-1116, 1986
4) Greenberg, B. et al.: Circulation, 78: 92-103, 1988
5) Scognamiglio, R. et al.: JACC., 16: 424-429, 1990
6) Lin, M. et al.: JACC., 24: 1046-1053, 1994
7) Evangelista, A. et al.: N. Engl. J. Med., 353: 1342-1349, 2005
8) Sampat, U. et al.: JACC., 54 (5): 458-459, 2009

➡ 次頁：患者抄録

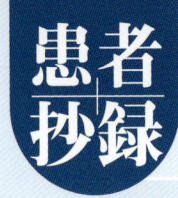

慢性大動脈閉鎖不全症

1. **症　例**　46歳男性
2. **主　訴**　労作時呼吸苦
3. **現病歴**
   2009年3月下旬より軽労作で呼吸苦が出現し，同月末には夜間起坐呼吸が出現し，体重増加，下腿浮腫も出現した．4月4日当院外来受診し，うっ血性心不全の診断で同日入院となった．
4. **既往歴**　36歳時：C型肝炎を指摘され他院にて加療中
   41歳時：高血圧症，脳梗塞
5. **生活歴**　飲酒歴：なし，喫煙歴：なし
6. **入院時現症**
   身長173.3cm，体重83.4kg，体温36.5℃，血圧166/102mmHg，脈拍108回/分・整，眼瞼結膜 貧血なし，眼球結膜 黄染なし，表在リンパ節触知せず，心雑音 収縮期駆出性雑音Ⅱ/Ⅵ度，拡張期逆流性雑音Ⅱ/Ⅵ度（心尖部），Ⅲ音あり，Ⅳ音あり，肺野 両下肺野に湿性ラ音あり，腹部 平坦・軟・圧痛なし，自発痛なし，下腿浮腫＋＋/＋＋
7. **検査所見**
   ① 血算：WBC 5,800/μL，RBC 493万/μL，Hb 11.5g/dL，Ht 37.2％，Plt 31.9万/μL，MCV 75.5fl，MCH 23.3pg，MCHC 30.9％
   ② 生化学：TP 8.0/dL，T-Bil 1.64mg/dL，AST 105 IU/L，ALT 76 IU/L，LDH 245 IU/L，BUN 11.0mg/dL，Cr 0.67mg/dL，Na 136mmol/L，K 3.7mmol/L，Cl 105mmol/L，CRP 0.28mg/dL，BS 125mg/dL，HbA1c 5.4％，BNP 2,210.0pg/mL，PT 14.6，PT％ 51，PT-INR 1.44
   ③ 心電図：洞調律，HR119bpm 整，左室肥大あり（RV5＋SV1＝3.5mV）
   ④ 胸部単純X線写真（図1）：心拡大著明（CTR 72％），両側肺うっ血あり
   ⑤ 経胸壁心エコー図（図2）：AoD 51mm，LAD 42mm，IVSTd 14mm，LVPWTd 14mm，LVDd/Ds＝63/45mm，EF 53％，AR Ⅳ度（AR PHT 188msec），MR（－），E/A＝1.1，Dct 220msec，IVC 19mm，呼吸性変動あり
8. **入院後経過**
   ① 検査
   　入院後，禁食，飲水制限を行い，酸素投与開始した．hANP 0.025γ，ミルリノン0.25γで持続点滴を開始，フロセミド20mg，スピロノラクトン200mg静注で開始した．第3病日には胸部単純X線上肺うっ血の改善がみられ，利尿薬は内服に変更した．第4病日には酸素投与を終了，hANP，ミルリノン投与を中止した．同日施行した心エコーで大動脈弁輪拡張症（annuloaortic ectasla：AAE）様の大動脈拡大と重度の大動脈弁閉鎖不全，左房，左室の拡大を認め，第10病日に心臓カテーテル検査を施行した．冠動脈に有意狭窄を認めなかったが，左室の拡大と収縮能の低下（LVESVI/LVEDVI＝103/170mL/m^2，LVEF＝39％）を認め，さらに大動脈造影ではAR Ⅲ度を認めた．
   ② 治療方針
   　心不全を発症した重度の大動脈弁閉鎖不全症と診断した．弁置換術の適応と考えたが左室の拡大と収縮不全を合併し，心機能の改善と左室リモデリングの改善を期待し，高血圧症を合併していたため，心不全の改善後，β遮断薬，ACE阻害薬を導入し，待機的に手術をする方針となった．
   　a）大動脈弁閉鎖不全，心不全
   　　　第11病日より少量のカルベジロール（アーチスト®）（0.125mg 1日1回朝）を開始した．低心機能症例であり，心不全の再燃に注意しながら1週間で倍量ずつ増量し，1日10mgまで増やした．

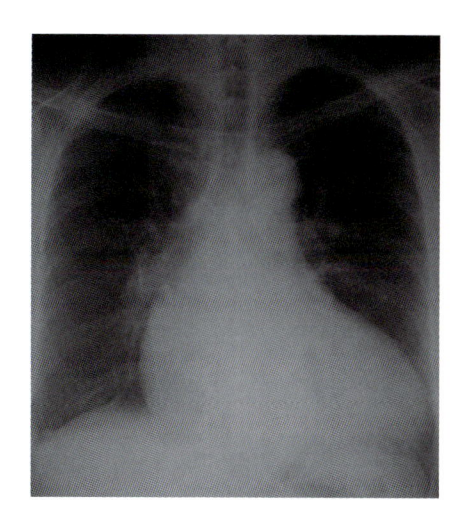

図1 入院時胸部単純X線写真 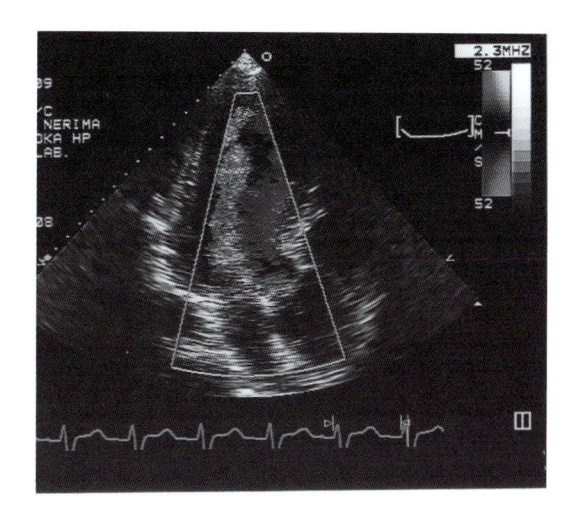　　　　　　　　　　　　**図2** 入院時経胸壁心エコー図 (p.12, Color Atlas⑭参照)

　　b）高血圧症
　　　　カルベジロールを10mgまで増量するも血圧は140/90以上と高値で，β遮断薬による徐脈もみられたため，ACE阻害薬としてエナラプリル（レニベース®）2.5mg　1日1回朝より開始した．5mgまで増量し，血圧は110〜120/60〜70台にコントロールされた．

9．退院時処方
　　フロセミド（ラシックス®）1錠20mg，1回1錠，朝1回
　　スピロノラクトン（アルダクトン®A）1錠25mg，1回1錠，朝1回
　　カルベジロール（アーチスト®）1錠2.5mg，1回1錠，朝夕2回
　　エナラプリル（レニベース®）1錠5mg，1回1錠，朝1回

10．考案　▶Advice from Professional ❶ 参照

　　AHAのガイドラインでは，本症例は心不全症状のある重度の大動脈弁閉鎖不全症であり，LVEF25％以上であるため，弁置換術の適応と考えられた[1]．しかし，手術後の予後予測因子として左室内径短縮率（FS）や左室収縮末期径，拡張末期径など術前の心機能が上げられ，術前の内服加療が重要となる．通常，ACE阻害薬やβ遮断薬が用いられるが，いずれから導入すべきかは議論が分かれている．CIBIS Ⅲ試験において，収縮不全患者にβ遮断薬から投与を開始しACE阻害薬を追加する場合と，ACE阻害薬から投与を開始しβ遮断薬を追加する場合は予後に差はなく[2]，予後改善効果や本症例では左室拡張，心機能低下が著しく心機能改善効果が期待されるβ遮断薬導入を優先した．

【文献】▶Advice from Professional ❷ 参照
1) Bonow, R.O. et al.：J. Am. Coll. Cardiol., 32：1486-1588, 1998
2) Willenheimer, R. et al.：Circulation, 112：2426-2435, 2005

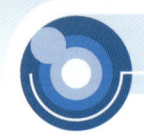

Advice from Professional

1 考察ポイント

Point 1
考察を作成するにあたり，日本循環器学会やAHAから推奨されているガイドラインは複数の臨床試験のエビデンスを集約して作成されているため，やはり最も信頼される．

Point 2
薬剤の有効性に対しては，無作為割り付けによる前向きの大規模臨床試験が最も信頼されるが，臨床背景や投与量，観察期間が異なる場合があり，いくつかの文献を読んで吟味する必要がある．

2 押さえておきたい論文

文献1：Bonow, R.O. et al.：J. Am. Coll. Cardiol., 32：1486-1588, 1998

現在，弁膜症の手術適応に最も広く用いられているガイドラインである．ただし，左室のサイズなどの違いから日本人の体格では手術のタイミングが遅く，臨床症状など合わせて判断する必要がある．

文献2：Willenheimer, R. et al.：Circulation, 112：2426-2435, 2005

ビソプロロールとエナラプリルのどちらを優先して導入するか長期予後を比較検討した試験で，両者に有意差はみられなかった．

memo

第4章 患者に学ぶ心不全の診断と治療　§5 心膜炎

1. 収縮性心膜炎

川端正明, 増山 理

Point

1. 収縮性心膜炎は, 硬い心膜により心臓は拡張期に十分広がることができず拡張障害型心不全をきたす疾患である
2. 拡張障害の影響は右心系に強く現れ, 薬物治療抵抗性の肝腫大, 腹水, 末梢浮腫などの右不全症状を呈する
3. 心エコー検査がスクリーニングに有用であり, CT・MRI・心臓カテーテル検査などを総合して確定診断する
4. 本疾患の治療の基本は心膜切除術である

1 病態の特徴・疫学

収縮性心膜炎では心膜の器質的変化（炎症による線維性肥厚・癒着, 石灰化）が高度に生じることにより心室の拡張障害をきたす. 近年, 結核の減少により収縮性心膜炎の基礎疾患が変化しており, 開心術後の心膜炎や化学療法・放射線治療後の心膜炎が増加している. 収縮性心膜炎は必ずしも心膜の肥厚や石灰化を伴うわけではなく, このような場合はそのほかの拡張障害をきたす疾患との鑑別が難しい. 収縮性心膜炎と診断され手術によって確認された症例においても, 約20％の例には心膜の肥厚を認めなかったと報告されている[1]. 心膜肥厚の程度は病態の重症度を必ずしも反映せず, 心膜の肥厚の有無で収縮性心膜炎の手術適応を決めることはできない. 慢性の右心不全症状を呈することが多く, Beckの三大主徴（静脈圧の上昇, 腹水, 小さい静かな心臓）が有名である.

心エコー検査がスクリーニングに有用であり, ①心膜の肥厚, ②心室中隔の呼吸性変動（septal bounce）[※1], ③両心房の拡張, ④左室流入血流速波形の吸気時減少と呼気時増大) ⑤右室流入血流速波形の吸気時増大と呼気時減少などの所見が特徴的である（図1）. CTでは心膜の肥厚, 石灰化を認める. MRIではtagging法により心膜と心筋の癒着を評価できる. さらにspine-echo法によるT1強調像で肥厚した心外膜が描画される. またこれらの検査は, 心膜病変の広がりの程度をも評価できることから手術に際しては有用な情報を提供する. 心臓カテーテル検査による心内圧の測定は確定診断において重要である. 最も特徴的所見はdip and plateau[※2]である（図2）. また収縮性心膜炎では両心室が硬い心膜で覆われているため, 左右の心室拡張末期圧が等しい.

[※1] 心室中隔の呼吸性変動（septal bounce）とは？
呼吸による心室中隔のbounceは収縮性心膜炎の特徴的所見である. 呼吸により左心系, 右心系への血液流入量には異なった変化が生じるが, 収縮性心膜炎の硬化した心膜内では心臓全体としての血液容量は一定であるため, その変化は心室中隔の動きとして観察される. 吸気時には右心系の流入血流が増大し, 左心系の流入血流が低下する. 逆に呼気時は右心系の流入血流が減少し, 左心系の流入血流が増大する. それとともに心室中隔は吸気時に左室側へ, 呼気時は右室側へ偏位する（図1）.

[※2] dip and plateauとdiscordance
収縮性心膜炎の心臓カテーテル検査で最も特徴的な所見が心室圧曲線のdip and plateauあるいはsquare root sign（平方根）といわれる所見である. 心臓が十分に広がれない病態において拡張期にある一定量までの血液流入は急速に起こり, その後急激に心室コンプライアンスが低下するため急激に圧が上昇し一定となる現象をいう. 生理食塩水の静注による急速容量負荷を行ってはじめて出現することもあり, 軽症例の診断は難しい. 収縮性心膜炎では, 左室—右室同時圧曲線において吸気時に左室圧が低下し右室圧が増大, 呼気時にはその逆となる. この現象を最大収縮期圧変化の"discordance"という. 拘束型心筋症では呼吸により同方向（concordance）に変化し, この現象は拘束型心筋症との鑑別に有用とされる[3]（図2）.

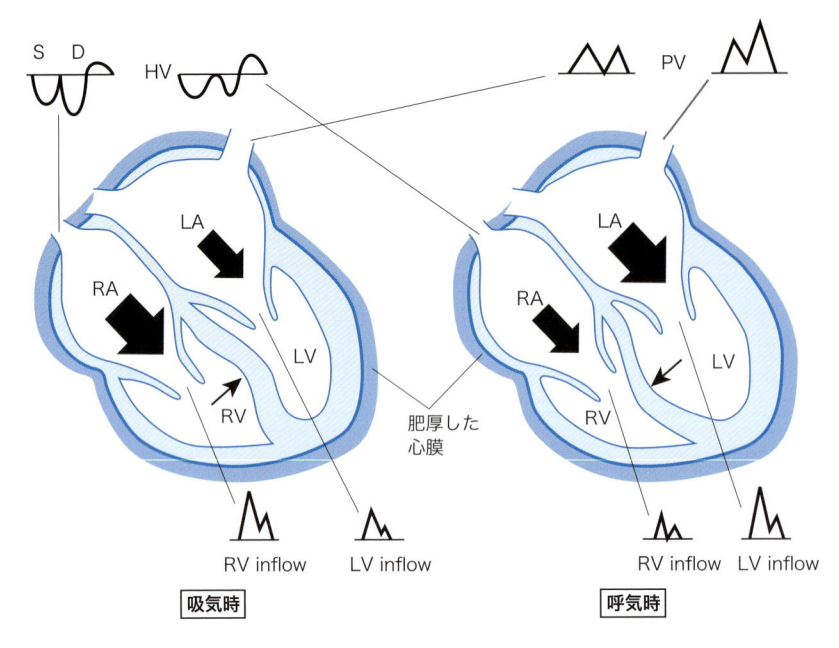

● 図1　収縮性心膜炎における血流波形の呼吸性変動の考え方
RV inflow：右室流入血流速パターン
LV inflow：左室流入血流速パターン
（文献3をもとに作製）

2　病態生理と治療のストラテジー

1）基本方針

　心臓手術後の収縮性心膜炎についてはときに一過性で自然に改善する例の報告もある．しかし，基本的に収縮性心膜炎は**改善することはなく慢性かつ進行性であり，確定診断がつき次第可及的速やかに手術を行うことが望ましい**．

a）薬物治療

　肝腫大，腹水，末梢浮腫などの右不全症状に対しては，利尿薬が第一選択となる．肝臓のうっ血が持続すると肝機能障害をきたし，消化管のうっ血はタンパク漏出を促し肝機能障害と相まって低タンパク血症をきたし浮腫がさらに悪化する．このような悪循環に対し長期間作用型のループ利尿薬を投与し体内水貯留をコントロールしうっ血を軽減させる．ループ利尿薬の投与により賦活化されたレニン・アンジオテンシン・アルドステロン系に対してはアルドステロン拮抗薬を投与する．結核性，または結核が疑われる場合には抗結核薬の投与も必要となる．手術時期を逸した重症例では，肝硬変，腎不全，悪液質などの対症療法に依存せざるを得ない．

> **memo　新しい利尿薬：トルバプタン（サムスカ®）**
> 　収縮性心膜炎では，慢性の右心不全症状に対し通常利尿薬を大量に使用してもそのコントロールは難しい．長期間ループ利尿薬を大量に投与すると耐性が生じ，また体内水貯留をきたす低ナトリウム血症を伴うとさらに治療に難渋する．トルバプタンは，腎集合管のバソプレシンV_2-受容体に作用し水の再吸収を抑える．手術時期を逸した重症例に対し水利尿を薬理作用とするトルバプタンに期待が寄せられている．

b）非薬物治療

　従来，結核性が主な基礎疾患であった頃の手術死亡率は5〜15％とされ，心膜石灰化の強い例，側壁心膜剥離の必要な例で死亡率が高いとされていた．最近の報告では，症例を適切に選択した場合には安全かつ有効な治療法であり，術後30日，5年，10年生存率は，それぞれ94％，78％，57％とされている．ただし，高齢者やNYHA Ⅵ度の症例，放射線治療後の症例では予後が不良といわれている[2]．

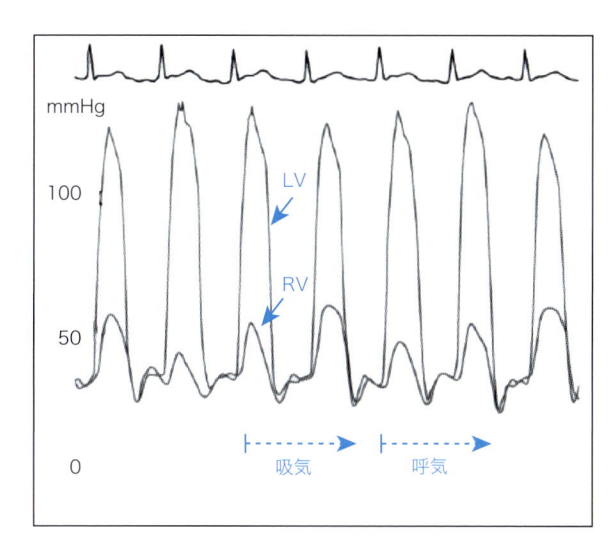

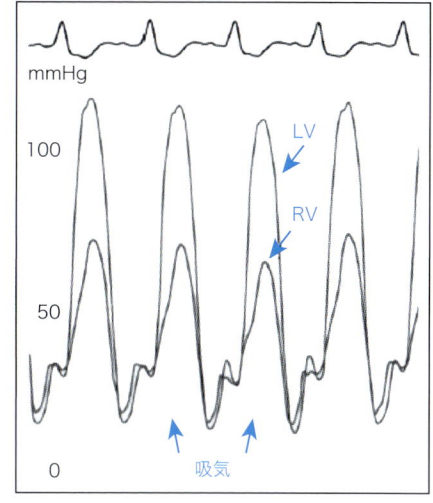

● 図2 収縮性心膜炎の原因疾患（左）と拘束性心筋症（右）の右心・左心同時圧記録
心室相互依存性により収縮性心膜炎では，吸気時に左室圧が低下し，右室圧が増大，吸気時にはその逆という"discordance"現象が認められるが，拘束型心筋症では呼吸により同方向（concordance）に変化する
（文献3をもとに作製）

3 処方の実際

本疾患の治療の基本は心膜切除術であり，内科的治療は心不全症状への対症療法に終始する．右不全症状が主体であるため利尿薬が第一選択薬となる．
① ループ利尿薬：アゾセミド（ダイアート®）60mg錠，1〜2錠，1日1回朝食後/フロセミド（ラシックス®）20mg錠，1〜2錠，1日1回朝食後
② サイアザイド系利尿薬：トリクロルメチアジド（フルイトラン®）2mg錠，0.5〜1錠1日1回朝食後
③ アルドステロン拮抗薬：スピロノラクトン（アルダクトン®A）25mg錠，2〜4錠1日1回朝食後

注意点

腎機能障害を伴う症例ではアルドステロン拮抗薬の投与により高カリウム血症となる場合があり，注意を要する．

4 おわりに

収縮性心膜炎は手術により症状の軽快，根治の可能性もあるが，見逃されてしまうと手術時期を逸してしまうことがある．特に拡張障害をきたす疾患との鑑別診断は重要である．収縮性心膜炎の診断に心エコー検査は非侵襲的であり非常に有用である．しかし，病態によっては診断に苦慮する例もあり，CTやMRI，心臓カテーテル検査などを用いて総合的に診断を行うことが重要である．

<文　献>
1) Talreja, D.R. et al.：Circulation, 108：1852-1857, 2003
2) Ling, L.H. et al.：Circulation, 100：1380-1386, 1999
3) Hatle, L.K. et al.：Circulation, 79：357-370, 1989

➡ 次頁：患者抄録

患者抄録

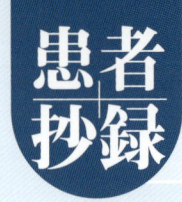

収縮性心膜炎

【患　者】51歳男性
1. 診　断　①収縮性心膜炎，②2型糖尿病
2. 主　訴　腹部膨満感
3. 既往歴　46歳　十二指腸潰瘍，49歳　肺炎，手術/輸血（－），放射線治療（－）
4. 家族歴　特記事項なし
5. 生活歴　職業：喫煙歴，飲酒歴なし
6. 現病歴

　　　　2008年夏頃から特に何の誘因もなく腹部膨満感が出現．近医受診し腹部超音波検査で腹水貯留を指摘された．しばらく利尿薬（フロセミド20mg　1日1回）の処方を受け内服を継続したが症状の改善はなかった．同年の冬頃から夕方になると下腿浮腫を自覚するようなった．腹部膨満感がさらに増悪するため，2009年4月17日，原因不明の腹水精査を目的に消化器内科に紹介入院となった．腹水性状は漏出性でADA，腫瘍マーカーの上昇は認めず，細胞診でも悪性所見は認めなかった．画像診断上も門脈圧亢進を疑わせる所見は認めず肝硬変は否定された．入院中の心エコー検査にて収縮性心膜炎を疑わせる所見を認め循環器内科へ紹介となった．

7. 入院時現症

　　　身長 176cm，体重 67kg，BMI 21.6 意識清明，血圧 120/78mmHg，脈拍 72/分 整，体温 35.9℃，眼球結膜　黄染・貧血なし，冷汗なし
　　　頭部：甲状腺腫，リンパ節腫大なし，血管雑音なし，頸静脈怒張ありKussmaul徴候（＋），
　　　胸部：心音S1（→），S2（→），S3（－），S4（－），心雑音なし
　　　腹部：膨満，腹水（＋），肝腫大（－），圧痛や自発痛および血管性雑音なし
　　　四肢：両側に下腿浮腫（＋），末梢動脈触知良好

8. 検査成績：
   ① 血　算：WBC 7,700/μL，RBC 426万/μL，Hb 13.0g/dL，Ht 38.4%，Plt 38.4万/μL
   ② 生化学：TP 8.1g/dL，Alb 3.8g/dL，AST（GOT）17 U/L，ALT 10 U/L，LDH 163 U/L，ALP 685 IU/L，γ-GTP 138 U/L，CPK 55 U/L，BUN 11mg/dL，Cre 0.63mg/dL，Na 134mEq/L，K 4.2mEq/L，Cl 97mEq/L，UA 6.3mg/dL，T-Cho 161mg/dL，HDL 39mg/dL，TG 43mg/dL，LDL 109mg/dL，CRP 0.8mg/dL，FBS 107mg/dL，HbA1c 6.8% NT-proBNP 139pg/mL
   ③ 凝固系：PT-INR 1.12，APTT 35.0秒，Fbg 553mg/dL，
   ④ 尿一般検査：pH 6.8，比重 1.015，Glu（－），Pro（－），RBC（－），WBC（－），Ket（－）
   ⑤ 胸部単純X線：心胸郭比43%，肺野に異常陰影なし，両横隔膜の挙上
   ⑥ 心電図：正常洞調律88/分，Ⅱ，Ⅲ，aVF，V5，V6に陰性T平坦化
   ⑦ 経胸壁心エコー図：壁運動の低下なし，AR（－），MR（mild），TR（mild），PR（－），AoD 29mm，LAD 40mm，IVSTd 8 mm，LVPWTd 8 mm，LVDd/Ds 37/24mm，EF 64%，E/A 1.6，Dct 133msec，IVC 24mm，呼吸性変動なし，心室中隔拡張早期前方運動（dip），左室後壁拡張中期平坦化，心膜肥厚を認める．

9. 入院後の経過
   ① 検　査
   　　　経胸壁心エコー検査において，収縮性心膜炎に特異的な心室中隔拡張早期前方運動（dip），左室後壁拡張中期平坦化，および心膜肥厚を認めた．また，心室中隔の呼吸性変動（septal

bounce），および左室流入血流速波形の呼吸性変動（28％），右室流入血流速波形の呼吸性変動（34％）を認め，血行動態的にも同疾患を強く疑った．胸部CTでは右室全面の心膜の肥厚と一部に心膜石灰化を認めた．腹部CTでは肝うっ血像と多量の腹水を認めた．心臓カテーテル検査では両心室圧のdip and plateau所見を認め，左右の心室拡張末期圧はほぼ等しかった．

② 治療方針

以上の結果より，収縮性心膜炎と確定診断し心膜切除術を治療方針とした．

③ 退院時処方

外科手術の再入院まで，アゾセミド（ダイアート®）1錠60mg，1日1錠，スピロノラクトン（アルダクトン®A）1錠25mg，1日2錠を投与した．

10. 考察　▶ Advice from Professional ❶ 参照

収縮性心膜炎は心膜の器質的変化が高度に生じることにより心室の拡張障害をきたす．原因として過去には結核性心膜炎が多かったが，最近は開心術後，化学療法・放射線療法後の心膜炎によるものが増加している[1]．本症例のように腹水の原因精査として消化器疾患が先に疑われ精査される場合が多く，肝硬変などが否定されると原因不明のまま対症療法で放置される症例も散見される．近年，結核の減少により収縮性心膜炎の基礎疾患が変化しており，必ずしも心膜の肥厚や石灰化を伴うわけではない．それゆえ非侵襲的な心エコー検査がスクリーニングとしきわめて重要な位置を占める．

左室収縮機能がほぼ正常か軽度低下程度で，弁膜症もないのにその割には右心不全症状・所見が強い場合，まず拡張障害をきたす疾患を疑う．収縮性心膜炎は手術により改善する可能性があり，拘束型心筋症との鑑別は重要である．収縮性心膜炎の場合には両心室の流入速波形に呼吸変動を認めることが多くこの変動の有無が鑑別に最も汎用されている．この変動は左心系で25％，右心系で40％以上の場合に収縮性心膜炎と拘束型心筋症の鑑別が可能とされている[2,3]．

【文献】　▶ Advice from Professional ❷ 参照

1) LeWinter, M. M. et al.：Pericardial disease. Braunwald's Heart Disease, 7th, p1757, (WB Saunders, Philadelphia), 2005
2) Hatle, L. K. et al.：Circulation, 79：357-370, 1989
3) Klein, A. L. et al.：J. Am. Coll. Cardiol., 22：1935-1943, 1993

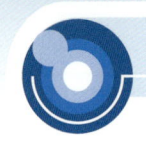

Advice from Professional

1 考察ポイント

Point 1
左室収縮機能がほぼ正常で，弁膜症もないのに右心不全症状・所見が強い場合は本疾患を疑う．特に心臓外科手術後で原因不明の浮腫を呈する患者では必ず本疾患の可能性を考える．収縮性心膜炎を疑う契機となった所見は考察しておく必要がある．

Point 2
収縮性心膜炎と拘束型心筋症の鑑別において，dip and plateau や呼吸性 discordance 現象などの心室圧曲線の解釈と特徴的な血行動態の理解が重要である．

2 押さえておきたい論文

文献2：Hatle, L. K. et al.：Circulation, 79：357-370, 1989
収縮性心膜炎の場合には両心室の流入速波形に呼吸性変動を認めることが多くこの変動の有無が拘束型心筋症との鑑別に有用である．収縮性心膜炎では硬い心膜により呼吸による胸腔内圧の低下が直接には心室に伝わらない．吸気時の右室充満の増加が心室中隔を左室方向に移動させ，左室内腔が狭小化することにより左室充満が減少するため，左室流入血流速波形は吸気時に減少，呼気時に増大する．逆に右室流入血流速波形では吸気時に増大，呼気時に減少する．拘束型心筋症ではこのような呼吸性変動はほとんどみられない．

文献3：Klein, A. L. et al.：J. Am. Coll. Cardiol., 22：1935-1943, 1993
拘束型心筋症と収縮性心膜炎の鑑別において，経食道心エコーによる肺静脈血流速の呼吸変動を測定することが有用であった．収縮性心膜炎では，吸気呼気ともに肺静脈収縮期血流速と拡張期血流速の比が大きく，また肺静脈収縮血流速の呼吸性変動が大きいことから，拘束型心筋症と収縮性心膜炎を鑑別することが可能であった．

memo

evidence

知っておきたい
心不全治療のエビデンス

知っておきたい 心不全治療のエビデンス

1. CONSENSUS[1)]
― NYHA Ⅳ度の心不全患者において ACE 阻害薬エナラプリルは全死亡を抑制する

1 目的
重症心不全患者における ACE 阻害薬エナラプリルの生存率に及ぼす効果を検討した史上初めての試験である.

2 対象
NYHA Ⅳ度の心不全患者で心拡大のある者（RI で測定した基準があるが現在では用いられない）. 心機能低下の基準は明示されていない. 先立つ 14 日間は利尿薬とジギタリス製剤で安定していることを条件としている.

3 調査方法
ランダム化二重盲検 2 群間比較試験である. プラセボ群（126 例）とエナラプリル群（127 例）に割付けを行い，1 日エナラプリル 10mg 投与から開始し，1 週ごとに副作用がなければ 20mg, 40mg と増量した. 高リスク群（低ナトリウム血症，腎機能障害，前週の利尿薬増量など）においては 1 日 2.5mg 投与から開始し漸増した. 症状増悪時には血管拡張薬（硝酸薬，プラゾシン，ヒドララジン）の併用を標準治療とし，ほかの ACE 阻害薬の併用は禁止した. 平均 188 日の追跡期間であった. 1 次エンドポイントは 6 カ月後の全死亡.

4 結果
治療期間は 1985 年 4 月から 1986 年 12 月で，この時点でプラセボ群の死亡率 54％，エナラプリル群の死亡率 39％とエナラプリルの優位性が明らかとなり（$p=0.002$, RR＝40％），試験中止となった. 12 カ月の時点をみてもエナラプリル群で有意に死亡率が低かった. 突然死に関しては差がなかった.

5 考察
この試験はその後サブ解析も含めてレニン・アンジオテンシン系が心不全の増悪因子であり，また ACE 阻害薬が心不全の予後を著明に改善することを示したランドマーク的な研究である. 一方，ACE 阻害薬は不整脈死には有用でない可能性も示唆された.

文献
1) The CONSENSUS Trial Study Group：N. Engl. J. Med., 316(23)：1429-1435, 1987

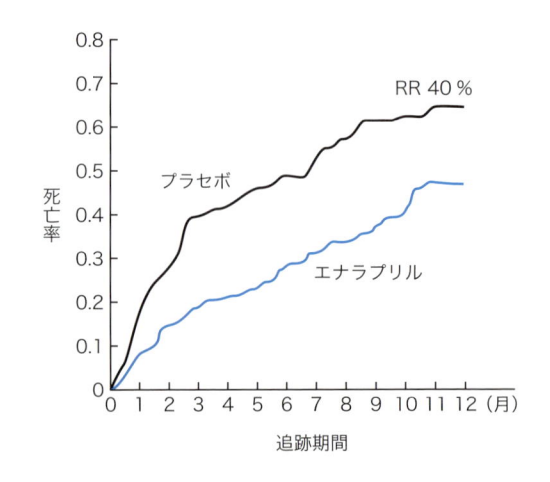

図 CONSENSUS 試験結果
（文献 1 より引用）

（絹川弘一郎）

2. SOLVD-treatment[1)]
― 収縮不全を有する中等症心不全患者において ACE 阻害薬エナラプリルは予後を改善する

1 目的
左室収縮不全を有する慢性心不全患者における ACE 阻害薬エナラプリルの予後改善効果を検討した.

2 対象
左室駆出率が 35％以下で症状を有し ACE 阻害薬以外の標準的薬物療法を受けている慢性心不全患者. 90％以上が NYHA Ⅱ～Ⅲ度であった.

3 調査方法

エナラプリルの忍容性とプラセボでの安全性を確認するため割付け前にそれぞれ1～2週間程度エナラプリル投与期間とプラセボ投与期間を設けた．その期間をクリアした患者を無作為にエナラプリル群（1,285例）とプラセボ群（1,284例）の2群に割付けた二重盲検試験である．エナラプリルは1日5 mgから開始し，20mgまで漸増した．利尿薬，ジギタリス，血管拡張薬の併用は可能とした．平均追跡期間は41.4カ月．

4 結果

エナラプリル群の全死亡率は35.2％でプラセボ群の39.7％に比較して有意に低かった（$p=0.0036$，RR＝16％）．心血管死についても同様であった．不整脈死については2群間で同等であった．

5 考察

中等症の収縮不全患者においてもACE阻害薬であるエナラプリルが予後を改善することが分かった．CONSENSUS同様，不整脈死の予防効果はエナラプリルにはなさそうである．NYHA I 度かつ心不全治療の既往のない左室駆出率35％以下の収縮不全を有する患者を対象としたSOLVD-prevention[2]においてもエナラプリルは全死亡や心血管死の予防について抑制する傾向はあったが有意ではなかったものの，心不全の発症や入院については有意に抑制した．このことから収縮不全を有する患者には早期からACE阻害薬を投与することが推奨される．

■ 文 献

1) The SOLVD Investigators：N. Engl. J. Med., 325(5)：293-302, 1991
2) The SOLVD Investigattors：N. Engl. J. Med., 327(10)：685-691, 1992

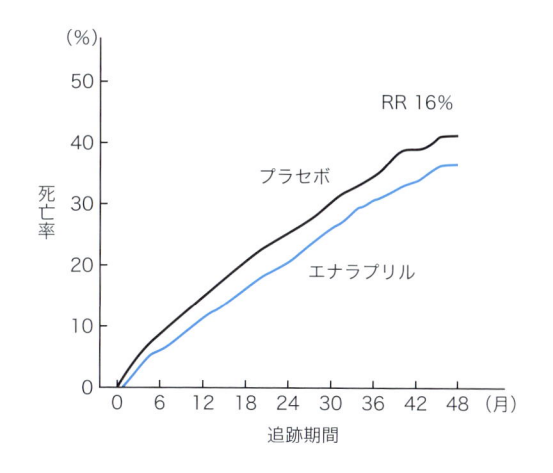

図 SOLVD-treatment 試験結果
（文献1より引用）

（絹川弘一郎）

3．RALES[1]

―アルドステロン拮抗薬スピロノラクトンは比較的重症の左室収縮不全を有する慢性心不全患者において予後を改善する

1 目的

ACE阻害薬の有用性が確立した後，レニン・アンジオテンシン系の最終産物と考えられるアルドステロンに対する拮抗薬が心不全患者の予後を改善するかどうか検討した．

2 対象

6カ月以内にNYHA IV度の心不全の既往があり現在もNYHA III～IV度の左室駆出率が35％以下の慢性心不全患者．ACE阻害薬とループ利尿薬の投与を既に受けているが，ほかのカリウム保持性利尿薬の投与は受けていないものとした．特に中等度以上の腎機能障害や高カリウム血症を有する患者は除外した．

3 調査方法

ランダム化二重盲検2群間比較試験である．プラセボ群（841例）とスピロノラクトン1日25mg群（822例）に割付けを行った．平均追跡期間は24カ月．1次エンドポイントは全死亡．

4 結果

24カ月の中間解析の結果スピロノラクトンの有用性が明らかであったので，試験中止となった．その時点でのプラセボ群の死亡率は46％，スピロノラクトン群の死亡率は35％であった（$p<0.001$，RR＝30％）．

5 考察

高カリウム血症の発症リスクはこの試験ではスピロノラクトン群とプラセボ群で同等とされたが，実際の臨床ではACE阻害薬とスピロノラクトンの併用で高カリウム血症をきたす頻度は特に腎機能障害のある患者では多いので要注意である．なお，RALES試験においてスピロ

ノラクトン群で男性の10％に女性化乳房や乳房痛が発生したが，より選択的なアルドステロン拮抗薬であるエプレレノンによるEPHESUS[2]試験では急性心筋梗塞後に駆出率40％以下の心不全患者において有意に予後を改善し，女性化乳房はプラセボと同等であった．しかし，非虚血性心不全において厳密にはエプレレノンはまだ検証されていない．

■ 文　献
1) Pitt, B. et al.：N. Engl. J. Med., 341(10)：709-717, 1999
2) Pitt, B. et al.：N. Engl. J. Med., 348(14)：1309-1321, 2003

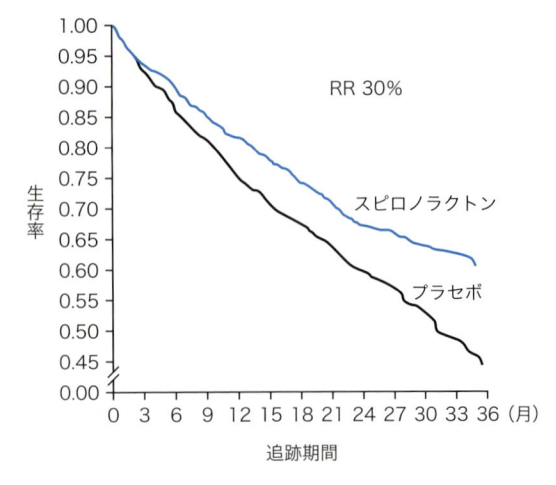

図　RALES試験結果
（文献1より引用）

（絹川弘一郎）

4．DIG-main trial[1]
―洞調律の慢性心不全患者においてジゴキシンは心不全による入院を抑制する

1 目的
洞調律の心不全患者においてジギタリス製剤の有用性を検討した．

2 対象
左室駆出率45％以下の，洞調律を有する慢性心不全患者．

3 調査方法
無作為にジゴキシン群（3,397例）とプラセボ群（3,403例）の2群に割付けた二重盲検試験である．ジゴキシンは年齢性別体重腎機能から算出される至適用量を参考に主治医の裁量で投与した．投与量は1日0.125mgから0.5mgであった．1次エンドポイントは全死亡，2次エンドポイントは心血管イベントであった．およそ85％の患者がNYHA Ⅱ～Ⅲ度であり，95％の患者にACE阻害薬が使用されていた．

4 結果
死亡率はプラセボ群35.1％，ジゴキシン群34.8％で差がなかった．心不全による入院はプラセボ群の34.7％に比較してジゴキシン群で26.8％であり有意に低かった（$p<0.001$, RR＝28％）．駆出率が45％以上の心不全患者を対象とした副試験においても同様の結果であった．

5 考察
その後の研究[2]で0.5～0.9ng/mLの低めの血中濃度が良いということ，1.2ng/mL以上では死亡率が特に女性で高いことなどが分かった．ジギタリスの強心作用ではなく，副交感刺激作用を有効に使った結果ではないかと推察される．また，それまで投与されていたジゴキシンを途中で中止すると心血管イベントが増加することも報告されている[3]．血中濃度のモニターをしながら，低めに維持することで洞調律の心不全患者にジゴキシンを投与することは有用であると考えられる．

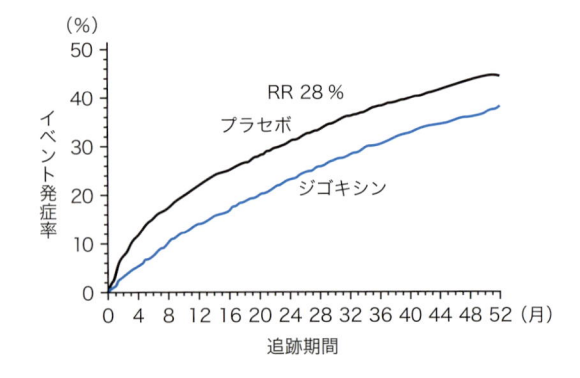

図　DIG-main trial試験結果
（文献1より引用）

■ 文献

1) The Digitalis Investigation Group：N. Engl. J. Med., 336 (8)：525-533, 1997
2) Adams, K. F. et al.：J. Am. Coll. Cardiol., 46 (3)：497-504, 2005
3) Packer, M. et al.：N. Engl. J. Med., 329 (1)：1-7, 1993

(絹川弘一郎)

5．ELITE II [1)]
― ロサルタンは高齢心不全患者において副作用による中止率が低い

1 背景と目的

ELITE (evaluation of losartan in the elderly study) がまず報告された．65歳以上の高齢心不全患者722例を対象に，ロサルタンの安全性と有効性をACE阻害薬カプトプリルと比較検討した．1次エンドポイントは血清クレアチニン値26.5μmol/L（0.3mg/dL）以上の持続的上昇であったが，有意差がつかず，二次エンドポイントであった心不全による入院がロサルタン群で有意に少なかったので，ELITE IIが企画された．高齢者心不全に対するロサルタンの有効性を評価する目的で総死亡および心臓突然死が減少するかどうかについて評価された．

2 対象

60歳以上の症候性心不全患者〔NYHA（New York heart association）II～IV度，左室駆出率（EF）≦40%〕3,152例を対象とした，無作為多施設二重盲検比較試験．

3 調査方法

被験者を無作為に2群に割付け，ロサルタン12.5mg1回/日投与又はカプトプリル12.5mg×3回/日から投与を開始し，各々50mg×1回/日，50mg×3回/日まで増量し，死亡例が510例となるまで追跡調査を実施した．平均観察期間は約2年間．

1次エンドポイントは総死亡で2次エンドポイントは心臓突然死/心停止からの蘇生とした．

4 結果

1次エンドポイント：総死亡率及び年間死亡率はロサルタン群，カプトプリル群でそれぞれ17.7%，15.9%及び11.7%，10.4%であり，いずれも両群間に有意差はなく，生存曲線もほぼ同様だった（図）．突然死，心不全による死亡，心筋梗塞（MI），脳卒中又は心血管系疾患以外の死亡についても，両群間に差は認められなかった．

2次エンドポイント：心臓突然死/心停止からの蘇生の発生率は，ロサルタン群9.0%，カプトプリル群7.3%で，有意差は認められなかった．

安全性：有害事象による服薬中止率は，ロサルタン群9.7%でカプトプリル群14.7%より優位に少なく（$p<0.001$），また，薬剤と関連ある有害事象（副作用）や咳による服薬中止率もロサルタン群で有意に少ないことが示された（$p<0.001$）．

5 考察

ロサルタンは，カプトプリルと同程度の予後改善効果を有することが示されたが，非劣勢を証明するデザインにはなっていなかったため同等性の証明はなされていない．ただし，ロサルタンは副作用による中止率が有意に低く，優れた忍容性が認められた．

■ 文献

1) Pitt, B. et al. Lancet, 355 (9215)：1582-1587, 2000

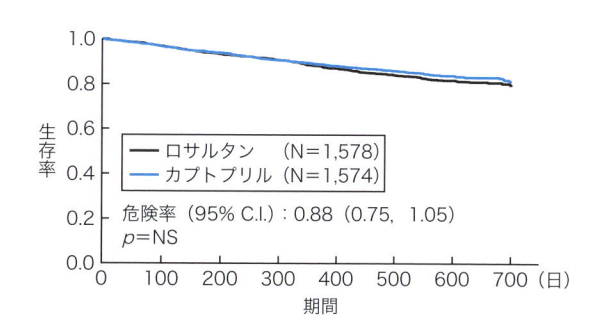

● 図　ELITE II試験結果
　1次エンドポイント：総死亡
　（文献1より引用）

ロサルタン　（N=1,578）
カプトプリル　（N=1,574）
危険率（95% C.I.）：0.88（0.75, 1.05）
p=NS

(松本研三，浦田秀則)

6. Val-HeFT[1]
―バルサルタンは中等度から重症の心不全患者において臨床症状，心機能を改善する

1 目的
中等度から重症の心不全患者でACE阻害薬や利尿薬など従来の標準的薬物療法をすでに受けている心不全患者において，ARBバルサルタンの心血管イベントおよび死亡率に対する影響を検討した臨床研究．

2 対象
18歳以上のNYHA心機能分類Ⅱ～Ⅳ度の心不全患者．ACE阻害薬，利尿薬，ジゴキシン，β遮断薬などを投与されて臨床的に安定しており，左室駆出率40％未満の左室機能不全，および心エコーでの短軸の左室拡張末期内径≧2.9cm/m^{2}と診断されている症例．

3 調査方法
無作為化プラセボ対照二重盲検試験．β遮断薬投与の有無で層別化した無作為割付けを行った．バルサルタンは40mg 1日2回内服で開始し，160mg/日に達するまで2週間ごとに2倍に増量．増量の基準は，立位収縮期血圧90mmHg以上，かつ低血圧症状が認められない，血清クレアチニン値2.0mg/dL未満またはベースラインからの上昇50％以内．追跡調査は，2，4，6カ月目，その後は3カ月ごとに行った．1次エンドポイントを総死亡，総死亡を含むとし，2次エンドポイントを投与開始後最終観察時における左室駆出率，NYHA，QOL（quality of life）スコア，心不全の徴候・症状のベースラインからの変化とした．

4 結果
最終解析はバルサルタン群2,511例，プラセボ群2,499例に行われ，平均追跡期間は23カ月であった．1次エンドポイントである総死亡率は，死因別の比較も含めて両群間に差はなかった．総死亡を含む心血管イベントはバルサルタン群のほうがプラセボ群よりも有意に少なかった（$p=0.009$）（図）．このエンドポイントに達したのは，バルサルタン群723例（28.8％），プラセボ群801例（32.1％）で，バルサルタン投与によって，このリスクが13.2％低下した（相対リスク0.87：97.5％CI0.77～0.97）．バルサルタン群で1次エンドポイントが減少したのは，主に心不全悪化による入院がプラセボ群（18.2％）に比べてバルサルタン群（13.8％）で24％低下したためであった（$p<0.001$）．2次エンドポイントでは，NYHA分類においてバルサルタン群のほうがプラセボ群に比べて改善症例が多く（23.1％ vs. 20.7％），悪化症例が少なかった（10.1％ vs. 12.8％，$p<0.001$）そのほか，駆出率の変化や心不全の徴候，QOLスコアについてもバルサルタンの有用性が認められた．一方で，ACE阻害薬およびβ遮断薬の使用/非使用によって患者を4つのサブグループに分けたサブ解析では，ACE阻害薬，β遮断薬両剤を併用されていた患者でバルサルタン群は総死亡リスクを増加させ（$p=0.009$），総死亡を含む心血管イベントを増す傾向が認められた（$p=0.10$）．

5 考察
本試験では，死亡に関する効果は認められなかったが，心不全による入院を減少させ，臨床症状や心機能を改善させたので，従来の心不全治療にARBを追加することの有用性が示された．

文献
1) Cohn, J. N. & Tognoni, G. : N. Engl. J. Med., 345（23）: 1667-1675, 2001

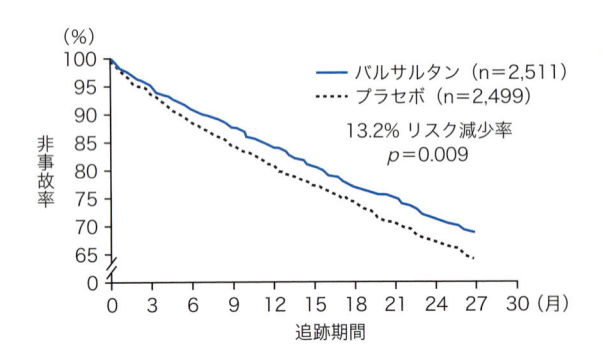

● 図　Val-HeFT試験結果

1次エンドポイント：複合心血管イベント*に対するバルサルタンの効果

バルサルタンの投与により心不全患者の死亡率，罹患率が減少し，臨床兆候が改善する．

*心血管イベント：心停止後蘇生，心不全による入院，または入院を伴わない静脈内強心薬あるいは血管拡張薬の4時間以上の投与
（文献1より引用）

（角　俊一郎，浦田秀則）

7. CHARM[1)]

―カンデサルタンは心不全患者の心血管死亡，心不全入院を減少させる

1 目的

心不全治療の基礎薬であるACE阻害薬で治療中の有症状心不全患者を対象にして，ARB（カンデサルタン）の予後や心血管イベントに与える効果を検討した研究．

2 対象疾患

有症状の心不全患者で，①左室駆出率40％以下で忍容性がないためにACE阻害薬を投与されていない患者（CHARM-Alternative），②左室駆出率40％以下ですでにACE阻害薬を投与されている患者（CHARM-Added），③左室駆出率40％超の患者（CHARM-Preserved）で総勢7,601名．

3 調査方法

各群ともにプラセボ対照無作為二重盲検試験である．上記3構成の患者がカンデサルタンシレキセチル（以下，カンデサルタン）群（3,803名，目標投与量1日32mg）およびプラセボ群（3,796名）に割付けられ，少なくとも2年間フォローアップされた．1次エンドポイントは全体では総死亡，各試験については心血管死亡と心不全による入院．

4 結果

追跡期間の中間値は37.7カ月．カンデサルタン群の886人（23％），プラセボ群の945人（25％）が死亡し〔非補正ハザード比0.91（95％CI 0.83～1.00），$p=0.055$，補正ハザード比0.90（0.82～0.99），$p=0.032$）（図）〕，心血管死亡〔691例18％ vs. 769例20％，非補正ハザード比0.88（95％CI 0.79～0.97），$p=0.012$，補正ハザード比0.87（0.78-0.96），$p=0.006$〕および，うっ血性心不全による入院（757例20％ vs. 918例24％，$p<0.0001$）となり，いずれもカンデサルタン群で減少していた[1)]．ただし腎機能，低血圧，高カリウム血症に関連した投薬中止はプラセボ群よりもカンデサルタン群で多かった．また，心筋梗塞の新規発症についてはACE阻害薬が投与できなかったalternative群で有意に増加し，ACE阻害薬に加えてカンデサルタンが投与されたadded群で減少していた．

5 考察

本試験はカンデサルタン投与によって心不全患者の心血管死亡および心不全入院が減少することを明らかにした試験である．3つのコンポーネントからなっている．第一のコンポーネントではACE阻害薬が使えない患者群を対象とした（CHARM-Alternative[2)]）．この群の予後は最も不良で33.7カ月（中間値）のあいだにプラセボ群では40％も心血管死亡または心不全入院があったが，カンデサルタン群では33％でありハザード比0.77と有意差を示した．さらに，すでにACE阻害薬を投与されている患者を対象としたCHARM-Addedではやはりハザード比0.85で有意であった[3)]．さらに，CHARM-Preservedでは，左室駆出率40％超の収縮機能が正常か正常に近い，つまり拡張機能不全よると推定された心不全患者が対象だった．この患者群では予後自体が他の2つの試験にくらべて良好であったこともあって，心血管死亡＋心不全入院の1次エンドポイントにはプラセボ群とカンデサルタン群で差はなかった．ただし心不全による入院率や入院回数は有意にカンデサルタン群で抑制された．つまりARBが拡張期心不全患者の心不全入院イベントを抑制したと考えてよい．拡張期心不全に関する心不全薬のエビデンスは希少で，CHARM-Preservedがはじめてのエビデンスと考えられた[4)]．

■ 文 献

1) Pfeffer, M. A. et al. : Lancet, 362（9386）: 759-766, 2003
2) Granger, C. B. et al. : Lancet, 362（9386）: 772-776, 2003
3) McMurray, J. J. et al. : Lancet, 362（9386）: 767-771, 2003
4) Yusuf, S. et al. : Lancet, 362（9386）: 777-781, 2003

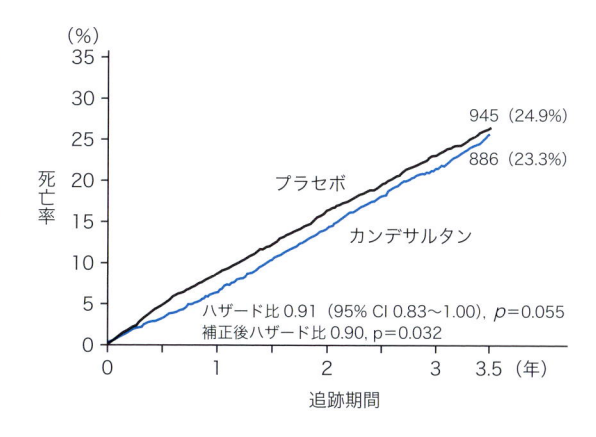

● 図 CHARM-Overall 試験結果
主要評価項目：総死亡
（文献1より引用）

（福田佑介，浦田秀則）

8. ARCH-J Study[1]
—カンデサルタンは中等度の心不全患者の悪化リスクを減少する

1 目的
わが国の慢性心不全例を対象に，アンジオテンシンⅡ受容体拮抗薬（ARB）のカンデサルタンシレキセチル（ブロプレス®）の有効性，安全性を心不全症状の推移，安全度を対象に検討した．以下，カンデサルタンシレキセチルをカンデサルタンとする．

2 対象
エントリー基準は自覚症状を有する20歳以上の慢性心不全患者で，重症度NYHA心機能分類Ⅱ$_M$またはⅢ，かつ左室駆出率（EF）45％以下．

3 調査方法
プラセボを対照とした多施設二重盲検比較試験．2週間の観察期に続き，2〜4週間のカンデサルタン4 mgまたはプラセボのテスト投与の後，カンデサルタン8 mgまたはプラセボを1日1回24週間投与した．1次エンドポイントは①心不全症状の悪化による入院，②心不全治療薬の追加・増量，③医師が心不全悪化と判断した場合とした．副次評価項目は心血管系イベント，心エコーによる駆出率（EF），胸部X線による心胸郭比（CTR），自覚症状改善度，身体所見改善度，全般改善度とした．

除外基準は血清クレアチニン>2.0以上の腎障害，不安定狭心症，高度の心室性不整脈，高度の弁狭窄，肥大型閉塞型心筋症，重篤な呼吸器疾患，心筋梗塞発症後1カ月以内，過去3カ月以内の脳血管障害，重篤な肝障害，高カリウム血症である．

併用薬はACE阻害薬，アンジオテンシンⅡ受容体拮抗薬を内服していれば導入期に中止，それら以外の心不全治療薬は併用可とした．

4 結果
カンデサルタン群150例，プラセボ群145例が解析対象．年齢，性別，NYHA心機能分類，EF，基礎心疾患，併用薬については両群に差はなかった．併用薬は血管拡張薬が約6割，ジギタリス製剤約5割，利尿薬約3割，β遮断薬が約2割であった．死亡例はカンデサルタン群では心血管系イベントによる2例，プラセボ群では自殺の1例と心血管系イベント2例の計3例であった．カンデサルタンでの心不全の悪化は150例中12例（8％）でプラセボ群での145例中32例（22.1％）であり，カンデサルタンではプラセボ群に比し63.8％のリスク減少率であった（$p=0.0007$）（表）．また心不全症状の悪化出現も遅らせた（$p=0.0024$）（図）．副次評価項目についても全ての項目で有意にカンデサルタン群での改善ないしは悪化の防止がみられた．

副作用ではカンデサルタン群で立ちくらみ，ふらつき，血圧低下などが有意に多かったが（$p=.0491$），臨床検査値異常変動と合わせると有意差はみられなかった．

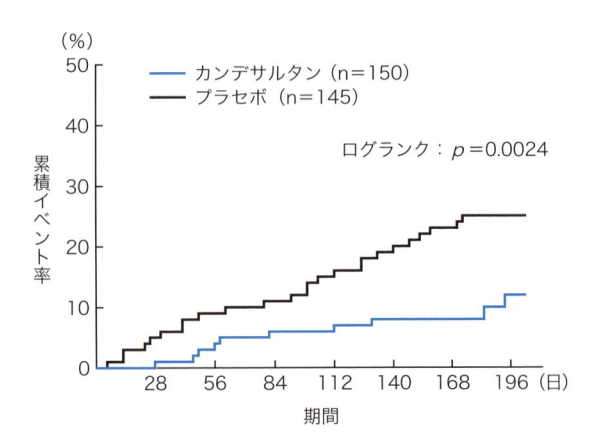

● 図　心不全の悪化
（文献1より引用）

● 表　1次エンドポイント

イベント	カンデサルタン n=150	プラセボ n=145	リスク減少率	p値
心不全の悪化患者数（％）	12 (8.0％)	32 (22.1％)	63.8％	0.0007

NNT* = 7.1
*NNT：Number Needed to Treat
NTT=100/（Pの悪化率−Cの悪化率）

リスク減少率＝（Pの悪化率−Cの悪化率）/Pの悪化率
P：プラセボ
C：カンデサルタン
（文献1より引用）

5 考察

中等度の心不全症例での心不全の悪化のリスクをアンジオテンシンⅡ受容体拮抗薬のカンデサルタンは63.4%と著明に減少させ，副次評価項目についても全ての項目で有意に改善し，その忍容性，安全性も良好であった．

■ 文 献
1) Matsumori, A. : Eur. J. Heart Fail., 5 (5) : 669-677, 2003

（久保田和充，浦田秀則）

9. CIBIS-Ⅱ [1)]
―選択的β1遮断薬であるビソプロロールが慢性心不全患者の生命予後を改善する

1 目的

選択的β1遮断薬であるビソプロロールが慢性心不全患者の総死亡率を減少させるかどうかが検討された．

2 対象

18〜80歳のNYHAⅢまたはⅣかつ左室駆出率が35%以下の慢性心不全患者を対象とした．少なくとも利尿薬とACE阻害薬の通常治療は受けている患者であった．ヨーロッパ18カ国274施設から集められた2,647名が登録された．基礎心疾患は虚血性50%，拡張型心筋症12%，弁膜症や特定不能群が約40%であった．

3 調査方法

多施設ランダム化二重盲検プラセボ対照比較試験で行われた．ビソプロロール1.25mg/日群（1,327人）およびプラセボ群（1,320人）にランダム化し，薬剤は患者の忍容性が得られる限り，最大10mg/日まで増量した．観察期間は平均1.3年であった．1次エンドポイントは全死亡，2次エンドポイントは原因を問わないすべての入院，心血管死，または入院，治験薬の早期中止であった．

4 結果

解析はIntention-To-Treatで行われた．中間解析においてビソプロロールの有効性が示されたので，CIBIS-Ⅱ試験は早期に終了した．総死亡率はビソプロロール群がプラセボ群と比較して有意に低く，34%減少させた（図）．さらに，心血管死，総入院イベント，心血管死または入院が有意に少なく，心不全悪化による入院は36%減少させた．また，ビソプロロールは突然死を44%減少させた．ビソプロロールの維持量は10mg/日が最も多く，564例であった．治療効果は心不全の重症度や原因とは関連がなかった．

5 考察

ビソプロロールはNYHAⅢまたはⅣ度の比較的重症の収縮能が低下した慢性心不全患者の生命予後を改善するだけでなく，心不全入院を減少させるなどの病状の改善をもたらした．同時に突然死の減少ももたらしていた．本試験の結果からβ1選択性のビソプロロールが推奨されるようになった．

■ 文 献
1) CIBIS-Ⅱ Investigators : Lancet, 353 : 9-13, 1999

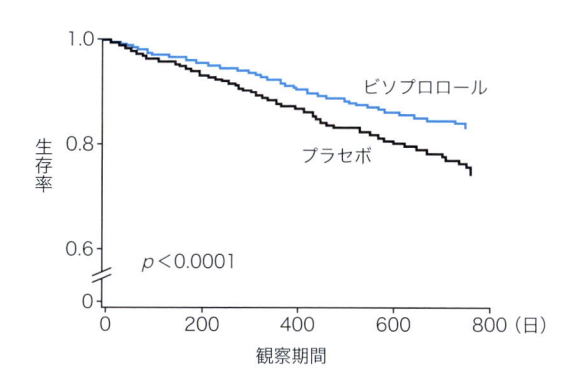

● 図 CIBIS-Ⅱ試験結果

11.8%対17.3%，ハザード比0.66，95%信頼区間0.54〜0.81
総死亡はビソプロロール群がプラセボ群と比較して有意に低かった

（絹川真太郎，筒井裕之）

10. MERIT-HF[1)]
―選択的β1遮断薬であるメトプロロールの長時間作用型が慢性心不全患者の生命予後を改善する

1 目的
選択的β1遮断薬であるメトプロロールの長時間作用型（CR/XL）の1日1回投与が慢性心不全患者の総死亡率を減少させるかどうかが検討された．

2 対象
標準治療を受けている40～80歳のNYHA II～IVかつ左室駆出率が40％以下の慢性心不全患者を対象とした．安静時心拍数は68/分以上と規定した．ヨーロッパ13カ国とアメリカの313施設から集められた3,991名が登録された．基礎心疾患は虚血性60％，非虚血性が約40％であった．

3 調査方法
多施設ランダム化二重盲検プラセボ対照比較試験で行われた．メトプロロールCR/XL群1,990人およびプラセボ群2,001人にランダム化した．メトプロロールは25mg/日分1回を初期投与量としたが，NYHA III，IVの患者では12.5mg/日を初期投与量とした．薬剤は患者の忍容性が得られる限り，最大200mg/日まで増量した．観察期間は平均1年であった．1次エンドポイントは全死亡であった．

4 結果
解析はIntention-To-Treatで行われた．中間解析においてメトプロロールCR/XLの有効性が示されたので，MERIT-HF試験は早期に終了した．全死亡はメトプロロールCR/XL群がプラセボ群と比較して有意に低かった（図）．さらに，突然死や心不全死もメトプロロールCR/XL群で有意に少なかった．メトプロロールの平均容量は159mg/日であり，200mg/日の目標容量を64％の患者が服用していた．

5 考察
慢性心不全の標準治療に加えて長時間作用型かつβ1選択性のβ遮断薬であるメトプロロールCR/XLの1日1回の追加投与は十分忍容性があり，予後を改善する．

■ 文献
1) MERIT-HF Study Group：Lancet, 353：2001-2007, 1999

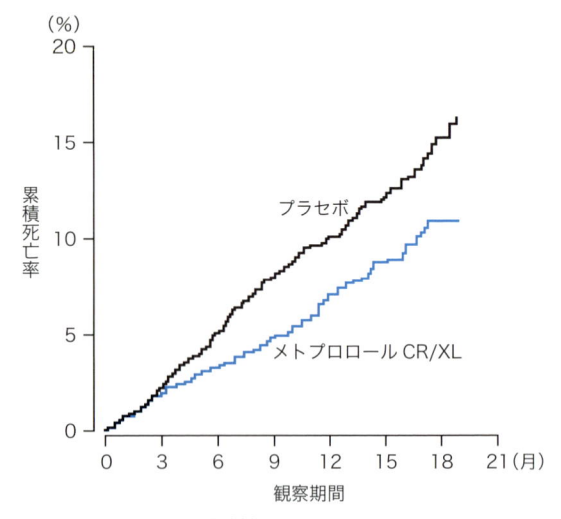

● 図　MERIT-HF試験結果
7.2％対11.0％，ハザード比0.66，95％信頼区間0.53～0.81
総死亡はメトプロロールCR/XL群がプラセボ群と比較して有意に低かった
（文献1より引用）

（絹川真太郎，筒井裕之）

11. COPERNICUS[1)]
―カルベジロールは重症慢性心不全患者においても死亡率および入院イベントを有意に減少する

1 目的
β遮断薬カルベジロールが重症慢性心不全患者の総死亡率および入院イベントを減少させるかどうかが検討された．

2 対象
安静時あるいは軽労作で症状を有し，NYHA IIIまたはIVかつ左室駆出率が25％以下の慢性心不全患者を対象とした．全例，臨床的に体液量はコントロールされていた．21カ国334施設から集められた2,289名が登録された．基礎心疾患は虚血性67％であった．

3 調査方法
多施設ランダム化二重盲検プラセボ対照比較試験で行われた．カルベジロール群1,156人およびプラセボ群1,133人にランダム化した．カルベジロールは6.25mg/

日分2回を初期投与量とし，薬剤は患者の忍容性が得られる限り，最大50mg/日分2回まで増量した．観察期間は平均10.4カ月であった．1次エンドポイントは全死亡と死亡あるいは入院の複合であった．

4 結果

解析はIntention-To-Treatで行われた．中間解析においてカルベジロールの有効性が示されたので，COPERNICUS試験は早期に終了した．全死亡はカルベジロール群で130例，プラセボ群で190例であった．カルベジロール群の死亡リスクはプラセボ群に比較して35％減少した（図）．また，死亡もしくは入院患者の複合でもカルベジロール群の方が24％少なかった．性別，年齢，左室駆出率などによる層別解析においても，カルベジロールは死亡リスクを39％，死亡もしくは入院リスクを29％減少させた．

5 考察

従来報告されていた軽症・中等症の慢性心不全患者の死亡および入院イベントに対するカルベジロールの有益性は，本試験で重症心不全患者においても同様に認められた．

文献
1) Packer, M. et al.：N. Engl. J. Med., 344：1651-1658, 2001

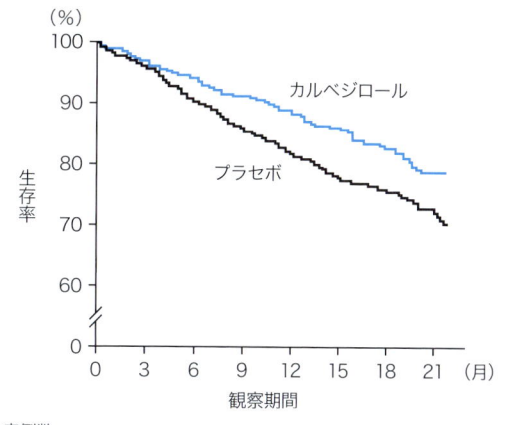

● 図　COPERNICUS試験結果

症例数

プラセボ	1133	937	703	580	446	286	183	114
カルベジロール	1156	947	733	620	479	321	208	142

95％信頼区間19〜48％
カルベジロール群では35％の有意なリスク低下効果が認められた
（文献1より引用）

（絹川真太郎，筒井裕之）

12. MUCHA[1)]
— 日本人の軽症から中等症の慢性心不全においてカルベジロールは心不全および左室駆出率を用量依存的に改善する

1 目的

日本人の慢性心不全患者において血管拡張作用を有するβ遮断薬カルベジロールの効果および安全性が検討された．

2 対象

20〜79歳のNYHA IIまたはIIIかつ左室駆出率が40％以下の慢性心不全患者を対象とした．日本全国の施設で174名が登録された．基礎心疾患は非虚血性73％，虚血性27％であった．

3 調査方法

多施設ランダム化二重盲検プラセボ対照比較試験で行われた．オープンラベルでカルベジロールを5mg/日分2まで増量した後，プラセボ群・5mg/日投与群・20mg/日投与群へ1対1対2の割合で無作為に割り付けられ，最終的にそれぞれの群は49人，47人，77人であった．24〜48週間観察され，1次エンドポイントは全般改善度とし，2次エンドポイントは全死亡または心血管系疾患による入院の複合，心血管系疾患による入院，心不全悪化による入院，左室駆出率の変化，およびNYHA心機能分類の変化であった．

4 結果

5mg群はすべての患者で，20mg群は74％の患者で目標の用量まで服用でき，20mg群の平均カルベジロール用量は17.2mgであった．全般改善度はカルベジロールの用量依存性に増加し，プラセボ群と比較して20mg群で有意に大きかった（図）．全死亡または心血管系疾患による入院の複合はカルベジロールの用量依存性に減少し，プラセボ群に比し5mg群は71％のリスクの低下，20mg群では80％の低下が認められた．同様に，心血管系疾患による入院，心不全悪化による入院でも，用量依存性と有意なリスクの低下が認められた．これらの結果は基礎の患者背景や合併疾患の有無に関わらず，同様の結果であった．

さらに，左室駆出率およびNYHA心機能分類はカルベジロールの用量依存性に改善し，プラセボ群に比し20mg群で有意に改善した．

5 考察

MUCHA試験において，日本人の軽度から中等度の心不全症例においてカルベジロールが心不全および左室駆出率を用量依存性に改善し，心血管系疾患による入院を減少させることが示された．欧米で用いられている用量と比較して低量5 mg/日の用量で，左室駆出率に有意な改善は認めなかったが，心血管系疾患による入院のリスクを低下させたことがこの研究の特色であった．この用量の違いは人種による薬剤への反応性の違い，特にβ1受容体感受性の違いが考えられている．

■ 文献
1) Hori, M. et al.：Am. Heart. J., 147：324-330, 2004

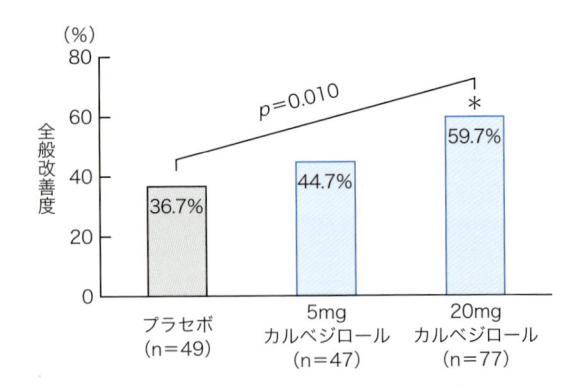

● 図　MUCHA試験結果
全般改善度はカルベジロールの濃度依存性に増加し，プラセボ群と比較して20mg群で有意に大きかった

（絹川真太郎，筒井裕之）

13. MIRACLE [1)]
—心室再同期療法は心室内伝導障害を有する中等度以上の心不全患者において臨床所見を改善する

1 目的

心房同期した両心室ペーシングによる心室再同期療法（CRT）の有効性を心室内伝導障害のある心不全患者において検討すること．

2 対象

至適な薬物治療が1カ月以上安定して行われている，NYHA心機能分類Ⅲ度からⅣ度，虚血性あるいは非虚血性の慢性心不全，左室駆出率（LVEF）35％以下，左室拡張末期径55mm以上，QRS幅130ミリ秒以上，6分間歩行距離450ミリ秒以下の患者．除外基準はペースメーカまたはICD植込み後あるいは適応の患者，心臓ペーシングが禁忌の患者，3カ月以内の心臓および脳虚血疾患のある患者，1カ月以内の心房性不整脈のある患者．

3 調査方法

ランダム化二重盲検試験である．全例にCRTデバイス植込み（InSync model 8040, Medtronic）を行い，植込み成功例をランダムに心房同期両心室ペーシングを行う群（CRT群）とペーシングを行わない群（コントロール群）に割り付け，6カ月間の観察を行った．NYHAクラス，QOLスコア，6分間歩行距離を1次エンドポイント，最大酸素摂取量，トレッドミル運動時間，LVEF，左室拡張末期径，僧帽弁逆流の程度，QRS時間，死亡＋心不全の増悪の複合，入院日数を2次エンドポイントとした．

4 結果

CRT群に228例，コントロール群に225例が割付けられた．CRT群では6分間歩行距離（＋39vs.＋10m, $p<0.05$），QOLスコア（−18.0vs.−9.0, $p=0.001$），NYHAクラス（$p<0.001$）が有意に改善した．この有効性はβ遮断薬の使用，基礎心疾患，脚ブロックのパターン，QRS幅に関係なく認められた．また，CRT群で最大酸素摂取量（＋1.1vs＋0.2mL/kg/分, $p=0.009$），トレッドミル運動時間（＋81vs＋19秒, $p=0.001$）が有意に改善し，LVEF（＋4.6vs.−0.2％, $p<0.001$）が増加，左室拡張末期径（−3.5vs. 0.0mm, $p<0.001$），僧帽弁逆流面積（−2.7vs.−0.5cm^2, $p<0.001$），QRS時間（−20vs. 0ミリ秒, $p<0.001$）が減少した．また，死亡＋心不全による入院をCRTは40％減少させた（$p=0.03$）（図）．

5 考察

本試験は心室内伝導障害を有する低心機能の中〜重症心不全患者におけるCRTの有効性を二重盲検で証明した最初の試験であり，ガイドラインでのCRTの適応の決定に大きな影響を与えた．ただし本試験は臨床所見をエンドポイントとしており，予後の改善は証明されていない．

■ 文献
1) Abraham, W. T. et al.：N. Engl. J. Med., 346：1845-1853, 2002

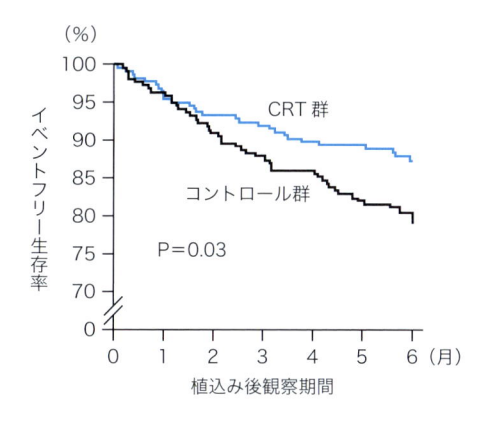

● 図　コントロール群とCRT群の累積事故（死亡＋心不全）回避率を示すKaplan-Meier曲線
（文献1より引用）

No. AT RISK							
コントロール群	225	214	204	197	191	179	70
CRT群	228	218	213	209	204	201	99

（横山光樹，鎌倉史郎）

14. COMPANION[1)]
－心室再同期療法は心室内伝導障害を伴う高度心不全患者の死亡または入院を減少させ，除細動機能併用で死亡率を低下させる

1 目的
　心室内伝導障害を有する進行した心不全患者における，予防的な心室再同期療法（CRT）の有効性および除細動機能の併用による付加的効果の有無を無作為割付け試験にて検討すること．

2 対象
　米国128施設における，NYHA心機能分類Ⅲ度からⅣ度の虚血性および非虚血性心筋症で，左室駆出率（LVEF）35％以下，心電図のQRS幅が120ミリ秒以上かつPR間隔150ミリ秒以上の洞調律患者．ペースメーカや植込み型除細動器の適応がなく，心不全により入院中あるいは過去12カ月以内の入院患者．

3 調査方法
　対象患者を無作為に1：2：2の比率で至適薬物治療群，至適薬物治療＋心室再同期療法群（CRT-P群：Contak TR model 1241, Guidant），至適薬物治療＋除細動機能付き心室再同期療法群（CRT-D群：Contak CD model 1823, Guidant）に割付けた．至適薬物治療は，忍容性があり禁忌がなければβ遮断薬・ACE阻害薬（不耐性であればARBで代用）・スピロノラクトンを投与し，不要例を除き利尿剤の投与も行われた．1次エンドポイントは全死亡＋全入院の複合，2次エンドポイントは全死亡とした．

4 結果
　薬物治療群に308例，CRT-P群に617例，CRT-D群に595例が割付けられ，植込み成功率はCRT-P群で87％，CRT-D群で91％であり，それぞれ5例（0.8％），3例（0.5％）が植込みに伴い死亡した．脱落は薬物治療群で26％，CRT-P群で6％，CRT-D群で7％であった．12カ月後に1次エンドポイントに達したのは薬物治療群の68％に対し，CRT-P群で56％［ハザード比（HR）0.81, 95％信頼区間（CI）0.69-0.96, $p=0.014$］，CRT-D群で56％［HR 0.80, CI 0.68-0.95, $p=0.010$］でありCRT-P, CRT-Dのいずれにおいても約20％の低下がみられた（図A）．全死亡はCRT-P群では24％減少（$p=0.059$），CRT-D群では36％減少（$p=0.004$）した（図B）．

5 考察
　本試験により，至適薬物療法下にCRT-PとCRT-Dは全死亡＋全入院を減少させることが示された．CRT-Pのみでは全死亡の低下は有意でなく，本試験からは心室内伝導障害を有する心不全例では心室性不整脈の有無にかかわらずCRT-Dの植込みが好ましいと考えられる．

文　献
1) Bristow, M. R. et al.：N. Engl. J. Med., 350：2140-2150, 2004

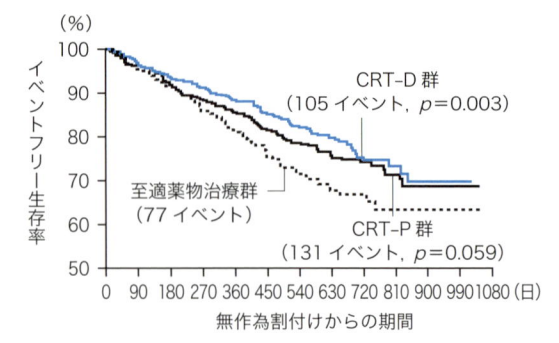

● 図 COMPANION試験結果
　A）1次エンドポイント（全死亡＋全入院）に対するKaplan-Meier曲線
　B）2次エンドポイント（全死亡）に対するKaplan-Meier曲線
（文献1より引用）

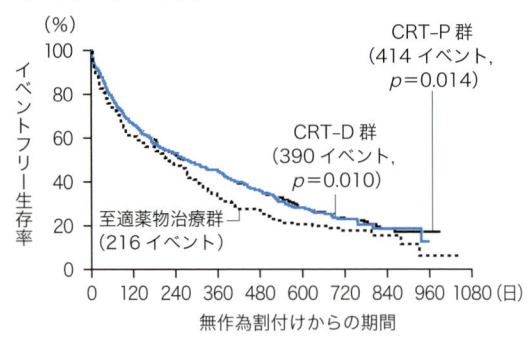

（横山光樹，鎌倉史郎）

15. CARE-HF[1]
―同期不全を有する心不全患者では心室再同期療法（CRT）が症状およびQOLを改善し，
　合併症および死亡のリスクを減少させる

1 目的
標準的な薬物治療を受けている中等度から重度の心不全患者で同期不全を有する患者において，CRTの生命予後改善効果を無作為割り付け試験で検討すること．

2 対象
欧州82施設における，18歳以上，6週間以上の心不全の既往，標準的薬物療法下でNYHA Ⅲ度あるいはⅣ度，左室駆出率が35％以下，身長補正した左室拡張末期径が30mm以上，QRS幅が120ミリ秒以上の患者．QRS幅が120～149ミリ秒の症例では①大動脈前駆出時間の遅延が140ミリ秒以上，②心室間での機械的遅延が40ミリ秒以上，③左室後側壁での伝導遅延の3つのうち2つ以上を満たす症例のみ．除外基準は，6カ月以内に主要の血管イベント，ペースメーカあるいは植込み型除細動器の適応，持続点滴が必要，心房性不整脈．

3 調査方法
対象患者を無作為に，薬物療法＋CRT（InSync or InSync Ⅲ，Medtronic）を受ける群（CRT群）と薬物療法のみの群（薬物療法群）に割付けた．1，3，6，9，12，18カ月，以後6カ月ごとに評価し薬物調整を行った．1次エンドポイントは全死亡＋主要心血管イベントによる予期せぬ入院，2次エンドポイントは全死亡，全死亡＋心不全による入院，90日におけるNYHAクラス，QOLスコア．

4 結果
対象813例のうち404例が薬物療法群，409例がCRT群に割付けられた．全体の平均観察期間は29.4カ月で，383例が1次エンドポイントに達し，202例が死亡した．薬物療法群で224例，CRT群で159例が1次エンドポイントに達した［55％ vs. 39％，ハザード比（HR）0.63，95％信頼区間（CI）0.51-0.77，$p<0.001$］（図A）．死亡は薬物療法群で120例，CRT群で82例であった［30％ vs. 20％，HR 0.64，CI 0.48-0.85，$p<0.002$］（図B）．心不全死は薬物療法群で47％，CRT群で40％，突然死は薬物療法群で32％，CRT群で35％であった．また，CRT群では薬物療法群と比べ全死亡＋心不全入院も低下し［HR 0.54，CI 0.43-0.68，$p<0.001$］，症状および

QOLが改善，左室駆出率が増加，左室拡張末期容積係数，僧帽弁逆流面積，機械的遅延，BNPが低下した．

細動機能の併用により突然死を減少させることができた可能性があると考えられる．

5 考察

本試験で心室内伝導遅延を有する低心機能の中～高度心不全患者において薬物療法に加えCRTを行うことが，生命予後を改善することが証明された．さらに除

■ 文 献

1) Cleland, J. G. F. et al. : N. Engl. J. Med., 352 : 1539-1549, 2005

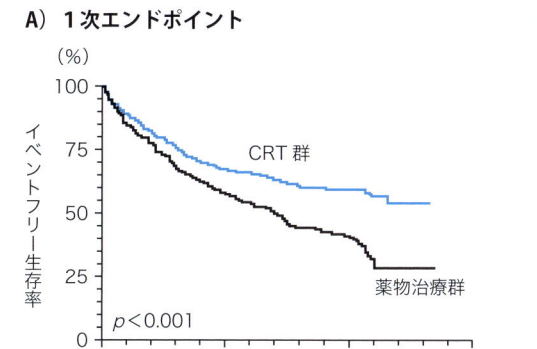

A) 1次エンドポイント

(%) イベントフリー生存率
$p<0.001$

No. at Risk						
CRT群	409	323	273	166	68	7
薬物治療群	404	292	232	118	48	3

B) 主要2次エンドポイント

(%) イベントフリー生存率
$p<0.002$

No. at Risk						
CRT群	409	376	351	213	89	8
薬物治療群	404	365	321	192	71	5

● 図 CARE-HF試験結果
A) 1次エンドポイント（全死亡＋心血管事故による入院）に対するKaplan-Meier曲線
B) 主要2次エンドポイント（全死亡）に対するKaplan-Meier曲線
（文献1より引用）

（横山光樹，鎌倉史郎）

略語一覧

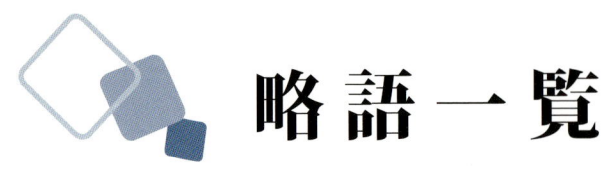

A〜C

AAE	annuloaortic ectasia	大動脈弁輪拡張症
ACC	American College of Cardiology	アメリカ心臓病学会
ACE	angiotensin converting enzyme	アンジオテンシン変換酵素
ACEI	angiotensin converting enzyme inhibitor	アンジオテンシン変換酵素阻害薬
ACLS	advanced cardiac life support	二次救命処置
ACT	activated coagulation time	活性凝固時間
ADL	activities of daily livings	日常生活動作
AF	atrial fibrillation	心房細動
AGT	angiotensinogen	アンジオテンシノーゲン
AHA	American Heart Association	アメリカ心臓協会
AⅡ	angiotensin Ⅱ	アンジオテンシンⅡ
AMI	acute myocardial infarction	急性心筋梗塞
ANP	atrial natriuretic peptide	心房性ナトリウム利尿ペプチド
AO	aorta	大動脈
AR	aortic valve regurgitation	大動脈弁閉鎖不全症
ARB	angiotensin Ⅱ receptor blocker	アンジオテンシンⅡ受容体拮抗薬
ARVC	arrhythmogenic right ventricular cardiomyopathy	不整脈源性右室心筋症
AS	aortic valve stenosis	大動脈弁狭窄症
AT	anaerobic threshhold	嫌気性代謝閾値
ATP	adenosine triphosphate	アデノシン三リン酸
AVR	aortic valve replacement	大動脈弁置換術
Bi-level PAP	Bi-level positive airway pressure	二相性陽圧呼吸
BNP	brain natriuretic peptide	脳性ナトリウム利尿ペプチド
BP	blood pressure	血圧
CABG	coronary artery bypass grafting	冠動脈バイパス術
cAMP	cyclic adenosine monophosphate	環状アデノシン一リン酸
CCr	creatinine clearance	クレアチニン・クリアランス
CKD	chronic kidney disease	慢性腎臓病
CPAP	continuous positive airway pressure	持続陽圧呼吸
CPX	cardiopulmonary exercise test	心肺運動負荷検査
Cr	creatinine	クレアチニン
CRT	cardiac resynchronization therapy	心臓再同期療法

D〜F

DCM	dilated cardiomyopathy	拡張型心筋症
DT	deceleration time	減速時間
ECM	extracellular matrix	細胞外マトリックス
EDVI	end-diastolic volume index	拡張末期容積係数
eGFR	estimated glomerular filtration rate	推定糸球体濾過量
ESC	European Society of Cardiology	ヨーロッパ心臓病学会
FDG	fluorodeoxyglucose	フルオロデオキシグルコース
FMR	functional mitral regurgitation	機能性僧帽弁閉鎖不全症
FS	left ventricular fractional shortening	左室内径単縮率

G〜I

GPCR	G-protein coupled receptor	Gタンパク質共役型受容体
HCM	hypertrophic cardiomyopathy	肥大型心筋症
HFPEF	heart failure with preserved ejection fraction	駆出率が保たれた心不全
HGF	hepatocyte growth factor	肝細胞増殖因子
IABP	intra-aortic balloon pumping	大動脈バルーンパンピング
ICD	implantable cardioverter defibrillator	植込み型除細動器
ICM	ischemic cardiomyopathy	虚血性心筋症
IE	infectious endocarditis	感染性心内膜炎
INR	international normalized ratio	国際標準比
ISFC	International Society and Federation of Cardiology	国際心臓連合
IVC	inferior vena cava	下大静脈

L〜N

LA	left atrium	左心房
LV	left ventricle	左心室
LVAS	left ventricular assist system	左心補助装置
LVDd	left ventricular end-diastolic diameter	左室拡張終(末)期径
LVEDP	left ventricular end-diastolic pressure	左室拡張終(末)期圧
LVEDV	left ventricular end-diastolic volume	左室拡張終(末)期容積
LVEDVI	left ventricular end-diastolic volume index	左室拡張終(末)期容積係数
LVEF	left ventricular ejection fraction	左室駆出率
LVESV	left ventricular end-systolic volume	左室収縮終(末)期容積
LVESVI	left ventricular end-systolic volume index	左室収縮終(末)期容積係数
MIBG	metaiodobenzylguanidine	メタヨードベンジルグアニジン
MMP	matrix metalloproteinase	マトリックスメタロプロテアーゼ
MR	mitral regurgitation	僧帽弁逆流,僧帽弁閉鎖不全
MRI	magnetic resonance imaging	磁気共鳴像
NIPPV	non invasive positive airway pressure ventilation	非侵襲的陽圧呼吸
NYHA	New York Heart Association	ニューヨーク心臓協会

略語一覧

P〜R

PA	pulmunary artery		肺動脈
PCI	percutaneous coronary intervention		経皮的冠動脈形成術
PCPS	percutaneous cardiopulmonary support		経皮的心肺補助装置
PCWP	pulmonary capillary wedge pressure		肺毛細管楔入圧
PDE	phosphodiesterase		ホスホジエステラーゼ
PEEP	positive end-expiratory pressuer		呼気終末陽圧
PET	positron emission tomography		陽電子放射型断層撮影法
PM	papillary muscle		乳頭筋
PT	prothrombin time		プロトロンビン時間
PVE	prosthetic valve endocarditis		人工弁心内膜炎
PVR	pulmonary vascular resistance		肺血管抵抗
QOL	quality of life		生活の質
RA	right atrium		右心房
RAA系	renin-angiotensin-aldosterone system		レニン・アンジオテンシン・アルドステロン系
RA系	renin-angiotensin system		レニン・アンジオテンシン系
RCM	primary or idiopathic restrictive cardiomyopathy		特発性拘束型心筋症
RCSC	resident cardiac stem cell		心筋前駆細胞
RFA	radiofrequency ablation		高周波アブレーション
RV	right ventricle		右心室

S〜W

SAA	serum amyloid A		血清アミロイドA
SPECT	single photon emmision computed tomography		単光子放射型コンピュータ断層撮影法
STEMI	ST elevation myocardial infarction		ST上昇型急性心筋梗塞
SVC	superior vena cava		上大静脈
SVR	systemic vascular resistance		体血管抵抗
TGFβ	transforming growth factor β		トランスフォーミング増殖因子ベータ
TIC	tachycardia-induced cardiomyopathy		頻脈誘発性心筋症
Timp	tissue inhibitor metalloproteinase		組織メタロプロテアーゼ阻害物質
TTR	tranthyretin		トランスサイレチン
VD	variable domain		可変領域
VEGF	vascular endothelial growth factor		血管内皮増殖因子
VT	ventricular tachycardia		心室頻拍
WHO	World Health Organization		世界保健機関

その他

β-ARK	β-adrenergic receptor kinase		βアドレナリン受容体キナーゼ

索引

数字・その他

- II音肺動脈成分の亢進 ………… 33
- III音 …………………………… 30, 32
- ^{18}F-FDG PET …………………… 39
- ^{123}I-MIBG SPECT ……………… 39

欧文

A～C

- A II …………………………………… 25
- AA型アミロイドーシス …… 186
- ACE阻害薬 …………… 22, 298
- AL型アミロイドーシス …… 186
- ANP ………………………………… 210
- ARB ………………………………… 22
- ARCH-J Study ……………… 304
- ASV ………………………………… 91
- AT1受容体 ……………………… 25
- α-ガラクトシダーゼA …… 193
- $β_1$受容体 ……………………… 24
- βARK ……………………………… 24
- Beckの三大主徴 …………… 291
- BNP ………………………………… 210
- BNP濃度 ………………………… 66
- Borg指数 ………………………… 88
- β遮断薬 …… 22, 60, 66, 160, 307
- CHARM …………………………… 303
- CIBIS-II ………………………… 305
- cold ………………………… 30, 34
- COMPANION ………………… 309
- CONSENSUS ………………… 298
- COPERNICUS ………………… 306
- CPAP ……………………………… 89

D～I

- CRT ………… 81, 127, 309, 310
- CRT-D …………………… 84, 309
- destination therapy ……… 93
- DIG-main trial ……………… 300
- Dor手術 ………………………… 97
- dyssynchrony ………………… 82
- EBM ……………………………… 59
- ELITE II ………………………… 301
- Forrester分類 ………………… 117
- Gap-junction ………………… 105
- holiday heart syndrome …… 216
- IABP ……………………………… 169
- ICD ………………………………… 81
- ICRF-187 ……………………… 210
- inodilator ……………………… 79
- iPS細胞 ………………………… 105

K～N

- Killip分類 ……………………… 116
- KSS ……………………………… 200
- LVAS ……………………………… 169
- LVdP/dt$_{max}$ …………………… 50
- LVdP/dt$_{min}$ …………………… 50
- MAGIC …………………………… 102
- MELAS ………………………… 200
- MERIT-HF ……………………… 306
- MERRF ………………………… 200
- MIRACLE ……………………… 305
- MUCHA ………………………… 307
- neurogenic stunning ……… 247
- NIPPV …………………… 19, 89
- Nohriaのプロフィール …… 117
- Nohriaの分類 ………………… 30
- NYHA IV度 …………………… 298

O～Y

- Overlapping法 ………………… 97
- paracrine effect …………… 102
- PCPS …………………………… 169
- PDE III阻害薬 ………………… 77
- PEEP …………………………… 89
- PND ……………………………… 31
- Quality Indicators …… 107, 108
- RALES ………………………… 299
- RA系 ……………………………… 24
- RCM ……………………………… 158
- renin-angiotensin system …… 24
- REPAIR-AMI ………………… 102
- SAVE手術 ……………………… 97
- SOLVD-treatment ………… 298
- Tau ……………………………… 50
- tethering ……………………… 254
- Val-HeFT ……………………… 302
- wet ……………………………… 30
- X脚 ……………………………… 31
- Y脚 ……………………………… 31

和文

あ～お

- アコーディオン現象 ………… 216
- アセトアルデヒド …………… 215
- 圧負荷 …………………………… 284
- アデニル酸シクラーゼ賦活薬 … 79
- アテローム性動脈硬化症 …… 270
- アドヒアランス ……………… 110
- アドリアマイシン …………… 208
- アドレナリン ………………… 77
- アミオダロン ………………… 240

アミロイド……………… 186	拡張早期僧帽弁輪運動速度（e'） ……………… 37	筋線維芽細胞……………… 26
アミロイドーシス………… 186		**け～こ**
アリスキレン……………… 65	拡張相肥大型心筋症…… 152, 194	頸静脈の怒張…………… 30, 31
アルコール性心筋症……… 215	拡張不全………………… 134	頸静脈拍動………………… 31
アルダクトン®A …… 64, 65	カタラーゼ……………… 208	経皮的冠動脈形成術…… 125
アルドステロン………… 299	カテコラミン心筋障害…… 247	経皮的心肺補助装置…… 169
アルドステロン拮抗薬…… 70	カテコラミン製剤……… 75, 77	経皮的大動脈弁置換術… 271
アルドステロンブレイクスルー … 64	カプトプリル……………… 64	劇症型心筋炎…………… 165
アンジオテンシンⅡ……… 24	カプトリル®……………… 64	血行再建………………… 134
アンジオテンシンⅡ受容体 拮抗薬 …………… 22, 60	カルシウム感受性増強薬…… 79	血行動態………………… 48
	カルシウム拮抗薬……… 210	血漿膠質浸透圧…………… 33
アンジオテンシン変換酵素 阻害薬 …………… 60, 62	カルベジロール……… 67, 307	倦怠感…………………… 30, 34
	カルペリチド………… 57, 227	原発性アミロイドーシス…… 186
アントラサイクリン系……… 208	冠血行再建術…………… 126	抗ウィルス薬…………… 169
一回拍出量………………… 35	観察研究…………………… 21	高カリウム血症…………… 65
一過性心筋障害………… 247	感染性心内膜炎……… 278, 279	交感神経系……………… 124
遺伝子多型………………… 68	感染性塞栓症…………… 279	高血圧……………………… 18
遺伝性アミロイドーシス…… 186	カンデサルタン…… 64, 303, 304	高血圧性急性心不全…… 55
易疲労感………………… 30, 34	冠動脈バイパス術……… 125	高血圧性心疾患……… 54, 133
インバースアゴニスト…… 25	灌流障害…………………… 34	交互脈……………………… 30
インバース・アゴニスト作用… 67	灌流低下…………………… 30	高周波アブレーション…… 125
ウィルス心筋炎………… 165	起坐呼吸…………………… 31	高周波カテーテルアブレーション ………………… 240
植込み型除細動器… 81, 125, 126	キナプリル………………… 64	
右室梗塞………………… 117	機能性僧帽弁閉鎖不全症…… 264	拘束型心筋症…………… 158
うっ血……………………… 30	逆たこつぼ……………… 249	酵素補充療法…………… 195
うっ血性心不全………… 279	急性心筋炎……………… 165	高拍出性心不全…………… 56
エナラプリル………… 64, 298	急性心筋梗塞…………… 116	後負荷……………… 49, 284
エナラプリル群………… 298	急性心不全…………… 18, 54	呼吸補助療法……………… 89
エプレレノン………… 64, 65	急性心不全疫学調査……… 19	コナン®…………………… 64
塩分摂取………………… 134	急性僧帽弁閉鎖不全…… 254	**さ・し**
オドリック®……………… 64	急性大動脈解離………… 280	サイアザイド系利尿薬…… 71
オルプリノン塩酸塩水和物… 77	急性大動脈弁閉鎖不全… 278	再生型治療法…………… 101
温度感受性培養皿……… 102	急性非代償性心不全……… 55	再入院……………………… 22
か・き	強心性血管拡張薬………… 77	左室拡張障害…………… 160
核医学……………………… 39	強心薬……………………… 74	左室駆出率………………… 35
拡張型心筋症…………… 141	虚血……………………… 254	左室形成術………………… 97
拡張機能………………… 36, 50	虚血性心筋症…………… 124	左室収縮不全…………… 298
拡張障害…………… 291, 293	筋芽細胞シート………… 102	

左室充満圧 36
左室スティフネス 51
左室流出路圧較差 152
左室流入血流速波形 36
左室流入血流伝播速度（Vp） 38
左心不全 35
サルコイドーシス 175
サルコメア遺伝子 150
三次元心内マッピングシステム 240
産褥性心筋症 222
ジギタリス 300
ジギタリス製剤 60, 74
シクロホスファミド 209
ジゴキシン 74
自己骨格筋芽細胞 101
四肢の冷感 30, 34
持続性不整脈 152
持続陽圧呼吸 89
湿性ラ音 30, 33
疾病管理 111, 113
疾病管理プログラム 22
周産期心筋症 222
周産期心筋症調査 223
収縮機能 50
収縮機能の評価 35
収縮性心膜炎 291
収縮不全 22, 133
重症心不全 101
症候性心不全患者 301
上皮間葉転換 27
食事療法 109
除細動機能付き心室再同期療法群 309
女性化乳房 300
心アミロイドーシス 158, 186
心エコー 35
心筋虚血 254

心筋血流 39
心筋血流SPECT 39
心筋細胞シート 102
心筋酸素代謝 41
心筋前駆細胞 101
心筋糖代謝イメージング 39
心筋毒性 208
腎形成障害 225
心原性ショック 56, 255
心室再同期療法 309, 310
心室性不整脈 151
人種差 175
心臓移植 97
心臓移植手術 125
心臓カテーテル検査 48
心臓幹細胞 101
心臓再同期療法 127
心臓サルコイドーシス 175
心臓線維芽細胞 25
身体所見 30
心内膜心筋生検 168, 209
心拍出量 48
心肥大 187
心ファブリー病 193
心不全患者 302, 303
心不全症状 215
心房孤立性アミロイドーシス 187
心房細動 152, 238
心膜切除術 293

す〜そ

睡眠時無呼吸 91
スーパーオキシドデスムターゼ 208
優れた忍容性 302
ステロイド治療 178
スピロノラクトン 64, 65, 299
生検 223

性生活 109
ゼストリル® 64
セララ® 64, 65
セルフケア 111, 113
選択的β_1遮断薬 305, 306
先天性スフィンゴ糖脂質代謝異常症 193
前負荷 49, 284
僧帽弁形成術 97, 263
僧帽弁複合体 262
僧帽弁閉鎖不全 254
僧帽弁閉鎖不全症 97, 262
続発性アミロイドーシス 186
組織診断率 177
組織ドプラ 159

た〜と

体外設置型 93
大動脈（内）バルーン・パンピング 255
大動脈弁狭窄症 270
大動脈弁置換術 271
大動脈弁閉鎖不全症 284
体内設置型 93
たこつぼ（型）心筋障害 247
タンパク漏出 292
置換型治療 101
中心静脈圧 31
中毒性心筋症 215
長期在宅治療 93
直接的レニン阻害薬 65
陳旧性心筋梗塞 124
ディオパン® 64
定期受診 109
低血圧 30
抵抗性感染 279
デスモゾーム 230
デノパミン 77
同期不全 82

透析アミロイドーシス……… 187
ドカルパミン…………………… 77
特定心筋症…………………… 141
ドパミン塩酸塩………………… 76
ドブタミン塩酸塩……………… 76
トランドラプリル……………… 64
トロップテスト……………… 168
トロポニンT………………… 188

な～の

内頸静脈……………………… 31
ナトリウム利尿ペプチドファミリー
…………………………………… 72
二次性心筋症………………… 215
二相性陽圧呼吸………………… 89
ニフェジピン………………… 286
乳頭筋断裂…………………… 254
ニューロタン®………………… 64
妊娠………………………… 222
ノルアドレナリン……………… 76

は～ほ

肺静脈血流速波形……………… 37
肺水腫………………………… 55
肺塞栓……………………… 222
肺動脈圧……………………… 47
拍動流式……………………… 93
バソプレッシンV₂受容体拮抗薬
…………………………………… 71
バルサルタン…………… 64, 302
非侵襲的陽圧人工呼吸………… 89
非侵襲的陽圧人工呼吸法……… 19
ビソプロロール……………… 305
肥大型心筋症………… 150, 194
ヒドララジン………………… 286
ピモベンダン………………… 79
貧血…………………………… 21
頻脈性不整脈………………… 215

頻脈誘発性心筋症…………… 238
ファブリー病………………… 193
副交感刺激作用……………… 301
浮腫……………………… 30, 33
不整脈源性右心室筋症……… 230
フリーラジカルスカベンジャー
………………………………… 210
プレラン®……………………… 64
プロブコール………………… 210
ブロプレス®…………………… 64
ブロモクリプチンメシル酸塩
………………………………… 225
プロラクチン………………… 225
分娩………………………… 222
閉塞型肥大型心筋症………… 150
ベスナリノン………………… 79
房室ブロック………………… 178
補助循環…………………… 223
補助人工心臓………… 93, 169
補助人工心臓装着…………… 125
補助心肺循環装置…………… 165
ホスホジエステラーゼⅢ阻害薬
…………………………………… 77
発作性心房細動患者………… 216

ま～も

慢性腎臓病…………………… 21
慢性心不全…………………… 21
慢性心不全治療ガイドライン… 59
慢性僧帽弁閉鎖不全症……… 262
慢性大動脈弁閉鎖不全症…… 284
ミトコンドリア心筋症……… 200
脈圧の低下……………… 30, 34
ミルリノン…………… 77, 227
無力感………………………… 30
メカニカルストレス…………… 24
メトトレキサート…………… 179

メトプロロール……………… 306
免疫グロブリン療法………… 169
免疫抑制療法………………… 169
モニタリグ…………………… 108

や～よ

夜間発作性呼吸困難…………… 31
薬剤性心筋症………………… 208
薬物治療……………………… 60
羊水過小症…………………… 225
容量負荷……………………… 284
予後………………………… 110
予防接種…………………… 110

ら～ろ

ラジレス®……………………… 65
リシノプリル…………………… 64
リズムコントロール………… 240
利尿薬………………………… 69
両心室ページング機能付
 植込み型除細動器 ………… 84
ループ利尿薬………………… 69
レートコントロール………… 240
レジスタンストレーニング…… 87
レニベース®…………………… 64
レニン・アンジオテンシン… 298
レニン・アンジオテンシン・
 アルドステロン系 ………… 62
レニン・アンジオテンシン系
………………………… 24, 124
連続流式……………………… 93
老人性アミロイドーシス…… 186
ロサルタン……………… 64, 301
ロンゲス®……………………… 64

わ

ワーファリン®……………… 223
ワルファリンカリウム……… 223

医学とバイオサイエンスの 羊土社

羊土社 臨床医学系書籍ページ　http://www.yodosha.co.jp/medical/

- 羊土社では，診療技術向上に役立つ様々なマニュアル書から臨床現場ですぐに役立つ書籍，また基礎医学の書籍まで，幅広い医学書を出版しています．
- 羊土社のWEBサイト"羊土社 臨床医学系書籍ページ"は，診療科別分類のほか目的別分類を設けるなど書籍が探しやすいよう工夫しております．また，書籍の内容見本・目次などもご覧いただけます．ぜひご活用ください．

▼ メールマガジン「羊土社メディカルON-LINE」にご登録ください ▼

- メディカルON-LINE(MOL)では，羊土社の新刊情報をはじめ，お得なキャンペーン，学会・フェア情報など皆様に役立つ情報をいち早くお届けしています．
- PC版は毎月3回の配信です(研修医号，エキスパート号，医学総合号)．各号のテーマに沿って情報を配信いたします．また，手軽にご覧いただける携帯版もございます(毎月1回配信)．
- PC版・携帯版ともに登録・配信は無料です．登録は，上記の"羊土社 臨床医学系書籍ページ"からお願いいたします．

患者抄録で究める 循環器病シリーズ3

心不全

2010年10月1日　第1刷発行

編　集　　筒井裕之
発行人　　一戸裕子
発行所　　株式会社　羊　土　社
　　　　　〒101-0052
　　　　　東京都千代田区神田小川町2-5-1
　　　　　TEL　03 (5282) 1211
　　　　　FAX　03 (5282) 1212
　　　　　E-mail　eigyo@yodosha.co.jp
　　　　　U R L　http://www.yodosha.co.jp/
印刷所　　広研印刷 株式会社

ISBN978-4-7581-0739-6

本書の複写にかかる複製，上映，譲渡，公衆送信（送信可能化を含む）の各権利は（株）羊土社が管理の委託を受けています．
JCOPY ＜（社）出版者著作権管理機構 委託出版物＞
本書の無断複写は著作権法上での例外を除き禁じられています．複写される場合は，そのつど事前に，（社）出版者著作権管理機構（TEL 03-3513-6969，FAX 03-3513-6979，e-mail：info@jcopy.or.jp）の許諾を得てください．

エキスパートを目指す医師に最適！

患者抄録で究める循環器病シリーズ

1. 高血圧
編集／小室一成
- 定価（本体 7,800円＋税）　B5判
- 341頁　ISBN978-4-7581-0737-2

JSH2009をはじめ各種ガイドラインに基づき，高血圧の診断・治療を専門医がわかりやすく解説．

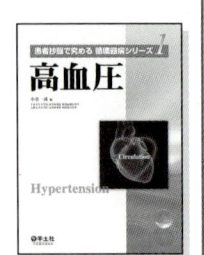

2. 不整脈
編集／山下武志
- 定価（本体 7,800円＋税）　B5判
- 286頁　ISBN978-4-7581-0738-9

抗不整脈薬の"使い分け・注意点"をはじめ，実践的な処方のポイントを多数紹介！

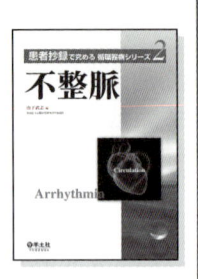

日常診療ですぐ役立つ！

診断に迷いやすい例・間違えやすい例もよくわかるシリーズ

不整脈診療 Skill Upマニュアル
編集／池田隆徳
- 定価（本体 6,000円＋税）　B5判
- 263頁　ISBN978-4-7581-0734-1

鑑別が難しい心電図・非典型例も掲載して丁寧に解説！患者の状態に合わせた薬剤処方例も紹介

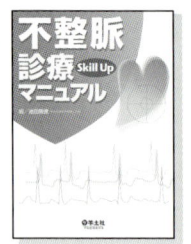

心不全診療 Skill Upマニュアル
編集／北風政史
- 定価（本体 6,000円＋税）　B5判
- 277頁　ISBN978-4-7581-0735-8

症例画像を豊富に掲載し丁寧に解説．診療の流れがわかるフローチャートや具体的な薬剤処方例も満載！

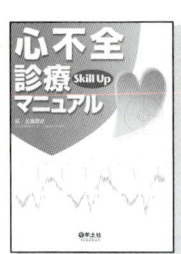

具体的な処方のコツがわかる！

循環器治療薬の選び方・使い方
症例でわかる薬物療法のポイントと根拠

編集／池田隆徳
- 定価（本体 4,500円＋税）　B6変型判　383頁　ISBN978-4-7581-0736-5

▶ 臨床でよく使う薬剤を重点的にピックアップ．類似薬との使い分けの根拠や留意点を明記．
▶ 治療の進め方を症例で解説．投与スケジュールや薬剤選択の着目点がわかる
▶ 副作用や合併症の注意点・服薬指導のポイントなど現場で役立つ具体的アドバイスが充実！

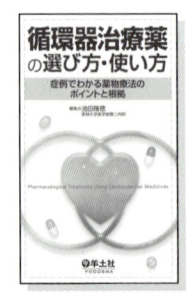

エキスパートならではのコツを伝授！

確実に身につく 心臓カテーテル検査の基本とコツ
冠動脈造影所見＋シェーマで，血管の走行と病変が読める！

編集／中川義久
- 定価（本体 7,500円＋税）　B5判
- 327頁　ISBN978-4-7581-0667-2

シェーマ付きの冠動脈造影像の解説で所見が読める！心カテの初学者におすすめ！

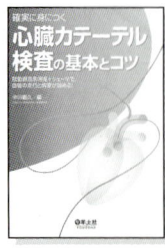

確実に身につく PCIの基本とコツ
デバイスの選び方・操作から施行困難例への対策まで

編集／南都伸介
- 定価（本体 7,000円＋税）　B5判
- 269頁　ISBN978-4-7581-0640-5

約200点の画像・イラストと充実のトラブルシューティングで，PCIがみてわかる！

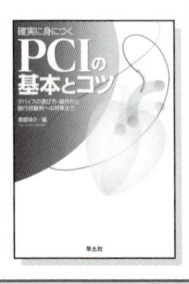

発行　羊土社 YODOSHA　〒101-0052　東京都千代田区神田小川町2-5-1　TEL 03(5282)1211　FAX 03(5282)1212
E-mail：eigyo@yodosha.co.jp
URL：http://www.yodosha.co.jp

ご注文は最寄りの書店，または小社営業部まで